精选自 Tietz Textbook

of Clinical Chemistry and Molecular Diagnostics, 6th Edition

Principles and Applications of Molecular Diagnostics

分子诊断
原理与临床应用

主 编
Nader Rifai · Andrea Rita Horvath · Carl T. Wittwer

副主编
Jason Y. Park

主 译
吴柏林

副主译
关 明 王 剑

上海科学技术出版社

图书在版编目（ＣＩＰ）数据

分子诊断原理与临床应用 / （美）纳德·里法伊
(Nader Rifai)，（美）安德里亚·丽塔·霍瓦特
(Andrea Rita Horvath)，（美）卡尔·T. 威特沃
(Carl T. Wittwer) 主编；吴柏林主译. -- 上海 : 上
海科学技术出版社，2022.9（2023.3重印）
书名原文: Principles and Applications of
Molecular Diagnostics
ISBN 978-7-5478-5730-4

Ⅰ. ①分… Ⅱ. ①纳… ②安… ③卡… ④吴… Ⅲ.
①分子生物学－实验室诊断 Ⅳ. ①R446

中国版本图书馆CIP数据核字(2022)第117538号

上海市版权局著作权合同登记号　图字：09-2019-574 号

分子诊断原理与临床应用

主　编　Nader Rifai　Andrea Rita Horvath　Carl T. Wittwer
副主编　Jason Y. Park
主　译　吴柏林
副主译　关　明　王　剑

上海世纪出版（集团）有限公司
上 海 科 学 技 术 出 版 社　出版、发行
（上海市闵行区号景路159弄A座9F-10F）
邮政编码201101　　www.sstp.cn
上海中华商务联合印刷有限公司印刷
开本 787×1092　1/16　印张 23.25
字数 550千字
2022年9月第1版　2023年3月第2次印刷
ISBN 978-7-5478-5730-4 / R·2514
定价：228.00元

注　意

本书涉及领域的知识和实践标准在不断变化。新的研究和经验拓展我们的理解，因此须对研究方法、专业实践或医疗方法做出调整。从业者和研究人员必须始终依靠自身经验和知识来评估和使用本书中提到的所有信息、方法、化合物或本书中描述的实验。在使用这些信息或方法时，他们应注意自身和他人的安全，包括注意他们负有专业责任的当事人的安全。在法律允许的最大范围内，爱思唯尔、译文的原文作者、原文编辑及原文内容提供者均不对因产品责任、疏忽或其他人身或财产伤害及/或损失承担责任，亦不对由于使用或操作文中提到的方法、产品、说明或思想而导致的人身或财产伤害及/或损失承担责任。

内容提要

  本书精选自国际临床检验领域经典著作 *Tietz Textbook of Clinical Chemistry and Molecular Diagnostics, 6th Edition*，系统介绍了分子诊断基本原理、技术和方法及临床应用，体现国际新进展和未来发展方向。本书的英文版主编和中文版主译都是国际知名的临床分子诊断领域的先行者。

  本书共 14 章，在简要介绍分子生物学基本原理与技术理论、人类基因组及其变异研究进展的基础上，着重阐述各种分子诊断技术及其在感染性疾病、遗传性疾病和肿瘤等方面的临床应用，检测内容主要涉及核酸（DNA 和 RNA）和蛋白质（氨基酸和肽），也包括国际前沿热门的检测技术——循环肿瘤细胞和循环肿瘤 DNA（即液态活检技术）、产前诊断中的循环核酸，以及肿瘤基因组学、药物遗传学和 DNA 身份识别鉴定等实用性检测，涉及基因 / 基因组学和蛋白质组学、人类微生物组学与宏基因组学，以及衍生的其他组学等精准医学领域。

  本书内容严谨、专业，全面而不失前沿，跨多种学科集成分子诊断新领域，既是从事临床检测的实验室（包括检验医学、遗传医学、基因组医学、分子微生物学、分子生物学、分子病理等实验室）专业人员必备的实用手册，也可供医学院、生命科学学院、生物技术学院等相关专业人员参考。

编者名单

主编

NADER RIFAI, PhD
Professor of Pathology
Harvard Medical School
Louis Joseph Gay-Lussac Chair in Laboratory Medicine
Director of Clinical Chemistry
Boston Children's Hospital
Boston, MA, United States

ANDREA RITA HORVATH, MD, PhD
Professor, Department of Clinical Chemistry & Endocrinology
New South Wales Health Pathology
School of Medical Sciences
University of New South Wales
Sydney, Australia

CARL T. WITTWER, MD, PhD
Professor of Pathology
University of Utah School of Medicine
Medical Director, Immunologic Flow Cytometry
ARUP Laboratories
Salt Lake City, UT, United States

副主编

JASON Y. PARK, MD, PhD
Associate Professor
Joint Appointment, Pathology and the Eugene McDermott Center for
    Human Growth and Development
University of Texas Southwestern Medical Center
Director, Advanced Diagnostics Laboratory
Department of Pathology
Children's Medical Center
Dallas, Texas, United States

编者

D. Hunter Best, PhD
Associate Professor of Pathology
University of Utah School of Medicine
Medical Director, Molecular Genetics and Genomics
ARUP Laboratories
Salt Lake City, Utah

Cory Bystrom, BS, MS, PhD
Vice President, Research and Development
Cleveland HeartLab
Cleveland, Ohio

Rossa W.K. Chiu, MBBS, PhD, FHKAM, FRCPA
Choh-Ming Li Professor of Chemical Pathology
Department of Chemical Pathology
The Chinese University of Hong Kong
Shatin, New Territories
Hong Kong S. A. R., China

Dennis J. Dietzen, PhD
Professor of Pediatrics
Washington University School of Medicine
Medical Director, Core Laboratory and Metabolic Genetics Laboratory
St. Louis Children's Hospital
St. Louis, Missouri

Katherine B. Gettings, PhD
Research Biologist
Applied Genetics Group
National Institute of Standards and Technology
Gaithersburg, Maryland

Andrew N. Hoofnagle, MD, PhD
Professor
Head, Division of Clinical Chemistry
Department of Laboratory Medicine
University of Washington

Seattle, Washington

Dave Hoon, MSc, PhD
Professor of Translational Molecular Medicine
Division of Molecular Oncology
John Wayne Cancer Institute
Providence Health Systems
Santa Monica, California

John Greg Howe, PhD
Associate Professor of Laboratory Medicine
Yale University School of Medicine
New Haven, Connecticut

Todd W. Kelley, MD, MS
Associate Professor of Pathology
University of Utah
Medical Director, Molecular Hematopathology
ARUP Laboratories
Salt Lake City, Utah

Evi Lianidou, PhD
Professor of Analytical Chemistrye—Clinical Chemistry
National and Kapodistrian University of Athens
Athens, Greece

Y.M. Dennis Lo, DM, DPhil
Li Ka Shing Professor of Medicine
Department of Chemical Pathology
The Chinese University of Hong Kong
Shatin, New Territories
Hong Kong S. A. R., China

G. Mike Makrigiorgos, PhD
Professor and Director of Medical Physics and Biophysics
Radiation Oncology, Dana Farber Cancer Institute
Harvard Medical School
Boston, Massachusetts

Elaine R. Mardis, PhD
Professor of Pediatrics
Ohio State University College of Medicine
Co-Director, Institute for Genomic Medicine, Research Institute
Nationwide Children's Hospital
Columbus, OH, United States

Gwendolyn A. McMillin, PhD
Professor of Pathology
University of Utah
Medical Director, Toxicology and Pharmacogenomics
ARUP Laboratories
Salt Lake City, Utah

Frederick S. Nolte, PhD, D(ABMM), F(AAM)
Professor and Vice-Chair for Laboratory Medicine
Department of Pathology and Laboratory Medicine
Director, Clinical Laboratories
Medical University of South Carolina

Charleston, South Carolina

Jason Y. Park, MD, PhD
Associate Professor
Joint Appointment, Pathology and the Eugene McDermott Center for
      Human Growth and Development
University of Texas Southwestern Medical Center
Director, Advanced Diagnostics Laboratory
Department of Pathology
Children's Medical Center Dallas
Dallas, Texas

Jay L. Patel, MD
Assistant Professor of Pathology
University of Utah School of Medicine
Salt Lake City, Utah

Daniele S. Podini, PhD
Associate Professor of Forensic Sciences
George Washington University
Washington, D.C

Victoria M. Pratt, PhD
Associate Professor of Medical and Molecular Genetics
Director, Pharmacogenomics Laboratory
Indiana University School of Medicine
Indianapolis, Indiana

Stephanie A. Thatcher, MS
Director of Systems Integration
BioFire Diagnostics
Salt Lake City, Utah

Cindy L. Vnencak-Jones, PhD
Professor of Pathology, Microbiology and Immunology
Vanderbilt University School of Medicine
Medical Director, Molecular Diagnostics Laboratory
Vanderbilt University Medical Center
Nashville, Tennessee

Mia Wadelius, MD, PhD
Associate Professor of Medical Sciences
Clinical Pharmacology
Uppsala University
Uppsala, Sweden

Victor W. Weedn, MD, JD
Professor and Chair of Forensic Sciences
George Washington University
Washington, D.C

Carl T. Wittwer, MD, PhD
Professor of Pathology
University of Utah School of Medicine
Medical Director, Immunologic Flow Cytometry
ARUP Laboratories
Salt Lake City, Utah

译者名单

主译

吴柏林

副主译

关　明　王　剑

主译助理

张　彦

译者（按姓氏笔画排序）

王　剑·上海交通大学医学院附属上海儿童医学中心

王佳谊·上海交通大学医学院附属胸科医院

尹爱华·广东省妇幼保健院

吕晶南·苏州大学附属第二医院

关　明·复旦大学附属华山医院

杨海鸥·上海交通大学医学院附属国际和平妇幼保健院

李　彬·福建医科大学附属协和医院

吴冰冰·复旦大学附属儿科医院

吴丽娟·深圳市宝安区妇幼保健院

吴柏林·哈佛医学院波士顿儿童医院，复旦大学

汪　悦·Baylor College of Medicine

张　彦·广东省妇幼保健院

陆国辉·南方医科大学珠江医院

周韵斓·上海交通大学医学院附属新华医院

翁文浩·同济大学附属杨浦医院

唐古生·海军军医大学第一附属医院（上海长海医院）

康志华·复旦大学附属华山医院

程　辉·海军军医大学第一附属医院（上海长海医院）

蔡　刚·上海交通大学医学院附属瑞金医院

谭跃球·中南大学生殖与干细胞工程研究所

中文版前言

《分子诊断原理与临床应用》（*Principles and Applications of Molecular Diagnostics*）精选自 2018 年出版的 *Tietz Textbook of Clinical Chemistry and Molecular Diagnostics, 6th Edition*，在原著主编和中文版主译共同持之以恒的努力下，在出版方爱思唯尔和上海科学技术出版社双方友好合作的支持下，历经两年，终于面世。

Tietz Textbook of Clinical Chemistry and Molecular Diagnostics 第一版由国际著名的临床生物化学家 Norbert W. Tietz 博士于 1986 年领衔编著。其宗旨为填补检验医学和临床医学之间的鸿沟，指导、选择和开发、评估已建或新建检验方法的有效性。几十年来其宗旨一直未变，内容不断更新。自 2006 年出版的第四版加入了分子诊断学内容开始，该书从最初的临床生物化学经典教科书，发展为全球临床检验医学实验室广泛使用的重量级参考书。该书第六版主编 Nader Rifai 博士，是美国哈佛医学院波士顿儿童医院的临床生物化学科主任和美国临床化学协会（AACC）官方杂志《临床化学》主编，他致力于进一步扩展分子诊断的内容，首次将第六版中的临床分子诊断学（包括遗传病和肿瘤／癌症）、临床质谱和临床微生物学等发展迅速领域中的重要篇章分别集结成单行本，以英文版和中文版同时发行，以惠及更多同行。

感谢原著主编 Nader Rifai 教授邀请我担任《分子诊断原理与临床应用》主译。近 30 年我们都在哈佛医学院波士顿儿童医院的临床医学部从事检验医学的临床、科研和教学工作，一起推动和建立了较完整的临床分子诊断体系，包括大分子（核酸和蛋白质）诊断体系和小分子（肽链、氨基酸、代谢物等）诊断体系。我们都深信，一个不断发展、进步且日趋完善的临床分子诊断体系，对疾病的早期诊断、早期治疗、早期防控是至关重要的。20 多年前，我开始在国内呼吁和推动分子诊断，并见证了国内临床分子诊断（含基因／基因组检测、分子生物学检测、分子病理等）领域的崛起和发展；尤其见证了近百个独立临床检测实验室在短短几年内的快速兴起，这将给相应的监管带来严峻的挑战。此时此刻，我更愿见证越来越多的实验室向规范化方向健康发展，且能提供日趋成熟的分子诊断报告（即聚焦精准检测和正确解读），这将真正有助于临床对疾病的早诊、早治和早防。希望本书的出版能对此有所帮助。

2015 年精准医学（源于基因组医学概念）的提出，使得越来越多的同行甚至大众都认识到，全

方位的基因 / 基因组检测和宏基因组检测及其他泛组学（omics）的分子诊断将是推动和发展精准医学的开路先锋。于是，精准医学时代广义的分子诊断，涵盖了基因组学、蛋白质组学、转录子组学、代谢组学、宏基因组学、微生物组学，以及其他泛组学所涉及的大分子、小分子和微分子的精准检测。这些先进的分子诊断技术的原理和应用，以及临床检测实验室的规范运作和监管措施等，都在本书中得以清晰地展现。

本书的翻译团队成员，除了几位海外资深临床实验室主任，绝大部分是活跃在国内临床检验工作一线的中青年专家，他们都具有从事临床分子生物学、分子病理学或临床遗传学和基因组医学等分子诊断工作的医师资质（如医学遗传医师、临床检验医师或病理医师）。他们结合自身多年的临床实践经验，尽可能将英文版的语意和语境按照中文的表达习惯准确阐述，力争"信、达、雅"。

最后，感谢本书翻译团队的辛劳付出，感谢汤一苇教授对第 5 章的友情审校，感谢同行专家谷为岳、费嘉对本书翻译的支持，感谢邵红、何一旻、张仪、胥雨菲对本书主译和副主译工作的协助；感谢上海科学技术出版社精心组织。各方的通力合作使得《分子诊断原理与临床应用》《临床微生物学诊断方法与应用》《临床质谱原理与应用：小分子、多肽和病原体检测》系列图书顺利出版。

吴柏林（Bai-Lin Wu）

M. Med., Ph.D., FACMG, DABMG

2022 年 4 月 25 日于哈佛医学院波士顿儿童医院

英文版前言

生物学是复杂的。超过 30 亿核酸碱基对在每个人的细胞内以两份拷贝形式存在，它们的编码序列和非编码序列（包括重复序列等其他类型序列）掌控了人体细胞内蛋白质的表达和调节，而这些蛋白质则分别决定了人类的各种遗传性状及许多生理和疾病的分子特征。

分子诊断通常只涉及核酸，但这是不公平的。实际上，除了一些电解质和重金属离子外，大多数临床实验室的分析物都是分子，尤其是蛋白质，其合成严格按照核酸的编码顺序进行，至少应得到与核酸同样的重视。蛋白质组学是一个新兴发展的领域，结合了基因组学、转录组学和蛋白质组学的数据，可以更好地定义疾病的分子特征，而这正是临床分子诊断的意义所在。

核酸和蛋白质都是由 4 种（核酸）或 20 种（蛋白质）成分所组成的大分子，其序列决定功能。通常两者的基本结构被进行了修饰。DNA 中的胞嘧啶会被甲基化，蛋白质通常会被糖基化，并可能被可逆地磷酸化。在正确的环境中，核酸和蛋白质的结合是一个受到高度调控但又适应性很强的自我生成系统，我们称之为生命。

本书从分子生物学基本原理的概要（第 1 章）开始，为介绍核酸和蛋白质奠定基础。接下来是对人类基因组的详细研究（第 2 章），包括对人全基因组 DNA 测序、解码的详细阐述，这是 21 世纪初的重大成就。核酸分离（第 3 章）阐述了分子诊断的起始步骤，从化学的角度来看，该章的独特之处是关于样品制备的介绍简明扼要。紧接着是核酸技术（第 4 章），详细介绍了各种方法：从基础的聚合酶链反应（PCR）到大规模并行测序。接下来的各章节，具体介绍了核酸分析的各种应用，包括在感染性疾病、遗传病和癌症中的应用。首先介绍的是分子微生物学（第 5 章），分析病原微生物中的脱氧核糖核酸（DNA）和核糖核酸（RNA），即通过核酸检测来取代表型和培养方法的传统检测，微生物学发生了革命性的变化。遗传学部分（第 6 章）详细介绍了医学遗传学和基因组学的发展和应用，除了线粒体疾病和遗传性癌症易感之外，还涵盖了常染色体隐性、显性和 X 连锁遗传病。随后是实体肿瘤基因组学（第 7 章）、造血功能异常的遗传因素和造血系统恶性肿瘤（第 8 章），以及循环肿瘤细胞和循环肿瘤 DNA（第 9 章），目前广泛用于产前诊断的无创循环核酸检测（第 10 章）、药物遗传学检测（第 11 章）及个体身份识别的遗传学检测（第 12 章）等特殊主题，完善了我们对核酸的介绍。

如前所述，如果核酸是生物体的"大脑"，那么蛋白质就是"肌肉"。不提蛋白质，就没有一个大分子的故事是完整的。我们以氨基酸、肽和蛋白质（第 13 章）及蛋白质组学（第 14 章）来作为结尾，以评估用常规凝胶电泳方法和强大的质谱分析工具检测发现的蛋白质光谱。

我们感谢所有作者和出版商，他们的努力使得本书面世成为可能。本书涵盖的 14 章内容，首次于 2018 年在 *Tietz Textbook of Clinical Chemistry and Molecular Diagnostics, 6th edition* 发布，但是当时其中有 4 章仅以电子版形式出版。现在，我们很高兴以完整印刷本的形式介绍所有章节，并希望您在阅读时能有我们当初编撰本书时那样的心情——乐在其中。

目 录

扫码查看参考文献

第1章 · 分子生物学的原理

John Greg Howe

背景

分子诊断学源于分子病理学，是分子病理学的一个分支，主要是通过研究核酸，即在分子水平上研究疾病的起源。脱氧核糖核酸（DNA）包含了生物体的本源信息，是科学研究和临床分析的重要靶标。随着分子生物学领域的大量研究成果的发现，如过去70年中分子生物学的研究阐明了活细胞的诸多现象的基础生物学和化学原理，分子病理学也得到了快速发展。目前分子生物学领域的多个研究成果已获得诺贝尔奖，许多研究结果已在临床诊断及治疗的开发和应用中得到推广。

内容

以下各章，专注于介绍目前该领域具有特征性的能够帮助患者及早诊断和治疗多种疾病的技术，以及它们在遗传性疾病、肿瘤和传染性疾病中的广泛应用。本章概述了分子生物学的基础知识，在第2章中将重点介绍基因组及其变异；在第3章和第4章中，讨论分离和分析核酸的技术和方法；然后评述分子诊断学中几个重要的临床细分领域，包括第5章微生物学、第6章遗传学、第7章实体肿瘤、第8章造血系统恶性肿瘤；第9章和第10章专门讨论循环肿瘤细胞和循环游离核酸的分子诊断分析。最后，分别在第11章和第12章中重点讨论了药物遗传学和个体身份的分子识别。

遗传学和分子生物学的发展

没有遗传学和分子生物学的许多开创性重大发现，分子诊断学的建立是不可能的。遗传学早期研究始于1866年，孟德尔（Gregor Mendel）发现了生物学性状的遗传方式，以及1910年，摩尔根（Thomas Morgan）观察到基因与染色体有关。这些最初的发现，有助于之后的各种实验研究，最终阐明了DNA是可传递的遗传物质。这些重要的研究分别由格里菲斯（Griffith）在1928年，以及埃弗里（Avery）、麦克劳德（McLeod）和麦卡蒂（McCarty）在1944年完成[1,2]。赫尔希（Hershey）和蔡斯（Chase）在1952年发表的权威性研究表明，用放射性磷标记噬菌体DNA，用硫标记蛋白质，噬菌体复制后新合成的噬菌体带有原来标记的噬菌体DNA，而不是蛋白质，这表明DNA是遗传物质，而蛋白质则不是[3]。

解密DNA的结构需要几个关键的发现。这些包括由查戈夫（Erwin Chargaff）观察到的腺嘌呤的量通常等于胸腺嘧啶的量，鸟嘌呤的量与胞嘧啶的量相似[4]，以及由富兰克林（Rosalind Franklin）和威尔金（Maurice Wilkins）的关键X射线晶体学研究结果[5,6]。

分子生物学的历史可追溯到沃森（James Watson）和克里克（Francis Crick）1953年对DNA结构的首次描述[7,8]。他们所描述的DNA结构，促进了人们对生物学和化学知识及其相关的遗传机制的极大了解。沃森和克里克这一重要发现被公认为20世纪最重要的科学发现[9]。

沃森和克里克的工作所产生的影响巨大，他们不仅描述了DNA的结构，而且还假设了它们的许多特性。而这些则经过了数十年的研究并最终得到实验证实[7, 8, 10]。例如，1958 年，梅塞尔森（Meselson）和斯塔尔（Stahl）证明 DNA 复制是半保留的复制[11]。与此同时，科恩贝格（Arthur Kornberg）发现了复制 DNA 的 DNA 聚合酶[12]。破解遗传密码对于理解 DNA 中存储的信息至关重要，经过许多科学家的努力，终于在 1965 年完成。其中，尼伦贝格（Marshall Nirenberg）做出了最突出的贡献[13]，而其他研究清楚地描述了转录和翻译的全过程，并又有惊人的新发现。其中一个是发现和分离逆转录酶，即一种从核糖核酸（RNA）合成 DNA 的酶，这表明遗传的信息可以部分双向传递[14, 15]。另一个发现则表明，真核基因的这种结构是由交替的非蛋白质编码内含子和蛋白质编码外显子共同组成

的[16, 17]。随着基因的基本生物学及其表达的发现，许多重要技术得以推动和发明。例如，限制性内切酶[18]和 DNA 连接酶的发现和分离，促进了重组 DNA 构建技术[19]，即 DNA 可以从一种生物转移到另一种生物，从而导致了克隆 DNA 的出现和基因工程的发展[20]。Southern 印迹法可以鉴定出电泳分离的特定 DNA 片段，该方法的应用导致了许多新发现，并且使其成为用于检测遗传疾病的首批分子诊断方法[21]。DNA 测序技术的发明和发展[22, 23]，进一步促成了全球第一项大型生命科学研究事业——人类基因组计划的实施。DNA 测序的发展和更多的新技术的发明，包括 1986 年的聚合酶链反应[24]和 1995 年的微阵列技术[25]，构成了分子诊断学的方法学基础。

分子生物学要素

无论是细菌、病毒还是真核细胞，位于这些生物体中的遗传物质都决定了它们的结构和功能。大多数情况下，遗传物质是 DNA，它是由糖–磷酸盐组成的两条链，通过两个嘌呤和两个与糖分子脱氧核糖相连的嘧啶之间的氢键结合在一起形成双螺旋链（图 1.1 和图 1.2）。人类细胞中的 DNA 被组蛋白包裹，并包装成核小体单元，进一步紧凑地形成染色体（图 1.3）。人类共有 23 对染色体，其中两个是性染色体 X 和性染色体 Y。每个染色体都是一条单个的 DNA，在末

端有一段短重复序列，称为端粒；在着丝粒区域也有其他重复序列。在人类中，有两套 23 条染色体，它们分别含有来自母亲卵子和父亲精子中的 DNA。因此，每个卵子和精子都是一个由 23 条染色体组成的单倍体，两者的结合产生了人类 DNA 的二倍体，从而使每个个体在每条染色体上拥有两个不同的 DNA 序列，即等位基因，分别来自两个亲本。每个孩子都有一组独特的等位基因组合，这是由于配子（卵子和精子细胞）发育过程中减数分裂时同源染色体之间的同源重组，

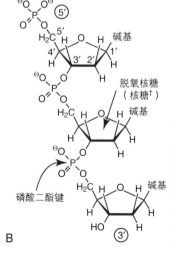

图 1.1 A. 嘌呤和嘧啶碱基，以及互补碱基对的形成。虚线表示氢键（* 在 RNA 中，胸腺嘧啶被尿嘧啶取代，尿嘧啶与胸腺嘧啶的不同之处在于它缺少甲基）。B. 单链 DNA。重复的核苷酸单元由磷酸二酯键连接，磷酸二酯键连接一个戊糖的 5′ 碳原子和下一个戊糖的 3′ 碳原子。每个核苷酸单体由一个糖、一个磷酸残基和一个碱基组成（†对于 RNA 来说，糖是核糖，在脱氧核糖上加上 2−羟基）

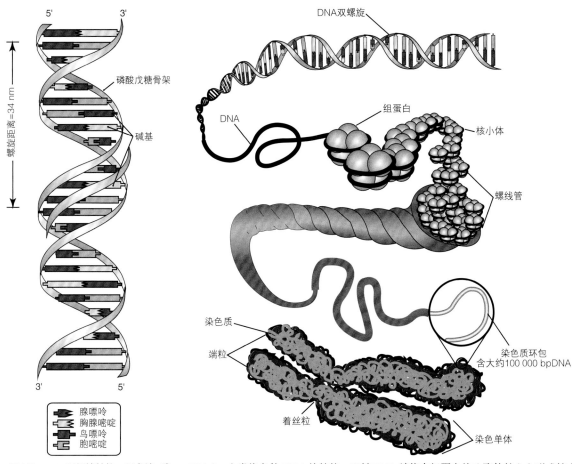

图 1.2　DNA 双螺旋结构，以戊糖−磷酸为骨干，碱基配对形成核心的平面结构

（引自 Jorde LB, Carey JC, Bamshad MJ. Medical genetics. 4th ed. Philadelphia: Mosby; 2010）

图 1.3　人类染色体 DNA 的结构。双链 DNA 缠绕在组蛋白的八聚体核心上形成核小体，核小体进一步压缩成一个叫螺线管的螺旋结构。细胞核 DNA 与其相关的结构蛋白一起被称为染色质。染色质的最致密的状态是染色体。染色体的主缢痕是着丝粒，染色体的两端是端粒

（引自 Jorde LB, Carey JC, Bamshad MJ. Medical genetics. 4th ed. Philadelphia: Mosby; 2010）

并以此在人类中创造了遗传多样性。如果孩子的 DNA 序列发生随机变化或突变，则表明该孩子的基因型与遗传自父母的基因型不同（即新发变异）。如果孩子的该基因型导致了可见的疾病，则表明该孩子已经获得了一个与父母不同的表型。

人类细胞的寿命有限，会通过凋亡的过程死亡。因此，大多数细胞会随着它们在整个细胞周期中的自然进展而被取代。随着细胞在细胞周期各阶段的移动，当双链 DNA 分子分离时，其 DNA 在合成阶段会加倍。每条 DNA 链均可用作模板，通过 DNA 聚合酶，以称为 DNA 复制的过程制成互补链。最终在细胞周期中，在最后的有丝分裂阶段从一个细胞变成了两个细胞。

DNA 由编码蛋白质和 RNA 的基因组成。为了使 DNA 能将其重要信息的存储，并转换为功能性的 RNA 和蛋白质，DNA 链需要分开，以便 RNA 聚合酶可以结合到基因的起始区域。借助在上游与启动子结合的转录因子，RNA 聚合酶可产生 RNA 单链，进一步加工以去除内含子，成为保留编码蛋白质的外显子。成熟的经过加工的 RNA 分子，即信使 RNA（mRNA），会迁移到细胞质，并在细胞质中用于蛋白质的生产。

为了启动蛋白质的合成（也称翻译）过程，mRNA 被各种蛋白质因子和一个核糖体结合，其中包含核糖体 RNA（rRNA）和蛋白质。通过与

甲硫氨酸（蛋氨酸）结合的转运 RNA（tRNA）与 mRNA 的起始 AUG 三联体密码子结合，该 mRNA 结合的核糖体开始生产一条多肽链，即通过 tRNA 转换核苷酸三联体密码来指导多肽的合成。tRNA 在其 RNA 序列中包含一个核苷酸三联体密码（反密码子），对结合到 tRNA 分子一端的氨基酸有特异性。合成后的多肽 / 蛋白质将迁移到其功能位置，最终被降解并去除。

核酸的结构和功能

与蛋白质相比，DNA 是一个相当简单的分子，其成分和数量均有限。DNA 由脱氧核糖、磷酸基团和 4 个含氮碱基组成。脱氧核糖是一种含有 5 个碳原子的戊糖，其碳原子编号为从 1′ 至 5′，其起始碳原子将附着在 DNA 的碱基上，并呈环形延伸，直到 5′ 碳。碱基包括嘌呤（腺嘌呤和鸟嘌呤），以及嘧啶（胞嘧啶和胸腺嘧啶）。在 RNA 中，胸腺嘧啶被尿嘧啶替换。DNA 的基本组成单位是核苷酸，由 1 个脱氧核糖、1 个碱基（位于脱氧核糖的 1′ 位）和 1 个磷酸基（位于脱氧核糖的 5′ 位）组成。三磷酸核苷酸是制造新合成的 DNA 的原料。新合成的 DNA 形成了一条多核苷酸链，该多核苷酸链通过磷酸二酯键及每个脱氧核糖的 5′ 碳原子和 3′ 碳原子来连接各个核苷酸。

■ 脱氧核糖核酸的结构

DNA 是双链结构，即两条链通过每条链上碱基之间的氢键相互结合。氢键通过 DNA 梯子型相邻梯级的碱基之间的疏水极吸引（堆积）而增强。氢键和碱基堆积都不是共价的，都是弱键，可以断裂并重新建立。分子诊断中使用的许多方法都利用了这一重要特性。DNA 是由等量的鸟嘌呤和胞嘧啶与等量的腺嘌呤和胸腺嘧啶共同组成的，通常由鸟嘌呤与胞嘧啶结合，而腺嘌呤与胸腺嘧啶结合[4, 7]。腺嘌呤（A）和胸腺嘧啶（T）之间有 2 个氢键，而胞嘧啶（C）和鸟嘌呤（G）之间有 3 个氢键。由于氢键数量的这种差异，分离鸟嘌呤 - 胞嘧啶（GC）碱基对，要比分离腺嘌呤 - 胸腺嘧啶（AT）碱基对需要更多的能量（图 1.1）。

两条 DNA 链中的每条链均由磷酸糖骨干链（主链）形成，该主链始于 5′ 磷酸根，末端为 3′ 羟基，互补碱基在两个磷酸糖主链之间相互结合。因此，每条链都是彼此相反的极性（图 1.2）。当两条链结合在一起时，它们按照 5′ 到 3′ 的方向以反式平行的方式以相反的方向延伸。按照惯例，DNA 序列以从 5′ 到 3′ 的方向表示。如后面所讨论的，新 DNA 的复制和 DNA 向 RNA 的转录都在 5′ 到 3′ 的方向上进行。另外，RNA 转化为蛋白质的过程（称为翻译）是从 RNA 的 5′ 端到 3′ 端。由于 DNA 双链的碱基配对和方向性的组合规则，当已知一条 DNA 互补链序列时，可以解密另一条相对应链的 DNA 序列。

■ 脱氧核糖核酸的类型

通常发现，活细胞中的双链 DNA 是右旋 B 型 DNA 螺旋结构，具有特定的尺寸。该螺旋结构的每一个螺旋转长 3.4 nm，由 10 个碱基组成。DNA 磷酸糖主链位于螺旋的外侧，每条链的碱基通过氢键在内部与另一条互补链结合。DNA 可能出现其他构象，主要与重复的 DNA 序列有关。这些非 B 型 DNA 形式包括左旋 Z 型、A- 目的序列（基序）、四重 G- 四联体、i- 基序、发夹形、十字形和三联体，且它们在人类基因组中的含量很高，因为大部分基因组区域都包含各种重复序列。非 B 型 DNA 与许多生物过程有关，包括转录控制。但是这些结构也会造成遗传不稳定，从而导致各种疾病，如神经系统疾病[26]。

■ 核糖核酸的分子组成

RNA 的组成与 DNA 相似，因为它包含通过磷酸二酯键连接在一起的 4 个核苷酸，但有几个重要的区别。RNA 由核糖组成，该糖在 2′ 碳原子位置上具有羟基，而不是 DNA 中的氢原子。附着在核糖上的碱基是腺嘌呤、胞嘧啶和鸟嘌呤，而不是胸腺嘧啶，因为 RNA 使用另一种嘧啶——尿嘧啶替代胸腺嘧啶。

■ 核糖核酸的结构

DNA 和 RNA 之间的一个显著区别是，尽管单条链可以在内部与其自身结合，形成功能上重要的二级结构，但 RNA 通常不会以两条链彼此结合的形式存在。尽管在过去的几十年中，不同 RNA 的复杂性和数量已大大增加，但大多数细胞内的 RNA 由少数几种类型组成，包括 mRNA、rRNA 和 tRNA。

■ 核糖核酸与蛋白质翻译相关

mRNA 是三类主要的 RNA 中细分类型最多的一类，但仅占总 RNA 的一小部分。mRNA 从编码蛋白质的 DNA 转录而来，因此可以用作蛋白质翻译的模板。在原核生物中，mRNA 的合成与蛋白质的翻译同步发生。然而，在真核生物中，mRNA 始于前体 RNA 或异质核 RNA（hnRNA），其中包括不翻译的内含子和翻译的外显子区域。转录后，将 hnRNA 剪切形成不含内含子的成熟 mRNA。成熟的 mRNA 仅包含外显子，可以通过在 5′ 末端添加 7-甲基鸟苷帽（可保护 mRNA 免受降解）和对 3′ 末端添加聚腺苷（poly-A）序列等进一步修饰。在真核生物中，从 hnRNA 的产生到加工成 mRNA 的过程都在细胞核中发生，然后将 mRNA 的最终形式转运到细胞质中进行翻译。

rRNA 与核糖体有关，核糖体是进行生物翻译过程产生蛋白质的主要结构。与 mRNA 不同，rRNA 不编码蛋白质。核糖体由两个结构组成，在原核生物中发现了 50S 和 30S 亚基，在真核生物中发现了 60S 和 40S 亚基。"S" 代表 Svedberg 单位，由离心沉降速率决定。Svedberg 单位可测量物体的质量、密度和形状。核糖体是 RNA 和蛋白质的混合物。在真核生物中，有 4 种主要的 rRNA：在 40S 亚基中发现的 18S rRNA 和在 60S 亚基中发现的 28S rRNA，以及 5.8S rRNA 和 5S rRNA。在原核生物中，50S 亚基包含 23S 和 5S rRNA，而 30S 亚基包含 16S rRNA。真核 rRNA 的合成以 45S 大型前体 RNA 的形式发生，而后该前体被酶切可形成所有类型 rRNA（5S RNA 除外，它是单独转录）。rRNA 具有二级和三级结构，以环、茎环和假结的形式维持结构，从而有助于 rRNA 发挥功能。rRNA 和蛋白质作为核糖体的组成部分，具有进行蛋白质翻译的功能。16S rRNA 的序列具有交替的保守区和对应区，可用于鉴定微生物。现在已经知道了核糖体的结

构，在核糖体功能方面，rRNA 比核糖体蛋白更重要。RNA 起着核酶的催化作用 [27, 28]。

RNA 的另一个重要类型是 tRNA，它们是核酸与其所编码的蛋白质之间联系的关键分子。它们具有独特的苜蓿叶形二级结构，其 3′ 末端通过特定的氨酰基 tRNA 合成酶共价附于氨基酸，即在 tRNA 结构中间的反密码子序列与 mRNA 中特定的密码子相结合。所以，mRNA 密码子指导了特异性 tRNA 与其相应氨基酸连接的共价结合。64 个遗传密码，每个都是由三联碱基的密码组成，并由它指导合适的氨基酸加入生长中的多肽链连接（参见图 1.7 和图 1.8）。虽然只有几种不同类别的氨酰基 tRNA 合成酶，但是总共 20 种氨基酸中的每一种，至少都有一个对应的氨酰基 tRNA 合成酶。而每种氨基酸也至少有一个对应的 tRNA。根据物种的不同，可能会有更多 [29]。

除了这三种主要类型的 RNA 外，还发现其他的 RNA，包括小 RNA（核小 RNA、核仁小 RNA 和胞质小 RNA）、信号 RNA、端粒酶 RNA 和微小 RNA（miRNA）[30]。这一清单似乎每年都在增长。一些首先被确认的小 RNA，如核小 RNA 和核仁小 RNA，涉及将前体 RNA 加工为成熟 RNA，包括将 hnRNA 剪切为 mRNA；将前体 rRNA 转变为成熟 rRNA。最近又发现了许多 miRNA 在翻译调控中发挥了部分作用。此外，还有许多其他非编码 RNA 的功能才刚刚开始被人们所了解。

■ 人染色体

人的精子或卵细胞中所含的双链 DNA 是单拷贝或单倍体 DNA，由大约 30 亿个碱基对（bp）组成。更精确地说，人类基因组计划测定的人类基因组共有序列为 2.91×10^9 bp[31]，第一个被测序的人类基因组（Craig Venter）的大小为 2.81×10^9 bp[32]，不包括许多由高度重复序列组成的间隔，它们大多靠近着丝粒和端粒（见第 2 章）。细胞中的 DNA 与许多蛋白质结合形成染色质（图 1.3）。染色质中的蛋白质主要是由组蛋白根据 DNA 的长度精确结合，加上其他蛋白质（称为非组蛋白）的不规则结合而共同组成的，但它们之间的数量相差很大。

组蛋白由 8 种蛋白质（H2A、H2B、H3 和

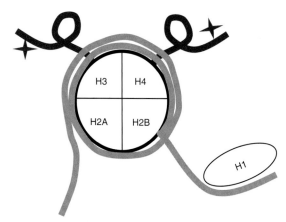

图1.4 核小体结构示意图。DNA 片段缠绕在核小体核心粒子上，核小体核心粒子是由 4 种组蛋白 H2A、H2B、H3 和 H4 各两个组成的八聚体。有修饰的尾巴（用红显表示）从 H3 和 H4 凸出。邻近的核小体被一段连接 DNA 和连接组蛋白 H1 相隔

H4 各两个）组成，它们以 147 bp 的 DNA 为单位结合构成核小体，而蛋白质 H1 则在核小体之间结合（图 1.4）。核小体是许多其他蛋白质相互作用并修饰以调节基因表达的基本结构。例如，转录因子对 DNA 的访问受到蛋白质的控制，这些蛋白质通过磷酸化、乙酰化和甲基化来重塑组蛋白。核小体被浓缩成细丝甚至更紧密的结构以形成染色体（图 1.3）。人有 23 对染色体，各由 22 条常染色体和 2 条性染色体（X 和 Y）配对组成，其中 XX 对代表女性，XY 对代表男性。染色体中的 DNA 对于每条染色体而言都是连续的，对于最大的染色体，其长度可能多达几亿个碱基对。

从细胞遗传学的角度来看，染色体的区域可以通过其转录活性进行分类。浓缩程度更高的异染色质 DNA 处于转录失活状态，并被吉姆萨（Giemsa）染色（Giemsa 是能够结合到 AT 富集的 DNA 区域的几种染料的混合物）；而浓缩程度较低的常染色质 DNA 具有转录活性，不会被 Giemsa 染色。染色体的末端称为端粒，即由一种重复序列组成，如在人类中发现的 TTAGGG，随着年龄的增长而缩短。着丝粒位于大多数染色体的中间，对于在有丝分裂期间连接姐妹染色单体很重要，并包含各种卫星 DNA，如由一个 171 bp 的 α-卫星串联重复序列，组成了长度超过几百万个碱基对的卫星 DNA。

令人惊讶的是，大多数人类 DNA 都不编码蛋白质。多达 50% 的人类 DNA 由许多类型的散在重复序列组成，如卫星 DNA、端粒 DNA、微卫星 DNA、小卫星 DNA、短散布和长散布的核元件（SINES、LINES）和逆转录病毒元件[31]。与其他真核生物一样，人类基因的片段由蛋白质编码区（外显子和内含子）组成。其中，内含子不编码蛋白质序列，约占人类 DNA 的 1/4 以上[33]。基因周围的其他区域，如启动子区和 3′ 末端非翻译区也都不会翻译成蛋白质。除去所有非编码序列后，编码蛋白质的 DNA 序列仅占人类 DNA 的 1.2%～1.5%。即使大多数人类 DNA 与蛋白质编码基因不相关，DNA 元素百科全书（ENCODE）项目的研究已显示，许多不编码蛋白质的 DNA 能够转录成非编码 RNA，但大多数功能未知。

分子生物学的中心法则

弗朗西斯·克里克提出了分子生物学"中心法则"的概念，该法则描述了遗传信息向功能性大分子的传递[34]。通常被描述为遗传信息的传递，是通过 RNA 聚合酶完成从 DNA 到 RNA 的转录，再进一步通过核糖体和各种因子翻译成蛋白质。尽管当时没有证据，却已是对该原始概念比较合理的简述，即考虑到了每一种可能的信息传递。自最初发表以来，已经补充发表了一些其他的信息传递途径，如 DNA 可以通过 DNA 聚合酶进行自我复制，RNA 可以通过逆转录酶合成 DNA[35]。而参与这些过程中的各种酶，如今已有许多被用于分子诊断。

■ 脱氧核糖核酸复制

合成或复制新 DNA 的一般原则是，用两条 DNA 链中的一条作为模板来合成新的同源链。这被称为半保留复制，由沃森和克里克首先提出[7]。复制开始于一段被称为复制起点的富含腺嘌呤和胸腺嘧啶（AT）的序列。在细菌中，复制的起始点通常只有一个，但在真核细胞中，复制的起始点有数千个。由于 DNA 处于超螺旋或更复杂的结构，首

先需要拓扑异构酶解开这些结构，这样 DNA 就可以裸露。DNA 解旋酶与双链 DNA 结合并分离成两股，即提供了两个单链 DNA 模板。复制以 5′ 到 3′ 的方向进行，因此前导链用 3′ 到 5′ 模板合成一条连续的链，后随链用 5′ 到 3′ 模板合成小段的冈崎片段。因为 DNA 聚合酶需要引物，小 RNA 引物由 5′ 到 3′ 模板上的引物酶合成，冈崎片段从引物开始合成。最终通过连接酶将其连接起来（图 1.5）[36]。

各种类型的 DNA 聚合酶已经被鉴定出来，它们有不同的作用，最重要的是新 DNA 的复制和现有 DNA 的修复。使用模板链作为向导，DNA 聚合酶在引物的 3′ 端羟基上结合一个核苷酸三磷酸，并释放焦磷酸盐。特定的核苷酸选择取决于模板链上的碱基。例如，如果胸腺嘧啶核苷酸在模板链中，则使用腺嘌呤核苷酸。总之，在模板链的基础上合成一个互补序列。核苷酸的加入并不总是正确的。大约每 10 万个核苷酸就会发生一次错误，因此 DNA 聚合酶的主要功能之一是纠错或校对，并由一个内在的 3′ 到 5′ 的外切酶活性来完成。DNA 聚合酶在分子诊断中非常重要，它们被用于聚合酶链反应（PCR）和 DNA 测序。

DNA 复制是细胞周期的一部分，发生在合成阶段。细胞周期的其余部分是间期，进一步分为第一生长期（G_1）和第二生长期（G_2），以及位于 G_1 期和 G_2 期之间的 DNA 复制或合成（S）期。有丝分裂阶段，一个细胞分裂成两个，发生在 G_2 期之后。有丝分裂分为 6 个亚期：前期、前中期、中期、后期、末期和胞质分裂。

在细胞周期的重要控制点，细胞将投入大量的资源向下一阶段推进。其中一个控制点在 G_1 期和 S 期之间，DNA 复制开始之前。在许多癌症细胞中，G_1/S 边界控制点被破坏。*RB1* 基因变异常见于视网膜母细胞瘤，其蛋白产物调节细胞周期从 G_1 期到 S 期的进展。另一个控制点是在 G_2 期和 M 期之间，就在细胞从一个分裂成两个的时候。

脱氧核糖核酸修复

DNA 的完整性会以多种方式被破坏，最终导致 DNA 序列的改变。DNA 的碱基可能被破坏、移除、交联或错配，单链或双链断裂也可能发生[37, 38]。当细胞感觉到它的 DNA 已经被破坏时，它会停止细胞周期的进程，并启动 DNA 修复过程[39]。细胞通过多种 DNA 修复机制来修复这些损伤，这些修复机制是针对特定 DNA 损伤类型的，包括碱基切除修复、核苷酸切除修复、错配修复和同源重组修复。

机制

碱基切除修复去除因脱氨、氧化和烷基化而受损的碱基。鸟嘌呤、胞嘧啶和腺嘌呤的脱氨作用将它们转化成不正确的碱基对，造成转换，即类似的含氮碱基之间的变化，如嘌呤转变为嘌呤。颠换是嘌呤到嘧啶或嘧啶到嘌呤的变化。DNA 糖基化酶，如尿嘧啶-DNA 糖基化酶，切割受损的碱基，5′-脱氧核糖磷酸裂解酶去除被移除碱基上游的核苷酸。然后 DNA 聚合酶和连接酶加入新的核苷酸来修复损伤。一种与这种修复过程相关的遗传病是由 MUTYH（一种 DNA 糖基化酶基因）变异引起的，这种变异会导致各种肿瘤的易感[38, 40]。

核苷酸切除修复是去除改变 DNA 螺旋结构的碱基修饰，包括较大的 DNA 扭曲和可能由紫外线辐射和某些化疗药物产生的共价结构。这种损伤在全基因组水平被转录介导的修复过程所识别。修复启动后，转录因子 TFⅡH 与一种蛋白质复合体结合并切开核苷酸。受损的 DNA 展开，DNA 聚合酶填补缺口，最后由 DNA 连接酶密封。核苷酸切除修复基因的变异导致着色性干皮病，这使患者易患特定的肿瘤[38, 41]。

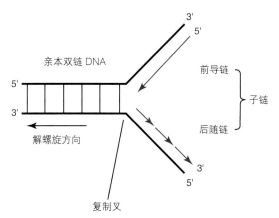

图 1.5　DNA 复制。双链 DNA 在复制叉处分离。前导链是连续合成的，而后随链是不连续合成的，随后由 DNA 连接酶连接

错配修复可以识别碱基加入错误并对其进行修复。DNA 聚合酶有 3′ 到 5′ 外切酶活性，具有校对功能，但不是完全有效，会允许一些不匹配发生，从而导致 DNA 复制后的变异。不匹配的核苷酸必须在新合成的 DNA 链上被修复，这在原核生物中是通过其未甲基化的状态被识别的。在真核生物中，这一机制是不同的，有人提出，与复制相关的蛋白质，特别是增殖的细胞核抗原决定了哪条 DNA 链是需要修复的[38]。这些变异被 DNA 错配修复蛋白纠正，该蛋白通过甲基化模式识别错配，切除周围的序列，然后用新的序列修复切除的部分。人类错配修复基因的变异与 Lynch 综合征（遗传性非息肉病性结直肠癌）有关。

双链断裂是一种非常具有破坏性的 DNA 损伤形式，它破坏了基因组的稳定性，有时会导致大片段的染色体畸变，如癌症中经常发现的易位。双链断裂是由电离辐射和化疗药物等引起的，可以通过同源重组或非同源端连接来修复[38, 41]。同源重组修复途径是通过识别双链断裂开始的，然后使用外切酶切割形成 3′ 单链黏性末端。在许多蛋白质的协助下，RAD51 与单链 DNA 结合，侵入姐妹染色单体的完整同源双链 DNA，并将其作为新的双链 DNA 修复的模板[38]。

DNA 修复机制独立运作，以修复简单的错误。然而，更复杂错误的修复涉及 DNA 损伤修复通路调控的多个 DNA 处理步骤。当单链和双链 DNA 发生断裂时，一连串的反应开始，最终以 DNA 修复、细胞周期停止或程序性细胞死亡告终。DNA 损伤后，DNA 损伤应答通路激活蛋白激酶 ATM（毛细血管扩张性共济失调相关基因）和 ATR（毛细血管扩张共济失调和 RAD3 相关蛋白），使信号通路蛋白如 p53 磷酸化，最终导致细胞周期阻滞在 G_1/S 边界。这给了 DNA 修复机制修复受损 DNA 所需要的时间；然而，如果损伤太大，细胞就会开始凋亡或细胞死亡[39]。

脱氧核糖核酸修饰酶

有两组核酸酶，一组是切割戊糖-磷酸骨架的内切酶，另一组是消化 DNA 末端的外切酶。具有重要商业价值的限制性内切酶，是细菌用来保护自己免受病毒感染的酶，被用于在特定的核苷酸序列或限制性位点切割 DNA[42]。已有几千种限制性内切酶被鉴定出来，并被广泛地用于分子生物学和分子诊断学实验中操控 DNA。最近的报道描述了新的核酸酶，如 RNA 引导的工程化核酸酶、CRISPR/Cas 系统，可以精确地切割基因组 DNA[43]。

DNA 糖基化酶是一种与碱基切除修复相关的酶家族，在 DNA 修复的第一步中被用于去除受损的碱基，而不破坏戊糖-磷酸骨架。尿嘧啶 DNA 糖化酶是这个家族的重要成员，它通过去除尿嘧啶修复了人类最常见的突变，即胞嘧啶自发脱氨成为尿嘧啶。

■ 基因结构

原核基因的结构很简单，几乎所有的基因序列都用来制造蛋白质；然而，真核基因的情况并非如此。一个独特的特征是，编码蛋白质的 DNA 与不编码的 DNA 区域穿插在一起，这是罗伯茨（Richard Roberts）和夏普（Phillip Sharp）在 1977 年发现的。成熟的 mRNA 只保留称为外显子的蛋白质编码序列，外显子之间的序列是称为内含子的非蛋白质编码序列，在 mRNA 成熟过程中被切除（图 1.6）[44]。

除了内含子和外显子，真核基因还包括调控区域，如启动子和增强子，以及 3′ 端包含转录终止信号及多聚腺苷酸区域。真核基因的表达调控可发生在转录、剪接、翻译、降解等各个水平；然而，大多数基因调控发生在转录的启动子和增强子[45]。有两组调控元件：一组靠近转录起始点，由离转录起始点稍远的核心启动子和辅助启动子组成；另一组调控元件可以在更远的地方，不仅可以在基因上游，也可以在下游。这一组调控元件由增强子、沉默子、绝缘子和基因座特异性控制区域组成[45, 46]。这些调控元件包含与转录因子结合的特定序列，这些转录因子可上调或下调基因的表达。人类转录因子只有几千个，远少于人类基因的数量，因此每个基因都有许多调控元件，以满足不同情况所需的基因表达复杂性，在 200 多种不同的人类细胞类型中发挥作用[45]。

与不那么复杂的物种相比，人类基因的一个奇怪的特性是基因太少。人类大约有 2 万个基因，比水稻中发现的基因少很多，只比蛔虫和秀丽隐杆

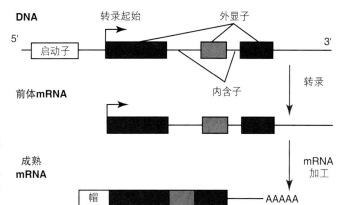

图1.6 DNA 转录与 mRNA 加工。编码蛋白质的基因包含一个启动子区和数量不定的内含子和外显子。转录从转录起始位点开始。前体 mRNA 或 hnRNA 经过加帽、加多聚腺苷尾、内含子剪切等处理成为成熟 mRNA

线虫中发现的基因多一点点[47-49]。最近，ENCODE 项目的研究结果对"一基因一蛋白质"的概念提出了挑战[50]。他们的发现表明，一个基因的外显子可以被剪接到另一个基因的外显子上[51]。这个结果，连同可变剪接，证明了一个基因可以产生多种蛋白质，这可能是人类基因数量如此之少的原因。

■ 核糖核酸转录和剪接

RNA 转录是指以 DNA 为模板合成 RNA 链。这需要许多不同的蛋白质，其中最重要的是 RNA 聚合酶，真核细胞中有三种 RNA 聚合酶。RNA 聚合酶 I 合成特异性的 rRNA、28S、18S 和 5.8S，它们均源自初始合成的单一转录产物 45S rRNA。RNA 聚合酶 II 转录所有蛋白质编码基因和小核 RNA（snRNA）基因。RNA 聚合酶 III 可转录多种小 RNA，包括 5S rRNA 和 tRNA。另外一类称为转录因子的蛋白质则起结合作用，以识别和调控不同基因的转录[52]。

以 DNA 为模板和特定的 DNA 序列作为转录起始位点，RNA 的合成以 5′ 到 3′ 的方向进行。转录过程分为 3 个阶段：起始、延伸和终止。起始阶段包括转录因子与起始位点上游的启动子结合，包括上游附近的核心启动子和更远的辅助启动子。然而，一些小 RNA 的基因启动子则在基因的中间。与上游启动子结合的转录因子作为基因转录的调节因子。这些因子通常成对结合或成为二聚体，具有几个功能域。转录因子的一个功能域结合到特定的启动子 DNA 序列上需要依赖多种结构，如螺旋-折叠-螺旋结构、锌指结构和亮氨酸拉链结构。另一个结构域与转录因子二聚体的另一个单体结合，第三个结构域可

能与执行转录的 RNA 聚合酶复合体结合[46]。尽管启动子和与之结合的转录因子离转录起始复合物很远，但启动子 DNA 通过自身折叠以允许转录因子与 RNA 聚合酶复合物相互作用[53]。

在核心启动子中有重要的重复序列。例如，一个 RNA 聚合酶 II 基因的核心启动子包含一个 TATAAA 序列，称为 TATA 盒子，位于转录起始点上游 25～40 个核苷酸。只有 20%～30% 的真核启动子含有 TATA 盒，但与那些没有 TATA 盒的启动子相比，它们受到了高度的调控，而有 TATA 盒的基因主要是管家基因[45, 54, 55]。

mRNA 转录的第一步是转录因子 II D（TF II D）与 TATA 盒的结合，进而促进其他转录因子（TF II A、TF II B、TF II E、TF II F 和 TF II H）、RNA 聚合酶 II 和黏附于上游启动子位点的蛋白质的结合。为了形成一个有功能的转录复合物，启动子区域的双链 DNA 分离，转录复合物离开核心启动子区域[45]。一旦开始，RNA 聚合酶以类似于 DNA 复制的方式将核苷酸加到 3′ 游离羟基上。转录最终被几种终止机制中的一种终止。在细菌中，一个与 RNA 聚合酶结合的终止因子可以识别 DNA 序列终止信号。在 RNA 聚合酶 II 转录的基因中，转录以多聚腺苷酸化步骤终止（图 1.6）。

在新形成的 hnRNA 上会进行两个转录后的加工，分别位于 RNA 的两端。在 5′ 端，hnRNA 会加一个 7-甲基鸟苷分子，以帮助保护 hnRNA 不被降解。在 3′ 端 RNA 序列 AAUAAA 后面，多聚腺苷聚合酶加入一个多聚腺苷（poly-A）尾。有些转录的 mRNA 不加多聚腺苷，如组蛋白 mRNA[56]。

转录最初产生包含外显子和内含子的 hnRNA，它需要被加工或剪接成成熟的 mRNA，然后被正确地翻译成蛋白质。RNA 剪接包括内含子 RNA 片段的剪切和去除，以及外显子 RNA 片段的连接。该过程使用位于内含子 5′（GU）和 3′（AG）端的保守剪接位点序列和一个内含子中间序列。剪接需要许多蛋白质和小 RNA 共同形成剪接体，剪接体指导外显子的剪接和内含子的移除 [57]。剪接始于 U1 小核核糖核酸蛋白质（snRNP）——剪接供体位点的结合，以及 U2 snRNP 与内含子中间序列的结合，紧随其后的是 U4、U5、U6 snRNP 的结合，导致内含子被切除和两侧两个外显子的连接 [57]（图 1.6）。

剪接过程的一个重要修饰是可变剪接，允许通过在不同的位置剪切和连接 RNA 链，从同一初级 RNA 转录本产生不同的 mRNA。选择性剪接的类型包括外显子跳跃、选择性 3′ 和 5′ 剪接位点，以及内含子保留。据估计，92%～95% 的人类基因存在可变剪接 [58, 59]。

从细胞表面到细胞核的细胞内信号传递过程被称为信号转导，最终的目标之一是转录因子修饰（如磷酸化），可调节其他转录因子与 DNA 的结合及其二聚体化，从而调控基因的表达 [60]。一个常见的信号级联开始于细胞表面受体的激活，如酪氨酸激酶受体。例如，二聚体形式的酪氨酸激酶受体可以通过与激素或生长因子结合而被激活，从而引起酪氨酸受体蛋白激酶的二聚化和自磷酸化。这又激活了一个胞质蛋白，如鸟嘌呤核苷酸交换因子，它激活了 G 蛋白 Ras，然后可以修饰另一个 G 蛋白 Raf，Raf 将信号传播到一个共同的信号通路，即丝裂原激活蛋白（MAP）激酶。这个通路中的最后一种酶可以作用于下游靶点，包括其他蛋白激酶和转录因子。酪氨酸激酶受体或 Ras 蛋白的一些变异会将它们转变到一种不受调控的状态，这可能导致细胞不受控制的生长，最终导致癌症 [60]。

■ 翻译

DNA 内信息传递的最后一步是合成蛋白质，它是构成大部分生命体（如人体）的结构和功能的大分子。蛋白质是由多种氨基酸组成的长链单链，通过一种被称为翻译的过程完成合成。这一过程需

要许多蛋白质因子、tRNA 和核糖体的共同作用。

氨基酸有一个共同的结构，由一个碳原子结合氨基和羧酸基团并结合一个独特的侧链组成。组成人体蛋白质的氨基酸有 20 种，每一种都有不同的侧链，赋予它们独特的特性。侧链可分为 4 种类型：非极性（疏水）、极性（亲水不带电）、带负电荷和带正电荷。非极性（疏水）氨基酸包括丙氨酸、亮氨酸、异亮氨酸、缬氨酸、脯氨酸、甲硫氨酸、苯丙氨酸和色氨酸。不带电的极性（亲水）氨基酸包括甘氨酸、丝氨酸、苏氨酸、半胱氨酸、酪氨酸、谷氨酰胺和天冬酰胺。带负电荷（酸性）的氨基酸是天冬氨酸和谷氨酸，带正电荷（碱性）的氨基酸是精氨酸、组氨酸和赖氨酸。蛋白质的氨基酸组成，以及在多肽链中的顺序，决定了蛋白质的整体结构和功能。有些氨基酸对蛋白质结构的作用比其他氨基酸更确定。例如，脯氨酸可以改变肽链二级结构，半胱氨酸可以通过二硫键与另一个半胱氨酸交联，从而可以改变蛋白质的结构。

蛋白质结构分为四级。一级结构是蛋白质中氨基酸的顺序。二级结构有几种常见的类型，如 β 片层和 α 螺旋。蛋白质可以由这些不同类型的二级结构组合而成。三级结构适用于将多肽链折叠成三维形态。四级结构是指多个多肽/蛋白质结合在一起的结构关系，如免疫球蛋白分子中含有的轻链蛋白和重链蛋白通过半胱氨酸残基连接。

一旦蛋白质被合成，它们可以各种方式被修饰。其中最常见的修饰是丝氨酸、苏氨酸和酪氨酸的磷酸化，可以调节蛋白质的活性。其他修饰包括蛋白质水解裂解，如去除信号肽序列，大多数真核蛋白 N 端的乙酰化，以帮助防止被降解。分泌蛋白和膜蛋白的天冬酰胺、丝氨酸和苏氨酸残基上的糖基化，以及通过半胱氨酸交联形成二硫键是额外的修饰。

考虑到前面提到的这些翻译后修饰和可变剪接形式，估计在 200 多种人类细胞类型中蛋白质的种类总数从 25 万到几百万不等 [61]。

遗传密码在 20 世纪 60 年代被破译，它可以将核酸序列转化为氨基酸序列 [13]。有人推断，如果有 20 个氨基酸，密码子至少需要 3 个核苷酸，以保证有足够多的组合。三联核苷酸密码可以有 64

种组合，因此遗传密码的一个特征就是它是冗余的，这意味着一个氨基酸可以有几个密码子对应编码。大多数氨基酸都是这样，但不是全部。例如，甲硫氨酸和色氨酸只有一种密码子。冗余的密码子通常在三联核苷酸的第三个碱基有变化。除 UAA、UGA 和 UAG 3 种终止密码子外，所有 64 种三联核苷酸密码子都编码一个氨基酸（图 1.7）。

蛋白质的合成或翻译过程发生在细胞质中，分 3 个步骤进行：起始、延伸和终止。这个过程需要 tRNA 和 rRNA 分子，以及核糖体和起始因子、延伸因子和终止因子。其中最重要的一组分子是 tRNA，它被氨基酰 tRNA 合成酶识别，这种酶将氨基酸附着在特定的 tRNA 分子的 3′ 端。每个 tRNA 有一个三联碱基序列（反密码子），这有助于特异性识别和与 mRNA 中的密码子相互作用。

蛋白质合成的起始步骤是最复杂的，起始因子 4E 与 mRNA 5′ 端帽子结构结合，然后多聚腺苷结合蛋白（PABP）与 3′ 端聚腺苷尾结合。起始因子 4G 与起始因子 4E 和 PABP 的结合使 mRNA 环状化，并使其与包含 40S 核糖体亚基、起始因子 2 和甲硫氨酸 tRNA 的起始前复合物结合。起始前复合物扫描 mRNA，直到找到一个甲硫氨酸起始密码子（AUG），此时 60S 核糖体亚基结合上去形成 80S 的起始复合物，开始翻译的延伸 [62]。这是对开始过程的简单描述，因为这个过程还涉及十几个其他的启始和辅助因素。

核糖体至少有 3 个结构位点可以结合 tRNA，即受体（A）、肽基（P）和空载（E）位点。受体位点与进入的氨基酰 tRNA 结合。肽基位点包含与生长多肽链共价连接的肽基–tRNA，空载位点与不携带氨基酸的 tRNA 结合。

第一密码子（AUG）通常编码甲硫氨酸，因此甲硫氨酸 tRNA 与核糖体的氨基酰 tRNA 结合位点将启动翻译。下一个三联碱基密码子的 tRNA，如赖氨酸 tRNA 与核糖体的受位结合，在延伸因子（如 eEF2）的帮助下，肽基位点上的氨基酸与受体位点上的氨基酸形成肽键结合。肽键是在一个氨基酸的氨基和下一个氨基酸的羧基之间通过缩合释放水分子形成的。与此同时，tRNA 的位置也发生了变化，甲硫氨酸 tRNA 移至空载位置，含有氨基酸生长链的 tRNA 移至肽位。与此同时，核糖体向前移动一个密码子的位置，通过其反密码子与密码子在受体位点的结合，将下一个特定的 tRNA 加载进来，以此不断重复这个过程，直到出现终止密码子（图 1.8）。然后终止因子结合进来并停止翻译过程 [62]。蛋白质合成发生在真核细胞质的内质网中，其中多个称为多聚核糖体的核糖体参与翻译单个 mRNA。

翻译的调节不像转录的调节那么广泛。然而，4 种不同的蛋白激酶对起始因子 2B 的磷酸化在起始阶段对真核生物的翻译有着全局的调控作用。

第二个字母

		U		C		A		G		
U		UUU UUC	苯丙氨酸	UCU UCC UCA UCG	丝氨酸	UAU UAC	酪氨酸	UGU UGC	半胱氨酸	U C
		UUA UUG	亮氨酸			UAA UAG	终止密码子	UGA UGG	终止密码子 色氨酸	A G
C		CUU CUC CUA CUG	亮氨酸	CCU CCC CCA CCG	脯氨酸	CAU CAC	组氨酸	CGU CGC CGA CGG	精氨酸	U C
						CAA CAG	谷氨酰胺			A G
A		AUU AUC AUA	异亮氨酸	ACU ACC ACA ACG	苏氨酸	AAU AAC	天冬酰胺	AGU AGC	丝氨酸	U C
		AUG	甲硫氨酸			AAA AAG	赖氨酸	AGA AGG	精氨酸	A G
G		GUU GUC GUA GUG	缬氨酸	GCU GCC GCA GCG	丙氨酸	GAU GAC	天冬氨酸	GGU GGC GGA GGG	甘氨酸	U C
						GAA GAG	谷氨酸			A G

（左侧：第一个字母；右侧：第三个字母）

图 1.7 遗传密码。蛋白质合成过程中将 mRNA 翻译为氨基酸

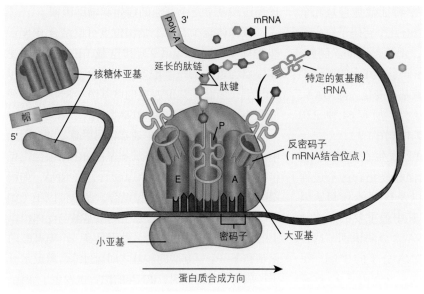

图 1.8 翻译。图中是一个核糖体与一个 mRNA 结合，通过含有反密码子序列的特定的氨基酸 tRNA 对 mRNA 三联体密码子进行转化。有 3 个转运 RNA 的结合位置。一个新的氨基酰 tRNA 首先到达核糖体上移动的 A（受体）位点，然后移动到 P（肽基）位点，在那里新到达的 tRNA 上的氨基酸与延长中的多肽链结合。最后，空载的 tRNA 移动到 E 位点，也就是空载位点，在那里它准备离开核糖体（修改自 Huether SE, McCance KL. Understanding pathophysiology. 6th ed. St. Louis, Elsevier; 2017）

这种情况发生在细胞处于压力下，如氨基酸缺乏或 DNA 损伤[64]。mRNA 特异性翻译调控可通过与位于 5′ 和 3′ 非翻译区域的特定序列结合而发生。此外，人类中有超过 1 000 种 miRNA[65]，其中很多可以调节转录。miRNA 基因被转录为前体 RNA，然后被加工酶 Dicer 和 Drosha 加工为成熟的 22 个核苷酸形式。成熟形式的 miRNA 可以与 mRNA 上的特定位点结合，同时与 Argonaute 蛋白结合，可逆地抑制 mRNA 的翻译或降解[62, 66]。例如，miRNA Mir 15a/16-1 在慢性淋巴细胞白血病患者体内被去除，从而增加 Bcl2 表达，抑制凋亡或细胞死亡，延长细胞寿命[67]。

蛋白质合成后，由两个主要过程来去除多余或损坏的蛋白质。其中一个过程是利用非特异性蛋白酶将摄入的蛋白质降解，如胃蛋白酶和胰蛋白酶，将肠道中与食物有关的蛋白质消化成氨基酸，以便于吸收。第二个过程是通过溶酶体中的蛋白酶或通过泛素化降解蛋白质来消化细胞外和细胞内的蛋白质。后一种机制是通过与泛素结合来标记蛋白质，泛素被一个大型的多蛋白结构识别，即蛋白酶体，蛋白酶体通过蛋白水解来降解泛素化的蛋白质[68]。

表观遗传学

虽然表观遗传学最初的意义包含了所有影响基因表达的分子途径，但随着时间的推移，其含义集中在了通过不改变 DNA 序列的可遗传修饰来调控基因表达[69]。最近，这一概念已经扩大到包括不可遗传的修饰[70-73]。目前表观遗传修饰或标记主要有 3 个领域：① DNA 甲基化；② 通过组蛋白修饰（包括 ATP 依赖的重塑酶和组蛋白变异）调控染色质构象；③ 非编码 RNA[74]。

■ 脱氧核糖核酸甲基化

DNA 甲基化是一种众所周知的表观遗传变化，在 X 染色体失活、基因印迹（如普拉德-威利综合征、天使综合征）和癌症中具有重要作用。最常见的甲基化事件是胞嘧啶的甲基化形成 5-甲基胞嘧啶。DNA 甲基化通常发生在鸟嘌呤或 CpG 二核苷酸直接上游的胞嘧啶上。胞嘧啶被多种酶甲基化和去甲基化。初始甲基化状态由一种类型的 DNA 胞嘧啶-5-甲基转移酶催化，而甲基化状态的维持则由另一种类型的 DNA 胞嘧啶-5-甲基转移酶完成，并且在早期胚胎发育形成后的每个细胞分裂过程中发生[75]。

双加氧酶的去甲基化过程涉及三种 10~11 易位（TET），它们催化 5-甲基胞嘧啶转化为其他修饰形式，如去甲基化过程中的5-羟甲基胞嘧啶[76]。在神经细胞中发现了大量的5-羟甲基胞嘧啶，推测它可以调节基因表达[76]。

甲基化通过几种机制改变了基因的表达。最直接的影响是通过改变转录因子与启动子结合。甲基化降低了转录因子与DNA启动子的亲和力，增强了甲基化特异性转录因子的结合（图1.9）。此外，甲基化使染色质结构致密，从而减少转录因子与启动子的接触[77]。癌症是与异常DNA甲基化相关的最常见的人类疾病[78]。有趣的是，癌细胞中5-甲基胞嘧啶的总体水平比正常细胞低60%；然而，某些启动子特异性的CpG岛是高甲基化的[78]。其他与甲基化相关的人类疾病包括狼疮和许多神经系统疾病。

■ 染色质构象调控

许多基本的细胞功能需要蛋白质与DNA相互作用。然而，DNA通常不能自由活动，而是缠绕在组蛋白周围形成核小体，进一步压缩成异染色质，从而降低基因表达水平。细胞需要DNA能够被利用以便进行DNA复制、修复和转录[74, 79]。因此，染色质是一个非常灵活的结构：在任何一个时间点，都可以有部分DNA被暴露，其他部分被掩藏。控制染色质构象的机制包括组蛋白修饰、组蛋白变异和ATP依赖的重塑酶。

特异性组蛋白在其N端尾部和球形区域进行可逆的翻译后修饰，使染色质在常染色质状态与异染色质状态之间切换（图1.9）。这些修饰包括组蛋白乙酰转移酶（HAT）对H2A、H3和H4 N端赖氨酸残基的乙酰化和组蛋白去乙酰化酶

（HDAC）的去乙酰化。组蛋白乙酰化去除赖氨酸残基上的正电荷，使赖氨酸较少地吸引带负电荷的DNA磷酸骨架，从而打开DNA[77]。

组蛋白赖氨酸和精氨酸残基的甲基化主要发生在H3上，也可发生在组蛋白H4上，通过组蛋白甲基转移酶和组蛋白去甲基化酶进行。甲基化对染色质结构的影响包括活化、平衡或抑制。组蛋白赖氨酸和精氨酸残基可以单甲基化、二甲基化和三甲基化，但其正电荷不变[39, 79]。研究发现组蛋白甲基化与DNA转录、复制和修复相关。

组蛋白在丝氨酸、苏氨酸和酪氨酸残基上磷酸化，并与DNA修复和转录相关。在组蛋白上添加一个带负电荷的磷酸基团将导致组蛋白与带负电荷的DNA互相排斥，松解染色质结构[80]。其他修饰包括多聚ADP核糖化、泛素化、类泛素化（SUMOylation）和糖基化。

组蛋白变异已经被发现几十年了，但是它们的许多功能还没有得到很好的确定。组蛋白变异H3.3和H2A.Z是最广为人知的，被证明在基因表达的调节中起作用[82]。组蛋白变异H3.3整合入不复制的染色质中，并与染色质活化相关[83, 84]。

依赖ATP的重塑酶利用ATP水解产生的能量改变染色质的结构[84, 85]。ATP依赖的重塑酶被分为4个家族，包括开关/蔗糖不发酵（SWI/SNF）、模仿开关（ISWI）、肌醇蛋白80（INO80）和色素域（CHD）[79, 85]。

重塑酶具有类似的特性，包括：① 与核小体的特异性相互作用；② 吸引核小体中被修饰的组蛋白尾部残基；③ 包含ATP酶结构域；

图1.9 实验胚胎学。顶部，基因启动子内及周围的符号"Me"所指示的CpG岛区DNA甲基化与基因表达缺失和基因沉默有关。当CpG岛未甲基化，即"Me"缺失时，基因表达不受影响。底部，组蛋白的尾部修饰，如甲基化、乙酰化和磷酸化，分别表示为"Me""Ac"和"P"，可增加基因表达
（修改自 Zaidi SK, Young DW, Montecino M, van Wijnen AJ, Stein JL, Lian JB. Bookmarking the genome: maintenance of epigenetic information. J Biol Chem 2011; 286: 18355-18361）

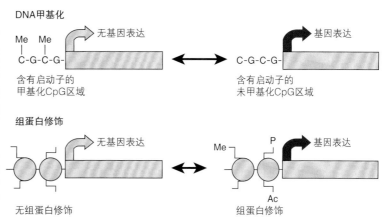

④ ATP 酶调节功能；⑤ 与转录因子和染色质相关蛋白相互作用[81, 85]。这些酶的主要作用是改造染色质结构。SWI/SNF 蛋白在核小体的滑动和剔除中起作用，但在染色质组装中不起作用。IWSI 家族的酶通过滑动改变核小体的间距，这是 DNA 复制后所必需的。这个家族成员与未修饰的组蛋白尾部相互作用并发挥调节转录的功能。CHD 家族的功能是滑动和剔除核小体，借此调节转录。INO80 蛋白家族在其 ATP 酶结构域的中间有一个插入，其功能是促进转录和 DNA 修复。这个家族的一个来自哺乳动物的成员，SWR1，可以交换组蛋白来促进 DNA 修复[81, 85-87]。

■ 非编码核糖核酸

细胞中大多数 RNA 都不能被翻译成蛋白质。只有 mRNA 被翻译成蛋白质，根据细胞类型的不同，它们只占总 RNA 的 1%～5%。这种非编码 RNA 大部分已知，包括 rRNA 和 tRNA。然而，在过去的几十年里，人们发现了两大类非编码 RNA，即短链和长链非编码 RNA。ENCODE 项目利用叠瓦式探针在基因组范围内分析了 DNA 的表达情况，不考虑基因的位置。超过 80% 的人类 DNA 有生化功能，但是生化功能是自由定义的[88]。尽管如此，已经确定大部分人类基因组序列可以表达为 RNA[89]。

短链非编码 RNA 包括 miRNA、小干扰 RNA（siRNA）和 piwi 相互作用 RNA（piRNA）[90, 91]。miRNA 通过与 mRNA 的特定序列结合并抑制其翻译来调控基因表达。小干扰 RNA 也通过结合 mRNA 的某个区域来抑制翻译，但它是通过相关的 Argonaute 蛋白启动 mRNA 的降解来实现的。piRNA 在转座子的抑制中发挥作用，在许多多细胞真核生物的配子发育中起重要作用。

长链 RNA 被定义为大于 200 个核苷酸，而短链 RNA 则由 20～200 个核苷酸组成[92]。直到最近，人们才认识到长链非编码 RNA 的存在[89]。在脊椎动物中，长链非编码 RNA 的多样性预计会达到数十万种，它们的表达模式在生物体的发育过程中受到高度调控。一个很好的非编码长链 RNA 的例子是 XIST，它与多梳蛋白复合体 2 结合，通过诱导异染色质形成和抑制基因表达来失活 X 染色体[93]。诸如 XIST 和类似作用蛋白 HotAir 的例子，已经提示人类基因组的非编码区域可能具有重要功能[92]。

目前，大多数非编码 RNA 的功能尚不清楚，但推测编码 RNA 和非编码 RNA，即竞争性内源性 RNA（competing endogenous RNAs, ceRNA），在 mRNA 的非翻译区域竞争共享 miRNA 结合位点，从而调控其表达。ceRNA 假说提出了一个新的基因表达调控机制，可以帮助解释人类基因组的大部分可能具有表达非蛋白编码 RNA 的功能[94-96]。

理解我们的基因组

自从第一个生物体在 20 世纪 90 年代被完全测序以来，基因组学被认为是一个独特的领域。随着 2001 年人类基因组草图的发表和 2004 年人类基因组计划的最终结果的公布，基因组学领域开始对生物医学研究及其在医学上的应用产生更大的影响[31, 97]。基因组学的特点是其数据收集的综合性和获取、分析、存储，以及能够提供大量数据以满足技术进展的需求。基因组学的研究和临床应用也受到伦理、法律和社会方面的影响[98]。

人类基因组计划后期发起的大型研究项目产生了全面的遗传变异生物学目录、重要的 DNA 功能序列，以及来自人类和许多其他生物体的表达产物[98]。

单核苷酸变异（SNV）是在人类群体中发现的最常见的 DNA 差异，其数量达数百万，每个个体的 SNV 出现频率平均为 1/1 000 个核苷酸。人类 SNV（包括良性多态变异和致病变异）都已被编入 SNP 数据库。

全基因组关联分析采用微阵列测试，使用大量的 SNV 来发现遗传变异和疾病之间的联系。在作为一个遗传单元的精子和卵子形成过程中，DNA 变异常通过基因重组而形成聚集簇，这样一个独特的 SNV 模式 / 遗传单倍型可以代代相传。国际单倍型项目正在利用 SNV 来研究遗传单倍型和疾病的相关性。

千人基因组计划通过对来自世界各地的大量不同的人类样本进行测序，补充了前文提到的人类基因组计划。目标是建立一个最常见的人类遗传变异的全面目录，其中包括单核苷酸变异，以及在人群中发现的频率超过大于 1% 的片段插入、删除和拷贝数变异。外显子组合作研究联盟（ExAC）已经对超过 60 000 个外显子组进行了测序，以描述人类外显子组中常见的遗传变异。SNP 数据库、国际单倍型图计划、千人基因组计划、ExAC 和全基因组关联研究，都有助于确定个人和群体中的遗传变异，以了解更多遗传病的分子基础[98]。

一个更基础的生物学项目是 DNA 元件百科全书或 ENCODE，其目标是制作人类和其他物种基因组功能元件的目录。功能元件包括基因及其所有表达的 RNA 形式和表观遗传修饰[51]。其最重要的发现是人类基因组的大部分序列可以表达 RNA。

随着 2005 年第一个大规模并行 DNA 测序仪的出现，以及 2006 年后又出现的各类仪器，目前的基因组学时代已经在过去的十年中取得了长足的技术进步，开始将基因组学技术应用到患者的医疗和健康的管理中[99]。随着 DNA 测序技术的创新，生物信息学也出现了创新，这在管理和解释大量并行 DNA 测序产生的海量信息中是必不可少的。

尽管人类基因组计划是一项重大成就，但它并不是第一个全基因组测序项目。全基因组测序最初集中于感染性病原体，因为它们对人类健康的影响以及它们的大小比较容易测序。第一个被测序的生物体是 1995 年的流感嗜血杆菌[100]。随后，在对活体生物的横截面研究中许多物种被测序。第一个被进行全基因组测序的个人是克雷格·文特尔（Craig Venter），他领导了首先进行人类基因组测序的两个小组之一。第二个被进行全基因组测序的个人是詹姆斯·沃森，他的基因组是第一个通过大规模并行 DNA 测序所获得的人基因组。

基因组学的一个重要临床应用是癌症诊断（见第 7 章和第 8 章）；然而，癌症的多样性和复杂性需要大量的基本生物学信息来解释患者样本的分子诊断检测结果。第一个癌症的全基因组测序是在 2008 年的急性髓系白血病[101]，许多其他癌症的全基因组随后也被测序。癌症基因组图谱计划包括大量最常见的癌症，以识别它们所有相关的突变。例如，最近的一项研究描述了 12 种最常见癌症的变异数据[102]。关于人类癌症的大量基本信息和针对特定癌症相关基因的新疗法的可用性使分子诊断在癌症患者的临床管理中的应用成为可能[103]。

随着越来越多地使用遗传和基因组信息来描述患者的疾病，电子病历和基因组信息的整合正在萌芽。美国整体实施电子医疗记录将允许更大程度地获取大量患者基因组数据，这些数据最终将成为科学研究和新发现的来源。电子医疗记录和基因组学网络目前正在开发工具和条件，以方便用电子病历进行基因组研究[104]。

所有先前讨论的进展已使分子诊断领域成为一个重要和令人兴奋的领域，并且在未来的医学领域将有更大的影响。随着越来越多的与疾病相关的分子特征（如核酸和蛋白质）被阐明，针对这些分子病因的新的治疗和诊断方法将不断涌现。

记忆要点

· 两条 DNA 链由氢键和叠加力结合在一起，可以在不对 DNA 造成永久性损伤的情况下进行断开和重组。这一重要特性被分子诊断的许多方法所利用，也是大多数 DNA 诊断的必要基础。

· 尽管人类 DNA 有大约 2 万个基因，但这远远低于人类细胞中蛋白质的数量。大量的蛋白质是由选择性剪接造成的，这种情况发生在 95% 以上的人类基因中。

· 只有 1.2%～1.5% 的人类基因组被翻译成蛋白质，然而大量的基因组序列可以表达为 RNA。

· 氨基酰基 tRNA 合成酶及其合成氨基酸特异性 tRNA 的能力促进了将 DNA 的信息转化为蛋白质。

· 遗传密码是有冗余的，三联碱基密码可以有 64 种不同的组合，但只有 20 种氨基酸用于合成蛋白质。

（吴柏林）

第2章 · 基因组及其变异

Carl T. Wittwer and Jason Y. Park

 摘 要

背景

21 世纪初人类基因组 90% 以上的测序和比对完成。当然，这里指的并不是某一个人基因组：个体之间的差异约为 0.1%，而人类与其他灵长类动物的差别约为 1%。基因组变异有许多种，包括单碱基的变异和基因组大片段的拷贝数变化。比人类全基因组测序更具挑战性的是理解和阐明变异的临床意义。在了解人类基因组方面我们还处于起步阶段。

内容

从历史的角度出发，首先是对人类基因组的结构进行详细的描述，之后是与其他物种基因组相比。继而不同类型的基因组变异被发现，包括单碱基变异（替换、缺失、插入）、拷贝数变异，易位和融合，短串联重复序列的重复单位大小和重复次数不同，大的重复片段，其中一些可以作为转座子在基因组中跳跃。不同基因组元件的功能需要结合由 DNA 转录而来的多种类型的 RNA 一起考虑。如何命名所有不同的基因、变异和基因组元件是一项艰巨的任务，而目前被广泛认可的命名法则已较完备。许多数据库已可用于基因组信息挖掘。我们会以对能实现从高通量测序原始数据到注释已知突变的全流程的基础生信工具的介绍结束本章内容。

1966 年，人们认识到，细胞遗传学的变异对于理解人类遗传基因组只是冰山一角，随着新技术的应用，更多的变异类型会被发现[1]。自从 DNA 被发现是基因遗传的主要分子，理解 DNA 变异对生长、发育和疾病的需求就已存在。即使经过 50 年的技术发展，许多类型的 DNA 变异尚未被识别、命名、分类和研究。

人类基因组

"基因组"这个词表示有机体中基因的集合，据悉由德国植物学家汉斯·温克勒（Hans Winkler）在 20 世纪 20 年代创造[2]。人类基因组包含有关生长、发育和遗传的所有信息。这些信息在体内的每一个细胞的细胞核中被复制[3]。

整个 20 世纪 90 年代，国际上都在努力对人类基因组进行测序。第一稿草图发表于 2001 年[4, 5]，之后，一个更完整的版本在 2004 年发布[6]。2004 版的基因组包含 28.5 亿个核苷酸（碱基），被认为涵盖了 99% 的常染色质区域（有转录活性的区域）。基因组全序列包含常染色质和异染色质（位于着丝粒和端粒的紧密压缩的 DNA），据估计含有 30.8 亿个核苷酸。因此，总体来说基因组测序只完成了 92.5%。在 28.5 亿个核苷酸的常染色质 DNA 中有 19 438 个已知基因和 2 188 个预测的基因。编码蛋白质的序列大约有 3 400 万个核苷酸，占基因组的 1.2%。基因组的这一部分也被称为"外显子组"。

2004 版的基因组包含 341 个缺口（位于异染色质）[6]。这些区域用现有技术无法进行测序，因为有难以测序的 DNA 序列的存在（如重复序列，高 GC 序列）或是因为用于测序的克隆或模板未能被制作出来。2004 版的基因组为大多数后续的测序项目提供了参考序列。测序时参考序列是必要的，因为常用的 DNA 测序技术均需要一个骨架用于将序列片段分段拼接在一起[7]。第一个人类参考基因组序列被加州大学圣克鲁斯分校团队（UCSC）于 2000 年 5 月组装成功，并被编以"hg1"的序号。美国国家生物技术信息中心（NCBI）团队于 2001 年 12 月开始构建它自己的基因组架构，NCBI 架构 28（相当于 UCSC 中的 hg10）作为基因组进一步完善。这导致了公开可用的 2004 版的人类基因组被称为 NCBI35/hg17。该模板或参考序列随后在国际基因组参考联盟（GRC）[7] 下得到了持续改进，产生了 GRCh37/hg19。以后的人类基因组将只会有一个版本号，

比如当前发布的 GRCh38[3]。

2004 年的参考基因组发表 10 年后，人们努力尝试创建"白金基因组"，以补充还不完善的信息（基因组缺口）并提高数据质量[8]。其中一个工作组利用单倍体细胞系的 DNA 对之前的几个基因组缺口进行了测序[9]。另一个研究小组整合了几种长读测序技术，发明了一种不需要使用参考基因组的从头组装方法[10]。这种方法极大地增加了测序产生序列的基因组匹配率，并且可以与来自短读长测序仪器的数据相结合[10]。因此，将在单核苷酸测序方面较准确的短读长测序与可以从头组装的长读长测序结合起来的混合测序方法正在兴起[10]。测序技术的不断进步将进一步缩小人类基因组信息缺口，揭示人类基因组变异的新机制。本章使用的基因组术语和定义见专栏 2.1。

专栏 2.1　基因组术语和定义

注释：基因组序列对应的生物学信息。

注释通道：基因组浏览器中的可选元数据，允许查看基因、外显子、单核苷酸变异、重复序列等。

装配：在参考 DNA 的骨架上组装短的测序读取序列。

二进制比对图（BAM）：在比对到参考基因组之后，每次读取的比对数据都会生成一个序列比对图（SAM 文件）。BAM 文件是等效于 SAM 文件的二进制文件，允许对数据进行有效的随机访问。

浏览器可扩展数据（BED）：以制表符分隔的文本文件，定义注释过程中的数据行，包括染色体名称、起始位置和结束位置。

重叠群：由较小的含有重叠序列的片段组成的一致序列的线性延伸。

拷贝数态性（CNP）：一种拷贝数变异，在人群中占 1% 以上。

拷贝数变异（CNV）：基因组中缺失或重复的大区域的结构变异。

缺失：一种 DNA 序列变异，一个样本与另一个样本相比序列减少。缺失范围可能小到一个核苷酸，也可能大到整个染色体。

重新组装：在不使用参考序列的情况下形成重叠群。

FASTA 文件：测序产生的核苷酸序列的文本文件格式。

FASTQ 文件：测序产生的文本输出文件，标注了每个碱基的质量评分。

融合：由易位、倒位、大缺失或大重复导致的由原本分离的基因形成的杂交基因。

Indel：最初指的是一类独特的序列变异，包括插入和缺失，从而导致碱基对数量的变化。目前更常见的是指插入或缺失或两者的组合。

插入：与参考序列相比，存在于一个样本中的额外 DNA 序列。

杂质性：一个细胞中由多种线粒体序列的混合状态。

错义：由核苷酸替换导致密码子转换而引起编码氨基酸改变。虽然这些序列的变化通常被称为错义"突变"，但严格来说这是一个错误的名称，因为错义变异可能是良性的，不会导致疾病。

基因间：基因组中位于基因之间的 DNA 序列。

无义：一种核苷酸替换，导致终止密码子提前出现，过早终止蛋白质编码。

非同义：预测会改变氨基酸编码的核苷酸替换。这些替换包括错误的和无义的替换。

寡核苷酸：核苷酸的短单链聚合物。

Phred 评分：对 DNA 测序中机器读取碱基的错误概率的估计。表示为 Q 值；数字越大，正确读取的概率就越大。

质粒：在细菌中发现的染色体以外的遗传物质，呈

环状闭合的双链 DNA。

假基因：一种不编码功能性基因产物的遗传元件，通常由累积的序列变异所致。

序列比对图（SAM 文件）：将序列数据比对到参考基因组后生成的文件。为了节省空间，通常将此文件类型转换为 BAM 文件。

短串联重复序列（STR）：一个简单的序列重复，重读单元长度为 1～13 个碱基。

简单序列重复（SSR）：由 1～500 个碱基为单位组成的短重复序列。如果重复单元是 1～13 个碱基，它就是一个微卫星序列或 STR。如果重复单元是 14～500 个碱基，它就是一个小卫星序列。

单核苷酸多态性（SNP）：一种良性单核苷酸变异（替换、缺失或插入），人群发生率至少有 1%。

单核苷酸变异（SNV）：单个核苷酸的变异（替换、缺失或插入）。它可能是良性的，也可能导致疾病。

结构变异：超过 1 000 个碱基大小的 DNA 区域变异，可以发生倒位、易位、插入或缺失。

同义变异：一种核苷酸变化，其结果不会改变预测的氨基酸序列。虽然同义变异通常被认为是良性的，因为没有蛋白质编码变化，但有可能通过影响剪接、基因表达或 mRNA 稳定性而致病。

转座子：一种可移动的基因组元件，可以删除基因组中某个位置并将自己可变地插入基因组。

变异读取格式文件（VCF）：将所有读取序列比对到一个参考序列后，与特定核苷酸位置的参考基因组序列不同的变异将会以特定格式保存在文本文件中。

变异：DNA 序列的变化。它可能是良性的，也可能引起疾病。

突变：引起疾病的序列变异。从历史上看，这个词可以与变异互换，用来描述 DNA 序列的任何变化，而不管其与疾病的关系如何。对于目前的临床描述或报告，"突变"的使用应当局限于确定的疾病相关的序列变异。

每个人类细胞包含两份由 30.8 亿个核苷酸组成的基因组拷贝，该基因组被分装成 46 条染色体。表 2.1 总结了人类基因组的统计数据以及在临床诊断中重要的变异类型。人类基因组 DNA 序列的 3/4 是位于基因间的。超过 60% 的这种基因间序列由"寄生"的 DNA 片段组成，这些区域大多是长度在 100～11 000 个碱基有缺陷的转座元件。每个拷贝的基因组中有 200 万～300 万个这样的"逆转录转座子"。它们在基因重组和染色体结构变异过程中发挥作用，并提供序列变异和选择的进化记录。

大片段重复占人类基因组的 5.3%。它们的长度超过 1 000 个碱基（1 kb），序列同源性至少 90%，并且不能转座。大片段重复在人类基因组中很常见，容易发生缺失和/或重组，常会导致临床后果。基因间 DNA 还包含有基因组中大部分简单重复序列（SSR）。短串联重复序列（STR）是 SSR 的一个子集，其重复单位为 1 个到几个碱基，重复数可达千次。STR 在基因组连锁分析、法医鉴定和医学鉴定中发挥了重要作用。它们是由 DNA 复制过程中的滑移形成的，在个体间具有高度多态性。最常见的 STR 是二核苷酸重复序列，如 ACACAC 和 ATAT。平均每 2 000 个碱基出现一个 STR。

大约 2% 的基因组 DNA 用于维持染色体结构，位于染色体中间（着丝粒）和末端（端粒），构成了异染色质。着丝粒包含了许多几乎相同的由 171 bp 组成的重复序列，每个染色体的着丝粒包含 0.24～5.0 Mb（1 Mb 为 100 万个碱基）此类序列。每个染色体末端都有几个 kb 的端粒 6 个碱基重复（TTAGGG）序列。尽管基因间 DNA 不编码蛋白质，最初被认为是"垃圾"，但其中大部分可以转录成 RNA，产生一个复杂的由 RNA 控制元件组成的"转录组"网络，其功能和机制是研究的热点[11]。

人类基因组的 1/4 由基因组成。在人类基因组中，有 19 438 个已知基因及 2 188 个预测基因。平均每个基因包含 27 000 个碱基，但只有大约 1 300 个碱基编码氨基酸。原始 RNA 转录产物经过剪接处理了保留外显子，这些外显子散布在整个基因中，具有比非编码区域更高的 GC 含量。平均而言，95% 的基因序列作为内含子被切除，平均每个基因保留 10.4 个外显子，其中 9.1 个被翻译成蛋白质。外显子只占整个基因组的 1.9%，其中 1.2% 的基因组序列编码蛋白质。一些重要的基因存在许多拷贝，因此如果一个拷贝中发生偶然的变异，整个蛋白质的表达不会受

表2.1 人类基因组及其序列变异

人类基因组	
30.8 亿个碱基对分布于 24 条染色体	
共 23 对染色体（每条染色体 0.46 亿～2.44 亿个碱基对）	

75% 的序列为基因间序列	
转座子元件	45%
片段重复序列	5%
简单序列重复	3%
结构序列（着丝粒、端粒）	2%
其他	20%

25% 的蛋白质编码序列	
内含子	23%
外显子	1.9%
· 翻译区	1.2%
· 非翻译区	0.7%
基因数目	19 438 个已知基因
	2 188 个预测基因
每个基因	27 000 个碱基对
	10.4 个外显子
	9.1 个转录外显子
	1 340 个编码碱基
	产生 446 个氨基酸

序列变异	
99.9% 的序列相同（随机选择的单倍体基因组之间每 1 250 个碱基有一个差异）	

单核苷酸变异（SNV）：平均每 75 个碱基出现一个	
非编码区	97%
平均每个基因含有	126 个
平均每个基因的编码区含有	5 个

拷贝数变异（CNV）：包含了基因组序列的 5%～12%	

致病变异	
SNV	68%
· 错义变异（氨基酸改变）	45%
· 无义变异（提前终止）	11%
· 影响剪切	10%
· 调控区变异	2%
小插入和/或缺失	24%
结构变异（拷贝数变异、倒位、易位、重组、重复）	8%

表观遗传学改变	
可变起始和可变剪切	
胞嘧啶甲基化	
组蛋白磷酸化、甲基化、乙酰化	

注：数据来自 Lander et al[4], Venter et al[5], and International Human Genome Sequencing Consortium[6]。

到影响。如果额外的基因拷贝丧失了功能，就被称为假基因。人类基因组中存在的假基因至少和"真"基因一样多。区分假基因和"真"基因是很重要的，因为假基因中的变异很少具有临床意义，但它们常常使 DNA 检测难度增加。

记忆要点 人类基因组

· 30 亿个碱基。
· 蛋白质编码序列仅占约 1%。
· 非编码序列有重要的调控作用。

特定人群的基因变异

大规模的人类基因组测序项目已在许多不同的人群中推广。这些项目提供了关于人类遗传多样性的丰富知识。研究人类遗传多样性的另一种方法是研究更多的同质群体。目前已有几项研究对冰岛的大群体进行了遗传学分析。最近对 2 636 名冰岛人进行的全基因组测序研究发现，冰岛人有 2 000 万个单核苷酸变异（SNV）和 150 万个插入/缺失（indels）[12]。这项全基因组测序研究的数据与之前的 104 220 名冰岛人的数据集整合后发现，这些冰岛人的 SNV 基因型分布于 676 913 个基因组位置。通过应用来自一小部分个体的全基因组测序数据，可以推断出超过 10 万个个体的完整 SNV 基因型。

冰岛全基因组研究的另一个有趣的结果是，在 4 924 个基因中发现了 6 795 个功能丧失的单核苷酸变异、插入或缺失[13]。在被测序的个体中，有 7.7% 的个体存在功能丧失变异（纯合或复合杂合）。总体来说，这项研究发现，带有"被敲除"或功能丧失基因的个体比例高得惊人。

非人类基因组

在人类基因组完成之前，其他物种较小的基因组被测序，技术和相关组织形式的进步使得对人类基因组测序成为可能[14, 15]。不同物种的基因组大小不同，其复杂程度差异可能令人惊讶。已知最大的基因组是拥有 269 亿个碱基的白云杉。与之相对的是猪圆环病毒 1 型，这是一种单链 DNA 病毒，其基因组少于 2 000 个碱基。真核生物（动物、植物、真菌）、病毒和细菌的基因组大小存在重叠（表 2.2 和图 2.1）。

■ 灵长类

黑猩猩基因组与人类基因组的比较显示，基因组范围内的差异仅为 1.23%[16]。其中约 1% 的差异体现为 3 500 万个核苷酸和 500 万个插入 / 缺失。人类和黑猩猩在蛋白质水平上也有差异：只有 29% 的蛋白质在氨基酸水平上是相同的，而不同的蛋白质平均只有两个氨基酸的差异[16]。

两个红毛猩猩物种已经被测序[17]。它们的基因组大小与人类相似，大约有 30 亿个碱基。在进化过程中，红毛猩猩的结构重组数量一直少于人类和黑猩猩的分支[17]。例如，大于 100 kb 的基因组重组在红毛猩猩中是 38 个，而在黑猩猩和人类中分别是 85 个和 54 个。

灵长类动物之间非蛋白质编码序列差异的一个例子是 DNA 插入的数量和类型。通过对 5 种灵长类动物（黑猩猩、大猩猩、红毛猩猩、长臂猿和猕猴）基因组的比较，确定了在非人灵长类动物中不存在的人类特有 DNA 区域[18]。鉴定出 20 多万个人类特异的 DNA 插入片段，其中大多数长度小于 10 个核苷酸，在进一步研究中被剔除。鉴定出 5 582 个基因含有较大的插入片段，其中 2 450 个基因在脑组织中表达。许多人类特有的插入片段是转座子和长末端重复[18]。

■ 啮齿类动物

小鼠基因组比人类基因组小 14%（25 亿个碱基，而人类的碱基约为 30 亿个）[19]。相比之下，大鼠（褐家鼠）基因组的大小介于人类和小鼠之间（27.5 亿个碱基）[20]。小鼠和人类的基因

表2.2　人类基因组与其他基因组比较

物　种	种　群	基因组大小（Mb）
人类（现代人）	动物	3 080
白云杉	植物	26 900
东亚飞蝗	动物	5 760
小鼠	动物	～2 500
褐鼠	动物	～2 750
苹果	植物	742
秀丽隐杆线虫	动物	97
烟曲霉	真菌	～30
酿酒酵母	真菌	12.3
流感嗜血杆菌	细菌	1.8
人类免疫缺陷病毒 1 型	病毒	0.009 2
猪圆环病毒	病毒	0.001 73

注：数据来自 the National Center for Biotechnology Information。

数量相似。大约 40% 的大鼠、小鼠和人类基因组是一致的。另外 30% 的大鼠和小鼠的基因组相互匹配，但与人类的基因组不匹配。

■ 真菌

真菌是真核生物，它们的基因组没有人类基因组那么复杂。引起人类疾病的常见真菌的基因组大小为 750 万～3 000 万个碱基，组织成 8～16 条染色体，线粒体基因组情况类似。有些真菌有二倍体基因组，另外一些则为单倍体基因组。它们的许多基因都含有内含子。例如，烟曲霉（一种引起过敏反应和系统性疾病的真菌，死亡率较高）有大约 3 000 万个碱基的单倍体基因组，8 条染色体上超过 9 900 个预测基因。其基因比人类基因小，每个基因平均 2.8 个外显子，基因长度约 1 400 bp。

第一个完成基因组测序的真核生物是酿酒酵母（面包酵母）[15]。这个真菌基因组有 1 200 万个碱基排列成 16 条染色体。除了在烘焙面包和酿酒中的重要性外，酵母还是一种重要的模式生物和病原体。随着对酿酒酵母基因组中大约

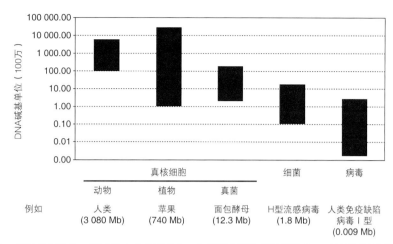

图2.1　基因组大小。不同的生物体，基因组大小差异巨大。在这张公开的基因组图中，y 轴以百万碱基为单位，x 轴列出了各种生物：真核生物（动物、植物、真菌）、细菌和病毒。与细菌和病毒相比，真核生物平均拥有更大的基因组；然而，也有例外，部分病毒基因组大于细菌或真核生物基因组。已知的最小和最大基因组之间的碱基数量差异超过 6 个数量级。以上几种特定的基因组大小以 Mb 表示（数据来自 the National Center for Biotechnology Information）

6 000 个基因的成功鉴定，现在可以对单个基因或基因组合所引起的系统变化进行探索，以确认基因在酵母和高等生物体中的作用。

细菌

　　细菌基因组远没有人类或真菌基因组复杂。普通细菌只有一条染色体，通常是一个由 400万～500 万个碱基对组成的环状 DNA 双螺旋，大约是人类细胞 DNA 数量的 1/1 000。细菌中大约 90% 的 DNA 编码蛋白质。没有内含子，但有多个由重复序列组成的基因间小区域分散在整个基因组中。大肠杆菌是人类肠道中的一种常见细菌，大约有 4 300 个基因。

　　除了携带必需基因的大的圆形染色体，细菌还有其他基因在称为质粒的双链 DNA（dsDNA）的小圆环中。质粒的大小从 1 000～100 多万个碱基对不等。质粒在细菌感染的分子诊断中很重要，因为它们通常编码致病因子或参与抗生素耐药。

　　细菌的 DNA 库可以通过以下途径改变：① 质粒的增加或减少；② 类似于真核生物基因组的单碱基变化、小插入和小缺失；③ 大片段重排，包括倒位、缺失和复制。一些基因，如核糖体 RNA 的基因，存在许多拷贝，这使得它们成为鉴定细菌种类的良好分子分析目标。此外，基因间重复序列可作为寡核苷酸探针的多个靶点，从而为单个菌株生成独特的 DNA 图谱或指纹图谱。

　　第一个通过随机片段化和计算组装测序的基因组是致病菌流感嗜血杆菌基因组[14]。基因组 DNA 被分割成 19 687 个模板，插入质粒和噬菌体中。在 3 个月内共成功生成 24 304 个序列。测序数据需要计算机花 30 小时来组装。测序产生了 1 100 万个 DNA 碱基，用于组装成 180 万个碱基的流感嗜血杆菌基因组。它不仅是第一个用鸟枪法测序解决的基因组，也是第一个被测序的细菌基因组。随后对流感嗜血杆菌的多个菌株进行了测序。这些基因组揭示了不同菌株之间基因数量的异质性。在大约 3 000 个已鉴定的基因中，只有 1 461 个是所有菌株共有的[21]。不同菌株间基因的差异可能与流感嗜血杆菌感染的致病性有关。第一个流感嗜血杆菌基因组测序的成功凸显了鸟枪法测序的重要性和应用的可能性。鸟枪法测序成为人类基因组计划得以成功完成的一项重要技术。人类基因组计划启动时与鸟枪法测序并没有关系，其初期计划对大片段（150 kb）DNA 进行有序的"常规"测序，这些 DNA 片段被分配给该联盟的成员，并按顺序进行测序。

　　图 2.2 给出了不同测序方法的对比。大规模并行测序是目前用于基因组测序的技术，但它是在早期测序方法的基础上发展起来的。当基因组 DNA 由大规模并行测序，基本步骤包括随机 DNA 剪切（片段），并行反应测序，数据组装（左侧部

分）。随机片段化的 DNA 末端添加特定寡核苷酸，后者可以用于 DNA 片段的识别，再加上对 DNA 片段的固定和测序，这一步称为文库创建。在全基因组测序的情况下，这个"文库"被用于测序。然而，如果只对一部分基因感兴趣，或者只对编码区感兴趣（外显子组），特定的区域可以在"建库"之后通过与特定探针杂交"捕获"后得到。靶向捕获感兴趣的区域是外显子组测序的关键步骤。超过 100 万个测序反应并行发生，每个反应产生超过 100 个碱基的数据。测序后，根据参考基因组（如 GRCh38）对短片段 DNA 进行组装。

相比之下，传统的基因组测序技术是人类基因组计划启动时所用的技术（图 2.2 中间部分）。该方法首先将基因组克隆到酵母人工染色体（YAC）和细菌人工染色体（BAC）等大分子中。这些较大的分子携带超过 150 kb 大小的基因组插入片段，然后在基因组测序联盟的成员中进行分配，并在以 700 个碱基为单位的测序反应中进行依次测序。每一轮测序都依赖于前一轮的测序数据。数据的组装不像大规模并行测序或鸟枪法测序那样需要大量的计算。

最后，鸟枪法测序成为快速完成人类基因组计划的关键技术（图 2.2 右侧部分）。该方法不依赖从前到后的依次测序，而是依赖于 DNA 的随机剪切和将片段亚克隆成质粒，然后在并行反应中对质粒进行测序。大规模并行测序技术的发展和进化，其根源可以追溯到鸟枪法测序。

■ **病毒**

病毒基因组远没有细菌基因组复杂。感染人类的普通病毒大小不一，从 5 000 个碱基到 25 万个碱基不等，比大肠杆菌中的核酸含量低 20～1 000 倍。因为病毒利用宿主的细胞机制，它们不像细菌那样需要那么多的基因。小病毒可能只编码几个基因，但大病毒可以编码数百个基因。病毒基因组由 DNA 或 RNA 组成，核酸可以是单链或双链、线性或环形，每个病毒粒子有一个或多个片段或副本。和细菌一样，也没有内含子。事实上，在一些病毒中，外显子与不同的读码框重叠，这些读码框编码

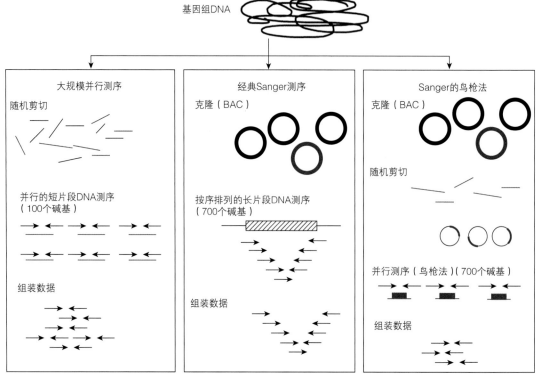

图 2.2　基因组测序方法。大规模并行测序（左侧部分）是目前用于基因组测序的技术，但它是从早期经典 Sanger 测序法（中间部分）和鸟枪测序法（右侧部分）发展而来的。详见正文。BAC，细菌人工染色体

来自相同核酸序列的不同产物。非编码区通常存在于线性基因组的末端。重复片段通常是作为末端或内部重复出现的，并且可能是反向的。

病毒的序列改变很常见。序列高度变异的区域可能穿插在保守区域之间。较高的变异频率与较低的聚合酶保真度相关，可能参与抗体识别逃逸和抗病毒药物耐药性等方面。病毒中常见的序列变异包括碱基的改变、插入和删除。病毒种类内的序列多样性太大，以至于很难找到可用于分子分型的保守序列。

编码 RNA 但不产生蛋白质的 DNA

尽管 99% 的基因组不编码蛋白质，但大部分被转录成非编码 RNA。至少 93% 的基因组序列被转录[11]，其产生的 RNA 量是编码蛋白质的基因片段产生 RNA 量的 10 倍以上[22]。两条 DNA 链都可以转录，长链非编码转录本可能覆盖编码区域，产生含有多种功能 RNA 分子的复杂转录组，这些功能 RNA 分子可以调节编码区域的转录、RNA 加工、mRNA 稳定性、翻译、蛋白质稳定性和分泌。除了长链非编码 RNA、核糖体 RNA 和转运 RNA 外，特定的非编码 RNA 包括对剪接至关重要的小核 RNA、修饰 rRNA 的小核仁 RNA、维持端粒的端粒酶 RNA、小干扰 RNA 和调控基因表达的 miRNA[23-25]。在最近的一篇关于 RNA 的综述中，整理了 54 种不同的分类[26]，表 2.3 列出了一些重要的 RNA 类型。

作为疾病的潜在标志物，miRNA 尤其有趣。例如，循环 miRNA 与许多不同类型的癌症有关[27]。miRNA 是非编码的，但有功能的单链 RNA，长 21～22 个碱基，并且以组织特异性的方式表达。它们最初被转录为较长的前体，在从细胞核运输到细胞的细胞质时经历两轮截断。成熟的 miRNA 随后被整合到一个叫 RNA 诱导沉默复合物的蛋白质复合物中，该复合物调控 mRNA 的翻译。miRNA 与靶 mRNA 的 3′ 端非翻译区域的 6～8 个碱基序列互补结合调控表达，如果完全互补，通过 mRNA 降解抑制 mRNA 表达；如果不完全互补，则阻断翻译。目前人类在 miRBase 数据库中有 1 881 个前体 miRNA 和 2 588 个成熟 miRNA[28]。尽管 miRNA 有望成为肿瘤标志物，但文献往往自相矛盾，且与少数公认的结论不一致[29]。

表2.3　一些常见、有趣和重要的 RNA 类型

简　称	描　述
mRNA	信使 RNA，被核糖体翻译为蛋白质
rRNA	核糖体 RNA，是核糖体的主要组成部分
tRNA	转运 RNA，在蛋白质合成过程中通过其反密码子与氨基酸结合
ncRNA	非编码 RNA，不生成蛋白质
lncRNA	长链非编码 RNA，> 200 bp，不生成蛋白质
hnRNA	不均一核 RNA，是含有内含子的初始转录物
核酶	有催化活性的 RNA
核糖开关	在一定条件下（配体暴露）可在两种构象之间转换的 RNA
端粒酶 RNA	是端粒酶的结构组成部分，也提供六碱基模板
XistRNA	X 染色体失活特异性转录 RNA，负责将女性的一条 X 染色体失活
snRNA	小核 RNA，在真核生物细胞核的 RNA
snoRNA	小核仁 RNA，是 rRNA 前体加工所必需的内含子片段
siRNA	小干扰 RNA，可以切割降解完全互补的靶 RNA
gRNA	向导 RNA，与靶 RNA 结合及引导蛋白质裂解等
miRNA	MicroRNA，影响靶 mRNA 的调控和降解

人类基因组变异

如果对任意两个个体的 DNA 进行比较，平均在每 1 250 个碱基中就会发现一个差异（即随机选择的人类基因组副本中大约 99.9% 的序列是相同的）。然而，拷贝数变异涉及更多的基因组，

如果把大于 50 kb 的拷贝数变异考虑在内，两个个体之间平均有 0.5% 的基因组不同[30]。也就是说，在个体之间，受拷贝数变异影响的碱基数量至少是受小序列变异影响碱基数量的 5 倍。

除了线粒体 DNA 和男性的未配对性染色体外，大多数人类遗传物质以两份拷贝的形式存在。男性的 X 和 Y 染色体上只有一个基因拷贝，这就导致了众所周知的与性别有关的疾病。相比之下，16 500 bp 线粒体基因组在每个细胞中有多个拷贝，约占人类 DNA 的 0.3%，不同组织有差异。当考虑到细胞中的所有线粒体时，等位基因的组成可能在很大范围内发生变化。也就是说，线粒体 DNA 的序列变异是杂质性（异质性）的，这意味着野生型等位基因与变异等位基因的比例可以连续变化，有时即使只涉及一种序列变异，也会导致各种各样的症状。

与参考序列的任何序列差异都称为序列变异或变异。许多变异不影响人类健康，是良性的或沉默的。例如，在基因间发现的大多数拷贝数变异、SNV 和 STR 很少与疾病相关。

■ 单核苷酸变异

最常见的序列变化是单碱基变化，也称为 SNV。已经有超过 4 000 万的 SNV 被描述，而且许多新的 SNV 还在继续被报道。一些 SNV 在人群中很常见，等位基因频率在 0.1～0.5（也就是说，每 100 个拷贝中就有 10～50 个），但有些单碱基变化非常罕见。绝大多数 SNV（97%）发生在非编码区域，只有 3% 的 SNV 与外显子有关。同样，除了剪接和调控变异外，大多数内含子内的 SNV 并不影响基因功能。此外，外显子内的一些 SNV 是同义变异，由于遗传密码的简并性，它们并不引起编码氨基酸的改变。还有一些外显子中的 SNV 导致的氨基酸改变不影响蛋白质功能。然而，一些同义的 SNV 可能会影响 DNA 剪接，而另一些则作为基因标志物引起人们的兴趣。

国际千人基因组计划的目标计划测序约 2 500 人，分别来自欧洲、东亚、南亚、非洲西部和美洲[31]。一份该项目的报告从 14 个人群的 1 092 名个体中发现了 3 800 万个单核苷酸变异、140 万个短插入和/或缺失，以及超过 14 000 个大片段缺失[32]。每个个体被发现平均有 360 万～390 万个变异，其中 2 300～2 700 个是非同义的。每个个体内致病基因变异超过 10 种。

另一项对 SNV 的研究显示，每个基因可能有数千种变异。这些变异可能会导致疾病，也可能不会。在当前基因组学时代，缺乏对所发现变异位点的相关疾病病因的理解被称为"解释鸿沟"[33]。在莱顿开放变异数据库（LOVD）中，目前每个基因都有数百至数千个变异（图 2.3）。然而，这些变异的致病性分类（如良性或致病性）远远落后于发现这些变异的能力[33]。已知引起疾病的序列改变通常被称为突变、致病变异或疾病相关变异。已知的致病变异中，约 68% 只涉及单一碱基的变化。其余的致病变异大多（24%）是小的插入或删除。剩

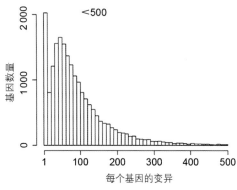
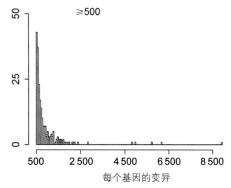

图2.3　每个基因的变异数。在对等位基因质性的检查中，笔者通过 LOVD 查询每个基因的独特等位基因（变异）数量。左侧是每个基因变异少于 500 个的基因，右侧是每个基因变异超过 500 个的基因。柱状图清楚地表明，数千个基因存在几百个变异，也有数十个基因存在数千个变异。考虑到大多数变异临床意义不明确，每个基因的大数量变异是很重要的（引自 Cutting GR. Annotating DNA variants is the next major goal for human genetics. Am J Hum Genet 2014; 94: 5-10）

下的 8% 包括更复杂的结构变化（表 2.1）。

大多数引起疾病的 SNV 是错义的，并导致氨基酸改变；极少数导致终止密码子和多肽链编码提前终止的无义变异。大约 10% 的致病变异是影响剪接位点并导致编码序列的串联改变的 SNV。最后，只有不到 2% 的已知致病变异是通过改变内含子中的启动子和/或增强子区域或 RNA 转录的稳定性来影响转录调控效率的 SNV。

微小的插入和/或缺失变异占致病变异的 24%。插入指的是存在额外的碱基，缺失指的是与参考序列相比某些碱基的丢失。插入和缺失通常会引起密码子读取框的移位，从而导致变异下游氨基酸序列的改变——通常随后是无义密码子导致的链终止。

其余 8% 与健康和疾病相关的变异主要是结构性变异，包括：① 整个外显子或基因的复制或缺失；② 基因融合，包括染色体易位和倒位；③ STR 扩增（如三核苷酸重复次数增加）；④ 基因重排（如 B 细胞产生抗体所需的免疫球蛋白基因重排）；⑤ 与健康和疾病相关的复杂多态性位点（如人白细胞抗原）；⑥ 拷贝数变异（CNV）。

■ **拷贝数变异（缺失和重复）**

虽然 SNV 是最常见的序列变异，但是 CNV 比 SNV 覆盖更多的基因组。基因组 DNA 的大量增加或减少的例子多年来已为人们所知，如综合征性疾病。然而，通过基于序列的比较基因组杂交对表型正常个体的检测显示，平均每个个体有 12.4 个大拷贝数变异[34]。一些变异在表型正常的个体中达到了 200 万个 DNA 碱基。CNV 可能是串联复制的，也可能涉及基因组中多个位点同源序列的复杂得失。CNV 存在于每条染色体，占人类基因组的 5%～12%[30,35]。

高分辨率的比较基因组杂交现在已经揭示了数百个个体中缺失片段的存在[36-39]，这些研究总共发现了 1 000 多个独特的缺失。一些缺失发生在没有已知基因的区域，然而也有数百个已知或预测的基因存在于观察到的缺失区域。随着变异越来越清晰，人们对 CNV 与疾病关系的兴趣最近有所增加[40]。拷贝数变异可涉及多个基因或相邻的多个基因座。当一个基因的正常剂量是两个拷贝，但同时存在两个以上的功能副本时，该基因就被"扩增"。如果一个剂量敏感基因，如 HER2（ERBB2）被扩增，它通常会导致 mRNA 和蛋白质的过度表达，导致细胞异常，并可能发展成癌症等疾病。当正常基因剂量为两个拷贝，一个功能副本丢失，可能会导致精神发育迟缓和发育迟缓等疾病。结构变异可以通过细胞遗传学技术来确定，包括核型分析、荧光原位杂交、比较基因组杂交和 SNV 微阵列虚拟核型鉴定。

■ **融合**

基因融合由缺失、重复、倒位和易位引起，常见于癌症中[41]。它们通常由平衡的易位引起，在这种易位中，嵌合体蛋白是由两个不相干的编码区域融合而产生的。基因融合通过激活致癌因子或灭活肿瘤抑制因子来促进肿瘤增殖。虽然易位在癌症之外是罕见的，但大规模并行测序现在可以让我们了解发生在血液学和实体肿瘤中的无数易位。通过鉴定作为主要致癌驱动因素的基因融合，希望靶向治疗可以用于精准治疗。

■ **短串联重复序列**

短串联重复序列是由数个碱基串联重复多次的 DNA 片段。已发现 STR 与 40 多种遗传疾病有关[42]。对于脆性 X 染色体综合征，CGG 重复序列的扩增导致 FMR1 基因蛋白表达的破坏。对于亨廷顿舞蹈症，CAG 重复序列的扩增导致 HTT 基因的异常蛋白表达。许多大规模并行测序平台使用长度小于 200 个碱基的短读长信息，这些短读长使得重复序列的分析变得困难。因此，目前重复 DNA 对人类变异和疾病的作用可能被低估了。有推测认为，数千个碱基的长读长测序技术，将可靠地检测重复的 DNA 元件。除了测序技术的进步，还有一些很有前途的生物信息学工具，用于在标准的大规模并行测序数据集中描述重复的 DNA 元件。

一个小组提出了一种"同义词典"方法，在现有的分析框架中使用大量的重复 DNA 元件目录[43]。该目录包含了近 30 亿个条目，它们代表了人类基因组中出现的各种重复元件。该方法在没有对经典分析方法进行大量更改的情况下，成功地检测出了新的变异。大规模并行测序技术和生物信息学在 STR 的测序和分析的数据量方面受到限制。新近出现的一种生物信息学工具 lobSTR 可以从大规模并行测序数据集中精确地确定 STR 的基因型[44]。当 lobSTR 应用于千人基因组项目的全基因组数据集时，700 000 个 STR 基因座被编目，每个个体发现了 350 000 个 STR 基因座[42]。其中 30 万个 STR 基因座较常见，平均等位基因频率超过 1%；2 237 个 STR 基因座位于外显子内含子连接处的 20 个碱基内[42]。STR 基因座的高频及其与编码 DNA 的邻近表明 STR 变异在影响生长、发育和疾病方面发挥着更大的作用。

■ **转座因子及其遗传化石**

转座因子由重复的 DNA 组成，这些 DNA 原本可以促进同源重组或产生缺失、复制、倒位和易位[45]。这些元件中的大多数已不再活跃，被归为逆转录转座子，包括长末端重复序列（LTR）、长散在核元件（LINE）和短散在核元件（SINE）。保守估计，不包括重复丰富的区域，如着丝粒，这些元件被发现组成了哺乳动物总 DNA 的 30%～50%。相比之下，鸟类的基因组中只有不到 10% 的序列为转座因子[45]。

在一项人类研究中，包括转座因子和它们的非功能性后代在内的重复 DNA 估计占据了人类基因组的 66%～69%[46]。在人类中，活性转座子包括 L1 长散在核元件的一个子集和 Alu（短散在核元件的一种）[47]。这些活性元件会产生新发胚系插入，发生率占活产数的 1/196～1/20 不等[47]。这些元件的插入对基因的转录调控有多种可能的影响，包括开放阅读框的破坏、新启动子的产生、选择性剪接、可变的多聚腺嘌呤尾、转录因子结合位点的破坏，以及小 RNA 调控的改变[47]。表 2.4 列出了人类基因组中常见的重复序列。它们在人类和其他物种中的分布如图 2.4 所示。

■ **人类表观遗传变化**[48]

除了已考虑的序列变异，表观遗传学的改变包括可变剪接和甲基化，也可影响基因表达。基因数量可能少于 25 000 个，但是可变转录起始和外显子剪接产生大约 90 000 个独特的 mRNA 转录产物和蛋白质。

胞嘧啶变为 5-甲基胞嘧啶较常发生，人类基因组中大约 70% 的 CpG 二核苷酸被甲基化。尽管不是可遗传的，但随着与癌症的相关性研究

表 2.4　人类基因组中的重复序列

类　型	简　写	大　小	重复次数 （×1000）	基因组 占比（%）
逆转座子 长散在 元件	LINE	900 bp	850	21
	L1		516	16.9
	L2		315	3.22
	L3		37	0.31
短散在 元件	SINE	100～400 bp	1 500	13
	Alu	350 bp	1 090	11
	MIR		393	2.2
	Ther2/MIR3		75	0.34
长末端重复序列	LTR	1.5～11 kb	450	8
	ERV		112	2.89
	ERV（K）		8	0.31
	ERV（L）		83	1.44
	MaLR		240	3.65
片段重复		＞1 000 bp		
结构性重 复和基因 簇	着丝粒	171 bp		3～6
	端粒	6 bp		＜0.1
	核糖体序列			0.41
DNA 转 座子		80～3 000 bp	300	3
简单重复 序列	SSR	1～500 bp		3
短串联重 复序列	STR	1～13 bp		0.17
		1 bp		0.53
		2 bp		0.10
		3 bp		0.34
		4 bp		0.27
		5 bp		0.14
		6 bp		0.09
		7 bp		0.11
		8 bp		0.09
		9 bp		0.16
		10 bp		
假基因		～1 300 bp	20	1.2

注：数据来源于 Lander et al[4]、Venter et al[5]、International Human Genome Sequencing Consortium[6]、Richard et al[70]、Stultz et al[71] 及 Torrents et al[72]。

被报道，人们对这种"第五种碱基"的兴趣有所增加。CpG 岛大约有 1 000 个碱基，通常位于基因的 5′ 末端。这些区域由 CG 二核苷酸簇组成，在正常细胞中通常不会被甲基化。然而，CpG 甲基化与浓缩染色质结构和启动子失活有关，一个重要的例子是肿瘤抑制基因。其他表观遗传学靶点还包括核小体组蛋白磷酸化、乙酰化和甲基

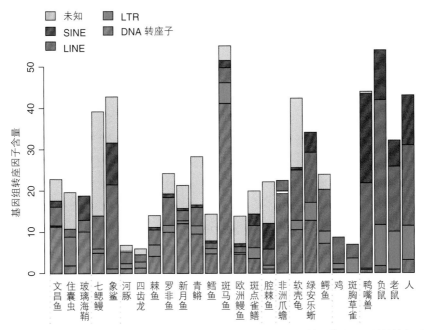

图2.4 物种间转座因子多样性。总结了转座因子在各种基因组中的作用，包括逆转录转座子和活性转座子。显示了每种生物不活跃的逆转录转座子（SINE、LINE 和 LTR）和活跃的 DNA 转座子的百分比。这些生物被分类为无脊椎动物（如文昌鱼）、非骨脊椎动物（如七鳃鳗）、放线鱼（如河豚）、肺鳍鱼（如腔棘鱼）、两栖动物（如非洲爪蟾）、非鸟类爬行动物（如软壳龟）、鸟类（如鸡）和哺乳动物（如鸭嘴兽）。图片清楚地表明，在哺乳动物中，转座因子占总基因组的 30% 以上。相比之下，在鸡和河豚等其他生物中，转座因子不到基因组的 10%（摘自 Chalopin D, Naville M, Plard F, et al. Comparative analysis of transposable elements highlights mobilome diversity and evolution in vertebrates. Genome Biol Evol 2015; 7: 567–580。本图经许可引自 Oxford University Press on behalf of the Society for Molecular Biology and Evolution and Dr. Jean-Nicolas Volff）

化，这些都可以影响基因表达。

■ ENCODE 项目

ENCODE（DNA 元件百科全书）是由美国国家人类基因组研究所于 2003 年发起的一项研究人类基因组中所有功能元件的项目[49]。定义的功能元件不仅是编码蛋白质等产品的离散基因组区域，而且是在转录或染色质结构组织等过程具有可复现生物学效应的任何基因组区域。这些基因组区域包括外显子和非蛋白质编码区域，如启动子、增强子和沉默子。不编码蛋白质的基因组区域对人类变异有重要作用[50]。通过对 150 个全基因组关联分析的调查，使用 SNV 识别与疾病相关的基因，465 种与疾病相关的独特 SNV 被识别出来[51]。这 465 个变异中，88%（n=407）存在于基因之间的区域（基因间）或在内含子中。这些结果表明非编码变异在疾病中的重要性。因此，ENCODE 的初步分析表明，非编码区域的基因组变异在遗传性疾病和癌症中具有重要意义[52]。

知识点 变异

· 小变异（如单核苷酸变异）与疾病的相关性最容易明确。

· 大部分基因组是重复的非编码序列，功能刚刚被大规模并行测序发现。

术 语

在 DNA 变异发现之前，人们就已经知道氨基酸变异与人类疾病有关[53]。氨基酸变异被先发现，因为氨基酸测序技术在 DNA 测序之前就已经成熟。DNA 技术的进步使研究与疾病相关的 DNA 变异成为可能。例如，血红蛋白基因产物（HBB 和 HBA）中氨基酸变异的特征先于血红蛋白基因中 DNA 变异被描述。

■ 小变异

20 多年前，人们认识到需要建立一个与疾病有关的人类变异数据库。1996 年，国际人类基因组组织（HUGO）发起了突变数据库计划[53]。2001 年，HUGO 突变数据库计划成为人类基因组变异学会（HGVS）[54]。除了编制文件和收集各种不同的资料外，HGVS 还建立了一个变异命名制度，以标准化各种变异的报告。早期的一项建议提出了一个混合模型，在该模型中，传统的疾病等位基因，如镰状细胞病的血红蛋白 S 和 α_1 抗胰蛋白酶缺乏症的 Z 等位基因，将保留它们的历史命名法，而新的疾病等位基因将使用新的命名系统[55]。目前的 HGVS 命名系统具有可在这一早期提议的系统中找得到的特征（专栏 2.2）[56]。在 HGVS 系统中，疾病等位基因是在 DNA 水平上描述的，而不是氨基酸的变化。首选的术语并不将疾病的可能性直接归因于变异的命名。例如，所有的变异都不描述为病因性突变。首选术语包括序列变异、拷贝数变异和单核苷酸变异。血红蛋白变异最初是由字母（如血红蛋白 A、B、S、C 和 F）和发现地名的组合来命名的。血液学家继续使用传统的命名法（表 2.5），它不能区分来自 β 珠蛋白（HBB）和 α 珠蛋白（HBA）的变异。

除血红蛋白基因外，其他基因的变异也均有传统的命名体系和 HGVS 命名。专栏 2.2 介绍了 SNV 的 HGVS 命名系统的基础。

■ 大型结构变异

人类 46 条染色体的鉴定发生在 1955 年[57]。在接下来的几年中，人类细胞遗传学活动增加，但随着知识的迅速增长，新的发现如何命名或分类无法统一的问题逐渐凸显。从 1960 年的丹佛会议开始，一个实验室的共识讨论会议建立了命名大型染色体变异的基本准则，随后多次协商会议的共识被统一在"人类细胞遗传学命名的国际体系（ISCN）"（1978）中。

染色体的一些基本概念在 ISCN 1978 中有描述：常染色体按长度的降序从 1 到 22 编号。性染色体分别被命名为 X 和 Y。染色体的短臂和长臂分别用 p 和 q 表示。染色体条带是染色体的一部分，通过外观上颜色较深或较浅可以清楚地与相邻的区域区分开来。G 显带是吉姆萨（Giemsa）染料染色后形成的条带。除了描述染色体正常状态的特征，ISCN 1978 还考虑了染色体重排的命名，如倒位、缺失和易位。

ISCN 2013 版引入了一些新概念，比如"hg"表示"人类基因组构建或组装"，还有一个名为"微阵列"的章节，专门讨论寡核苷酸微阵

专栏 2.2　人类基因组变异学会关于小变异的命名原则

单核苷酸替换的位置可以参考基因组（g.）、蛋白质中的氨基酸（p.）或 cDNA 转录本中的核苷酸碱基（c.）。在所有情况下，都应该指定基因组构建版本号和序列代号。

对于基因组坐标，应当指定染色体和碱基位置，然后是碱基更改。例如，GRCh37/hg19 Ch17：g.3424566 C > T。使用基因组坐标是描述所有基因间变异，以及内含子深处变异时的唯一定位选择。

当变异位于蛋白质编码区域内，并且首选蛋白质坐标时，请在基因名称后面加上受影响氨基酸的序数，以起始甲硫氨酸为 1 开始计数。野生型氨基酸列在左边，变异氨基酸列在右边。例如，CYBB p.T42R（或 CYBB p.Tyr42Arg）分别用 1 个字母和 3 个字母表示相应的氨基酸。

蛋白质的坐标最好地指定了表现型，但它在描述移码变异时却比较困难，并且描述具体核苷酸变化时往往是模糊的。

当变异位于外显子内或邻近位置时，可以使用 cDNA 坐标。这种情况，将 ATG 起始密码子中的 A 定位为 1 依次编号，基因名后接碱基序号，然后是碱基变化。例如，CYBB c.125 C > G。如果碱基变化在内含子中（如剪接位点突变），则从最近的内含子边界计算。例如，CYBB c.141+2 T > C 或 c.142−12 C > T。如果变异位于 ATG 起始序列的 3′ 端，则使用负数倒数（CYBB c.− 64 C > T），或者如果是位于最后一个外显子的 5′ 端，则依次计数（CYBB c.*67 G > A）。用 cDNA 坐标，可以知道确切的碱基变化，即使它不会改变氨基酸序列。

插入和缺失的命名法也由人类基因组变异学会指定。

表2.5 不同方法描述血红蛋白变异

传统命名	相关疾病	基因名	氨基酸改变（传统）*	氨基酸改变（HGVS）	HGVS 核苷酸变异（mRNA 转录本）†	基因组坐标（GRCh37/hg19）‡
血红蛋白 SS	镰状红细胞贫血	*HBB*	Gln6Val	p.Gln7Val	c.20 A > T 纯合（NM_000518.4）	Chr11: g.5248232
血红蛋白 CC	溶血性贫血	*HBB*	Glu6Lys	p.Glu7Lys	c.19 G > A 纯合（NM_000518.4）	Chr11: g.5248233
血红蛋白 Austin	无	*HBB*	Arg40Ser	p.Arg41Ser	c.123 G > T 杂合（NM_000518.4）	Chr11: g.5247999
血红蛋白 G 费城	无	*HBA2*	Asn68Lys	p.Asn69Lys	c.207 C > A 杂合（NM_000517.4）	Chr16: g.223235

注：* 在 DNA 测序出现之前，血红蛋白疾病的氨基酸变化是通过氨基酸测序来描述的。第一个氨基酸甲硫氨酸不包括在内，导致镰状细胞贫血中谷氨酰胺到缬氨酸的变化被描述为"6"位，而不是"7"位。† 以"c."开头的变异描述需要依托于基因的转录本号（NM_序号）。‡ HGVS 核苷酸在链上的位置从 5′ 到 3′。然而，基因组坐标并不指向该基因。基于 mRNA 转录本的核苷酸位置序数可能变大，而基因组位置可能增加或减少，这取决于基因在染色体上的定位。表中数据修改自 den Dunnen JT, Antonarakis SE. Mutation nomenclature extensions and suggestions to describe complex mutations: a discussion. Hum Mutat 2000; 15: 7 – 12。

列识别的命名变化。值得注意的是，还有一个专门研究微阵列的独立联盟，称为 ISCA（细胞基因组阵列的国际标准）。ISCA 的重点是通过与临床数据相关联的变异数据库等项目来提高微阵列检测的质量 [58]。

■ 基因命名

与 DNA 变异的命名一样重要的是，基因的命名在过去的 30 年里也变得标准化了 [59]。基因名的基本组成部分包括基因的名称（可能包括关于基因功能的信息）和基因符号（大写拉丁字母和阿拉伯数字组成的缩写，都是斜体）。目前公认的基因命名系统是由人类基因组组织基因命名委员会（HGNC）制定的 [60]。与所有标准化活动一样，基因命名也需要权衡。广为人知的历史名称是在文献中建立的，并由与该基因相关的专业人员使用。然而，对于特定的疾病相关基因，在专业知识领域之外的交流可能会遇到困难并导致

错误。特别是在目前基因组检测数百到数万个基因的时代，一个共同的基因命名系统是必要的。在报告特定基因时，一种同时使用统一命名法和传统命名法的混合方法可能会有用。目前推荐的基因名称和缩略符号数据库，以及传统的名称都可以在 HGNC 在线数据库中找到。HGNC 数据库目前包含 18 990 个蛋白质编码基因的信息。

记忆要点 命名法

- HGVS 为基因组变异制定了一套系统的命名法，涵盖了单个核苷酸变异和小的插入，以及缺失。
- 人类基因命名委员会提供了一份基因名的清单。
- 在某个特定的领域内，常见基因和变异的传统名称可能更被人熟悉，但该领域之外的交流最好使用现代共识命名法。

数据库

DNA 变异数据库可能是位点或疾病特异性的（LSDB，如 HbVar）或试图囊括所有变异位点信息的通用数据库。一些常用的通用数据库包括单核苷酸多态性数据库（dbSNP）、在线人类

孟德尔遗传数据库（OMIM）、人类基因突变数据库（HGMD）和临床变异数据库（ClinVar）。公共数据库及其网络资料列出在专栏 2.3 中。

包括小的插入和缺失在内的 SNV 系统目录

| 专栏 2.3 | 人类基因组数据库 |

综合性数据库

NCBI（美国国家生物技术信息中心）：ncbi.nlm.nih.gov/genome

Ensembl: ensembl.org/index.html

UCSC（加州大学圣克鲁兹分校）：genome.ucsc.edu/基因和疾病数据库

OMIM（在线人类孟德尔遗传数据库）：ncbi.nlm.nih.gov/omim

ClinVar: ncbi.nlm.nih.gov/clinvar/

Decipher: decipher.sanger.ac.uk/index

序列数据库

NCBI GenBank: ncbi.nlm.nih.gov/Genbank/

EMBL（欧洲分子生物学实验室）：ebi.ac.uk/

DDBJ（日本 DNA 数据库）：ddbj.nig.ac.jp/

miRNA 数据库

miRBase: mirbase.org

通用变异数据库

Leiden Open Variation Database: lovd.nl/3.0/home

Human Genome Mutation Database: www.hgmd.cf.ac.uk/ac/index.php

Short Genetic Variations (dbSNP): ncbi.nlm.nih.gov/projects/SNP/

1000 Genomes: internationalgenome.org

Exomes (ExAC): exac.broadinstitute.org/

特定种类变异数据库

Database of Genomic Structural Variation (dbVar): ncbi.nlm.nih.gov/dbvar

Database of Genomic Variants (DGV): dgv.tcag.ca/dgv/app/home

Retrotransposons: dbrip.brocku.ca/

Haplotypes (HapMap): genome.gov/10001688/international-hapmap-project

命名法数据库

HUGO (Human Genome Organization) Gene names: www.hugo-international.org/

HGVS (Human Genome Variation Society) Sequence variants: www.hgvs.org/mutnomen

是 1998 年由美国国家生物技术信息中心（NCBI）和美国国家人类基因组研究所（NHGRI）合作创建的 dbSNP。dbSNP 中变异位点的编号以前缀 "rs" 开头。有两个单独的数据库，分别是基因组结构变异数据库-美国国家生物技术信息

中心（dbVAR）和基因组变异数据库-欧洲分子生物学实验室（DGV）。前缀可以是 "nsv"，表示来自 NCBI dbVAR 数据库的结构变异，也可以是 "esv"，表示来自欧洲分子生物学实验室（EMBL）的 DGV 数据库的结构变体[62]。

OMIM 数据库是由约翰·霍普金斯大学的一个专业团队手工制作的[63]。遗传学家 Victor Mckusick 于 20 世纪 70 年代创立，命名为"人类孟德尔遗传"，最初是一系列已出版的纸质书籍，后来成为在线资源。依照设计，OMIM 并非收录所有被描述过的疾病相关变异，而仅仅是可以代表一种疾病类型的基因和变异的目录。截至 2015 年初，OMIM 共收录 5 461 种疾病或综合征。然而，在大约 20 000 个蛋白质编码基因中，只有 3 381 个已知的与疾病或综合征相关的基因及其变异被收录并进行分类。

与 OMIM 不同的是，HGMD 试图成为一个全面的数据库，包含所有报道过的与疾病相关的变异[64, 65]。在 1990 年时，关于胚系突变的新增文献报道每年少于 250 篇，但在整个 20 世纪 90 年代，新增报道增加到数千篇[64]。截至 2016 年，HGMD 中收录了 6 905 个基因的 166 768 个变异。变异类型包括 92 974 种错义或无义变异、15 168 个剪接位点变异、24 957 个小缺失、10 415 个小插入和 12 565 个大片段缺失。尽管 HGMD 是最大的数据库，但也有报道指出，由于数据库问题或主要参考文献的问题而出现了对变异位点不正确的注释[66]。关于变异的注释问题由一份报道证实，该报道指出，依照千人基因组项目数据集，80% 的 HGMD 致病变异的等位基因频率超过 5%；然而，罕见病的致病变异位点的等位基因频率预计远低于 5%[66]。

OMIM 和 HGMD 等数据库的主要缺陷在于它们依赖于已公开的文献报道。由于在研究或临床实验室中发现的已知基因的新变异位点，只有很少一部分被发表。由于认识到具有临床意义的变异位点的代表性不足，催生了 ClinVar 项目，它允许临床实验室、研究实验室和文献将注释的变体贡献到一个公共可用的数据库中[67]。将提交者、变异位点和表现型组合在一起的数据集被赋予一个带有前缀 "SCV"（提交的临床变异位点）的编号。

信息学

现代人类基因组测序的基础是大规模并行测序。从技术的名称可以看出，无论是方法还是数据量都是庞大的。虽然单个人类基因组大约有 30 亿个碱基，但要精确判断这些碱基所需要产生的测序碱基数量可能超过 900 亿[68]。每个人类基因组的数据存储需求通常超过 0.5 Tb。幸运的是，随着测序规模的增加，已经开发出管理和分析信息的工具。对现有软件工具进行的综述和评价有很多[69]。

简而言之，公开可用的工具和商业软件都被整合到所谓的分析流程中。在流程中，对数据信息进行逐步处理（图 2.5）。首先，原始排序数据以特定文件格式保存，如 FASTQ。测序数据由数百万个短测序片段组成。比对程序使用一定的规则将短测序序列与参考基因组进行比对。根据所需的覆盖范围，在一个核苷酸位置上可能有成千上万的测序读长片段。比对到基因组后，由软件算法"判断"或确定碱基类型。基础碱基判读取决于多种因素，包括读长片段的质量（Q 值，见专栏 2.4）和特定核苷酸位置上判读一致的碱基百分比。在单个核苷酸位置，可能有多种碱基，比如杂合变异的情况。在为每个核苷酸位置判读碱基类型之后，将生成一个变异判读文件（VCF）。VCF 包括与参考基因组不一致的核苷酸的位置，并依照该变异的基因组坐标顺序制表。然后用另一组软件算法来分析 VCF，这些算法可以检索多个数据库；数据库的查询过程有时被称为筛选（表 2.6）。一个标准的过滤程序是进一步检查那些预测会改变蛋白质编码的变异（例如，错义或无义变异）。其他过滤程序可能基于不同人群中特定变异位点基因型的频率。在群体中变异的频率对于确定变异是否产生临床表型是有用的。例如，如果这种变异发生在一种罕见病的致病基因，而这种疾病的人群患病率低于 1/10 万，那么这种变异在任何人群中发生的频率都应该远低于 1%。除了人群数据库外，还有一些数据库对具有临床表型信息或已发表文献中报道的变异

进行了编目。最后，对于数据库无法查询到的变异位点，可以使用预测软件对变异位点可能造成的蛋白质结构改变或功能影响进行评估。这些预测工具并不总是准确的，但它们可能有助于将测序研究中发现的众多变异位点按照重要性进行优先排序。

第一阶段分析：序列产生
原始测序数据
碱基判读
碱基质量打分
存储为序列读长文件格式（FASTQ）

第二阶段分析：序列数据处理
比对参考基因组（如 GRCh38）
过滤去重（删除实验过程产生的重复读长片段）
重新校准碱基质量评分
变异判读，产生 VCF 文件

第三阶段分析：报告和解释
依据如下标准过滤数据
　临床数据库
　人群频率数据库
　功能实验
依据如下标准对变异优先排序
　基因功能和临床表型
　变异对蛋白质功能影响的预测结果
解释

图 2.5　生物信息学分析流程。大规模并行测序的数据分析可以大致分为三个阶段。初级分析：测序仪的原始输出（如光学或电子信号）被转换成数据，描述 DNA 的单个碱基及每个位置的碱基判读的质量和可信度。这些读长片段的 DNA 信息被组装成一个 FASTQ 格式的数据文件。二级分析：将数据文件匹配到一个参考序列上。对于人类 DNA 测序，通常是一个参考基因组，如 GRCh38。如果 DNA 片段是经过随机片段化制备的，那么尽可能多样化采样可以提高数据质量，并通过测序实验确保真实的重复序列得以被检测。当测序片段根据参考基因组组装时，可以确定每个碱基在特定核苷酸位置的质量。然后，在单个变异判读文件（VCF）中确定并报告每个变异位点。三级分析：根据具有人群频率和临床意义信息的多个数据库查询这些变异。基于这些查询，可以根据给定的科学问题或临床病例情况对变异位点按照重要性进行优先排序（改编自 Oliver GR, Hart SN, Klee EW. Bioinformatics for clinical next generation sequencing. Clin Chem 2015; 61: 124-135）

专栏 2.4　Phred 质量分数（Q 值）[73-75]

20 世纪 90 年代，华盛顿大学的菲尔·格林（Phil Green）开发了一种软件，可以自动读取 Sanger 测序生成的荧光序列峰图。原始软件 Phred（Phil's read editor）使用了以下基本参数：

· 找出测序峰的预测位置。
· 找出观察到的峰的位置。
· 匹配预测峰和观测峰。
· 找出缺失峰。

Phred 的一个组件是对碱基读取的错误概率的估计。由以下公式得到质量评分（Q 值）：

$$Q = -10 \times \log_{10}(P)$$

Q 为质量评分，P 为碱基读取错误可能。
一些质量分数的代表性例子：
Q 值为 30（Q30）：不正确的概率（P）为 1/1 000。
Q 值为 20（Q20）：不正确的概率（P）为 1/100。
Q 值为 10（Q10）：不正确的概率（P）为 1/10。

虽然大规模并行测序并不能生成 Sanger 测序类似的峰图，但是 Phred 质量分数仍然被用来计算测序碱基的质量（和准确性）。在理想条件下，目前大规模并行测序可以实现 > 90% 以上的碱基达到 Q30。

表2.6　生物信息学三级数据分析用到的数据库和软件工具 *

注释信息来源		数据库描述	网 址
人群频率	千人基因组项目	来自东亚、南亚、非洲、欧洲和美洲的 2 577 个个体的全基因组测序数据	www.1000genomes.org
	NHLBI ESP	NHLBI 外显子组测序项目，外显子组变异服务器。来自约 6 500 个外显子组的变异数据，包括 2 203 个非洲裔美国人和 4 300 个欧洲裔美国人	evs.gs.washington.edu/EVS
	国际单体型图计划	单体型图，来自多种族的常见遗传变异的国际数据库	hapmap.ncbi.nlm.nih.gov
	ExAC	外显子组整合联盟，是疾病特异性和人群研究项目的一部分，收录来自 > 6 万人的全外显子组数据	exac.broadinstitute.org
临床证据性资源	OMIM	在线人类孟德尔遗传数据库，对基因和遗传疾病进行挑选和编目 显示典型的或重要的变异，并非所有变异的详尽概要	www.omim.org
	LOVD	莱顿开放变异数据库，人类变异的开源数据库	www.lovd.nl/3.0/home
	HGMD	人类基因突变数据库，与人类疾病相关的变异的专有数据库	www.hgmd.cf.ac.uk/ac/index.php
	ClinVar	临床变异数据库，收录与人类表型相关的变异	www.ncbi.nlm.nih.gov/clinvar
	dbVar	基因组结构变异数据库，收录人类基因组的大型结构变异	www.ncbi.nlm.nih.gov/dbvar
预测性资源	Align GVGD	在线软件，结合生物物理学特性和蛋白质序列比对，生成对变异位点的从有害到中性的评分	http://agvgd.hci.utah.edu/index.php
	ANNOVAR	对变异的注释软件，包括基因位置（如外显子区、剪接区、UTR 区和内含子）	annovar.openbioinformatics.org/en/lates/
	Mutation Taster	在线软件，基于多个数据源生成对变异位点致病性的评估	www.mutationtaster.org/
	SIFT	在线或本地软件，预测氨基酸变化的致病性	sift.jcvi.org/
	Polyphen-2	在线或本地软件，预测氨基酸变化的致病性	genetics.bwh.harvard.edu/pph2/

注：NHLBI，美国国家心肺血液研究所；UTR，非翻译区；* 许多数据库和软件工具可用于变异位点的三级数据分析，这里只列出了一些。这些工具有的可以公开使用，有的需要通过订阅或授权使用。修改自 Oliver GR, Hart SN, Klee EW. Bioinformatics for clinical next generation sequencing. Clin Chem 2015; 61: 124-135。

（吴柏林　张彦）

第3章 · 核酸分离

Stephanie A. Thatcher

背景

有效的核酸分离对临床分子实验（包括多聚酶链式反应和测序）很重要。多种核酸样本制备技术（包括商业化试剂盒）可用于分离核酸以进行分子检测。目前临床和科研实验室通常采用固相和自动化核酸提取技术。

内容

理想的核酸分离包括裂解多种来源的细胞（如人类细胞、病毒、细菌芽孢或原生动物卵囊），以及纯化 DNA 或 RNA。技术上包括使用化学物质、酶或结合基质处理样本，以减少样本容量、可变性和复杂性，达到纯化的要求。提取的核酸应该与下游分子实验的抑制因子有效分离。最佳的制备方法取决于特定应用的需求，包括能灵活处理多种样本类型、批量处理样本、快速或高纯度提取。现在的分子技术方法，往往通过将裂解、浓缩、纯化等步骤有效结合并兼顾操作效率来达到一致性的结果。

核酸制备工具的发展

1869 年化学家弗雷德里希·米歇尔（Friederich Miescher）从真核生物中首次分离出核酸，此时人们对核酸的功能并不了解[1]。究竟是蛋白质还是核酸决定遗传，这个争议持续了 70 多年。早期核酸分离是用冗杂的方法将核酸和其他细胞内容物分离，包括碱性裂解、随后采用酸和酒精沉淀[2]。研究者数十载用这些技术提取出的核酸来研究确定其分子结构和功能。1891—1893 年化学家 Kossel 使用第一个无蛋白质的核酸提取物，试图明确细胞核的化学成分，初次确定了 DNA 的 4 个碱基[3]。他将"核素"（早期对核酸的描述）通过水解分解成化学组分，发现了磷酸基团、鸟嘌呤和腺嘌呤，以及一个碳水化合物。他后来从胸腺的核酸中发现了胸腺嘧啶和胞嘧啶。1944 年，Avery、MacLeod 和 McCarty 通过转化肺炎链球菌显示 DNA 包含遗传物质[4]。双链 DNA（dsDNA）结构的确定是在 1953 年完成的，阐明了 DNA 复制的机制和遗传性，这使得 DNA 携带遗传信息这一理论终于被接受[5-7]。随后，1956 年对烟草花叶病毒的研究显示，RNA 也携带遗传信息[8,9]。在过去的 60 年里，核酸制备技术在速度和复杂性上有显著改善。本章介绍的许多技术流程已经是常规操作，有诸多应用，并且是所有核酸检测实验的关键步骤。例如临床上用 DNA 或 RNA 来确定人类遗传变异进行疾病诊断，或是明确是否存在外来潜在病原核酸或数量[10]。全基因组测序、突变检测、病原体监测常规需要制备提取核酸。当前核酸制备流程已经变得更快，使用更少的有害物质，并且有些时候与分子分析技术搭配进行。

核酸制备中的步骤

核酸制备工作可指分离、提取、纯化和/或离析。在文献中这些术语可交换着用于描述核酸制备。这里使用核酸制备，因为制备中用到的方法类型和组合可能存在差异。大多数样本可以用以下 3 个步骤（图 3.1）：① 提取或释放核酸，这里核酸多来源于细胞；② 核酸与其他成分分离；③ 清除抑制性物质以纯化核酸。核酸浓缩对于检测低水平的被分析物很重要。下面将介绍核酸制备的多种方法，以及如何在特定应用中使用它们。

伴随常规分子检测在临床应用的增加，核酸制备技术也在不断发展。检测方法正在变得更快、更灵活、更自动化并占用更少的实验室空间[11-13]。同时对灵活性也有相应需求，即能在许多潜在样本背景中从多种细胞或组织类型（如人类细胞、病毒、革兰阳性菌、细菌芽孢、真菌细胞和原生生物卵囊）中分离 DNA/RNA。一些病原体基因组由 RNA 组成，并且一些疾病诊断的目标是 RNA，所以从一个样本里同时分离出 DNA 和 RNA 很重要。每一种样本都有其独一无二的挑战，如血液包含许多蛋白质和血红蛋白，会对 PCR 产生干扰，粪便和其他样本中的固体会阻塞过滤器，呼吸系统样本可能含有 RNA 酶，在制备核酸过程中会降解 RNA[14, 15]。

■ 裂解

从细胞、细胞核或生物体中释放核酸是任何核酸制备中的第一步。裂解可采用化学、酶或机械方式。针对目标选择一个合适的裂解方式是很重要的，以确保核酸有效的释放。有时只需要裂解，核

酸释放后就能分析[16]。大多数人类细胞和许多病原体（尤其是病毒和革兰阴性细菌）只需要简单的化学裂解（碱性裂解、盐、去污剂或离散剂）[17]。早期的方法对细胞采用碱性裂解来将核酸和蛋白质分离，使用化学物质如 NaOH。去污剂也可通过破坏细胞膜来帮助裂解[18]。

酶促裂解，如蛋白酶 K、溶菌酶或变溶菌素等酶，通过降解膜、壳蛋白或作用于肽聚糖层，增加裂解效率[19]。裂解酶可裂解细菌或真菌，裂解酶还包括能消化革兰阳性菌广泛肽聚糖层的溶菌酶[20]。针对革兰阴性菌，需要先用去污剂消解外层膜，然后再用酶辅助裂解。

当样本类型复杂或病原体种类多样（如细菌芽孢或卵囊）时，裂解难度加大。革兰阳性细菌（有更厚的肽聚糖层或蛋白层）、组织、真菌细胞和原生生物卵囊，由于其细胞壁成分复杂，对某些裂解技术有抵抗作用。若目标核酸浓度较低且未被有效释放时，则有可能检测不到目标核酸，此时应使用更有效的工具[21]。对有抗性的组织可能需要作用更强烈的化学、酶学或物理方法。细菌芽孢[22]、真菌、酵母和卵囊[23]都有复杂的细胞被或细胞壁，其中含有蛋白质及其他复杂分子并相互交联，以此抵御多种环境因素。鉴于这些生物体的结构组成分子非常不同，设计一个通用的酶学或化学方法非常困难。机械性裂解使用外部物理力量来进行裂解，之后讲到的许多细胞类型都会用到。其他物理性操作，如超声波，或改变温度，如煮沸[24, 25]或反复冻融[26]，都可以裂解细胞。

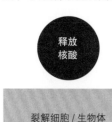

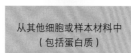

图3.1　大多数分离流程中核酸制备步骤（不是所有方法都会用到所有步骤）

许多病原体很难破坏，物理手段的裂解通常是最好的选择。物理手段可以非特异性地处理多种样本。虽然它需要专门的设备，但机械裂解因其能快速处理多种样本类型而被广泛采用[27]。机械性裂解系统需要大量的能量输入而且可能声音较大，但是并不需要之后再移除多余的化学物质或酶。在机械裂解中有可能发生核酸断裂，因此要注意尽可能缩短裂解时间，但大多数断裂并不影响检测，因为核酸片段比分析所需的片段要大[28]。珠磨是机械裂解的一种，是利用珠子的高速运动来物理性破坏细胞[29, 30]。珠子可通过很多种方式移动，包括被容器的移动带动等。样本里的小珠子迅速移动，它们和细胞之间的碰撞可破坏细胞。超声波处理是另一种机械手段，通过高强度声波裂解细胞[31]。如果一个分析系统以多类型细胞或组织的核酸为目标，那么一般需要用到像机械裂解这样广谱的手段[32]。一些自动化的核酸处理系统配有额外的外部机械裂解选项[33, 34]。

记忆要点 裂解技术

- 化学方法：对于容易裂解的细胞来说是最简单也是最便宜的选择，尤其是人类细胞和革兰阴性菌。溶液可有盐、离散剂、强碱（如氢氧化碱）和去污剂。
- 酶学方法：对于一些裂解目标来说更贵的选择，如蛋白酶、溶菌酶或变溶菌素，可通过靶向细胞或组织外的蛋白质来促进裂解。
- 机械或物理方法：一个需要额外仪器的强有力方法，可以非特异性物理打断任何细胞或有机体的结构。当需要裂解多种目标类型时，这是最有效的方法。

去除蛋白质

在细胞环境中，核酸周围围绕着组蛋白和其他多种蛋白质。对于核酸制备过程或下游分析来说，蛋白质都可以是有害的。内源性酶，如核酸酶，若不移除，则会在制备过程中分解目标核酸；蛋白酶可干扰下游的酶学步骤；大量的蛋白质会在某些系统里干扰核酸的特异性结合。因此，经常需要从样本中移除蛋白质或使之失活。

有些样本包含大量的 RNA 酶，使 RNA 变得尤其不稳定。部分用来消除蛋白质的技术可以有效对抗 RNA 酶，如蛋白酶或强效变性剂。通常情况下，我们需要在裂解反应中立刻降解RNA 酶或使之失活，不然 RNA 就会迅速降解。在制备 RNA 时使用不含 RNA 酶的实验器具也很重要，因为 RNA 酶广泛存在于皮肤和周围环境中。

化学或酶学技术可通过降解或沉降蛋白质以达到清除目的。离散酸，如盐酸胍、异硫氰酸胍具有强大的使蛋白质变性的特性，可保护核酸不被核酸酶降解[35]。离散酸还可以裂解细菌和酵母[36]。现在许多核酸制备方法都使用这些化学物质。

许多核酸制备方法中加入去污剂以分离或去除蛋白质。十二烷基硫酸钠（SDS）是较早使用的去污剂[37]，用于核酸制备中分离核酸和蛋白质（包括细胞核的和膜结合蛋白）。这是过去观察到SDS 和其他表面活性剂可溶解蛋白质从而扰乱细胞和病毒的结构，因而其作用进化至今日用途。另一种常用的去污剂是 Triton X-100[38]。

在制备过程中加入额外的蛋白酶也可以消化清除不想要的蛋白质和酶。蛋白酶用途多样，包括预防感染，是在植物、动物和微生物中天然存在的酶[39]。在核酸的制备中使用某些蛋白酶来减少混杂的干扰蛋白质，通过消化膜或衣壳蛋白来帮助裂解。化学物质和去污剂只能使蛋白质变性，但蛋白酶可通过切断肽键将蛋白质分解成更小的分子。然而大多数蛋白酶因肽键切断位点特异性太强，或大量制备难度较大，而无法用于核酸制备。核酸制备中主要使用的蛋白酶，即丝氨酸蛋白酶 K 是一个例外。它最初是从白色侧齿霉中分离出来的[40]。它广谱的裂解特性和蛋白质降解能力对于核酸制备来说十分有用。其他蛋白酶，如热稳定蛋白酶 EA1，也被用于核酸制备[41]。蛋白质水解通常需要孵育，温度在37～55℃，随后需要把酶移除或灭活，否则会干扰下一步的分析。

分离技术

当细胞裂解完成后，就能开始分离核酸和其他样本成分。蛋白质、多糖、金属、盐、有机化合物和染料等分子都需要被移除。如果这些分子

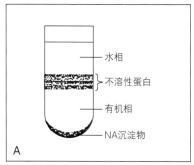
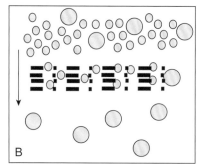
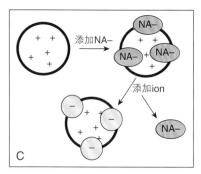
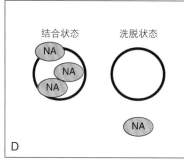

图3.2 核酸分离方法。A. 液相提取法，其中核酸可溶解于不同于蛋白质和杂质的液相。在去除水层和沉淀的蛋白质后，核酸可从有机相沉淀出来。B. 固相体积排除法，大分子核酸比小分子核酸更快通过分离柱，因为小分子核酸会被更小的孔延缓速度。C. 固相离子交换法，带负电荷的核酸与带正电荷的树脂结合，随后用大量带负电荷的离子将核酸洗脱下来。D. 固相亲和吸附法，核酸在某种化学或物理条件下与固相结合，随后在另一种条件下被洗脱

不影响下游分析或样本相对干净，则不需要进行分离。从其他化合物或样本干扰物中分离出核酸需要几种方法，接下来讨论两大类：① 液−液提取（液相分离和沉淀）；② 液−固提取（通过体积排除或亲和分离）（图 3.2）。这个分离过程还能浓缩核酸，提高之后探测核酸的灵敏度。

液相提取是核酸分离的常用方法，可得到纯净的产物。核酸和其他分子在不混溶的液体中溶解度不同，从而被分离。主要有机溶剂是酚[42]，通常与氯仿和异戊醇相混合[43]。酚可使蛋白质变性，并使其停留在有机相，而核酸则在水相。氯仿和异戊醇有助于分开不同的相并防止起泡。分离之后，水相中的核酸可用乙醇沉淀，从而除掉剩余的酚，得到纯净浓缩后的产物。酚−氯仿提取法最初用来纯化易受 RNA 酶降解的相对不稳定的 RNA，它十分有效，然而操作冗杂，必须在通风柜中进行，且会产生有害废物。微流控液相提取法很有前景，虽然目前不能完全满足高通量的需求，但液体更容易控制[44]。

核酸沉淀是在液相中进行的操作，可得到纯净和浓缩的核酸。核酸遇到醇类（如乙醇和异丙醇）或高浓度（0.1～0.5 mol/L）盐溶液（如醋酸铵、醋酸钠或氯化钠）会沉淀[45]。丙酮和氯化

锂溶液也可以使核酸沉淀。离心机将核酸沉淀浓缩成颗粒，然后再手动干燥并重新溶于液体。即使一些分子可以和核酸一同沉淀，但得到的核酸是干净的。因为需要处理沉淀颗粒，这个方法有些麻烦，但比酚−氯仿提取产生的有害废物要少。

固相提取方法是目前最常用的核酸分离方法，因为使用的有害物少，手动操作简单，容易自动化，并且产量较大。固相提取可用 4 个基本步骤概括：裂解、结合、清洗和洗脱。

固相方法依赖 3 种基本技术：凝胶过滤排阻法、电荷可逆性吸附离子交换层析法和可逆表面吸附亲和层析法（图 3.2）。其中任何一个方法都可以合并到过滤器、层析柱或珠子中。

在凝胶过滤中，核酸分子因体积较大在凝胶滤膜中与小分子分离。旋转过滤器或柱状过滤器可允许大分子通过，而小分子滞留在孔内，这对于分离核酸和其他小分子十分有用，但相似大小的分子则会和核酸一起滤过。葡聚糖及其衍生物是最常用到的凝胶基质材料[46]。

有一种叫 SCODA（拖曳变更同步系数法）的技术可用于从任何样本里提取干净浓缩的核酸[47]。这个技术用到旋转的电场来聚集核酸，以便后期分离和纯化。好处是任何一个大体积样本

都可以使用并浓缩成小体积，且核酸容易从任何干扰物中分离。不便处在于这个过程比较耗时（大约 4 小时）。一种类似的方法是将结合核酸的珠子通过不相溶的液体洗涤以去除污染物[48]。

凝胶电泳分离用于获取大小一致的核酸，如大规模并行测序。实验时要根据想要片段的大小来选择凝胶。该大小选择过程可通过一些半自动化系统完成，可为测序提供大小较一致的片段。

在离子交换色谱法中，带负电荷的核酸分子可选择性地结合到本身带有电荷且被相反电荷自由离子包围的表面。带电荷的核酸与表面周围的自由离子交换位置，并通过电荷吸引与表面结合。这样，没有结合的杂质可被洗掉。然后用大量自由离子来置换核酸分子，将其从表面上释放[49]。例如，二乙氨乙基纤维素（DEAE-C）是一种常见的阴离子交换树脂，带负电荷的核酸可与其结合。当有其他高浓度盐缓冲液存在时，核酸即可与其交换位置，从而得到释放。离子交换技术也可反向用于特异性结合和分离不想要的分子。例如，Chelex 树脂（Bio-Rad 实验室）就可用来将金属化合物和 PCR 的抑制剂从核酸中分离出来[50]。

亲和色谱法则利用了核酸在二氧化硅等表面的可逆性吸附，成为许多核酸制备程序选择的分离法。这项技术多用于自动化方法。在特定结合条件下的所有的核酸都会与二氧化硅表面结合，尤其是存在离散盐的情况下[51]。在高浓度和低 pH（pH < 7）的离散盐或醇类存在的条件下，二氧化硅和核酸表面形成复杂的氢键，从而线性的核酸纵向吸附于二氧化硅表面，即二者结合[52]。由于二氧化硅和核酸表面都带有负电荷，在高离子强度下产生吸附作用，当水从表面移除时二者之间形成氢键从而结合。当去除环境中的盐或者醇类，水化表面后，就可释放核酸。任何有类似结合核酸能力的表面都可以这样使用，如硅藻土。类似的化学物也被意外发现可使用于裂解和结合表面。离散盐可用于细胞裂解和结合二氧化硅表面[53]。在 20 世纪 90 年代，这样的操作简化了核酸制备。二氧化硅表面的洗脱多通过醇类进行。当与二氧化硅的结合物替换为水时，洗脱就完成了。小体积的洗脱可以提升目标产物浓度。与离子交换不同，在亲和色谱法中洗脱不需要特定的化学物质。

固相亲和分离更灵活，因为结合表面可以是多种多样的固体表面。一般多使用结合过滤器或结合柱。液体样本借助离心（旋转过滤器）、压力（注射过滤）或真空吸引，经过过滤器。含有二氧化硅旋转过滤器的套装操作迅速，且过程中不需要有毒化学物质。但它的缺点是粗糙或黏稠样本会堵塞过滤器，还需要其他步骤，如加样、清洗和洗脱。结合表面也可以是珠子或粒子，珠子和粒子与样本需充分自由混合以收集游离核酸。玻璃珠子或粒子是最简单的硅基表面。因为珠子是在样本之中移动的，因此不会堵塞。珠子或粒子之后可通过粒子过滤、离心或磁力收集起来。表面结合容量是由可结合区域的表面积大小决定的。

表面结合的方法在操作自动化和简单化程度上得以显著改进。带有核酸结合涂层（如二氧化硅）的顺磁性珠子广泛应用于自动化平台[54, 55]。顺磁性珠子自己并不会产生磁场，但它们对外部磁场力有反应；这个特性使珠子在溶液中可以发生定向移动。许多二氧化硅顺磁系统现在都投入

记忆要点 主要核酸分离技术

· 液相提取法：在不互溶且分层的液体混合物中，核酸和其他蛋白质或杂质分子溶解度不同，借此性质进行分离。之后再进一步分离含有核酸的那层液体，通常会使用沉淀的方式来分离。

· 固相体积排除分离法：借助大小不同的分子在基质中运动速度不同的特性，来分离核酸和其他杂质。之后通过移除合适量的洗脱液进一步分离核酸。

· 固相离子交换色谱法：带有负电荷的核酸可以和带电表面结合，同时杂质则被清洗掉。接着用其他离子来代替核酸结合在表面，以释放核酸。

· 固相表面吸附法（或亲和色谱法）：核酸分离中最经常用到的方法，尤其是二氧化硅吸附法，通常其所需化学条件与化学裂解所需的一致。

· 与核酸接触的表面可洗除杂质，也可用与下游分析兼容的简单化学溶液洗脱表面的核酸。相比之下，其他方法在下游分析（如 PCR）之前多需要再移除核酸溶液中的化学物质。

商用，并且对水化学的应用很有帮助[56]。

纸表面结合的办法中，核酸与纤维素结合，这个结合方便快捷[57]。化学处理后的纸内含有裂解和结合试剂，当样本接触纸时，这两种试剂会结合工作。在纸中，裂解和结合相继出现，然后从纸上洗脱，此方法的产量大多较小[58]。

■ **浓缩**

有些时候，样本中的核酸浓度非常低，这时核酸制备过程中有许多技术可提高目标核酸的浓度。浓缩可在裂解之前或之后进行，通过分离目标细胞或在制备时浓缩所有核酸来达到目的。

细胞增殖或细胞选择可使目标浓度增加。有些病原体可通过培养增加数量以方便检测，不过培养时间需要数日到数周，具体取决于组织类型。通过离心或过滤选择性地回收细胞有些时候是有可能的，但是当样本成分复杂时，太多杂质会阻塞过滤器或者使系统过载。离心手段通常用于血液。比如，只裂解红细胞而回收其他所有细胞，或通过密度梯度离心来选择性回收仅含有疟原虫的红细胞[59]。可通过离心抗凝血来浓缩白细胞，离心结果为白细胞集中在称为"白膜层"的一层，位于红细胞和血浆之间。

通过结合来选择细胞是另一种浓缩方法。用于核酸分离的顺磁性珠子也可以非特异性地与细菌细胞结合[60]。带有特定抗体的珠子多用于免疫磁性分离技术，这项技术作为一种浓缩手段可以特异性地结合细菌或细胞[61]。目前正在发展新的方法

来选择性浓缩循环癌细胞[62]，这些方法技术见第9章。

核酸产物若量大也可在提取后再浓缩。醇类物质，如乙醇，可用于从高浓度盐溶液中沉淀核酸。沉淀物可用离心机收集，然后清洗移除盐杂质以得到浓缩核酸。结合柱或透析也可用于移除水分，并在溶液中浓缩核酸分子。

对于临床样本，需要更多用于在核酸制备前提高样本中目标物浓度的方法，尤其需要不针对某一组织的非特异性方法。这需要很大的样本量。举个例子，如果一种被分析物以 1 U/ml 存在于血液中，而灵敏度分析至少需要 10 U，则至少需要浓缩 10 ml 的血液才能继续进行分析。由于临床采样量较大，这通常较难实现。浓缩技术多用于水质检测行业，从干净大量的样本中分离有机物要容易得多。

■ **储存**

制备好的核酸在使用前可适当储存。核酸纯度、保存温度和储存使用的缓冲液都能影响储存时间。通常情况下，核酸可冷藏数月，或冷冻保存长达几年。随着保存时间的延长，高浓度核酸相较而言更稳定。核酸在酸性条件下会逐渐水解，因此储存用的缓冲液通常呈弱碱性。Tris 是常见的核酸储存缓冲液。RNA 的稳定性较差，多储存于没有 RNA 酶的−70℃水中。专业的商品化产品可以延长某些样本类型中的 DNA 或 RNA 的储存时间。

样本类型对核酸制备的影响

不同的样本类型可含有不同的抑制因子，会影响下游的分析[63]，且不同样本类型的核酸提取效率也可能大不相同。制备程序可针对特定样本类型，或灵活应对许多不同的样本类型[64]。从粪便中纯化 RNA 的能力可以很好地评估核酸制备流程的样本灵活性，已有几个制备流程可以从粪便中纯化 RNA[65]。注意，在样本类型复杂的情况下，抑制因子也可能同时被分离出来，这个问题很重要，所以需要一个步骤来确定是否系统中的抑制因子已被有效移除[66]。

■ **人类样本的复杂性**

临床样本十分复杂，从相对干净的液体（如尿液、唾液或口腔黏膜细胞），到较浓稠的液体（如血液和痰液），最后到固体物质（如粪便和组织）。固体物质是最具挑战性的样本，含有核酸的细胞会被隔离包裹，从而难以将核酸与液态制备试剂混合并被提取。值得注意的是，就算经过离心，固体样本仍旧可能阻塞过滤器或小通道，导致液体无法正常流动。因此，避免使用过滤器或小通道可提高样本适用性。

■ 血液

血液是核酸分离的常见样本类型，尤其是多用人类基因组学或疾病诊断[11]。通常使用抗凝管（EDTA或肝素）来采集血液。也有专业采血管，可稳定mRNA浓度以进行基因表达分析。DNA在冷藏血样本中可稳定存在1周左右。若要长期保存血液中的DNA，则应冷冻血液或将其涂抹在化学处理后的纸上做成干血斑储存。有些抗凝剂[如肝素或SPS（用于血培养的聚苯乙烯磺酸钠）]如果没有完全移除，会在下游的PCR分析中造成干扰。

在回收人类DNA时，血液中的DNA分离效果很好。制备流程多用蛋白酶移除血液样本的干扰蛋白，并移除其他可能抑制分析的物质，如血红蛋白。病毒载量测试使用血浆或血清会比较合适，还能避免全血复杂性的影响。然而，其他病原体主要存在于血细胞之内，因此对核酸提取来说，处理全血是必需的。在血液样本中目标物含量较低的情况下，分离会更困难，因为可能需要更大的样本量。对于游离核酸来说，也是同样的（见第9章和第10章）。

■ 有固定剂的石蜡组织切片

已存档的组织属于复杂的固体样本，需要细致的考虑，这是因为其样本材料有限[67]，而且基因分析所需的核酸序列完整性的维护也很重要。存档组织样本中核酸片段及其序列完整性取决于特定的固定剂、固定条件和储藏环境[68-70]。固定剂如Bouin或骨组织脱钙所用的酸性预处理剂可分解核酸，福尔马林固定剂与下游分子分析相兼容，而储存了1年左右的组织中含有的核酸碎片

产物并不多。然而，由于碎片化和甲醛诱导的交联作用，核酸降解随着时间延长会不断增加。

在分析FFPE（用福尔马林固定的石脂包埋的）组织切片内的DNA或RNA之前，需要逆转福尔马林的交联作用。福尔马林用羟甲基基团修饰核酸，这导致核酸通过与氨基基团形成亚甲基键来产生交联作用[71]。这些交联会干扰许多生化过程，如反转录和聚合酶链反应。加热DNA或RNA可逆转交联作用，大多数实验设计中使用碱性条件（pH 9～12）来逆转福尔马林对DNA的交联作用，用酸性条件（pH 3～6）来逆转福尔马林对RNA的交联作用。

想要成功地从固定组织样本中提取DNA和RNA，需要大量的组织样本，还需要消化蛋白质并且加热以逆转交联作用。这些方法现在多用于分析组织来源的核酸[72, 73]。

■ DNA 和 RNA

DNA和RNA可以从同一个样本中一起制备。一些分子分析方法的目标同时包含DNA和RNA，因此需要二者一同制备。有很多方法是从同一个样本中同时制备DNA和RNA，然而有时需要特别保护RNA不受到RNA酶的降解。离散剂在移除核酸酶（包括RNA酶）方面很有效。

不需要的核酸，如背景RNA或单链DNA（ssDNA）可以通过酶学或化学方法在制备过程中移除。有些方法仅针对DNA或RNA设计[74]，其中包含去除其他核酸的步骤，通常这些步骤通过添加针对不想要的核酸的特异性核酸酶来完成。特定的核酸也可以通过体积排除或液相分离技术（如苯酚-氯仿）进行分离。

处理通量

■ 批量大小

有些时候，许多样本需要同时处理来节省时间或满足需求。一些自动化核酸制备系统是用加样板来处理大批次样本的。在批量处理之前，如果需要全部（≥96个样本）运行一遍，以加样板为基础的高通量方法就可能需要额外的样本预处理时间。当使用高通量核酸制备系统时，应采

取措施来监控和防范样本交叉感染。

有几种自动化高通量核酸制备系统，它们可以处理不同的样本类型，最大限度地缩短手动操作的时间，并缩短周转时间。有些系统将DNA或RNA（或两者一起）裂解和分离技术结合在一起，移除杂质和抑制因子[65-67, 75]。通常情况下，用化学物质和酶裂解的样本少于1 ml，而核酸的分离是通过洗

除杂质得到的。有些时候，机械性裂解也作为预处理的选项包含在内。为了分离核酸，需要先将其结合到二氧化硅珠子或旋转过滤器上，然后再进行磁性分离或离心。处理好的样本非常适合分子诊断方法。通常自动化的方法和手动的方法一样有效[75]。现在有很多方法之间的比较已经被研究发表[76, 77]，但它们多局限于少数几个方法和单个样本产物。大多数比较表明，制备方法之间的差异很小。

■ 速度

某些情况下需要快速制备核酸，此时出结果所需的时间必须最小化，或者由于资源设备受限，需要简单的技术。此时一些核酸分离方法可以与下游分析相结合，并且通常可以很快（≤ 30 min）完成。最简单的方法只是稀释和裂解样本。这对于清洁样本来说非常快，但可能会影响灵敏度。使用溶菌酶和蛋白酶的酶学方法可能适用于处理细菌培养物。有时，只需要去除抑制因子，这通过向样本中添加如 Chelex 黏合树脂并除去上清液就可完成。还有简单的手动套件，可使用顺磁珠结合，此时使用设备最少并可用于多种样本类型。还有一种快速方法，它在移液器吸头中加入了核酸的结合基质来处理样本。

具体应用

好的核酸制备方法能符合分析的需要。没有哪种方法适用于每一种应用，但可以根据应用选择方法。具体的方法选择应考虑许多因素（图 3.3），包括核酸需要的纯度和浓度、处理的样本、下游检测方法、分析灵敏度、批量大小和制备时间。

■ 遗传性疾病和药物遗传学

用于遗传分析的人类 DNA 通常从血液中提取。白细胞可以与不含 DNA 的红细胞分开。这种分离降低了血红素和血红蛋白对下游 PCR 中聚合酶的抑制作用。这样可以制备大量的 DNA，提取的 DNA 量足以在用乙醇沉淀时产生可见的颗粒。

■ 肿瘤遗传学

可以通过分离癌细胞来鉴定癌症特异性的突变和其他序列变异。处理时，癌组织可以是新鲜的、冷冻的或固定的（通常是福尔马林固定和石蜡包埋），可以通过外科手术或穿刺活检获得。穿刺活检所获的组织样本很小，即使经过仔细解剖或激光捕获显微切割（见第 7 章和图 7.2），癌细胞也很难从非癌细胞中分离出来。另外，我们还可以分离和处理血液循环中的癌细胞。循环癌细胞很少见，需要高产量方法处理大量血液，以区分癌细胞和非癌细胞（见第 9 章）。

在制备固定组织时应十分仔细，以减少样本的降解。储存缓冲液、固定步骤和温度都会影响提取的核酸的质量。有些固定剂不能保护核酸的

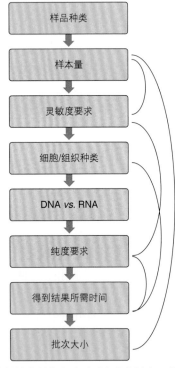

图 3.3 选择核酸制备方法时要考虑的因素。底部的因素往往更依赖顶部的因素，箭头表明了决策顺序的指导原则。连接线指的是可能触发重新考虑上述决策的因素之间的关系。示例包括以下内容：可能需要考虑样品量以满足检测灵敏度要求，可以接受较低纯度的产物以节省处理时间，而大批量技术可能仅适用于小样本量

完整性（如 Bouin 固定液或 B-5 固定液），但其他固定剂与分子方法兼容（10% 中性缓冲性福尔马林和锌基的固定剂，如乙酸-锌-福尔马林）。

病原体

引起感染或疾病的有机体在样本中以不同水平存在，它们可能存在于样本某部分，而非均匀分布。此外，它们的细胞壁、外膜或蛋白质衣壳可能难以裂解。因此，有效地发现和裂解病原体是从样本中提取病原体核酸的一大挑战，因为其有时以低水平存在。

低浓度

目标核酸可能以低浓度存在，因此必须考虑分析的灵敏度要求和下游分析的检测范围。需要考虑的因素包括：① 起始样本量（越大越好）；② 减小体积和增加目标物质浓度的浓缩步骤；③ 用于下游分析的核酸制剂的最终体积；④ 核酸回收率（产量）。大样本量可能无法获取或不可行。

不同样本类型的兼容性

期盼一种适用于任何样本类型的通用方法过于理想化。商业自动化平台适用于许多不同的样本类型和目标物。然而，目前还没有针对所有组织类型或基质的通用方法。样本制备方法必须适应样本类型和目标核酸。

RNA

RNA 的分离中需要注意的是，在制备过程中去除样本中的 RNA 酶，特别是在最终的 RNA 分离物中。许多实验室使用特殊的塑料制品、手套和不含 RNA 酶的溶液，以确保 RNA 不会被无处不在的 RNA 酶降解。

整合的核酸制备流程

有些检测方法包含样本核酸制备，作为检测的一部分。优点在于，使用者可以在一个程序同时制备和分析样本，并且跳过可能导致样本交叉污染的样本处理步骤。实例是带有上游核酸制备步骤的 PCR 系统，在单个盒子内完成核酸制备与检测。

微流控

核酸制备的微流体技术相关研究，出版物中经常提到核酸连续制备。其中的挑战包括原始复杂样本、分析灵敏度限制及难裂解的有机体的有效裂解。如果投入的样本容量太小，则该方法可能在某些实际应用上不够灵敏。由于开发复杂的自动化产品需要较高成本，实际上市场上很少有微流体核酸制备方法。

核酸的品质和量

纯度

核酸的纯度和产率是评估核酸制备方法的主要因素。核酸产率与分析灵敏度直接相关。所需的纯度取决于目标物和分析方法。有时纯度非常重要，但并非每种分析方法都需要高纯度的核酸样本。测量核酸产率和纯度的方法包括紫外线吸收法和荧光染料染色法。

有些制备方法可以得到非常干净的核酸。当需要非常纯的产物时，苯酚方法仍然非常有用。TRIzol 也可用于这个目的，尤其适用于 RNA。

抑制因子

下游分析决定了所需核酸的纯度。常见的分子诊断方法如 PCR 或环介导等温扩增需要不同纯度和浓度的核酸。与核酸共同纯化的分子可能会抑制 PCR 等酶促反应，或通过阻挡荧光或改变背景荧光来干扰可视化实时检测。由于潜在的测定干扰而通常被除去的分子有核酸酶、蛋白

质、多糖、盐、溶剂（如醇）、色素（如血红素）或腐殖酸等。对于长期储存的样本，可能需要更复杂的纯化程序。

另一种方法是使分析方法对干扰不太敏感，这样制备过程就不那么重要了。例如，PCR 的一些方法包括使用各种 Taq DNA 聚合酶，它对来自复杂样本背景的抑制剂更有抵抗力。

提取程序引入的化学物质也很重要。在下游分析之前，应该去除或灭活这些用于提取的化学物质或酶，如离散剂或其他盐、醇或蛋白酶。

产量

目标核酸的制备产量是可以测定的。样本在最终制备中可能产出高达 100% 的原始目标核酸，这取决于样本和使用的方法。产量取决于样本背景、细胞或组织、分析物浓度和测量方法。有些材料经常在处理过程中丢失。产物的百分比产率可以通过将回收的量除以最终样

本中的预期量来计算，考虑输入量和输出量。产量衡量制备程序的提取效率，并影响应添加到下游分析中的产物量。大多数广泛用于自动化核酸制备平台的二氧化硅结合系统的核酸产率彼此相似，处理人类样本 DNA 的产率超过 50%。

用于衡量核酸品质和量的方法

用于评估核酸数量和质量的主要技术是紫外线（UV）吸光度法和溶液中或凝胶基质中核酸荧光染色法。这些方法对 dsDNA 的评价有价值，并且可以针对 RNA 或 ssDNA 进行修正后评价。每种方法都受到杂质的不同影响。

■ 紫外线吸光度法

我们可以使用紫外线分光光度计在 260 nm 下测量核酸。核酸分子在 260 nm 处最大限度地吸收紫外线，这几乎完全取决于它的组成碱基。DNA 双螺旋具有比相同数量的核苷酸单体更低的紫外线吸光度，并且，当 DNA 变性形成单链（ssDNA）时（例如，通过加热或调节 pH），紫外线吸光度增加。如果 dsDNA 很纯，则其 50 mg/L 的溶液在 260 nm 处的吸光度为 1.0。RNA 具有更大的吸光度，浓度仅约 30 mg/L 的吸光度为 1.0。对寡核苷酸浓度的更精确估计则基于二核苷酸贡献[91]。紫外线吸光度并不区分 DNA 和 RNA。当污染物如蛋白质、核苷酸、单链核酸、苯酚或胍等对总吸光度有贡献时，紫外线吸光度法可能会过高估计或无法准确估计浓度。

核酸制剂的纯度是通过其在 260 nm 和 280 nm 处的吸光度比（A_{260}/A_{280}）来估算的。与核酸相比，蛋白质在 280 nm 处有最大吸收峰。纯净的核酸制剂的 A_{260}/A_{280} 应在 1.7～2.0，具体数值取决于碱基组成。比值太低则表明有蛋白质污染。A_{260}/A_{280} 也受 pH、离子强度和在萃取纯化过程中可能引入的残留的有机化学物质的影响。280 nm 处吸光度值随 pH 变化会发生急剧变化。

■ 核酸的荧光染色

虽然吸光度测量简单而精确，但灵敏度不高。用与核酸结合的荧光染料法检测核酸比吸光度测量灵敏度高 1 000～10 000 倍。它们也不受背景干扰物质的影响。核酸染料最常用的是溴化乙锭，一种带正电荷的嵌入性染料，用于

dsDNA，也可以少量插入单链 DNA 和 RNA 的局部二级结构。花青染料也是广受欢迎的核酸着色剂；除非它们与核酸结合，否则几乎没有荧光，因此背景非常低。核酸染料可以探测凝胶或溶液中的 DNA 和 RNA。实时 PCR 使用溶液中的 SYBR Green I 等染料在扩增过程中监测 PCR 产物。每条曲线都定义了与初始目标量相关的量化循环数（Cq）。量化可以是依据标准曲线的绝对定量，也可以是相对于参考目标的相对定量。核酸染料也被用在大规模并行测序中文库扩增之前的 DNA 定量。靶 DNA 也可以通过数字 PCR 定量，其中许多 PCR 分区运行。使用适当的光学元件，可以直接观察单个 DNA 分子，无需使用基于花青染料的核酸染色剂进行扩增。凝胶按分子大小分离核酸，并通过荧光染料可视化，具有许多实际应用。有关凝胶分离、实时 PCR、数字 PCR 和大规模并行测序的其他信息，请参阅第 4 章。

记忆要点 计量核酸的常用方式

- 紫外线吸光度法：使用紫外线分光光度计在 260 nm 紫外光照射下计量核酸。核酸的纯度会影响结果。当诸如蛋白质、核苷酸、单链核酸、苯酚或胍等污染物对总吸光度有影响时，核酸浓度可能被高估。
- 荧光染色法：荧光染料特异性结合核酸（不与其他分子如蛋白质结合），因此这种方法不会检测到背景物质。这种测量的灵敏度也更高。特定染料可优先与 dsDNA、ssDNA 或 RNA 结合。
- 凝胶分离和可视化：凝胶基质可用于在染色前按分子大小分离核酸。这是一种很好的计量核酸产品分子大小的方法。
- PCR 和其他分子诊断技术：如 PCR 之类的核酸检测方法通过将它们与标准曲线进行比较来计量核酸的量。

方法选择

有许多方法都可制备用于分子检测的核酸，见表 3.1。没有一种方法可满足所有需求，需要在灵活性、通量、成本、自动化、简单性和时效性方面之间做出选择。中心实验室的需求与现场快速检测的需求不同。降低成本和大批量处理对于中心实验室来说至关重要，而简单和时效性在床旁检测（或即时检测）是至关重要的。随着这个领域向更高效的核酸制备方向发展[96]，某些趋势是显而易见的：① 对危害较小的化学品的需求增加；② 更少的制备步骤；③ 更快和更有效的裂解；④ 自动化。对于任何方法来说，难以裂解的细胞和低浓度的核酸都是挑战。

表 3.1 常用的核酸分离程序比较

分离方法	样本适用性	裂解	是否兼容外部机械裂解	核酸产物	单个样本量	通量（个 / 批）	耗 时	参考资料
小型实验室自动化的示例，样本灵活性的合适选择								
二氧化硅顺磁性珠子结合（或纤维素）	许多类型，包括血液、拭子标本、组织和痰液	化学酶学	是	DNA RNA	< 1 ml；2～10 倍浓度，取决于套装配置	6～96	20～180 min	21、34、64～67、75、76、87
二氧化硅旋转柱结合（离心）	许多类型，使用不同的商业套装；灵活	化学酶学	是	DNA RNA		12		25、33、65～67、77、78
大型实验室自动化的示例，大批量的合适选择								
顺磁性珠子结合	许多类型，包括拭子标本和组织	化学	是	DNA RNA	≤ 1 ml	96		30、76
玻璃纤维板结合抽真空分离	许多类型，包括血液和组织	化学酶学	是	DNA RNA	未知细胞；0.5 ml	96	20～90 min	Promega、Qiagen
裂解或移除抑制因子的简单方法示例								
稀释（不灵敏）	所有类型	无需要	是		不适用	不适用	< 5 min	不适用
仅机械裂解	仅清洁样本	机械	不适用	DNA	看情况		< 10 min	16、31
酶学裂解（溶菌酶或蛋白酶）	细胞、组织、食物、细菌	酶学和加热	不适用	DNA RNA			5～20 min	20、41
结合并移除抑制因子（Chelex）	小体积样本，血细胞	煮沸		DNA			30 min	50
用于核酸分离的最少步骤的快速手动方法的示例								
吸头内置多孔结合基质	液体样本	化学	否	DNA RNA	5～10 倍浓度		< 5 min	78
纸基保存和提取	许多类型，血液、细胞和组织	化学	否	DNA	斑点，干燥浓缩		< 30 min	25、58
顺磁性珠子，在珠子或者表面上离子交换	血液、细胞、法医样本、单纯水性试剂	各不相同，酶和热	根据需求	DNA RNA	< 1 ml		60 min	Promega、Bio-Nobile、Thermo Fisher

（续表）

分离方法	样本适用性	裂解	是否兼容外部机械裂解	核酸产物	单个样本量	通量（个/批）	耗 时	参考资料
可以产出非常干净的核酸的方法示例								
SCODA 胶——旋转场聚集分离	任何样本类型	预裂解	根据需求	DNA RNA	< 10 倍浓度，≤ 5 ml		4 h	84
苯酚氯仿分离、乙醇沉淀	细胞、组织、细菌、酵母	化学		RNA	沉淀，纯产物		60 min	TROzol
二氧化硅旋转柱结合	许多类型，使用多种套装，十分灵活	化学酶学	是	DNA RNA	取决于套装	12		25、33、65～67、77、78

总　结

核酸可能需要从不同类型的人体细胞或循环游离核酸中分离。当关注病原体时，病毒、细菌、原生动物和真菌都必须考虑到。多重检测可能需要同时分离部分或所有来源的核酸。许多技术都是可用的，但需要考虑是选择商业产品，还是选择特定应用的技术组合。许多公司的核酸制备套装使这个过程尽可能简单。核酸分离的解决方案正在不断改进，以满足不断发展的诊断领域的复杂需求。

（张彦　吴冰冰）

第4章 · 核酸技术

Carl T. Wittwer and G. Mike Makrigiorgos

背景

核酸（nucleic acids, NA）的修饰、扩增、检测、鉴别和测序技术促进了分子诊断学的飞速发展。分子诊断技术的发展趋势正在走向更快、更好和更经济实惠。若这些趋势能转化为临床应用，我们都将因此获益。

内容

通常通过核酸纯化和扩增可以得到足够的核酸以便于检测和分析。然而，并非所有的技术在分析之前都需要进行核酸纯化或扩增。聚合酶链式反应（polymerase chain reaction, PCR）仍然是实验研究和临床诊断最常用的扩增方法，但使用等温扩增法的分子检测现已获得美国食品药品监督管理局（FDA）的批准，其中部分还通过了《临床实验室改进修正法案》的认证。放射性检测已被荧光法甚至电子方法所取代。分离方法，特别是过去分析核酸的主要方法——电泳，目前仍在使用。而那些无需分离即可检测、识别和量化的封闭系统（如实时 PCR 和熔解分析）具有更大的优势，可简化工作流程并缩短所需时间。多重检测方法使临床医师能对多个可能性的诊断进行验证，有助于诊断综合征性疾病。核酸杂交的特异性仍然是大多数方法的核心。微阵列在研究中具有优势，并且拷贝数阵列已被证明具有临床实用性。测序方法已经逐步从在凝胶上可视化的劳动密集型末端终止测序法，发展为目前合成过程中大规模并行测序的方法，并进一步走向单分子测序。

概 述

1953 年发现的 DNA 结构[1] 及 1958 年证明的半保留复制[2]，为分析核酸奠定了基础。1970 年前后又发现了限制性内切酶[3]、寡核苷酸合成[4] 和逆转录酶[5, 6]。1975 年出现了可能是第一种实用的分子诊断技术——Southern 印迹，该技术应用限制性内切酶对核酸进行消化并在琼脂糖凝胶上分离不同大小的核酸[7]。Southern 印迹通常用于检测大片段的结构性改变，如缺失、重复、插入和重排，但当单个核苷酸变异（single nucleotide variants, SNV）破坏了限制性内切酶位点时，也可以通过该技术进行检测。Southern 印迹是第一种对复杂基因组中单个拷贝基因 DNA 分析同时具有灵敏度和特异性的方法。1977 年出现的 Northern 印迹技术与 Southern 印迹技术相似，与 Southern 印迹不同的是，Northern 印迹是针对 RNA 进行分析，以确定 RNA 转录物的大小[8]。然而，Southern 印迹和 Northern 印迹需要大量的核酸并且耗费过多人力和时间成本，目前已很少使用。关于这两种技术，详见本教材第五版[9]。

1977 年开发了使用链终止抑制剂（双脱氧核苷酸）和凝胶进行大小分离的 DNA 测序方法[10]。最初的测序方法是放射性的并且在平板上进行分离，但是在接下来的 30 年中通过荧光分析、自动化及毛细管的应用增加了这种"金标准"方法的效用性。聚合酶链式反应（PCR）最初描述是在 1985 年，1988 年热稳定聚合酶的使用使 PCR 技术得到了极大的改进[11]。在所有分子技术中，PCR已成为分子诊断中最普遍的方法。在此基础上，PCR技术进一步扩展和改良，特别是用于定量的实时PCR，该方法于1992年首次被描述[12]，并于1997年出现商业仪器[13,14]。

20世纪90年代出现了将寡核苷酸附着于玻璃板上的DNA微阵列[15]，在1995年应用于RNA表达谱分析[16]，之后基因组微阵列用于比较SNV和拷贝数的变化。不同于微阵列的复杂性，荧光熔解分析方法于1997年首次应用[17]，在2003年更新升级后具有更高的分辨率，成为遗传分析的简便手段[18]。

2005年首次发表的大规模并行测序[19,20]，凭借其测序碱基数量的庞大，进一步成为一项主导技术。其也称为下一代测序（next generation sequencing, NGS），但是这一术语是暂时性的，可能随时代发展而淘汰，所以笔者还是更喜欢使用大规模并行测序（massively parallel sequencing, MPS）这一术语。

目前，分子诊断学作为一个飞速发展和竞争激烈的领域，无论是在学术界还是在工业界，都在不断地向前发展。这种发展体现在近年来分子诊断学

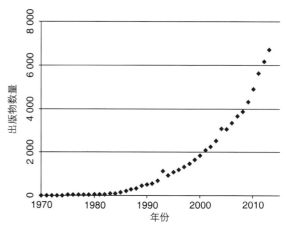

图4.1 1970—2013年的分子诊断学出版物（经许可引自 Chiu RWK, Lo YMD, Wittwer CT. Molecular diagnostics: a revolution in progress. Clin Chem 2015; 61: 1–3. Copyright 2015 AACC）

相关出版物的数量上（图4.1）[21]。本章节的内容主要聚焦于当前所应用的核酸技术的方法和原理。

笔者以核酸的预处理方法为开篇，再聚焦于那些观察或量化核酸目标序列所需的扩增技术，随后讨论了用于检测或可视化核酸的工具，以及能识别、量化和分离单个物种核酸的方法，最后以大规模并行测序的优势作结尾。重要的术语及其定义见专栏4.1。

专栏4.1　重要的术语及定义

接头：与文库片段连接的寡核苷酸，以提供特定的引物结合位点。

等位基因特异性PCR：用于只扩增一个基因座上一个等位基因的PCR方法。通过设计一个或两个PCR引物使其包含一个等位基因上的序列变异来实现扩增特异性。

扩增子：扩增反应的产物如PCR产物。

反义RNA（asRNA）：与细胞内转录的信使RNA（mRNA）链互补的单链RNA。

不对称PCR：一种选择性扩增目标DNA中某一单链的PCR方法。

支链信号扩增：使用支链DNA（bDNA）作为扩增杂交信号手段的分子探针技术。

构象敏感性凝胶电泳（CSGE）：一种突变检测方法，通过电泳可以筛选出DNA片段中正常碱基和突变碱基之间的错配。

拷贝数变异（CNV）：基因组之间具有拷贝数差异

的DNA片段。

覆盖度：测序获得的目标序列所占的比例。

变性梯度凝胶电泳（DGGE）：在不断变性的条件下（通常增加甲酰胺或尿素浓度）根据DNA片段迁移率不同进行DNA分离的电泳方法。另可见TGGE、SSCP和异源双链分析。

脱氧核糖核苷酸三磷酸（dNTP）：通常包括dATP、dCTP、dGTP和dTTP，是DNA的组成部分。

DNA文库：带有连接接头的将被进一步测序的DNA片段的集合。

双脱氧终止测序（Sanger测序）：一种基于在体外DNA复制期间通过DNA聚合酶选择性掺入链终止双脱氧核苷酸的DNA测序方法。

Northern印迹分析：一种鉴定RNA特定序列的技术，其中RNA分子：① 通过电泳分离；② 转移至硝酸纤维素膜；③ 通过合适的探针鉴定。

核酸类似物：与天然存在的RNA和DNA类似（结

构相似）的化合物。用于化疗和分子生物学研究。

寡核苷酸：一种短的单链核酸。

寡核苷酸连接分析（OLA）：一种确定目标靶基因中是否存在特定核苷酸对的技术，通常表明该基因是野生型（正常）或突变型（异常）。

配对末端序列：来自 DNA 片段两端的序列，通常长达数百个碱基。

肽核酸（PNA）：人工合成的聚合物，类似于 DNA 或 RNA，但含肽而不是磷酸二酯键。该术语有点用词不当，因为 PNA 不是酸。

聚合酶克隆（polony）：通过聚合酶链式反应、桥式扩增或等温扩增等方法产生的用于大规模并行测序的克隆微观集落。

聚合酶链反应（PCR）：一种体外指数扩增 DNA 的方法。

引物：一段寡核苷酸，通过退火结合至模板链来启动聚合酶催化的核苷酸聚合反应。

焦磷酸测序：通过检测核苷酸掺入时焦磷酸的释放而实现"边合成边测序"的 DNA 测序方法。

测序读到的碱基序列（read）：通过模板测序推断的核苷酸序列。

读长：测序得到的碱基数。

实时 PCR：在扩增过程至少每个循环检测一次 PCR 产物。

限制性片段长度多态性（RFLP）：根据限制性内切酶消化和电泳后 DNA 片段大小的变化来揭示的遗传多态性。

逆转录酶：一种能催化 RNA 模板合成 DNA 的聚合酶。

滚环扩增（RCA）：一种探针扩增方法，在模板存在的情况下，用线性探针连接形成环。这个环是由一个聚合酶和一个或多个引物连续复制的。

数字聚合酶链反应（数字 PCR 或 dPCR）：PCR 的一种改进形式，将样品稀释后分成多份，从而一部分没有模板（0），而另一部分有一个或几个模板（1）。

插入片段（特指 NGS 中的术语）：在连接到接头之前已经被片段化的原始 DNA 的一部分。

荧光原位杂交（FISH）：一种利用荧光标记分析染色体和遗传异常的遗传作图技术。FISH 也可以称为染色体绘画。

kb：1 000 个碱基。

Mb：100 万个碱基或 1 兆碱基（1 000 000 个碱基）。

Gb：10 亿个碱基或 1 000 兆碱基（1 000 000 000 个碱基）。

异源双链：具有内部错配或环的 DNA 双链。

异源双链分析（HDA）：一种突变扫描技术，通过凝胶或毛细管电泳筛选 DNA 片段中正常碱基和变异碱基之间的碱基错配。

同源双链：完全匹配的 DNA 双链。

杂交：两条 DNA 链的退火或配对。

插入：与参考序列相比，在一个样本中出现的额外 DNA 序列。

环介导的等温扩增（LAMP）：一种使用单一温度孵育扩增 DNA 的单管技术。

大规模并行测序（MPS）：同时对许多 DNA 片段进行测序。

配对序列：从 DNA 片段两端获得的序列，其通常为 5 000～10 000 个碱基。

熔解曲线：对加热过程中双链 DNA 解离所需的温度的测量。

多重连接依赖性探针扩增（MLPA）：多重聚合酶链反应的一种，通过仅用一对引物扩增多个目标序列来评估目标序列的拷贝数。

新一代测序（NGS）：即大规模并行测序。首选术语使用大规模并行测序。

Sanger 测序：参见双脱氧终止测序。

连续侵入性信号扩大反应：一种信号增强技术，将两种侵入性信号放大反应以单管形式串联组合。来自目标特异性一级反应中分离出的 5′ 臂用于驱动二级侵入性反应，在约 4 h 内导致总信号放大超过 7 个数量级。

单核苷酸变异（SNV）芯片：一种可以检测单核苷酸变异、插入和缺失的 DNA 微阵列，也称为单核苷酸多态性（SNP）芯片。

单链构象多态性（SSCP）：一种凝胶电泳技术，其中单链 DNA 片段是通过其异常迁移模式来识别的。

Southern 印迹：在限制性内切酶消化和电泳分离后检测 DNA 序列变异的方法。通过与标记探针杂交显示导致限制性位点之间距离变化的序列变异，包括：① 缺失；② 重复；③ 插入；④ 重排。

链置换扩增（SDA）：利用不同的引物、DNA 聚合酶和限制性内切核酸酶非同步扩增以得到单链扩增子的扩增技术。

温度梯度凝胶电泳（TGGE）：一种电泳形式，当样品在丙烯酰胺凝胶上移动时，使用温度使样品变性。

转录介导的扩增（TMA）：一种利用 RNA 聚合酶和 DNA 逆转录酶从靶核酸中产生 RNA 扩增子的扩增方法。TMA 被用于扩增 RNA 和 DNA。

转录组：一个或一群细胞中的所有 RNA 分子的集合，包括：① mRNA；② rRNA；③ tRNA；④ 非编码 RNA。

虚拟核型分析：通过从全基因组中的特定位点识别和量化 DNA 短序列从而获得核型信息的技术。

全基因组扩增（WGA）：一种非特异性扩增技术，可产生代表起始模板（全基因组）的扩增产物。

核酸制备

常规核酸检测要求：① DNA、RNA 或两者的提取；② 核酸的扩增；③ 检测、分析或定量。有时，根据样本类型和目标的含量，可以删除一个步骤，或者合并两个步骤。例如，当变性的高温可以提供足够量的核酸时，从血液、血清、血浆、脑脊液、鼻咽拭子和其他来源的样本可直接扩增而不需要样品制备。然而，定量和灵敏度可能会受到低提取效率和样品稀释的影响。尽管全基因组扩增通常用于单细胞分析，但单分子检测和单分子测序并不总是需要扩增。实时 PCR 不需要单独的扩增和检测，在 PCR 过程中可以同时进行产物熔链，以进行额外的分析[22]。

本书第 3 章已介绍了 DNA 和 RNA 的提取。除核酸提取之外，有时还需要通过酶或非酶促的方法制备用于扩增或分析的样品。例如，可能需要逆转录酶将 RNA 转化为 DNA。大规模并行测序通常需要文库制备，其可能包括用非特异性 DNA 酶进行酶促片段化，用聚合酶修复片段以补平末端，用激酶进行 5′-磷酸化，用聚合酶进行 A 加尾，并用连接酶连接接头[23]。抑或含有转座酶和双链测序接头的转座体复合物可在一个步骤中完成片段化至连接的过程[24]。第 1 章介绍了作用于核酸的酶。非酶促的方法也可用于扩增或分析前处理核酸。

■ 核酸片段化

煮沸法、酸碱处理、超声波、机械打断和化学裂解可用于将 DNA 或 RNA 切割成较小的片段，以进行后续的有效分析或构建文库。煮沸法是片段化基因组 DNA 的简便方法，PCR 过程不需要长的初始变性时间。DNA 可被酸片段化、RNA 可被碱片段化，但这些方法除了在印迹法等大工作量实验中被应用外，很少被使用。超声波打断是将核酸片段化用于构建文库的常用方法，常用于大规模并行测序。根据样品和声波发生器的频率和几何结构，可产生平均 100～20 000 个碱基的片段。还可以通过压缩

空气将液体雾化成细雾，使溶液通过细针或压力传感器来获得流体动力学剪切。对于化学裂解来说，几种金属离子催化的化学物质可以裂解单链和双链核酸。一些烷基化化合物可以同时裂解和标记核酸。例如，5-溴甲基-荧光素被金属离子催化以片段化 RNA 或 DNA，荧光素同时标记了这些片段可用于微阵列分析[25]。再如，使用羟胺或四氧化锇及哌啶裂解错配碱基的方法可用来检测和定位突变[26]。

■ 亚硫酸氢盐处理以进行甲基化分析

DNA 的亚硫酸氢盐处理通常用于分析 DNA 中胞嘧啶（C）残基的甲基化状态。亚硫酸氢钠（NaHSO₃）[27]，或与亚硫酸氢铵一起使用[28]，可将 C 转化为尿嘧啶（U），但不影响 5-甲基胞嘧啶。亚硫酸氢盐处理的化学过程如图 4.2 所示。该方法仅对单链 DNA（ssDNA）有效，因此样品需要通过加热、碱或变性剂如尿素、甲酰胺等处理进行变性。通常在核酸扩增后进行亚硫酸氢盐处理，随后进行 DNA 分析。用于扩增的 DNA 聚合酶将 5-甲基胞嘧啶识别为 C（无改变），但未甲基化的 C 被转化为 U 并且将被识别为 T（C 至 T 的序列改变）。许多方法可用于检测和量化由亚硫酸氢盐处理甲基化 DNA 产生的变异序列，包括等位基因特异性扩增、探针检测、熔解曲线法和测序[29]。亚硫酸氢盐处理的一个缺点是 DNA 易降解。根据实验操作方案，多达 90% 的 DNA 可能会丢失。在亚硫

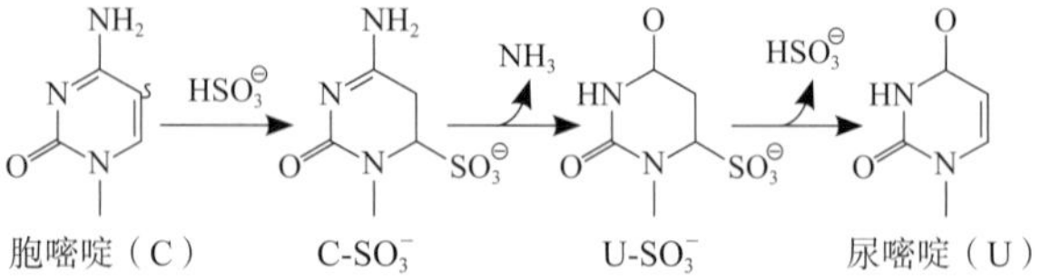

图 4.2　亚硫酸氢盐介导的胞嘧啶（C）向尿嘧啶（U）的转化分三步进行。第一步是向 C 中加入亚硫酸氢盐。该反应在酸性 pH 下进行。第二步是胞苷-亚硫酸氢盐（C-SO₃⁻）的脱氨基反应，以生成尿嘧啶-亚硫酸氢盐（U-SO₃⁻），该反应在 pH 为 5～6 时为最佳。在分析之前，通过调节 pH 至碱性条件 U-SO₃⁻可转化为 U。哺乳动物细胞中 C 残基的甲基化大部分发生在碳 5 位置（如 C 的结构所示），生成 5-甲基胞嘧啶，其对亚硫酸氢盐介导的转化具有抗性

酸氢盐处理前可以使用预亲和富集的甲基化 DNA。例如，甲基化 DNA 可以通过用含 5-甲基胞嘧啶 DNA 产生的抗体进行免疫沉淀来富集[30]。通过免疫沉淀可以实现高达 90 倍的甲基化 DNA 富集。另一种方法是使用甲基化 DNA 结合蛋白在亲和柱上捕获双链甲基化 DNA[31]。

扩增技术

进行分子诊断需要能在复杂基因组结构背景下检测极低浓度核酸的技术。提高检测方法的灵敏度是核酸分析转化临床应用的核心问题。增加目标核酸含量、检测信号或探针的技术称为扩增法。扩增法示例见表 4.1。扩增过程中，通过体外方法多次复制一段明确的核酸序列（靶序列），而靶区域之外的序列不会被扩增。在信号扩增时，靶区域含量保持不变，但是通过其他方法来增加信号，包括分支核酸结构的连续杂交和可循环的连续的酶催化底物。最后，在探针扩增中，探针（或探针的产物）仅在靶序列存在的情况下被扩增。扩增技术通常可在不到 1 h 的时间内实现超过 100 万倍的扩增。

■ 聚合酶链反应-靶扩增

通过体外合成方法增加靶核酸的量时，即靶扩增。PCR 是目前最广为人知和最广泛应用的靶扩增方法。由于商业化的热稳定 DNA 聚合酶、试剂盒和仪器易于获得，该方法已被广泛应用于研究，并在临床实验室中常规使用。

PCR 反应的详细过程

聚合酶链反应需要：① 热稳定的 DNA 聚合酶；② 每个碱基对应的脱氧核苷酸（统称为 deoxynucleotides, dNTP）；③ 一段包含待扩增序列的 DNA 链；④ 一对寡核苷酸（称为引物），其与靶序列互补。在第一步中，目标双链通过加热变性为单链（图 4.3）。当混合物冷却时，大量的引物（通常超过初始目标浓度的 100 万倍）与目标序列的互补序列特异性退火结合。在引物退火后，聚合酶的作用是通过延伸两个引物的 3′ 端合成两条新的 DNA 链。这些引物被设计用来识别目标序列，这些序列足够接近使聚合酶将每一条链延伸到足以包含另一个引物的启动位点。通常，聚合（或 DNA 合成）的最佳温度是退火温度（引物与其靶序列杂交）和变性温度（新生成的 DNA 链与其模

表 4.1　常用扩增技术

技　术	类型	所需要的酶
聚合酶链反应（PCR）	靶向	DNA 聚合酶（热稳定）
转录介导的扩增（TMA）	靶向	逆转录酶，RNA 聚合酶，RNase H
自主序列复制（3SR）		
基于核酸序列的扩增（NASBA）		
链置换扩增（SDA）	靶向	HincⅡ，DNA 聚合酶Ⅰ（5′-外切活性缺陷）
环介导的扩增（LAMP）	靶向	DNA 聚合酶
解旋酶依赖性扩增（HDA）	靶向	解旋酶，DNA 聚合酶
重组酶聚合酶扩增（RPA）	靶向	重组酶，单链结合蛋白，聚合酶
全基因组扩增（WGA）	靶向	Φ29DNA 聚合酶
多重置换扩增（MDA）		
反义 RNA 扩增（aRNA）	靶向	T4 DNA 聚合酶，Klenow，S1 核酸酶，T7 聚合酶
支链 DNA（bDNA）	信号	碱性磷酸酶
连续侵入性信号扩大反应	信号	裂解酶
滚环扩增（RCA）	探针	Φ29DNA 聚合酶

记忆要点　核酸扩增方法

· 可以扩增放大目标、信号或探针。
· 可以是等温的或在不同的温度下循环。
· 循环速度受仪器限制，而不是生物化学限制。
· 可以在凝胶上或实时分析。
· 可以是定性、定量或数字化的。
· 需要阳性和阴性对照。

板链解离）之间的中间温度。第二个循环也从变性开始，但该步骤中有 2 倍的链（原始基因组 DNA 和第一个循环的延伸产物）可用于引物退火和之后的延伸。温度循环（通常）使用 3 个温度：① 足

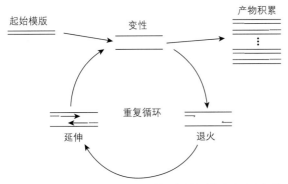

图4.3 PCR 的简单示意图。初始模板的扩增需要通过加热变性，使引物在较低温度下退火，然后在中间温度下进行延伸。在每个循环中，DNA 产物加倍。经过 20～40 个循环后，产物累积超过 100 万倍

以使目标序列变性的高温，通常为 90～97℃，但根据产物的解链温度可以更低；② 使引物退火至目标序列的低温，通常为 50～65℃；③ 最适合聚合酶延伸的第三个温度，通常为 65～75℃。更完整的 PCR 示意图如图 4.4 所示，图详细说明了为什么只生成目标长度的产物。将样本通过多个温度变化步骤的仪器称为热循环仪。

重复的热循环可使短产物（由引物和所有插入序列组成）呈指数积累。若每个循环都是高效的，则每个循环的目标序列量加倍（效率为100% 或 1.0）。PCR 效率取决于引物、温度循环条件和可能限制扩增的任何抑制剂。扩增产物在PCR 的开始循环中呈指数累积。然而，在某些时候，由于组分耗尽或引物与产物退火之间的竞争（即单链产物呈高浓度而彼此退火并非引物退

火），则扩增效率下降，产物产量进入平台期（图4.5）。S 曲线形状类似于人口增长的逻辑模型。典型 PCR 反应中，使用 0.5 µmol/L 引物通常获得的最大 DNA 浓度约为 1 000 亿个拷贝 / 微升。

加入逆转录酶后，可以将目标 RNA 转化为cDNA，再进行扩增。逆转录和 DNA 扩增通常由两种不同的聚合酶催化。在一步法逆转录聚合酶链反应（RT-PCR）中，两种酶都存在于共同的缓冲液中，而 PCR 引物用于逆转录和 DNA 扩增。一些耐热酶同时具有 DNA 聚合酶和逆转录酶活性，因此这两个步骤可以在同一个试管中用相同的酶进行。在两步法 RT-PCR 中，首先通常使用随机六聚体或 poly-dT 寡核苷酸（针对大多数 mRNA 的 poly-A 尾）进行逆转录。逆转录后，用特异性引物对 cDNA 进行第二步 PCR。

扩增后，可以通过多种方法检测产物。使用溴化乙锭染色的凝胶电泳是一种经典的方法，可以根据片段大小分离产物，并能满足许多应用。当需要精细区分到单个碱基时，可以荧光标记其中一个引物，并在常规 Sanger 双脱氧终止测序仪的毛细管中分离 PCR 后片段。或者，某些形式的杂交实验可用于验证或分析扩增产物。自动化方法总是很有吸引力，而闭管法由于从未暴露于开放环境，在使用反应产物进行进一步反应时，能有效避免污染。在扩增前添加荧光染料或探针可以在反应进行时（实时 PCR）或反应完成后（终点熔解）进行光学监测跟踪反应，而无需额外步骤分析样本。

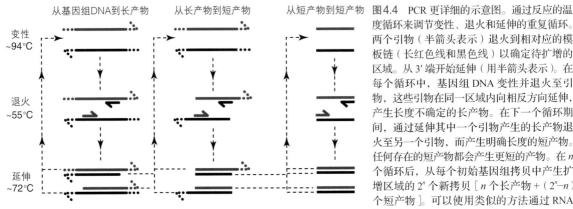

图4.4 PCR 更详细的示意图。通过反应的温度循环来调节变性、退火和延伸的重复循环。两个引物（半箭头表示）退火到相对应的模板链（长红色线和黑色线）以确定待扩增的区域。从 3′ 端开始延伸（用半箭头表示）。在每个循环中，基因组 DNA 变性并退火至引物，这些引物在同一区域内向相反方向延伸，产生长度不确定的长产物。在下一个循环期间，通过延伸其中一个引物产生的长产物退火至另一个引物，而产生明确长度的短产物。任何存在的短产物都会产生更短的产物。在 n 个循环后，从每个初始基因组拷贝中产生扩增区域的 2^n 个新拷贝 [n 个长产物 + $(2^n - n)$ 个短产物]。可以使用类似的方法通过 RNA 逆转录产生 DNA 模板来扩增目标 RNA

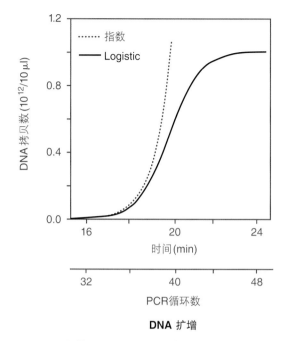

DNA 扩增

图4.5 PCR 扩增 DNA 的理论（指数）曲线和实际（逻辑）曲线。假设 PCR 的倍增时间为 30 s，即给定方程 $N_t = N_0 e^{rt}$，其中 N_t 是时间 t 的 DNA 量，N_0 是 DNA 的初始量，而在 PCR 反应中，r 是 1.386/min。在引物浓度为 1/3（初始浓度为 0.5 μmol/L，或每 μl 3 000 亿对引物）的条件下，则每 μl 的 PCR 产物的载量为 1 000 亿拷贝。从一个目标拷贝起始，当倍增效率为 100% 时，需要 23 min（46 个周期）将目标扩增至饱和状态（经许可修改自 Wittwer CT, Kusukawa N. Real-time PCR. In: Persing DH, Tenover FC, Versalovic J, eds. Molecular microbiology: diagnostic principles and practice. Washington, DC: ASM Press, 2004: 71-84. Copyright 2004 ASM Press）

聚合酶链反应动力学

PCR 的反应步骤（目标双链变性、引物退火至模板，以及从引物延伸 DNA 链）发生于 3 个不同的温度，每个反应需要一定的时间。实际操作中通常将反应混合物保持在 3 个不同的温度（例如，在 94℃ 下变性，在 55℃ 下退火和在 72℃ 下延伸）来进行 PCR。使用锥形管的标准热循环仪侧重于对样品基座加热精确温度控制的均匀性，而非整个循环中样品温度的动态控制。因此，在过渡期中样品的温度不明确，但循环时间成为确保样品达到目标温度的标准。仪器和制造商之间的可重复性较差，PCR 可能需要 1 h 或更长时间才能完成 30 个扩增循环。

变性、退火和延伸的动力学表明，温度之间的快速过渡伴最小停顿或没有停顿（温度平台期），PCR 扩增反应会更佳（图 4.6）。如毛细管中的实验所示，变性、退火和延伸是非常迅速的反应[32]。应使用合适的仪器进行快速循环，使变性和退火时使用温度"尖峰"，而不是延长温度的平台期[33]。PCR 所需的实际时间取决于产物的大小，但当其小于 500 个 bp 时，在 15 min 内即可完成 30 个循环。此外，快速扩增提高了特异性。图 4.7 显示了在不同循环速度扩增相同产物的 PCR 反应。在传统慢循环中，会生成许多

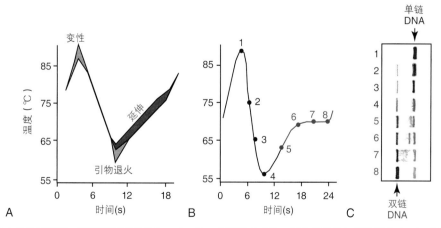

图4.6 PCR 动力学的示意图。随着温度不断变化，PCR 的 3 个阶段（变性、退火和延伸）相继反应（A）。在温度循环结束时，该反应包含单链和双链 PCR 产物。当对循环的不同时间点（B）进行采样和分析时，变性的单链 DNA 至双链 DNA 的转变呈现出连续性（C）。将样品在冰水中快速冷却并在冷琼脂糖凝胶上进行分析，以清楚地分离单链和双链产物。延伸反应时可以在单链和双链 DNA 之间出现其他条带（时间点 5～7）（经许可修改自 Wittwer CT, Herrmann MG. Rapid thermal cycling and PCR kinetics. In: Innis M, Gelfand D, Sninsky J, eds. PCR applications. San Diego: Academic Press, 1999: 211-229. Copyright 1999 Academic Press）

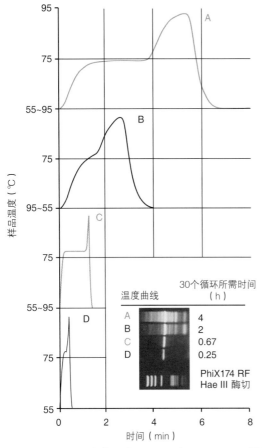

图4.7 快速 PCR 提高产物特异性。人类基因组 DNA 样本通过 A～D 不同温度曲线循环扩增 30 次。更快的循环扩增提高了人类基因组 DNA 中 536 bp β 球蛋白片段的特异性（C 和 D）（经许可引自 Wittwer CT, Garling DJ. Rapid cycle DNA amplification: time and temperature optimization. BioTechniques 1991; 10: 76-83.Copyright 1991 Eaton Publishing）

非特异性产物（图 4.7A）。随着循环时间的缩短，这些产物消失（图 4.7B～D）。实际上，当变性和退火时间最短时，扩增产量和产物特异性都是最佳的。但是，非常快速的循环可能会影响 PCR 效率，而这对于定量 PCR 至关重要。

对 PCR 中变性、退火和延伸的要求已有综述总结[34]。在 PCR 循环之前，可能需要对基因组 DNA 进行初始变性，具体取决于 DNA 样品的制备方式。为了使基因组 DNA 中的长链变性，可能需要事先煮沸样品或进行几秒钟的初始变性步骤。但是，在 PCR 期间，较短产物的变性非常迅速。即使对于较长的 PCR 产物，在达到变性温度后不到 1 s 即可完成变性。超过变性时间仅促

进聚合酶降解。如果需要更长的变性时间，则说明样品未达到目标温度或正在使用热激活的聚合酶。当退火时间小于 1 s 时，产物的特异性最佳。若引物浓度较低，可能需要更长的退火时间。每个循环所需的延长时间取决于 PCR 产物的长度。尽管延伸步骤往往比建议的时间要快，但该步骤不是瞬时的。在体外条件下，典型聚合酶的延伸速率为每秒 50～100 个碱基。分子作用快，而操作人员和 PCR 仪器运行缓慢。事实上，通过将引物和聚合酶的浓度提高 10～20 倍，可以在不到 15 s 的时间内高效地扩增出基因组 DNA 的 60 bp 片段[35]。35 个 PCR 循环（每个 < 0.5 s）即可实现，并且不需要使用任何热启动方法。

聚合酶链反应产物长度可以在 40 bp 至约 40 kb。为了扩增超过 2 kb 长度的产物，通常使用含 3' 核酸外切酶活性的聚合酶混合物以编辑错配核苷酸。退火和延伸这两个过程都可以在同一温度下进行，并不一定要在两种温度下单独进行，因而可以有两种温度而非 3 种温度的循环。Taq DNA 聚合酶和其他聚合酶具有末端转移酶活性，可以将单个未配对的核苷酸添加到 PCR 产物链的 3' 末端。在所有 4 个 dNTP 存在的情况下，优先添加 dATP。这意味着通过 PCR 产生的许多双链产物 3' 末端将带有一个或两个 A。尽管这不会影响大多数检测实验，但是它会使一些具有高分辨率的系统复杂化。另一方面，此功能可用于大规模并行测序中的高效克隆和文库构建[36]。

聚合酶链反应优化

除循环温度外，PCR 的特异性还取决于引物的选择和 Mg^{2+} 的浓度。Mg^{2+} 是聚合酶的辅助因子，还可以稳定 DNA 双螺旋。低浓度的 Mg^{2+} 能促进 PCR 反应特异性，而高浓度则有助于其灵敏度。尽管可能需要更高的 Mg^{2+} 浓度来补充与样品中 dNTP、乙二胺四乙酸（EDTA）或柠檬酸盐螯合的 Mg^{2+}，但传统 PCR 中用到的 Mg^{2+} 浓度仍相当有限（1.5～2.5 mmol/L）[37]。此外，循环速度低于 1 s 时，Mg^{2+} 浓度需要高达 5 mmol/L[35]。PCR 缓冲液中的某些常见成分，如 K^+，在 50 mmol/L 浓度时会抑制 75% 聚合酶延伸效率[38]。

聚合酶链反应的灵敏度和特异性会因低分

子量杂带的形成而受影响。在 PCR 反应启动前，引物、模板和聚合酶全部聚集在一起，且温度低于 PCR 引物退火温度，从而诱发该反应形成。在低温下，若引物瞬间退火结合至另一个引物或非目标区域，聚合酶可能会使复合物延伸。若延伸产物又被引物结合和延伸，则可能形成非特异性的双链产物（如引物二聚体）并在整个反应中充当扩增模板。引物二聚体可通过其分子量或解链温度与目标产物区分开，但它们仍然会影响预期的扩增效率并降低实验灵敏度。

可以通过多种方式减少引物二聚体的形成。几乎所有的方法都是在温度升高前抑制聚合酶的活性（因此，该策略通常统称为热启动）。热启动的一种方法是使用抗体（或适配子），在室温下结合聚合酶并使其失活。结合剂在加热时释放，使聚合酶发挥延伸作用。第二种方法是使用石蜡，在反应的基本组分之间形成物理屏障。第三种方法是聚合酶、引物或 dNTP 可以被化学法阻断，使得热激活前不能发生延伸反应，通常需要 2～20 min 的初始变性时间。第四种方法是引物设计时使其能在低温下发生自退火，形成发夹结构，从而减少引物二聚体的形成。温度升高后，引物线性化并可以结合目标 DNA，从而导致聚合酶发挥延伸作用。

引物设计

引物的选择通常决定了扩增反应能否成功及其质量如何。要选择引物，首先要明确靶标的序列。以下是一些关于引物选择的直观有效的指导建议。

（1）确保引物退火后结合到靶标的反向 DNA 链，且它们的 3′ 末端彼此相对。引物之间距离越短，其 PCR 产物越小，扩增越容易高效快速地进行。通过限制延长时间，较短的产物与较长产物相比能够更高效的扩增。通过快速控制温度循环，缩短延伸时间，使较长产物没有时间完全延伸，从而选择性地扩增较短产物。

（2）避免引物退火后相互结合，或与其他物结合，尤其要避免引物 3′ 末端的互补配对。

（3）选择具有靶标特异性的引物。避免简单重复序列和常见的重复序列，如 Alu 重复。如果

靶标有相近的相似序列，引物需要经设计以使其退火后只结合到预期的靶标上。引物的靶向片段需避免假基因（对于基因组 DNA）和相关的细菌或病毒株（对于微生物）。

（4）避免引物具有与目标产物内部序列相互补的序列，特别是在引物的 3′ 末端。

（5）通常选择 18～25 个碱基且两条引物熔解温度（Tm）相匹配的引物。长度超过 17 个碱基的引物很大可能在人类基因组具有特异性。

（6）避免实验中背景 DNA 中存在与引物相似的序列。美国 NCBI 的基本局部比对搜索工具（BLAST）已普遍应用于相似序列的检索[39]。

（7）引物的 5′ 末端比 3′ 末端更能容许错配。3′ 末端的错配最有识别度，能用于等位基因特异性的扩增。为了高效扩增，可尝试至少使 3′ 末端的前 6 个碱基完全匹配，这些碱基对于聚合酶结合非常重要。5′ 末端的变异更能被容许，因此只要充分考虑熔解温度的差异，就能用于引入限制性位点。引物也可以包括与后续扩增或检测非同源的 5′ 末端。

许多引物选择程序能通过商业途径获得，其他免费程序则能够在网络上获得，但很少有选择规则经过实证检测。

聚合酶链反应的污染、抑制和控制

因为 PCR 反应通常产生大约 1 万亿个拷贝的靶标，在一个新的样本反应中，很小数量的起始扩增产物就会造成假阳性结果。因此，微小的气溶胶液滴里就有足以进行大量扩增的 PCR 产物。PCR 产物可能会污染：① 试剂；② 移液器；③ 玻璃器具。简单的实验室预防措施[40]能够通过以下方式最小化污染：① 在完全隔离的区域进行扩增前、扩增后的操作；② 使用正排量或带滤芯的枪头来最小化气溶胶的污染；③ 提前准备和储存小量分装的单个或混合反应组分。化学方法能够防止污染影响后续反应[9]。包括在 PCR 反应中用 U 代替 T，后续通过尿嘧啶 N-糖基化酶或紫外线对 DNA 产物的照射降解其内的尿嘧啶。阻止污染最有效的方法是像实时定量 PCR 一样，将产物装在密闭的管子里。即使采取污染预防措施，阴性对照或空白反应

（包括除靶标 DNA 外的所有反应物）也是最重要的 PCR 对照之一。

PCR 的一个优点在于，它不需要高纯度的核酸以进行成功的扩增。但在实际操作中，临床样本可能包含数量不可预测的不纯物质，会抑制聚合酶的活性。因此，为了确保临床检测中扩增的可靠性，通常会对核酸进行纯化（详见第 3 章）。临床标本中 PCR 抑制剂存在多样性，需要证明样品（或从其中纯化制备的核酸）能够进行扩增。尽管基因分型检测会自动进行上述确认，但通常会对样品（或样品中抽提出来的核酸）进行不同于靶标的对照核酸序列的附加检测和定量反应。阳性对照扩增失败说明样品需要进一步的纯化来去除抑制剂[41]。

多重聚合酶链反应和巢式聚合酶链反应

多重 PCR 指在同一溶液中同时扩增超过一个目标片段。例如，细菌核糖体序列内部高度可变，而两侧序列保守，可用于引物结合，使用同一对引物可结合并扩增超过一种细菌，从而实现多重 PCR 反应。但更常见的是为多个靶标设计多对引物，在同一溶液中同时扩增。尽管潜在的引物相互作用经过多重 PCR 呈指数增加，但只要 PCR 循环的数量保持较低，大多数时间内扩增效果都很好。引物浓度越低，越需延长退火时间来维持退火的高效性。如果后续有额外的扩增反应，多重 PCR 通常被称为"预扩增"。

如果用一对外引物进行 PCR，然后用一组内引物再次扩增 PCR 产物，则将其称为巢式 PCR。通常，在加入内（巢式）引物之前，要将第一轮 PCR 产物稀释 1 000～1 000 000 次。巢式 PCR 的优点在于敏感性和特异性都有所提高。其缺点是发生污染的可能性增加，特别是当第一轮 PCR 产物的稀释和转移是经手工进行时。多重 PCR 后进行巢式 PCR 已经用于闭管系统，来进行病原体的多重检测。

不对称聚合酶链反应

常规的 PCR 采用相同浓度的引物，因此能够确保大部分 DNA 产物为双链。不对称 PCR 使用一对浓度不同的引物以生成更多的其中一条单链产物。例如，一条引物采用 0.5 μmol/L，另一条引物 0.005 μmol/L，从而产物大多数为单链 DNA。但是通过这种技术生成产物的产量会比较低。以相对不那么极端的比例（例如，一条引物 0.5 μmol/L，另一条 0.2 μmol/L），扩增产量大多得以保障，单链产物足以过量以易于进行探针杂交。

改善不对称 PCR 效率可通过平衡非限制性引物和限制性引物 Tm 值的方法。限制性引物的浓度越低，其较之于非限制性引物 Tm 值越低。在"指数后线性"（LATE-PCR）[42]中，限制性引物的稳定性被充分提高（通常通过使其存在时间更长）以抵消其较低浓度的影响。结果是，两种引物在 PCR 的初始循环中具有相当的结合模板的能力。指数扩增后，线性扩增为下游杂交分析提供了充足的模板。

聚合酶链反应选择性扩增序列变异

等位基因特异性 PCR 通过将一个引物的 3' 末端置于多态性位点，可以优先扩增一个遗传等位基因。与引物更好地匹配的变异比其他等位基因更容易延伸。该策略可用于将基因与假基因区分开，并用于 SNV 的基因分型。等位基因特异性 PCR 也可用于确定单体型[43]。

通过调整方法，聚合酶链反应还可以富集引物结合位点内部的变异体。"在较低变性温度下的共扩增 PCR"（COLD-PCR）可以对小于 200 bp 的 PCR 产物中的变异体进行富集，且不受变异类型或位置的影响[44]。含有错配的序列的变性温度比完全同源的序列略低。在 PCR 循环中，变性后的产物杂交步骤使含有突变的产物链与野生型链结合，形成异源双链（图 4.8）。该步骤的温度太高，引物无法结合。接下来，将反应温度升高至临界变性温度（T_c），该临界变性温度下，含有错配的序列优先变性。然后降低温度以允许引物结合，从而引导含突变序列的优先复制。通过在多个 PCR 循环中重复此方案，与野生型链相比，包含突变的链得到优先扩增。在 0.5℃范围内识别正确的 T_c，通常 Tm 下降（G：C 变为 A：T）或 Tm 维持不变（例如，T：A 变为 A：T）的变异可得到 10～20 倍的变异富集，Tm 升高（A：T 变为 G：C）的变异则得到 5～10 倍的变异富集。如果进行第二轮

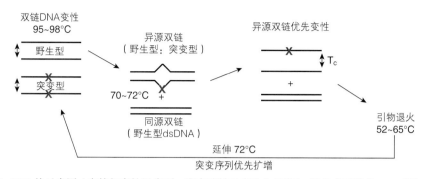

图 4.8 COLD-PCR 的示意图（在较低变性温度下，聚合酶链反应的共扩增）。该技术可富集 PCR 引物之间的任何序列变异，而无需事先了解变异类型或位置。通过对基因组 DNA 进行几轮常规 PCR 的初步循环可生成初始量的 PCR 产物。然后将修改后的 PCR 温度循环用于 COLD-PCR。在 95～98℃下 DNA 变性后，将 PCR 产物在引物不结合的温度下孵育（如 70℃下 2～8 min），以进行再次退火和交叉杂交。突变和野生型等位基因的交叉杂交形成了包含错配的结构（异源双链），其解链温度低于完全匹配的结构（同型双链）。接下来将温度升高至临界变性温度（T_c），以优先使异源双链体变性（单个 T_c 用于 PCR 产物的任何突变；但是，不同的 PCR 产物具有不同的临界变性温度）。然后降低温度以进行引物退火（如 55℃），再升高至 72℃以进行引物延伸，从而优先扩增变异等位基因。COLD-PCR 对长度为 50～200 bp 的短 DNA 片段有效

COLD-PCR，则富集增加。通过不同调整可以在单个步骤[45, 46]中实现更高的突变富集或将富集限制为 Tm 降低的突变[47]。由于在 DNA 的亚硫酸氢盐处理过程中，未甲基化的序列经历了数个从 C 到 T 的变化，这些变化会降低 Tm，因此 COLD-PCR 也可用于富集未甲基化的序列[48]。在各种下游检测方法中，最常使用的是高分辨率熔解[49-51]或测序[52-54]。

聚合酶链反应的检测限

在最佳条件下进行 PCR 时，可以检测到目标片段的单个拷贝。但是，实际上，必须考虑从稀释模板溶液向 PCR 反应分配至少 1 个拷贝的统计概率。泊松分布表明，如果平均每支试管有 1 个拷贝靶标，则 37% 的试管将没有靶标，37% 的试管将具有 1 个拷贝靶标，其余的将有 1 个以上拷贝的靶标。如果每个试管平均有 2 个拷贝，则大约 14% 的试管将没有模板，从而造成假阴性。若 95% 的试管每管至少要包含 1 个拷贝，则每个反应平均大约需要 3 个拷贝。因此，任何单个 PCR 的检出限（95% 概率）不能低于每个反应 3 个拷贝。若 99% 的试管每管至少要包含 1 个拷贝，则每个反应平均大约需要 5 个拷贝。任何扩增技术都存在低拷贝分析这一局限性。但是，数字 PCR 可以并行分析许多反应，并且可以对每个反应中（平均）少于 1 个拷贝的模板进行定量。

数字聚合酶链反应

传统的 PCR 许多单个模板分子的扩增结果的平均值。数字或单分子 PCR 是一种使用分布在多个反应室或"分区"中的模板稀释溶液的技术。每个分区都有或没有 PCR 模板分子以进行扩增。PCR 后，分区被评分为阳性（一个或多个初始模板）或阴性（没有初始模板），从而得到数字化输出。通常数千甚至数百万个分区会被评分。分区可以是油包水 PCR 液滴，也可以由微流体在芯片上形成。

数字 PCR 可以识别和量化罕见序列变异，精确检测拷贝数变化，测定 PCR 标准品的浓度，以及检测同一 PCR 产物中的变异单体型[55]。经正确操作，数字 PCR 不需要定量 PCR 中常规使用的标准曲线。数字 PCR 不易发生背景 DNA 竞争，因为竞争的 DNA 按阳性和阴性分区。例如，如果 0.1% 的分区为罕见变异阳性，那么 99.9% 的背景 DNA 在阴性孔中。在阳性孔中，变异与背景之比增加 1 000 倍，变异可以更好地扩增。普通的 PCR 抑制剂在数字 PCR 中效果可能不那么明显，因为即使在会影响批量定量 PCR 的中度抑制条件下，数字 PCR 也达到了阳性阈值[56]。

数字 PCR 的结果从每个分区的初始模板的平均数量得出，该值称为 λ。通过泊松统计确定实验测量值的 λ 估计值。λ 估计值的精确度随分

区数的增加而增加。当λ变得太低（仅几个分区为阳性）或太高（几乎所有分区为阳性）时，精确度也会降低，当λ等于 1.59 时，精确度是最佳的[57]。因此，为了获得最佳精确度，必须事先进行浓度估算。变异系数可以通过泊松分布估算，也可以通过二项式分布更精确地确定。其他单分子扩增和数字分析，如环介导等温扩增[58]和重组酶聚合酶扩增，也已有报道[59]。

单分子 PCR 通常在大规模并行测序方法中用于克隆扩增。分区可以是油包水乳化液滴（乳化液 PCR）[60]、丙烯酰胺凝胶薄膜上的 PCR 集落（polonies）[61]、通过桥式扩增产生的平面流动池表面的簇[62]或表面附着克隆扩增模板的珠子[19, 20, 63]。当在这些大规模并行反应中观察到扩增时，很可能是单个模板分子发生了克隆扩增。

■ **其他靶向扩增方法**

除 PCR 外，还开发了许多其他靶向扩增方法。有些已发现其临床用途，将会在下一部分中进行介绍。其中包括等温扩增方法，其热变性已被辅助蛋白（解旋酶、重组酶）或链置换替代。这些方法在产物形成上仍类似于 PCR。其他方法与 PCR 不同，产物的形成基于发夹延伸或由 RNA 转录为 DNA。

基于转录的扩增方法

参考逆转录病毒的复制，开发了基于转录的扩增方法。这些方法有多种名称，包括转录介导扩增（transcription-mediated amplification, TMA）[64, 65]、基于核酸序列的扩增（NA sequence-based amplification, NASBA）[66]和自主序列复制（self-sustained sequence replication, 3SR）分析[67]。此类方法无需温度循环（等温的）扩增靶标，而是利用逆转录酶、RNase H 和 RNA 聚合酶的活性进行扩增。最为广泛应用的是 TMA，详见图 4.9。扩增需要两条引物，一个逆转录酶和一个 RNA 聚合酶。与 RNA 目的序列互补的引物在 5′ 端末尾包含 RNA 聚合酶的启动子序列。该条引物退火结合至目的 RNA 上并通过逆转录酶作用延伸，产生一个 RNA-DNA 双分子物质。这条 RNA 链由逆转录酶的 RNase H 活性降解，以允许第二条引物退火。然后逆转录酶延伸第二条引物生成包

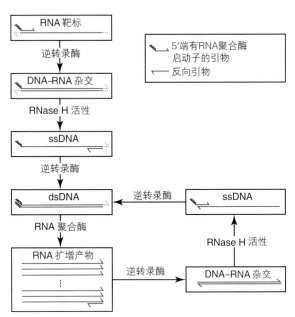

图4.9 转录介导扩增（TMA）的原理图。从单链 RNA 靶点开始，在其 5′ 端带有 RNA 聚合酶启动子的引物通过逆转录酶延伸，形成 DNA-RNA 杂交体。逆转录酶还具有 RNase H 活性，随后降解 RNA 链，留下单链 DNA（ssDNA）。然后，第二种引物与 ssDNA 结合，并延伸形成双链 DNA（dsDNA），并附着 RNA 聚合酶启动子。然后，RNA 聚合酶产生 100～1 000 个 RNA 拷贝，其中一些再次与第二种引物结合。逆转录的重复循环，DNA-RNA 杂交体由 RNase H 活性降解，dsDNA 通过逆转录酶形成，以及在 RNA 聚合酶催化下进一步指数级转录产生 ssRNA。单链靶标等温扩增，双链靶标要先变性为单链

含启动子的双链 DNA（dsDNA）。RNA 聚合酶识别启动子并起始转录，为每一个 DNA 底物产生 100～1 000 个拷贝的 RNA。每条 RNA 结合并延伸第二条引物，形成 RNA-DNA 杂交体；杂交体内的 RNA 被降解，引物中的启动子结合并延伸以生成可被转录的 dsDNA，接着循环往复。与 PCR 一样，所有试剂都包括在内，指数级的扩增在 1 h 内完成。与 PCR 不同之处在于，这些方法不需要温度循环（如果使用 DNA 模板，则初始热变性除外）。当靶标是 RNA［例如，在血库核酸测试中的人类免疫缺陷病毒（HIV）和丙型肝炎病毒（HCV）］，此类方法特别具有优势。

环介导扩增法

环介导扩增（loop mediated amplification, LAMP）不是用于生产一定长度的产物，而是产生具有分支和环的多种不同 DNA 结构。在基本

体系中，两条链置换引物和两条环形成引物识别靶标的 6 个区域[68]。两条内引物每条的 5′ 端末尾都有与目的序列互补的部分。经过内引物延伸后，于每个末端可形成发夹结构或环状结构，其中之一会有一个自由 3′ 末端可进行后续延伸。这种环结构除了 3′ 末端没有被封闭外，与自体探针[69]和弹回引物[70]相似。两条外引物用于替换内部扩增产物以生成循环扩增的起始原料。链反应包括自由 3′ 末端的延伸和内引物与环上暴露的单链的再次结合。扩增产生的产物混合物，具有越来越多的环状结构和逐渐复杂的分支结构。在另一种 LAMP 体系中，5 条引物进行等位基因特异性扩增，1 条竞争性探针识别目标片段的 7 个区域[71]。两种体系均可产生多种产物，且反应可在 1 h 内完成。

链置换扩增反应

与环介导扩增法相似，链置换扩增在链反应之前需要形成起始原料[72]。DNA 首先在 4 种引物下发生热变性。这 4 种引物包括两种外引物和两种在 5′ 端有限制性酶切位点的内引物。在 dCTP、dGTP、dUTP 和修饰的脱氧核苷酸（dATP α）存在下，加入具有良好置换活性的外切酶阴性聚合酶，将限制性位点和修饰的 dATP α 整合到准备进入指数扩增的产物中。在 37℃时发生指数扩增，这种指数扩增是通过：① 限制性内切酶作用于缺口上的限制性内切酶位点（dATP α 可防止双链切割）；② 置换链沿缺口部位延伸；③ 用最开始的含有限制性位点的内侧引物引导置换链；④ 在引物和置换链之间延伸形成一个新的含有限制性位点的双链产物。经过步骤 1～4 一次又一次地重复达到指数扩增。

不需要热变性的变体聚合酶链反应

已有变体 PCR 可通过酶分离来代替双螺旋的热变性。这些方法最终产物与 PCR 相同，不需要热循环，并且可以更好地反映正常的 DNA 复制过程。例如，解旋酶依赖性扩增（helicase-dependent amplification, HDA）[73]使用解旋酶将双螺旋分离成单链。如最初报道所述，需要其他蛋白质来保证 37℃下所进行的该反应的稳定性。随后，使用热稳定的解旋酶和聚合酶可以在

60～65℃的温度下扩增，而无需任何其他辅助蛋白[74]。另一种技术是重组酶聚合酶扩增（RPA），它使用重组酶扫描 dsDNA 的引物位点，引起链交换以使引物和单链结合蛋白退火，使环结构稳定足够长的时间用于链置换引物延伸[75]。与 PCR 一样，两个相向的引物指数级复制一个短 DNA 片段，但该反应在 37℃的温度下进行，无需温度循环。

全基因组和全转录组扩增

当靶标短缺时，扩增所有基因组 DNA 或 mRNA 的方法可以替代靶标的特异性扩增以提高灵敏度。例如，多重置换扩增使用耐核酸外切酶的随机六聚体和高活性的聚合酶非特异性地扩增 DNA[76]。无需最初的 DNA 变性，该反应可以等温进行。mRNA 可以同样用经 RNA 聚合酶启动子修饰的 poly（T）引物进行广泛扩增[77]。逆转录后，第二链 DNA 合成并转录，产生反义 RNA。全基因组和反义 RNA 扩增也可用作扩增或检测前的核酸纯化方法。

信号和探针放大法

并非必须要扩增靶 DNA 或 RNA 序列，可以使用信号放大或探针扩增代替靶扩增。

支链 DNA：信号放大

信号放大技术不是使用增加靶标浓度的方法，而是使用核酸放大检测信号。支链 DNA（bDNA）方法是这些常用技术之一。bDNA 方法可将目标核酸与固定在微量滴定孔上的多个捕获探针杂交[78]。接下来是与一系列"延伸""预扩增"和"扩增"探针的杂交。最终的高度分支扩增探针包括多个拷贝的信号产生酶，它们作用于化学发光底物上以产生光信号。核苷酸类似物 isoC 和 isoG（彼此互补但不与其他核苷酸互补的 C 和 G 异构体）通常用于增加信号级联反应的特异性。

连续入侵性扩增：信号放大

当两个探针在一个靶标上重叠时，某些结构特异性核酸酶可催化"侵入性"切割反应。切割的片段继而可以引起发夹状的第二探针的侵入性切割。通过使用经过裂解分离的一对染料报告–淬灭分子对，可以将发夹探针设计为产生荧

光的指示剂。这种事件的连续发生顺序（指示探针的初次入侵和切割，然后是二次入侵和切割）被称为连续入侵性信号扩大反应[79]。DNA 变性、冷却并添加酶后，在一次和二次反应均能进行的温度下进行反应。

滚环扩增：探针扩增

如果在进行性置换聚合酶存在下将引物退火至 DNA 闭合环，则该环的互补序列将随着串联重复序列的置换而反复合成[80]。如果以相反方向使用两个引物，则在指数反应中将逐渐形成更复杂的分支。可以通过将线性探针的两端连接到模板 DNA 上来形成滚环。该连接可以在缺口聚合后，或在另一等位基因特异性寡核苷酸退火后直接发生。

■ 扩增分析中的终点定量

分子诊断测定可以是定性的（检测靶标的存在与否或基因型鉴定）或定量的（定量样品中靶标的原始浓度）。当实验包含扩增反应时，需要仔细控制许多变量以进行精准的定量。抽提效率的变化、酶抑制剂的存在、酶和试剂性能的批次

间变化，以及反应和检测条件的日常变化，都需要通过定量方法来解决。使用逆转录酶测定时，需要考虑更多变量（逆转录效率和参考基因的选择）。

扩增终点的定量分析通常是使用具有已知量的靶标或靶标模拟物的校准品进行的。可以通过与在样品处理时添加的已知数量的内部标准品比较来定量样品核酸，以控制核酸纯化的效率。这些内部标准可以是包装到合成噬菌体或病毒颗粒中的 DNA 片段、质粒或 RNA，来模拟真实病毒[81]。

实时（连续）分析与大多数终点分析相比，是一种更简单、功能更强大的定量方法。在每个循环中监测反应，通常根据荧光信号强度随循环数的变化（通常增加）来计算初始目标浓度。数字 PCR 在扩增的终点进行分析，在准确性、拷贝数和罕见变异分析方面具有潜在优势。实时定量 PCR（qPCR）[82] 和数字 PCR（dPCR）[83] 实验操作和结果报告的指南对于新手和有经验者都有很好的指导作用。

检测技术

分子诊断利用常规和特殊的方法进行核酸检测，可通过测定吸光度和荧光值进行核酸的批量定量检测（见第 3 章）。而特殊检测和定量方法通常需要使用序列特异、带有荧光或电子信号的引物或探针进行检测。

■ 核酸探针

紫外线吸光度和荧光染料本身并不区分不同的核酸序列（即它们不是序列特异性的）。核酸检测的特异性基本来源于两条互补的核酸序列杂交的原理。许多报告分子可以被共价连接或融合于核酸探针上。利用这些探针可以定性或定量检测与探针互补的核酸序列。第一个用于核酸检测的探针是放射性标记的。因为同位素衰变和辐射分解，放射性标记探针只有很短的寿命。由于其本身不稳定性，同时考虑到放射性同位素的安全及废弃处理，放射性探针在临床实验室中应用受限。虽然这里没有进一步讨论这些内容，但早期

版本中的本章提供了更多详细信息。

杂交探针的间接检测

第一个非放射性探针的实例是应用生物素标记 dUTP 类似物[84]。尽管改变了空间构型，但这种核苷酸能被大多数 DNA 聚合酶催化聚合。其他官能团，比如地高辛，也可作为亲和标签通过与 dUTP 化学连接掺入多聚核苷酸。另外，在合成过程中，寡核苷酸探针可以用生物素或氨基连接物标记，以便随后附着在指示分子上。通常标签首选设计在分子的 5' 或 3' 末端，因为中部修饰通常会存在更多的杂交干扰。

生物素和其他亲和标签不能自身产生可检测信号。但是，它们能通过与抗体高亲和力结合或生物素-链霉亲和素系统产生信号放大。这些结合分子可以与酶连接，如碱性磷酸酶、过氧化物酶或荧光素酶，将单个分子连接到单个酶上。酶活性是通过酶底物的催化转化率来检测的，这些

酶底物产生比色、荧光或化学发光信号。

亲和标签可以将目标序列捕获和定位到一个固相载体上。例如，生物素化探针可被定位在链霉亲和素涂层表面上，在孵育目标核酸后，第二个探针加入，它可以直接用荧光标记或通过另一个亲和标签与酶结合。任何背景或非特异性的试剂定位都会导致非特异性信号与所期望的信号同时放大，这些方法需要多次分离和清洗步骤来减少背景。

荧光标签

寡核苷酸合成和荧光检测技术的发展使荧光标记探针成为用于核酸检测的优选的报告探针。目前有许多荧光标签可用，多色标记技术可应用于检测中，如 DNA 测序、片段长度分析、DNA 阵列和本章后面将要讨论的实时 PCR。荧光偏振、荧光共振能量转移（FRET）和荧光淬灭等技术可提供额外的检测特异性。如果探针分子在结合后旋转发生改变，荧光偏振则可用于区分游离标签和结合标签[85]。分子旋转主要取决于分子大小，因此将小探针结合到大目标上会导致可测

量的极化增加。FRET 技术取决于两个光谱不同的荧光标签之间的光谱距离。通过与相邻区域杂交，可以使两个标记的探针相互靠近，而通过水解或杂交也可以使在相同探针上的两个标签距离变远。荧光淬灭或增强并不总是需要 FRET，如荧光可能仅通过荧光寡核苷酸杂交目标序列后而改变。荧光效果取决于荧光染料和来自目标序列或探针中 G 残基的固有淬灭[86, 87]。另外，淬灭的部分荧光可以直接被探针吸收[87, 88]。

电化学检测

电化学检测核酸因其简单的特性备受关注。氧化还原指示剂可检测杂交，其能识别 DNA 双链或其他杂交引起的电化学参数改变，如电导率或电容[89, 90]。通常，PCR 扩增在检测之前进行，因此有大量可检测的分子，产生放大后的信号来提高灵敏度。电荷检测也应用于大规模并行检测。例如，在 DNA 珠上单核苷酸延伸（SNE）产生的 pH 变化可以被互补的金属氧化物半导体（CMOS）传感器检测[63]。直接电子单分子测序也可通过单链 DNA 穿过纳米孔时的电流变化来检测[91]。

鉴别技术

核酸鉴别技术被分成三大类：① 基于分子大小或形状等物理性状进行分离的电泳法；② 无需电泳即可测定核酸大小、碱基含量或序列的替代电泳方法，包括高性能方法液相色谱、质谱和焦磷酸测序；③ 通过对互补的核酸进行退火或熔解从而识别特定核酸的杂交法。一些技术可同时使用电泳和杂交。

电泳

当在适当缓冲液中形成电场时，DNA 和 RNA 都带负电荷，并向带有正电荷的电极迁移。当核酸混合物在中性的筛分聚合物中时，在电场的作用下，不同的核酸发生分离。核酸分离主要基于分子大小，小分子比大分子在聚合物中移动得更快（图 4.10）。当非常大的分子（≥ 50 kb）需要分离时，脉冲电场被用来帮助这些大分子在聚合物基质中移动[92]。分离也根据分子的物理构象或形状来区分，例如：① 单链分子可能折叠

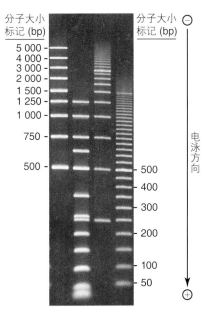

图4.10 该图显示琼脂糖电泳（1% w/v，SeaKem LE 琼脂糖凝胶）后多个 DNA 片段，表明了双链 DNA 分子根据大小分离（图片由 Lonza Rockland Inc, Rockland, Maine 提供）

呈二级结构，或者它们可能呈可变的线性结构；② 线性双链分子可能形成具有不匹配碱基的杂合双链，或者它们可以保持原来的同源双链形式；③ 环形双链结构的核酸可能是开环结构或超螺旋结构。在非变性的条件下，它们的形状可能会影响核酸分子在电泳基质中的迁移。根据形状分离可以提供有用的信息，但是可能会干扰根据大小分离的分析。DNA 电泳在变性或非变性的条件下进行，视应用情况而定。

RNA 电泳常作为转录定量或微阵列表达分析前的质量控制检查。RNA 容易被组织或环境中的 RNA 酶降解，所以以用这些方法去判断 RNA 的质量十分重要。因为 RNA 经常存在二级结构，所以电泳常在变性条件下进行，以破坏这种结构。集成微电泳通道的商用微流体芯片可以通过检测核糖体 RNA 峰来快速评估 RNA 的完整性（图 4.11）。虽然这种方法不能检测到特定的转录本，但只需要少量的起始 RNA。

琼脂糖和聚丙烯酰胺是电泳中常用的两种聚合物。这些聚合物的几种化学变体可商用，并适合不同的分离范围和应用。根据要分离的核酸大小、所需的分辨率及结果如何被可视化和分析选择合适的聚合物和聚合物浓度（通常以 % w/v 表示）。通过使用不同浓度，琼脂糖凝胶可将小至 20 bp 到大于 10 Mb（10 000 kb）的核酸片段，如酵母、真菌和寄生虫的染色体，进行分离。然

而，琼脂糖的分辨率是有限的，通常有 2%～5% 的大小差异。琼脂糖聚合物在模具中进行配制（有时可用商业化的预制胶）并可浸没在缓冲液中。凝胶对核酸结合的荧光染料具有渗透性，染色后的凝胶可通过拍照记录结果。

聚丙烯酰胺凝胶电泳适用于小分子（高达约 2 kb）的高分辨率分离（低至 0.1% 大小的差异），是单链核酸分离的主要聚合物，比如双脱氧链终止法测序。聚丙烯酰胺可用作线性聚合物溶液，填充毛细管（毛细管电泳），或作为交联凝胶，浇铸在两个塑料或玻璃板（平板凝胶电泳）之间。聚丙烯酰胺凝胶对荧光染料具有渗透性，核酸也可以被银染。此外，聚丙烯酰胺聚合物光学清晰，使其成为利用激光诱发荧光方法检测荧光标记片段时，可视化发射信号的理想材料。表 4.2 列出了常用的电泳技术。

表4.2 常用以电泳为基础的技术

用电泳的技术	英文或缩写	初步应用
聚合酶式链反应（或逆转录酶聚合酶式链反应）长度	RT-PCR	检测
聚合酶式链反应及限制性片段长度多态性	RFLP	检测
Southern 免疫印迹法	Southern blotting	检测
Northern 免疫印迹法	Northern blotting	检测
双脱氧核苷酸终止测序（Sanger 测序）	Dideoxy-termination sequencing (Sanger)	测序
单核苷酸延伸实验	SNE	基因分型
寡核苷酸连接实验	OLA	基因分型
多重连接依赖性探针扩增	MLPA	定量
异源双链迁移实验	HDA	扫描
构象敏感扫描技术	CSGE	扫描
单链构象多态性分析	SSCP 或 SSCA	扫描
变性梯度凝胶电泳	DGGE	扫描
温度梯度电泳	TGGE 或 TGCE	扫描
温度循环毛细电泳	TCCE	扫描

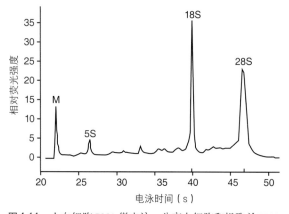

图4.11 人白细胞 RNA 微电泳。分离白细胞和提取总 RNA 后，将样品进行变性和荧光染料染色后，采用商品化的微电泳平台来分析 RNA 质量。核糖体 RNA 中突出的 18S 和 28S 条带表明 RNA 基本上是完整的。该图也显示了参考条带（M）和 5S 核糖体 RNA 条带。注意，微电泳时间应低于 1 min

聚合酶链式反应产物长度

PCR 产物的电泳分析常被用来检测 PCR 产物的大小和 PCR 的特异性。PCR 产物可通过荧

光 DNA 结合染料（如溴化乙锭）对凝胶进行染色。在某些情况下，扩增产物是可直接检测的（例如，存在于人类样本中的细菌、病毒或真菌，它们有独特的基因序列）。扩增反应的特异性是由已知的片段大小和没有额外条带所证实的。内部阴性和阳性对照用于控制潜在的污染和 PCR 抑制剂。

小片段插入、缺失、重排和重复序列数目改变也可以通过测定凝胶上 PCR 产物的长度被检测到。当片段长度差异较大时，容易在琼脂糖凝胶电泳中进行观察；当片段长度差异很小时，可能需要用到变性聚丙烯酰胺基质。在 PCR 过程中，荧光引物可以被掺入产物中，以简化对片段长度的检测。这些技术通常用于诊断遗传性疾病和身份识别。

限制性片段长度多态性

从细胞中提取的 DNA 极长，通常在电泳前被切成小片段来加强迁移性。限制性内切酶将 dsDNA 切割成大小可重复的片段；如果标本中包含相同的 DNA 序列，同一酶在不同的标本中可产生相同的片段。如果 DNA 的改变去除或产生酶识别的切割位点（或改变两个切割位点之间的间距），则会产生不同大小的片段。这些由限制性内切酶酶切引起的片段长度（或多态性）的变化称为限制性片段长度多态性（RFLP）。然而，基因组 DNA 的限制性酶切产生了数千个片段。要应用到实际中时，具体的片段需要可视化的探针，如 Northern 免疫印迹和 Southern 免疫印迹。

聚合酶式链反应/限制性片段长度多态性

许多序列改变（如单碱基改变）不影响 DNA 的长度。然而，通过 PCR 可以很容易地扩增出它们，并且许多可以通过限制性酶处理后被检测为 RFLP。PCR 之后，产物可被一种或两种酶酶切并可用电泳来分析。例如，当某一个变异破坏了酶的识别位点，就能通过本方法区别出 DNA 是否存在该变异。当该变异存在时，酶切后只产生一种未酶切的 PCR 产物，而正常 DNA 会被酶切为两种短的片段（图 4.12）。如果变异呈杂合子状态（DNA 中一个拷贝正常，一个拷贝变异），则会被检测到一种长的片段和两

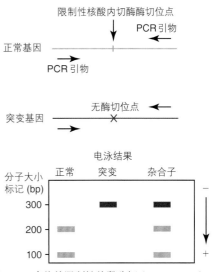

图4.12　PCR 产物的限制性片段酶切（PCR-RFLP）。PCR 扩增的 DNA 片段携带一个可被一种限制性内切酶所识别和切割的一个位点（通常是 4 个或更多碱基的一个独特的序列）。如果出现突变，这个位点则改变，不再被酶所识别。电泳结果显示，正常的 DNA 片段可被酶切，产生两个比原长度短的片段，但从纯合突变株中分离出来的片段不被切割，保留了 PCR 产物的原始长度。在杂合突变体中，原片段和较短片段均可见

个短片段。通常用琼脂糖电泳就可以很容易地检测出结果。这种方法的另一个用法就是将 mRNA 逆转录为 DNA，逆转录后的 DNA 缺乏内含子，这样就可以在一次 PCR 中对多个外显子进行分析。当某些罕见变异产生新的限制性酶切位点时，可通过将寡核苷酸连接到该酶切位点，并将该寡核苷酸作为后续 PCR 扩增的引物之一，提高检测灵敏度，通过电泳或实时定量 PCR 分析变异是否存在[93]。

构象敏感扫描技术

几种电泳的方法能被用来检测 PCR 扩增后序列的变异。例如，异源双链实验（HDA），也称为构象敏感凝胶电泳（CSGE）[94]，可检测存在变异的 DNA 片段。与一个完全匹配（同源双链）的 DNA 片段相比，当双链 DNA 片段存在一个或多个不匹配的碱基（异源双链）时，DNA 电泳迁移率会改变。变性梯度凝胶电泳（DGGE）[95] 和温度梯度凝胶电泳（TGGE）[96, 97] 根据稳定性降低来检测异源双链。随着温度的升高或变性梯度的增加，异源双链在较低的温度下熔解，最终链分离，在凝胶中的迁移率发生变化。单链构象多

态性分析（SSCP 或 SSCA）[98]是用来检测 PCR
产物中的单链 DNA 折叠。电泳迁移率随着折叠
单链分子的大小和形状而改变。其中许多方法，
最初是在平板凝胶上发展起来的，现在已经有了
毛细管电泳分离的方法。例如，循环温度毛细管
电泳（CTCE）[99]已被提出用于扫描染色体未知
点突变。扫描电泳技术随着测序成本的降低，已
经失去了普及意义。相反，直接的双脱氧测序和
大规模并行测序不仅能确定变异的存在，而且还
提供了序列信息。另一种不需要电泳分离或昂贵
设备的替代方法是高分辨率熔解曲线。在本章的
前一版本中可以找到其他电泳方法的详细信息。

双脱氧终止测序（Sanger 测序）

DNA 的双脱氧终止测序在临床实验室中被
广泛运用[100]。RNA 可逆转录为 DNA 进行 RNA
测序。核酸序列是确定的，与参考序列相比，测
序错误率约为 0.1%（1 000 个碱基中有一个错误
识别）。为了有更高的准确性，核酸序列常常进
行正反向测序。有多种软件程序可用于序列比较
分析。碱基变化，包括不改变蛋白质序列的同义
突变、导致氨基酸改变的错义突变、无义突变和
小片段插入/缺失都可通过 Sanger 测序所鉴定。
但是本技术无法检测到跨越引物结合位点的大缺
失和重排。

最常见的测序策略是，第一步用 PCR 来扩增
感兴趣的区域，接着采用 20 世纪 70 年代末发展
起来的链终止反应进行检测。在测序引物延伸时
加入 4 个双脱氧核苷酸类似物中的其中一个，从
而生成不同长度的片段。双脱氧核苷酸的戊糖环
上不含 3′-OH 和 2′-OH（图 4.13）。由于 DNA
链的延伸需要在 3′-OH 基团上结合脱氧核苷酸，

因此双脱氧核苷酸的掺入终止了链的延伸。最常
见的产生这些终止片段的方法是循环测序，通过
温度变化实现重复退火、链延伸终止和变性的步
骤，类似于 PCR（图 4.14）。生成的片段用荧光
染料标记（使用标记引物或标记的末端脱氧核苷
酸），通过电泳分离，并在片段通过检测器时用
荧光法检测（图 4.15）。当使用荧光标记引物时，
需要 4 个反应管，每管带有 4 种双脱氧终止剂中
的一个。如果使用 4 种不同颜色标记末端脱氧核
苷酸，则终止反应可组合在一个反应管中进行，
并只需进行一次毛细管电泳。经 PCR 和循环测序
后，毛细管电泳可在 2 h 内分辨出 600～800 个碱
基，96 个或 384 个样本可并行运行。

RNA 测序在临床实验室中广泛应用于 HIV、
HCV 等病毒的基因分型，以确定预后和适当的
治疗方法。通过对核糖体 DNA 的分析，测序也
被用于细菌鉴定，以及识别许多遗传病和癌症中

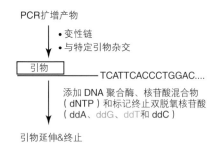

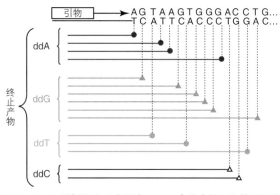

图 4.14　双脱氧终止反应测序。PCR 产物变性，与特异性的
寡核苷酸引物杂交，引物与模板碱基［脱氧核苷酸（dNTP）］
互补配对，在 DNA 聚合酶作用下进行引物序列延伸，当随
机掺入终止双脱氧核苷酸碱基（ddA、ddG、ddT 或 ddC）
时，终止延伸反应，从而得到各种长度的延伸产物的混合物。
每个终止碱基可以用 1 种或 4 种不同的荧光标签（在图中以
不同符号显示）标记

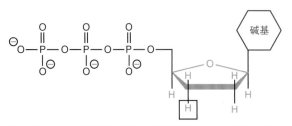

图 4.13　一个双脱氧核苷酸。可以看到 3′-OH 缺失，而在
典型的脱氧核苷酸中是存在 3′-OH 的。3′-OH 的缺失导致磷
酸二酯键无法形成，从而避免聚合酶延伸，导致反应终止

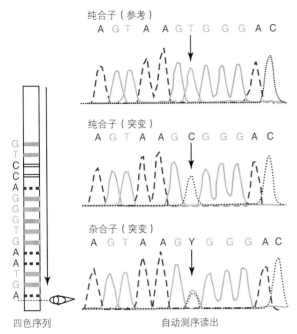

图4.15　双脱氧核苷酸终止法 DNA 测序机制图。延伸产物（图4.13）被标记为不同的颜色，用于每一个终止反应，并用电泳分离。四色法策略允许自动端点荧光检测（眼睛图标）。片段迁移的方向是从顶部到底部。序列是从左到右由测序器生成的电泳图中读出。例如，图片显示参考样本（纯合 T 在多态位点），突变样本（纯合 C），以及杂合子的突变样本（T 和 C，报告为 Y）

的突变。双脱氧法测序，在临床实验室中，即使是一个基因（包括外显子和剪切位点）的致病性突变检测也是个昂贵的项目，这种测序的成本是与基因大小成正比的。不管是对于人群筛查（大多数样本不会有突变），或是对于有症状的患者进行检测都是如此。大规模并行测序大大降低了这些成本，将在后文中讨论。

此外，也可以将引物和携带 4 种不同荧光标记的链终止子置于不同的管中［每管只有一种双脱氧三磷酸核苷（ddNTP）］进行反应。最初的方法是在延伸过程中加入了放射性 dNTP，通过在 4 个电泳通道中对截短片段进行单色检测进行分析。

单核苷酸延伸

单核苷酸延伸（SNE）[101] 分析也被称为单碱基引物延伸或微测序法，退火时，寡核苷酸引物结合到单链 PCR 产物邻近单碱基变异位点的区域但并不包括该位点，随后在聚合酶和双脱氧核苷酸终止物存在的情况下对引物进行延伸。例如，4

种终止物分别被 4 种不同的荧光标签所标记，这样就可以检测到哪个碱基配对了。SNE 可以在毛细管电泳仪器中检测，通过扩增产物的长度，每个单核苷酸位点变异（single nucleotide variants, SNV）在一次电泳运行中通过片段大小来分析。许多 SNE 除电泳以外还有其他检测方法，包括：① 在微滴度板上进行光度检测；② DNA 微阵列上的产物捕获检测系统；③ 流式细胞仪检测珠杂交法；④ 液基荧光偏振检测系统；⑤ 质谱法。当感兴趣的目标包含 5～50 个致病的单碱基变异时，SNE 分析特别有用。SNE 不能用于检测引物结合位点中的变异，以及紧邻引物 3′ 末端的变异。

寡核苷酸连接

另一种常用于变异检测的技术是寡核苷酸连接法（oligonucleotide ligation, OLA）[102]。针对目标 DNA 上的相邻序列设计两个寡核苷酸探针，其中一个探针末端带有变异位点（图 4.16）。当两个探针完全与目标 DNA 杂交后，DNA 连接酶

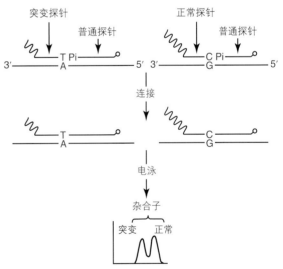

图4.16　杂合 SNV 的寡核苷酸连接法分析。一个突变的探针有 3′–T（左上），与带有互补 A 的突变 DNA 序列杂交。另一条正常的探针带有 3′–C（右上），与带有互补 G 的正常 DNA 序列杂交。探针还携带不同长度的迁移修饰尾巴（波浪线）。与这两条探针相邻的是带有 5′–Pi 和 3′–荧光标签的通用探针。当连接酶存在的情况下，相邻的探针就会共价连接，形成更长的探针，它带有荧光标签和迁移修饰尾巴。突变的探针可能会与正常的模板杂交，但是不会被连接。通过电泳和端点检测，激光诱导检测连接探针，可以发现不同的等位基因具有不同的迁移率。通过改变尾长或使用多色荧光标记，可以在一种电泳分析中分析多个 SNV

可共价连接两个探针。一个探针匹配正常碱基，另一个通常准备用来匹配变异碱基。利用 5′-尾的不同长度所导致的电泳迁移率不同，可以区分两者。这些尾巴可以是非互补的多聚 A 或多聚 C 尾巴或五亚乙基氧化物（penta-ethylene oxide, PEO）单元。探针与两个等位基因杂交（通用探针）通常提供荧光标记的报告分析。通过在通用探针上加不同的荧光标签和改变等位基因特异探针的尾部长度可以实现多重分析。连接后，可通过变性毛细管电泳分离多种配对变异的探针。

多重连接依赖性探针扩增

多重连接依赖性探针扩增（MLPA）[103] 是一种可对 10～50 个靶片段相对定量检测的简便方法。该方法特别适用于检测外显子、多重外显子或整个基因的缺失或重复。对于每一个目标 DNA，两个探针设计成杂交时是相邻的，以便它们连接。这两个探针都有独特的尾巴，不与目标序列杂交，且在不同目标序列之间都是一样的。在杂交与连接后，探针可用通用的一对引物（与探针尾巴互补）被 PCR 放大。其中一个引物的 5′ 末端被荧光标记。因为探针的不同长度，多种 PCR 产物大小不同，可通过毛细管电泳分离产物，并用相对峰值或面积进行相对量的比较。

■ 电泳的替代技术

电泳并不是确定核酸大小、碱基含量和/或序列的唯一方法。由于与自动化的兼容性和高通量的能力，这些替代电泳的方法在临床实验室很有吸引力。例如，焦磷酸测序、质谱分析和高压液相色谱。

焦磷酸测序

焦磷酸测序 [104] 是一种不需要双脱氧终止或电泳的边合成边测序方法。测序引物与 PCR 产生的单链模板杂交。反应混合物中含有 4 种酶，即 DNA 聚合酶、三磷酸腺苷硫酸化酶、荧光素酶和三磷酸腺苷双磷酸酶，以及两种底物腺苷 5′-磷酰硫酸盐和荧光素（图 4.17）。4 种 dNTP 中的一种加入反应中，用 dATPaS（脱氧腺苷 α-硫代三磷酸）代替 dATP，因为它可以被聚合酶利用，但不是荧光素酶底物。如果碱基与模板链互补，DNA 聚合酶催化其结合。每一个结合事件都伴随着一

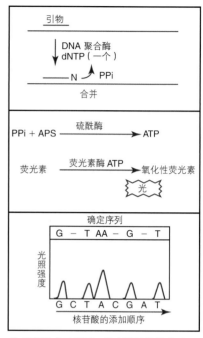

图 4.17 焦磷酸测序示意图。单个脱氧核苷酸（dNTP）被一个接一个地添加到单链模板、引物和聚合酶上。如果 dNTP 与模板上的下一个碱基互补，就会发生反应产生焦磷酸盐（顶部）。生成的焦磷酸盐与腺苷-5′-磷酸硫酸盐（APS）反应生成三磷酸腺苷（ATP），ATP 在荧光素酶存在的情况下产生荧光（中间部分）。核酸序列可由 dTNP 加入的顺序和产生的荧光的强度来确定（底部）

个焦磷酸盐（PPi）的释放，从而产生的 PPi 的数量与加入的核苷酸的数量相等。PPi 的释放是通过 PPi 和腺苷 5′-磷酰硫酸盐经 ATP 硫酰化酶转化为三磷酸腺苷（ATP）来监测的，而 ATP 又反过来驱动荧光素转化为氧化荧光素，从而产生可见光。产生的光与所结合的核苷酸数量成正比。三磷酸腺苷双磷酸酶是一种核苷酸降解酶，可以连续降解 ATP 和未合并的 dNTP。这将关闭发光，为下一次结合 dNTP 做准备。当这个过程通过一次添加一个 dNTP 来不断重复时，互补的 DNA 链就合成了，核苷酸序列也就确定了。

质谱分析

基质辅助激光解析电离飞行时间（MALDI-TOF）质谱分析可用于序列变异的基因分型 [105, 106]。在质谱分析中，由于等位基因的质量不同，不需要标记。在分离基因组 DNA 后，通过 PCR 扩增特定包含突变位点的 DNA 片段。热不稳定的碱性磷酸酶被添加到反应中使剩余的核苷酸发生去

磷酸化，防止将来结合和干扰引物延伸反应。然后加热样品使碱性磷酸酶失活。延伸引物直接或紧邻多态位点杂交。未标记的脱氧核苷酸被结合并用双脱氧核苷酸终止，产生不同质量的等位基因特异性诊断产物。样品脱盐后，10 纳升（nl）被点入涂有 3-羟基吡啶酸的阵列上，放置在 MALDI-TOF 仪器，用于测量延伸产物的质量。测量质量后，基因型可以确定（图 4.18）。尽管很复杂，但实现了一次处理 384~1 536 个样本的自动化系统。

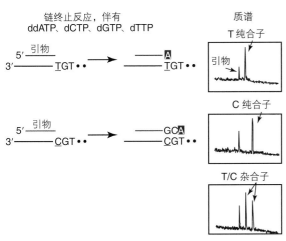

图 4.18　质谱序列多态性分析。下划线的碱基是模板（T 或 C）中的多态位点。单链模板在三磷酸脱氧核苷酸（dNTP）和一个双脱氧核苷酸三磷酸（ddNTP）的存在下被延伸，根据序列产生不同质量的片段。本例中框中的"A"表示加入的终止腺嘌呤碱基。采用 MALDI-TOF 质谱法精确测量终止产物的质量

质谱的另一个用途是感染性病原体的鉴定。PCR 后，电喷雾质谱测定 PCR 产物的准确质量，这一过程称为 PCR/ESI-MS。由于确定的是质量而不是序列，因此存在一些识别错误的风险，但这可以通过仔细选择引物和在必要时选择多个目标来避免。例如，10 个细菌和 4 个病毒生物威胁簇被 PCR 扩增，每个扩增簇包含 2~4 个目标[107]。然后用 ESI-MS 将每个簇内的致病菌株与邻近的致病性菌株区分开来。

高效液相色谱法

高效液相色谱法是分离纯化寡核苷酸的常用方法。分离通常是基于离子对和反相色谱法，在吸收和荧光洗脱峰谱的指导下于纯化荧光标记探针过程中特别有用。

该技术的一个变体是变性高效液相色谱法（dHPLC）。dHPLC 在特定高温下运行，使双链 DNA 部分变性。与基于凝胶的异质双链检测相似，dHPLC 可以显示异质双链的存在，与同型双链相比，异质双链可以出现额外的峰[108]。双链 DNA 的保留是由静电相互作用和乙腈梯度决定的。DNA 检测最常用紫外吸收法，也可用荧光或质谱法。dHPLC 的局限性包括逐个分析（一次一个）和当存在一个以上的熔解域时需要在多个温度下进行分析。

■ 杂交分析

所有的杂交检测都是基于单链核酸可以通过杂交形成特定双链的能力。这个过程需要：① 在允许互补碱基配对的特定条件下混合探针和目标核酸；② 有方法可以检测产生的双链核酸。探针代表已知的核酸序列，目标或样本是核酸，其有无及丰度可以通过杂交被提示。这里讨论的一些方法中，杂交发生在目标和探针之间，前者存在于溶液中，后者被固定在固相介质表面上。在同质或实时技术中，探针和目标都为液态，杂交和检测无需清洗步骤。一些同质的方法也监测了受控加热下杂交双链的解离，通过熔解曲线特征来揭示杂交双链的特性。

热力学

在生理条件下，DNA 的结构是由非共价相互作用连接在一起的有序双链螺旋结构。当所有对应的碱基互补时，双链结构最稳定，允许最大氢键作用和碱基堆积。两条 DNA 链之间的非共价结合是特异的（即依赖于序列），也是可逆的。致变性因素（如高温、甲酰胺或极端 pH）有利于双链分子解离成两个独立的随机线团（图 4.19）。在去除变性因素后，单链试图恢复双链，强烈倾向于最大化碱基配对的相互作用。因为温度是最容易操作的变性因素，双链到单链的转化被称为熔解，而一整条 DNA 链完全解离的温度是双链的熔解温度（Tm）。存在碱基错配的双链不如序列完全匹配者稳定，因此在较低的温度下熔解。反之亦然，两个互补链重新结合形成稳定的双链分子，被称为退火或杂交。杂交可以发生在 DNA 链、RNA

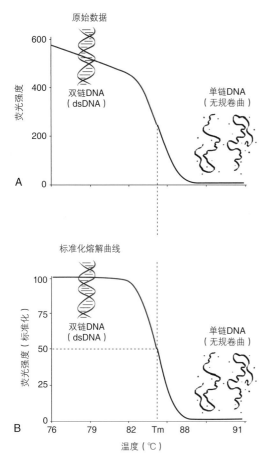

图4.19 PCR 产物的荧光熔解曲线。PCR 扩增的 DNA 在花青染料 LCGreen Plus 的存在下被熔解。A. 荧光信号随着温度的升高逐渐降低，在 DNA 熔解温度（Tm）附近出现更快速的下降。B. 去除背景后将数据归一化在 0～100%，得到两种状态 DNA 转变产生的稳定荧光（经许可修改自 Wittwer CT, Kusukawa N. Real-time PCR and Melting Analysis. In Persing DH, TenoverFC, Tang YW, et al, eds. Molecular microbiology: diagnostic principles and practice. 2nd ed. Washington, DC: ASM Press; 2011: 63–82. Copyright 2011 ASM Press）

链和核酸类似物链之间（如肽核酸[109]）。

杂交环境决定了双链结构中碱基对不匹配的程度。高强度的条件（低盐浓度、高甲酰胺浓度和高温）导致精确的碱基配对。随着盐浓度的增加、甲酰胺浓度的降低或温度的降低，双链结构可以容忍更多的碱基错配。杂交反应的严格程度由杂交条件和去除非特异性核酸的洗涤步骤决定。在实时 PCR 和熔解分析中，杂交液是 PCR 反应的缓冲液，没有洗涤步骤。

动力学

液态杂交的动力学是二级的，与两个杂交链的浓度成正比[110]。限速步骤是成核，在成核过程中，少数碱基以正确的方向形成配对，接着是互补序列的快速"拉链"。在探针明显多于靶序列的情况下，杂交以准一级反应的形式进行，仅依赖于靶序列的浓度。然而，将探针与给定比例的靶分子杂交所需的时间仍然与探针浓度成正比。例如，在大多数 PCR 过程中，引物的浓度远远大于模板，每个退火步骤的反应速率取决于可用单链的浓度，但与一定比例的靶序列退火结合的反应时间与引物浓度成正比。

可用于杂交的核酸也是一个问题。在 PCR 中，引物与单链退火跟双链产物的形成存在竞争。在 PCR 过程中，随着产物浓度的增加，在引物退火前形成双链产物（图 4.6）。同样，当双链探针在高浓度下使用时，探针的自退火会干扰探针-靶序列杂交。可用的杂交位点也可能受到探针或靶分子内二级结构的限制。

除了探针的浓度和可用性外，探针的长度和核酸的复杂性也会影响杂交率。杂交率与探针长度的平方根成正比，与复杂度成反比，复杂度此处定义为非重复序列中的碱基对总数。10% 的错配对杂交率几乎没有影响。

杂交率还受到反应环境中许多因素的影响，最显著的是温度和离子强度。超过 Tm，没有稳定的杂交体产生，但可能会形成临时复合物。当低于 Tm 时，杂交率会逐渐增加，直到最大杂交率发生在低于 Tm 值 20°～25° 时。杂交率也随着离子强度的增加而增加。二价阳离子如 Mg^{2+} 比单价阳离子如 Na^+ 或 K^+ 有更强的效果。

当靶核酸或探针固定在固相载体上时，杂交动力学更加复杂。前面的许多观察结果仍然适用，但是固相杂交的速率和比例低于液相杂交。根据反应物的浓度，固相杂交可能成核受限，也可能扩散受限。固相杂交的最佳效率是在有利于探针扩散到载体的条件下实现的，如果使用双链探针，则应当有利于杂交而非链重组。这通常意味着小体积的杂交溶液和相对较低的探针浓度。在实践中，固相杂交实验是根据经验设计的。杂交时间和探针浓度是两个最常调整的变量。选择那些倾向于使杂交程度最大化和使探针的背景或非特异性结合最小化的条件。

探针

与免疫检测中的抗体类似，核酸杂交检测中的探针可以通过多种方式标记以检测杂交。探针可以通过克隆（重组）、PCR 或化学合成（寡核苷酸）而生成。它们可能是 DNA、RNA 或核酸类似物，也可能是单链或双链。探针的选择、纯化和标记对杂交检测的成功至关重要。

克隆探针 · 克隆的探针由插入质粒载体中的已知 DNA 片段组成，质粒载体是通过细菌的生长来传播的。有许多不同的质粒载体，pBR322 是最早被广泛使用的一种[111]。有些质粒，如大肠杆菌的 F 质粒，可用于携带非常长的插入片段（几百 kb），称为细菌人工染色体。整个质粒 DNA（插入和载体序列）可以用作探针，也可以首先从载体中纯化得到插入片段。后一种方法显然更麻烦，但可能减少背景信号。产生的探针是一个双链 DNA 探针，在使用前必须变性。

一些载体包含与插入 DNA 序列相邻的 RNA 启动子区域。这些区域允许从 DNA 插入物中产生 RNA 转录本。因为在 RNA 合成过程中只有一条链被复制，所以就产生了单链 RNA 探针。控制插入的方向与启动子区域的关系，可以产生"正义"方向（即与 mRNA 序列相同）或"反义"方向（即与 mRNA 互补）的转录本。

聚合酶链反应生成的探针 · 聚合酶链反应生成的探针制备简单[112]。在扩增过程中，PCR 产物通常引入带有荧光或带有亲和标签的核苷酸标记。如果需要，可以使用生物素标记的引物扩增单链探针，然后使用链霉亲和素进行固相分离。

寡核苷酸探针 · 寡核苷酸探针甚至比 PCR 生成的探针更容易获得。这些探针通常是由 15～45 个碱基组成的单链核酸，按规定的碱基序列进行化学合成。最常见的是 DNA，但 RNA 或核酸类似物也可以合成。自动化、高效、准确的合成方法不断降低生产成本。序列信息现在可以在公共数据库中常规获得[113]，使用公共算法可以完成探针序列的相似性检查[39]。必须仔细选择探针序列，以尽量减少与假基因（真核生物）或相关物种（细菌和病毒）的杂交。严格的筛选条件应当

使得探针的熔解温度皆具良好的杂交稳定性和对相关序列的鉴别能力。寡核苷酸探针通常由与报告分子（如荧光染料）和亲和标签的共价连接制备，使其能够连接到固相载体上。用于同质（实时）PCR 的探针通常是带有荧光标记的寡核苷酸。

估算寡核苷酸探针的熔解温度 · 通过编制统一的数据库，改进了基于最近邻热力学参数的探针 Tm 预测[114]。对所有可能的单碱基不匹配和悬空末端的考虑进一步扩展了这些估算的实用性[115]。然而，预测参数通常是基于 1 mol/L 的 NaCl 浓度设定的，与实际的检测条件相去甚远，所以预测的 Tm 值常常与实际结果不一致也就不足为奇了。包括各种阳离子、dNTP、模板和常见添加剂的浓度在内的各种经验校正参数[37, 116]可能提高预测精度，经常被用于软件程序和网站的 Tm 计算机模拟估计。大多数荧光染料也能起到稳定双链的作用[18, 117]，但这种增加的 Tm 很少被纳入预测算法。由于这些原因，在一般的实验室条件和 PCR 缓冲液下，Tm 的绝对预测可能不准确。然而，相对 Tm 值（即两个相关的探针之间的 Tm 差异，如一个探针匹配于特定碱基位置，另一个探针错配于此处）要准确得多[118]。

标记的寡核苷酸探针的纯度 · 标记的寡核苷酸探针的纯度对杂交检测很重要，在实时 PCR 中也很关键。带有荧光标记的商业寡核苷酸质量不稳定，在使用前应对其浓度和纯度进行评估。反相高效液相色谱中洗脱峰的吸光度（A_{260}）和荧光峰的质谱分析可以显示探针的纯度。探针纯度的定量估计也可以通过简单的吸光度测量，详见上一版相关章节[9]。

■ 杂交检测的例子

杂交反应可分为两大类：① 固相，即探针或目标物在固相介质中被固定，而另一个则在溶液中；② 液相，两者都在溶液中（专栏 4.2）。几种经典的方法首先在溶液中杂交，然后将结合物从未结合的标记探针中分离出来。排除层析法和通过羟基磷灰石、磁珠或其他亲和捕获方法的结合可以选择性地检测标记的探针–靶杂合物。

固相杂交

固相分析是有用的，因为多个样品可以一起

固相杂交
· 斑点杂交和线性探针分析。
· 阵列（微阵列和中密度阵列）。
· 微珠阵列。
· 原位杂交。
· Southern（DNA）和 Northern（RNA）杂交
基于微珠或平面流动槽的大规模并行测序
· 液相杂交。
· 实时（或同质）PCR。
· 熔解分析。
· 单分子测序。
· 多种经典技术。

处理，这有助于控制、洗涤和分离过程。然而，固相载体上的杂交比液相杂交的效率低，而且动力学更慢，更难预测。临床实验室常规使用固相和液相分析。固相分析包括斑点印迹、线性探针、微球、微阵列和原位杂交。

斑点印迹和线探针检测·传统的膜上杂交检测被称为斑点杂交或线性探针检测，这取决于单个斑点的几何形状。将核酸通过吸附，形成一个圆形（点）或拉长（线或槽）的形状。固定于固相载体（如醋酸纤维素膜等）后，膜在恒温下与互补核酸孵育，然后进行一次或多次洗涤，以区分匹配的和不匹配的核酸。该方法允许在相同条件下同时进行多重杂交。

这些检测通常使用两种模式进行：将多个样品贴附在固相载体上，然后用少量探针进行检测（"样品在下"），或者将多个探针贴附在载体上，然后使用少量样品进行检测（"探针在下"）。点杂交和线性探针的检测结果通常是定性的。如果发生了杂交，则在特定的位点产生一个信号，并给出一个简单的有或无的解释。类似的测定方法已被开发出来，用微滴定板孔代替滤膜。这需要对塑料孔进行化学修饰，使其一端与短 DNA 探针结合，结合后的探针与样品杂交，更易于实现清洗和检测的自动化。

中密度数组·斑点印迹法和线性探针法已被中密度阵列法取代，后者通常分析 20～500 个

点。中密度阵列用于同时在标本中检测多种突变，用于各种场景，包括遗传疾病、肿瘤学和药物遗传学 [119, 120]。只要这些阵列的"地址"能够被解码，它们就不需要附着在二维平面上。例如，微球可以通过两个不同通道的荧光强度编码，第三通道的荧光监测杂交。使用流式细胞仪可以同时读取所有的通道 [121]。

有许多不同类型的中密度和微阵列芯片可供选择。阵列的表面可以是玻璃、镀金的压电晶体、嵌入微电极的凝胶垫或微球。这些结合的核酸通常是长度为 20～80 个碱基的寡核苷酸，可以通过常规方法合成并在芯片上标记或直接在原位合成。阵列可以由表达序列标签（200～500 个碱基）或细菌人工染色体（100～200 kb）组成。除了探针外，样品 DNA 或 cDNA 也可以被固定到阵列表面。杂交后的检测可采用荧光法、电子法或质谱法。荧光是最常见的，激发光可能使用不同波长的辐射荧光、共聚焦、激光扫描或表面等离子体共振成像等，通常与 CCD 相机联用。

微阵列·微阵列（也称为 DNA 阵列、DNA 芯片或生物芯片）在 20 世纪 90 年代中期被引入，进一步增加了杂交检测的密度。与中密度阵列相比，微阵列中的点尺寸减小了（通常直径小于 200 μm），因此一个阵列包含数千到数百万个点。这种维度变化需要专门的检测设备、软件和信息学来分析数据。由于其高密度，微阵列已经引起了希望检测整个基因组 SNV、基因表达或拷贝数变异的研究人员的强烈兴趣。

由于 SNV 是个体间最常见的遗传差异，因此 SNV 基因型与表型和疾病相关性研究成为人们关注的焦点。SNV 微阵列已在许多全基因组关联研究（GWAS）中得到应用。分析人类 SNV 的微阵列（"SNV 芯片"）在一项实验中提供了对已知人类 SNV 基因型的检测技术。邻近的 SNV 等位基因往往以单体型的形式聚集在一起，因此单体型的疾病关联简化了分析。虽然 GWAS 已经发现了一些有价值的标志物 [122]，但是用这些方法获得的有用的疾病标志物的数量令人失望，而且仍然存在许多困难，如确定适当的对照人群 [123]。SNV 芯片也可用于已知与疾病相关的 SNV 基因

型和拷贝数变异的评估。细胞基因组阵列,包括 SNV 和比较基因组杂交(CGH)阵列,可以分析整个基因组,提供每个染色体的拷贝数变异(大片段插入和缺失)。

基因表达微阵列量化了待测样品和参考样品中不同 mRNA 的相对数量。图 4.20 显示了一个用于基因表达的双色微阵列示例。与 mRNA 杂交的探针通常直接在微阵列上合成。现代基因表达阵列已被用来一次实验测量所有人类基因转录的 mRNA。它们已经被应用于几乎所有可以想象的人类环境,包括肿瘤、炎症和精神疾病。希望该技术的应用能够使得我们对疾病发病机制加深了解,进而能够更好地对疾病进行诊断、分子分期、预后判断和治疗。在肿瘤学中,基因表达微阵列已经在乳腺癌[124]、膀胱癌[125]、白血病[126]、肉瘤[127]和其他肿瘤中发现了新的诊断和预后标志物。尽管取得了很大的进展,但表达谱阵列仅直接用于少数临床诊断和预后检测。大多数阵列用于标志物发现,用于缩小候选表达靶点范围,然后通过其他定量方法(如实时 PCR)进行分析,从而提供更好的精度和动态范围。

微阵列的另一个重要的临床应用是全基因组的缺失和重复分析,即拷贝数变异(CNV)。利用微阵列的 CNV 分析正在取代传统的细胞遗传学染色体分析(核型分析)和荧光原位杂交(FISH)分析,用于检测全基因组拷贝数的改变。与基因表达阵列类似,许多 CNV 阵列使用双色比较杂交来确定与正常参考基因组比较的样本中的基因剂量[阵列比较基因组杂交(aCGH)]。用于 CGH 的阵列使用寡核苷酸探针来获得非常高的分辨率和数据密度。利用 aCGH 进行 CNV 分析的实例如图 4.21 所示。SNV 阵列也被用来检测染色体的纯合状态(这种方法有时被称为虚拟核型分析)。与 aCGH 不同,SNV 阵列的优点是无需与对照基因组样本混合即可分析标本。SNV 阵列还能够检测到 aCGH 方法检测不到的倒位或单亲二体所引起的拷贝数中性变化。当发现拷贝数变异具有潜在的临床意义时,可以用正交方法如 FISH 或高分辨率熔解曲线法来验证[128]。

原位杂交 · 原位杂交是一种特殊的固相实验,将形态完整的组织、细胞或染色体固定在玻璃显微镜载玻片上,为杂交提供基质。这个过程类似于免疫组化,但使用的是核酸探针而不是抗体。该方法的优点在于将形态学评估与特异性核酸序列的检测联系起来。当荧光探针应用于中期染色体或间期细胞核检测时,这种技术被称

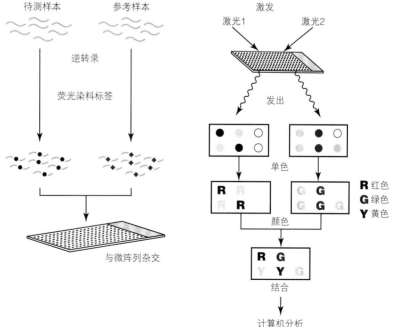

图4.20 双色芯片实验。一组带有 mRNA 序列的 DNA 寡核苷酸探针被固定在载玻片上。通过逆转录和合并两种不同的荧光染料,待测标本和参考标本中的 mRNA 转化为差异标记的 cDNA。这两个样与探针杂交,然后玻片被清洗,荧光信号被采集两次,每次用一个波长的激光来激发其中一种染料而不是另一种。单色图像随后被转换为两种颜色[测试样本为绿色(G),参考样本为红色(R)],并将两幅图像合并。如果两个样品中 cDNA 的丰度相同,那么合成点就会显示为黄色(Y),如果一个样品的丰度较大,则保留其颜色。然后用软件分析基因表达的上调和下调

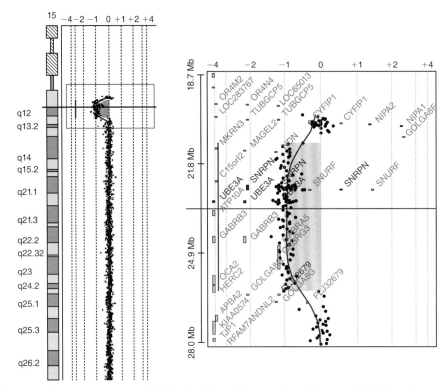

图4.21　由寡核苷酸制成的比较基因组杂交阵列检测出的拷贝数变异。研究对象的 DNA 被片段化，用 Cy5 标记，与 Cy3 标记的参考 DNA 杂交到微阵列上。阵列上有近 44 000 个寡核苷酸探针，每个探针约含有 60 个碱基，探针在基因组上的位置平均间隔为 75 kb，散布在整个基因组中。左图显示的是 15 号染色体的结果（本实验中也分析了所有其他染色体，但未显示）。每个点代表一个特定的探针，被测者的 DNA 会与之杂交。信号点的位置（0、−1、+1 等）反映受试 DNA 相对于参考 DNA 的剂量。大多数探针在 "0" 上，表明与参考 DNA 相比没有量的差异。然而，在 15q11-13 区域的探测，信号点出现在 "−1"，表示该样本在其中一条染色体上有该区域的缺失。对该区域的放大显示（右图），缺失区域中有导致天使综合征的 UBE3A 基因和导致 Prader-Willi 综合征的 SNRPN 基因。由于该方法不能区分缺失等位基因的甲基化状态，因此仅凭这个结果不能确定受试者患有两种疾病中的哪一种（由 Sarah South, PhD, ARUP Laboratories 提供）

为 FISH。染色体的数目异常或易位可以很快地检测到。FISH 也可以与免疫组化相结合，这样就可以在同一张玻片上同时检测关于蛋白质表达量和基因剂量的信息。当目标物在组织中的定位很重要时，用原位杂交检测是合适的。然而，组织学的经验对准确解释结果是必要的。原位杂交可以提供 mRNA 表达水平的信息，但不能提供 mRNA 的大小或结构信息。正如所料，组织基质内的杂交比溶液中或在特征良好的化学表面上的杂交更不可控。

单分子可视化·如果一个核酸探针标记了许多荧光分子，就有可能通过荧光显微镜观察到靶核酸的单分子。一种技术是使用一长串多色荧光标记的报告探针[129]。串联的彩色片段被放置在报告探针上，每个片段由大约 100 个荧光团组成。不同颜色片段的组合可以唯一地识别目标。目标核酸与每个连接到捕获探针的探针杂交，经过清洗、固定、拉伸及定向于光学载玻片表面。每捕获一个目标，用报告荧光的颜色代码进行识别并计数。虽然该技术的灵敏度不如实时 PCR 高，但已经有多达 150 个报告探针在一个反应中被使用。该技术的一个应用是直接测量福尔马林固定石蜡块组织标本中的 mRNA 表达，而不需要进行 cDNA 制备或 PCR。

液相杂交：实时聚合酶链反应和熔解分析

几种经典的杂交方法在溶液中采用探针-靶杂交。例如，杂交捕获使用一种抗体，这种抗体针对的是在 DNA 样本的液相杂交过程中由 DNA 样本和未标记 RNA 探针形成的 RNA-DNA 杂交分子。该方法还被应用于微滴定板，以实现清洗和检测的自动化。液相杂交也可与扩增、检测和定量步骤在同一试管中进行。这种封闭管、实时检测不需要任何添加、清洗或分离步骤。

实时聚合酶链反应（实时 PCR）和熔解分析被认为是"动态"杂交分析，在这种方法中，对探针－目标双链（或产物双链）的形成或解离进行实时监测。数据是在核酸扩增过程中收集的，而不仅仅是在反应终点处。该技术使用荧光信号和相关设备来记录热循环过程中的杂交。所获得的数据提供了关于核酸样品的基因型、数量和熔解特性等信息。将荧光染料或探针加入 PCR 混合物中，然后进行扩增。通过测量每个扩增周期的荧光，可以计算出 PCR 前初始模板的数量。整个过程中使用相同的反应管进行扩增和荧光监测，不需要样品转移、试剂添加或凝胶分离步骤。这消除了后续反应中产物污染的风险。由于该方法简单、快速，实时荧光定量 PCR 技术已经取代了许多传统的临床实验技术。

实时 PCR 检测双链 PCR 产物的积累，每个周期记录一次荧光信号（图 4.22）[12, 130]。如果目标 DNA 存在，荧光增强。在 PCR 过程中，多久开始看到荧光信号取决于目标 DNA 的初始数量，这提供了一个系统的定量方法。此外，当温度升高时，连续监测荧光，可以产生熔解曲线。通常，这条熔解曲线的负导数被绘制出来，以直观

地帮助人们估计熔解温度的峰值。熔解分析可用于验证扩增产物的基因型和检测序列变异。

染料和探针·实时荧光定量 PCR 中使用了多种不同的荧光发生系统；一些比较常见的如图 4.23 所示。许多方法使用与目标互补的序列探针。其他的依赖于双链 DNA 结合染料和 PCR 引物的特异性。有些还可以通过熔解分析来测量探针或扩增产物的熔解温度。

某些氰基染料使得 PCR 过程中产生的双链 DNA 荧光增强（图 4.23A）[22, 131]。双链 DNA 结合染料通常用于实时定量，特别是在探针的特异性及其附加成本无需增加的研究环境中。它们也允许在 PCR 结束时对产物进行熔解分析。

标记引物也可用于 PCR 检测。在一种体系中，带有 5′ 端发夹结构的引物用荧光团和猝灭剂进行标记，使荧光在发夹构象中被猝灭。当引物的发夹在 PCR 过程中被拉直时，荧光增强[132]。如果仔细设计引物的序列，则不需要猝灭剂[86]。由于杂交过程中荧光的变化，单标记的非发夹引物也可用于检测和基因分型[133]。

荧光标记引物比双链 DNA 染料的好处在于可以进行多路复用。然而，对于 dsDNA 染料和标记引物，反应的特异性均取决于引物。任何形式的双链产物都会被检测到，包括引物二聚体。因此，用热启动技术增加特异性和用熔解曲线来

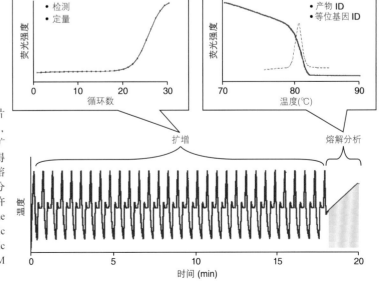

图4.22 扩增和熔解分析的实时监测。图片底部显示了一个典型的快速循环温度变化，随后是一个用于熔解分析的温度斜坡。在扩增过程中，每周期监测一次荧光，即可获得特异性靶标的存在或缺失并定量分析。在熔解阶段（阴影区域）连续监测荧光，熔解分析可以验证目标识别和确定基因型（经许可修改自 Wittwer CT, Kusukawa N. Real-time PCR. In: Persing DH, Tenover FC, Versalovic J, et al, eds. Molecular microbiology: diagnostic principles and practice. Washington, DC: ASM Press, 2004: 71-84）

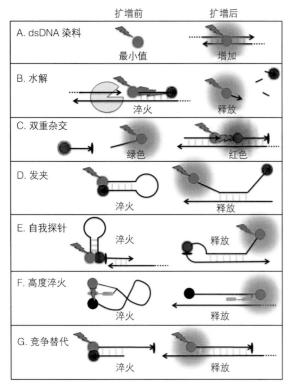

图4.23　实时 PCR 常用的探针和染料。A. 双链 DNA 染料在 DNA 扩增后荧光信号明显增加。B. 水解探针在荧光报告基团和猝灭基团之间裂解，导致荧光增强。C. 双杂交探针。荧光共振能量转移（FRET）是在供体和受体荧光团之间进行的。细长的垂直椭圆形表示探针的 3′ 端，以防止聚合酶延伸反应继续进行。D. 发夹探针在自然构象中荧光被淬灭，但在杂交时荧光增强。E. 弹回探针引物保留其原有的淬火构象，直到它们与双链产物结合。F. 高淬灭探针使用小沟结合剂和高效淬灭剂的组合来限制背景荧光。杂交后，荧光信号增强。G. 竞争置换探针有报告和淬灭基团修饰于互补链。淬灭探针被积累的 PCR 产物所取代，荧光信号增强。这种类型的探测有几种形式（经许可修改自 Nolte FS, Wittwer CT. Nucleic acid amplification methods overview. In: Persing DH, Tenover FC, Versalovic J, et al, eds. Molecular microbiology: diagnostic principles and practice. 3rd ed. Washington, DC: ASMPress; 2015）

确定靶序列是有用的。

荧光探针在 PCR 中的使用增加了这一过程的另一个层次的特异性。在扩增过程中与 PCR 产物杂交的荧光探针通过两种可能的机制改变荧光：① 两种染料之间的共价键被水解或通过连接形成；② 探针与目标物发生可逆杂交后荧光改变。根据这个区别，当一个不可逆共价键参与时，探针被称为水解探针。当探针可逆地改变双相结构上的荧光时，称为杂交探针。这两种探针类型的一个区别是，熔解分析是杂交探针的特

点，但水解探针的熔解特征微乎其微。

水解探针（核酸外切酶探针）·与淬灭分子一起合成，后者用于淬灭另一个标记的荧光。如果荧光探针在 PCR 过程中被水解，荧光团和淬灭剂分离，则荧光增强。最常用的方法是利用一些 DNA 聚合酶的 5′ 外切酶活性水解探针并解离标记（图4.23B）。该方法已被简化为将荧光基团分置于探针两端[134]。双标记探针也可以使用 PCR 过程中产生的 DNA 酶（一种作为催化剂的 DNA 分子）进行裂解[135]。最后，不可逆的连接反应用于检测均质的基因型产生的荧光[136]。水解探针通过共价键的变化产生荧光。荧光信号的变化是不可逆的，因此对水解探针的熔解分析很少有用。

杂交探针·通过荧光共振能量转移（FRET）改变杂交后的荧光[22, 137]。两个相互作用的荧光团通常作为双杂交探针放置在相邻的探针上（图4.23C）。如果荧光被脱氧鸟苷残基淬灭，可能只需要一个带有一个荧光团的探针[138]。另一种单标记探针的设计使用了附着在肽核酸上的噻唑橙[139]。以上每种设计中的荧光改变在进行熔解分析时都是可逆的。

发夹探针（分子信标）·通常在发夹茎的 3′ 和 5′ 端有一个荧光团和一个淬灭器（图 4.23D）。当与目标分子的杂交使淬灭分子与报告分子之间的距离增加，从而使得荧光信号增强[88]。与线性探针相比，分子信标能在温度变化较大时区别出错配[140]。不同颜色的发夹探针可与熔解曲线分析相结合，用于多通道分析[141]。

自探测引物·在其 5′ 端进行修饰，使其包括发夹探针和位于发夹茎两端的荧光基团与淬灭分子（图 4.23E）[69]。该发夹的环与 PCR 过程中产生的同一条链的引物延伸产物相互补。通过分子内杂交，淬灭剂与荧光基团分离，荧光增强。在PCR 过程中，阻滞剂可以阻止发夹的复制。

高度淬灭的探针·在 3′ 端有一个非常有效的淬灭分子，在 5′ 端有一个 DNA 双链小沟结合剂和荧光团（图 4.23F）[142]。背景荧光信号通常是非常低的，因为淬灭分子和小沟结合剂的共同作用。杂交后荧光基团和淬灭分子被分离，荧光信号增加，这个过程可以通过熔解分析来逆转。小

沟结合剂增加了探针的稳定性，允许在目标序列变化较大时使用较小的探针。

竞争性位移探针·有几个不同的种类。在所有的情况下，荧光基团和淬灭分子分别位于两条互补链上，通常在 3′ 和 5′ 末端彼此相对。其最基本的形式，在 PCR 过程中产生的目标链通过竞争性杂交取代一个标记链，使荧光基团和淬灭分子隔离开产生荧光[143]。一种设计在一个引物上添加 5′ 标记的尾，并在反向引物的 3′ 端加上与尾相互补的淬灭分子[144]。其他探针和反探针的设计也时有报道，其中包括在反探针中加入有利于位移的错配碱基[145]。另一种设计使用部分双链探针，其中一条链比另一条短，也有利于位移（图 4.23G）[146]。

实时荧光定量 PCR 的检测与定量

当在有染料存在的情况下对每个循环进行一次荧光监测时，数据与前面讨论的预期逻辑曲线密切相关（图 4.5 和图 4.24，左上）。然而，对于水解探针，荧光是累积的，即使在产物量达到平台后，荧光仍会继续增加（图 4.24，顶部中间）。相比之下，用杂交探针监测的反应可能在高循环数[14]时出现荧光减弱（图 4.24，右上角）。尽管

· 可能是染料或探针。
· 染料便宜但特异性差。
· 熔解分析可增加特异性。
· 可以通过杂交、水解、连接、置换等方式产生荧光。
· 单碱基变异可以用探针和高分辨率熔解曲线进行检测。
· 可以实现闭管实时 PCR 检测。

曲线形状不同，但所有实时系统都跟踪 PCR 过程中产生的产物数量，并将这些信息用于检测和定量。

检测·荧光信号在 PCR 过程中增加，并遵循预期的曲线形状之一，表明特定的目标是存在的，并被扩增。相反，即使在 40 个 PCR 循环后仍保持背景信号，表明靶标缺失，未发生扩增。分析整个曲线的算法可能比简单的阈值方法更可信[147]。阳性对照（排除抑制因子）和阴性对照（排除产物污染和非特异性信号产生）是必要的。如果用杂交的可逆荧光信号，熔解分析可用于确定探针和产物的预期 Tm 值。

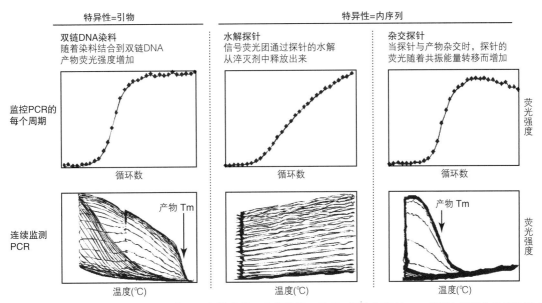

图 4.24　实时监测 PCR。上面一行是每个 PCR 周期收集一次的数据，下面一行是在所有 PCR 周期中连续收集的数据（每秒 5 次）。显示了 3 种不同的报告系统。Tm，熔解温度（经许可修改自 Wittwer CT, Kusukawa N. Real-time PCR. In: Persing DH, Tenover FC, Versalovic J, et al, eds. Molecular microbiology: diagnostic principles and practice. Washington, DC: ASM Press; 2004: 71-84）

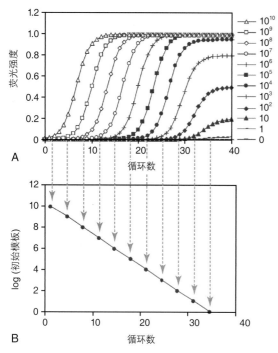

图4.25 实时 PCR 定量结果。所示为不同初始目标浓度（A）下的典型扩增反应实时曲线，以及根据二阶导数最大值计算的初始浓度与循环数（B）的对数图（图4.26）（经许可修改自 Wittwer CT, Kusukawa N. Real-time PCR. In: Persing DH, Tenover FC, Versalovic J, et al, eds. Molecular microbiology: diagnostic principles and practice. Washington, DC: ASM Press; 2004: 71-84）

使用不同颜色标记的探针或具有不同熔点的探针和/或扩增子可以进行多重检测。在临床实验室应用的例子包括多重探针以检测存在一种以上的感染病原体，或识别目标与内部质控物。

定量·实时 PCR 通过监测每个周期的产物量，为定量提供了一种方便和系统的方法。实时荧光定量 PCR 的一些最初的临床应用是评估病毒载量，特别是人类免疫缺陷病毒和丙型肝炎病毒。临床需要的定量检测方法已经建立和优化，能提供快速和准确的答案。然而，其他的扩增系统，特别是基于转录和分支的 DNA 方法，也被用于这个高需求和高度竞争的领域。实时 PCR 在临床应用中的其他定量应用是无限的，包括 mRNA 的定量（逆转录后），如检测疾病特异性标志物 BCR-ABL、基因表达研究、遗传学和肿瘤学中的基因剂量评估等在白血病中的微小肿瘤残余。

与实时 PCR 相比，数字 PCR 有一些优势，

包括准确性和罕见等位基因分析。然而，实时 PCR 的优点之一是其较大的动态范围。图 4.25 所示为典型实时 PCR 定量标准的扩展范围。随着初始模板浓度的增加，曲线在更早的循环数出现。这种转变的程度取决于 PCR 的效率（表 4.3）。荧光曲线开始抬高的循环数与初始模板浓度的对数呈负相关，即定量循环数或 Cq。这个"循环"实际上是一个虚拟的循环，它包含一个由插值决定的分数分量，可以用几种方法计算。一种方法是利用曲线二阶导数的最大值来确定 Cq（图 4.26）。扩增曲线的二阶导数由曲线的形状导出，用多项式[148]进行数值估计，不需要调整基线，也不需要考虑荧光值的归一化。或者，在阈值分析中，选择与扩增曲线相交的荧光值水平，通过插值得到分数循环数。然而，当样品的荧光没有达到阈值时（低拷贝样品可能会发生这种情况），就不可能进行定量。

表4.3　PCR 反应效率、标准曲线形状及 30 个循环后 PCR 产物百分比之间的关系

标准曲线形态 *	PCR 效率（%）	30 个循环后 PCR 产物（预期百分比）
-3.32	100	100
-3.35	99	86
-3.38	97.5	69
-3.45	95	47
-3.59	90	22
-3.74	85	10
-3.92	80	4
-4.34	70	1
-4.90	60	0.1
-5.86	50	0.02

注：* 假设对数值（初始模板量）是绘制在 x 轴上作为独立变量，定量循环数在 y 轴作为因变量，校准曲线的斜率如下：斜率 =Δ 循环数 /Δ 对数值（初始模板量）。PCR 效率百分比以此计算（$10^{-1/Slope} - 1$）× 100。

准确度和精密度。实时荧光定量 PCR 的准确性不仅取决于分析曲线的方法，还取决于所用定量标准的质量。纯化的 PCR 产物用分光光度法定量很容易做到。当倍比稀释时，这些定标物

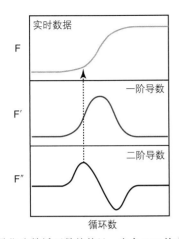

图 4.26　量化分数循环数的估计。来自 PCR 的实时荧光数据（F）经过一阶（F′）和二阶（F″）倒数转换后显示。二阶导数的最大值提供了一种确定量化周期（Cq）的方法（经许可修改自 Wittwer CT, Kusukawa N. Real-time PCR. In: Persing DH, Tenover FC, Versalovic J, et al, eds. Molecular microbiology: diagnostic principles and practice. Washington, DC: ASM Press; 2004: 71-84）

可以准确地定量测定人类基因组 DNA 中的靶标数量[148]。合成的寡核苷酸、纯化的质粒和基因组 DNA 也可以作为定标物。有限稀释分析也可以用于扩增 DNA 的定量检测[149]。如前所述，数字 PCR 是定量 PCR 标准的一种很好的方法，对一些靶标有绝对参考作用[150]。有时不需要进行绝对的定量，而是相对一个或多个参考基因进行定量。在这种情况下，参考基因的选择和 PCR 效率至关重要。实时荧光定量 PCR 的准确性取决于反应中模板拷贝的初始数量。当初始目标浓度较低时，不精确性较高。在这种情况下，数字 PCR 可能是更好的选择。

熔解分析

在每个 PCR 周期内持续监测荧光，可以观察到 PCR 产物和探针的杂交特性[34]。连续的随温度变化的荧光值曲线（图 4.24，底部）可被检测到[22]。如果用荧光染料，扩增的 DNA 的熔解特性可以鉴定产物[17]。杂交信息很少能用水解探针检测，而杂交探针的熔解效果是显而易见的。探针熔解发生在一个特征温度，可以用来确认靶分子的存在和分析基于探针序列的变异。

对于临床实验室的常规检测，通常在 PCR 结束时进行单一熔解曲线检测，而不是在整个 PCR 过程中监测杂交情况（图 4.22）。基因分型

最好全程不转管，通过监控杂交双链在受控加热过程中的熔解，产生双链的特征性熔解曲线。与传统的杂交技术（如点印迹或微阵列）的单温度分析相比，这种特征监测在一定温度范围内的熔解。完全熔解曲线的优点也适用于比较不同的同类技术。实时扩增和熔解分析是一个强大的组合，只需要进行温度控制和荧光采集。当使用杂交探针时，快速冷却可以最大限度地形成探针-靶分子双链，同时最小化双链 PCR 产物的形成。引物不对称和使用 5′ 核酸外切酶缺陷的聚合酶可以增强探针信号。

单核苷酸变异分型

SNV 基因分型的方法很多，选择哪种取决于几个因素，包括检测时间、通量大小和产量要求。大规模基因组研究的必要性不同于临床实验室、医疗诊所或未来的统计实验室。许多目标基因分型技术需要复杂的分离或检测设备（或两者都需要）。实时 PCR 与熔解曲线分析允许在不到 30 min 的时间内进行检测、定量和基因分型（图 4.22），所有分析均在一个不需要辅助处理或额外设备的同质系统中完成。

例如，将一个杂交探针对其中的一条探针覆盖杂合变异位点，如图 4.27 所示。在本例中，报告探针与正常等位基因互补。随着温度的升高，不匹配的突变体杂交体首先解链，产生第一次荧光信号改变，然后是互相匹配的正常杂交体。在模拟图中很容易看到这两种杂交体的解链温度[148]。经过很好优化的探针设计可以针对单个碱基错配提供 4~10℃ 的 Tm 差别。

用熔解曲线分析进行单核苷酸变异基因分型可以通过多种探针和染料方法实现。图 4.28A 显示了前文讨论的杂交探针对。实际上，使用一个杂交探针也可以得到相同的结果，其中荧光信号在游离探针上淬灭，但在与目标分子杂交后得到增强（图 4.28B）[138]。图 4.28 C 显示了未标记探针和饱和 DNA 结合染料的基因分型[151]。探针和扩增子熔解导致的荧光信号改变都存在。图 4.28D 显示了使用弹回引物的类似结果[70]，未标记的探针作为 5′ 尾巴连接到一条引物上。后两种方法的优点是不需要荧光标记的探针。最

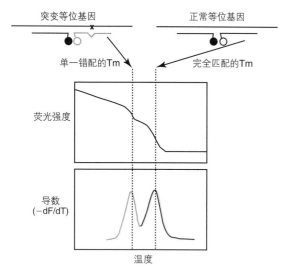

图4.27 熔解曲线检测 SNV 基因型。用一个探针对带有杂合 SNV 的标本进行扩增和熔解。两个温度转变是可见的：一个突变等位基因和探针不匹配，在较低的温度熔解；另一个正常等位基因与探针完全匹配，在较高的温度熔解。导数图显示了突变探针和正态探针双峰的熔解温度（Tm）（经许可修改自 Bernard PS, Pritham GH, Wittwer CT. Color multiplexing hybridization probes using the apolipoprotein E locus as a model system for genotyping. Anal Biochem 1999; 273: 221–228. Copyright 1999 Academic Press）

后，SNV 基因分型可能利用扩增子熔解与饱和的 DNA 结合染料（图 4.28E）[152]。

　　SNV 分型的许多方法在复杂程度上有很大差异（表 4.4）。检测所需的寡核苷酸链（引物或探针）数量为 2～5。简单的技术根本不需要探针，但一些更复杂的方法需要最多 3 个标记或对每个探针进行修饰。所有这些方法都使用荧光和液相杂交。一些使用熔解分析的方法可以检测到两个以上的等位基因，那些基于等位基因特异性扩增或终点分析的方法被限制为两种。

　　五种最简单的 SNV 分型方法不使用荧光标记探针。扩增子熔解只需要两条引物和一个异源双链检测 DNA 染料（图 4.28E）[152]。弹回引物系统也只需要两条引物，一条带有自探测的 5′ 端探针（图 4.28E）[70]。非标记的探针基因分型需要两个引物和一个 3′ 端封闭探针（图 4.28C）[151]。等位基因特异性 PCR 需要 3 条引物，并且根据聚合酶的偏好，只能扩增完全匹配的引物。基因分型可以通过每个循环分别监测两个孔的[153]的荧光来实现，也可以在一个孔中结合 GC 修饰，从而在

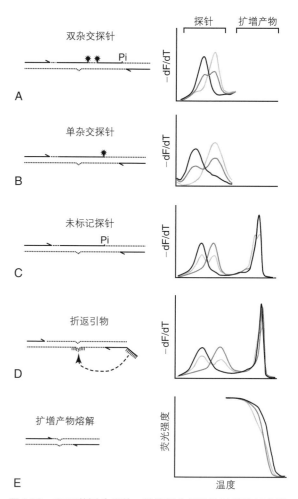

图4.28 SNV 基因分型的 5 种熔解分析设计及其熔解曲线结果。传统的双杂交探针设计（A）使用一对探针：一个标记有一个受体荧光团，另一个标记有一个供体荧光团。单杂交探针设计（B）缺少第二个探针。无标记探针设计（C）不需要共价荧光标记，而是使用溶液中的饱和 DNA 结合染料。Snapback 引物（D）类似于未标记的探针，探针以 5′ 尾的形式附着在一个引物上。最后，扩增子熔解（E）仅使用两种常规聚合酶链反应引物。扩增子熔解依赖于高分辨率熔解分析来区分基因型之间的微小差异。这两个纯合子因熔解温度（Tm）不同而表现为曲线形状不同，杂合子的曲线形状因两种基因型杂合状态的存在而表现差异。Pi 表示含有 3′-磷酸盐或其他阻止聚合酶扩展的阻滞剂。dF/dT，荧光变化的速率

PCR 结束时通过熔点温度来区分等位基因[154]。杂交探针熔解测定法是中等复杂的方法，如图 4.28A 和 B 显示，可采用单一[138] 或双杂交[155] 探针的设计。更加复杂的闭管基因型分型方法是终点分析法。等位基因特异性水解法[87] 和发夹探针[156] 是常用的方法。自探针扩增子法[69] 和小沟结合水解探针法[157] 都需要在两个探针上进行三次修改来

表4.4 不同的基因分型方法（闭管）复杂度比较
（由简单到复杂）

方　法	所需寡核苷酸链数量	修饰数	备　注
扩增子熔解曲线	2	0	最简单便宜
弹回引物	2	1	5′ 端自互补
等位基因特异性实时 PCR	3	0	每种等位基因型需要一孔
非标记探针	3	1	探针 3′ 端磷酸化
等位基因特异性PCR（熔解曲线）	3	1～2	增加 GC* 修饰
单杂交探针	3	1～2	如 5′ 端荧光基团，则 3′ 磷酸化修饰
双杂交探针	4	2～3	如 5′ 端荧光基团，则 3′ 磷酸化修饰
水解探针	4	4	
双标记发夹探针	4	4	
自杂交扩增子	3～4	6	
小沟结合水解探针	4	6	
连续入侵性信号扩大反应	5	4	

注：* 5′ 端寡核苷酸增加 G 或 C 用于改变等位基因熔解温度。

进行 SNV 分型。最后，连续入侵信号扩增是一种不需要 PCR，但使用最大数量的寡核苷酸链才能进行基因分型的方法[79]。

高分辨率熔解曲线分析

在扩增子熔解过程中，基因型之间的温度差可能很小（图 4.28E），需要高分辨率熔解才能进行准确的基因分型。高分辨率熔解法检测异质双链具有比凝胶法更好的灵敏度，不需要任何处理或分离[158]。早期的熔解曲线荧光分析仅能区分 PCR 产物 1～2℃的差异[17]，现在高分辨率熔解仪器可以提供高精度和分辨率提高至少 10 倍[18]的检测，只需要几分钟的检测时间[159]。通常情况下，熔解数据在 0 和 100% 荧光信号值之间归一化，不同的纯合子用 Tm 值区分。通过比较熔解曲线形状，沿温度轴移动曲线，直到它们主体部分重叠可以实现杂合子的最优化检测。图 4.29 显示了通过熔解曲线分析进行异源双链检测和 SNV 基因分型的一个例子，其中一个 PCR 产

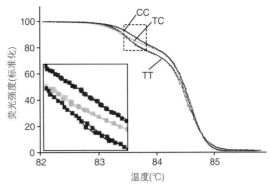

图4.29 熔解分析检测到的 544 bp 片段的单碱基变化。图中为 HTR2A 基因携带单核苷酸变异（SNV）的聚合酶链反应产物的高分辨率熔解曲线。6 个个体的结果显示，野生型纯合子（TT）、突变型纯合子（CC）和杂合子（TC）3 种基因型各有 2 个不同的个体。由于 GC 含量不同，出现了两个熔解区。SNV 存在于较低温的熔解区。部分数据放大显示，表明所有 3 种基因型都可以被识别（经许可修改自 Wittwer CT, Reed GH, Gundry CN, et al. High-resolution genotyping by amplicon melting analysis using LC Green. Clin Chem 2003; 49: 853–860. Copyright AACC）

物在两个区域中熔解。区域预测在熔解实验设计中非常有用[160]。高分辨率熔解的主要应用包括基因分型、突变扫描和序列匹配[161-163]。目标拷贝数评估是一种新的应用，它甚至可能比数字PCR[128]的拷贝数检测效果更好。

大规模并行测序

对人类全基因组变异进行全面了解的需求导致了大规模并行测序新技术的发展[164-166]。与双脱氧核苷酸终止测序相比，这些技术在一次操作中产生了多达 10 亿个序列碱基，每个碱基的检测成本降低了 1 万～10 万倍。这些技术不断发展，产量和成本不断改善。这项技术的进步很大程度上依赖于光学数据处理、生物信息学和整体计算机能力的进步。随着这些方法的成本、检测周期和方便性的不断改进，它们将越来越多地用于临床实验室。事实上，大规模并行测序的临床实验室标准已经出现[167, 168]。克隆测序方法复制一条 DNA 链形成克隆模板，以产生足够的检测信号。相比之下，单分子测序方法必须足够灵敏才能检测到 DNA 的单分子。表 4.5 总结了大规模并行测序方法的特点。

克隆测序

克隆测序方法首先产生一个鸟枪法（随机）

表 4.5　大规模并行测序的方法学特点比较

方　　法	原　　理	检测信号	克隆方法	检测周期	单次运行数据量产出	读长（bp）
合成测序	释放焦磷酸	化学发光	乳液微滴 PCR	10～23 h	40～700 Mb	400～700
合成测序	pH 值改变	电子互补金属氧化物半导体	乳液微滴 PCR	3～4 h	1.5～10 Gb	125～400
合成测序	可逆终止	荧光	桥接扩增	2.7～12 日	15～600 Gb	200～600*
连接测序	多重连接反应	荧光	乳液微滴 PCR	10 日	300 Gb	110
单分子测序	零模波导	荧光	不需要	2 日	5 Gb	10 kb
单分子测序	导电性	电信号	不需要	几分钟到几日	可变	5 kb

注：* 包含双端测序。

片段库，长度通常为 70～1 000 个碱基，有些方法需要 6～20 kb 的片段。打碎通常是通过物理方法或酶解[23]。物理方法包括超声、声剪切和水动力剪切。酶切方法可能来自限制性内切酶、非特异性 DNA 酶或一种同时能切断和添加接头序列的转位酶。在所有情况下，都可以修改条件以产生不同的片段大小。

接头序列通常被添加到随机片段的每一端。这些接头的主要作用是为每个片段提供通用的引物位点，以启动大规模并行测序反应。一批引物扩增大量（用微珠或流动槽）的文库序列构成的阵列。接头还可促进 DNA 片段在固相表面的捕获，并在空间上限制在阵列表面的珠子或斑点上产生的片段扩增。片段通常需要通过填充任何缺失的碱基补齐末端，有时在 3′ 末端上添加一个额外的 A 来使其平端化，以便与接头相连。如果需要对不同的 DNA 样本进行多重检测，通常还需要添加一个序列"条形码"来识别克隆来自哪个 DNA 样本。一个典型的带有接头和条形码的文库片段如图 4.30 A 所示。然后根据片段大小对文库进行区分，为下游测序选择最合适的文库。克

隆扩增通常采用乳液微滴 PCR 或桥接扩增。

乳液聚合酶链反应·在乳液聚合酶链式反应中，文库片段的一条链被捕获在一个珠子上，然后在油包水的液滴中进行克隆扩增，产生一个被单链 PCR 产物覆盖的珠子（图 4.31）。该乳液是通过混合珠子（每个珠子都覆盖着一条引物）、水性 PCR 组件（包括另一条引物、聚合酶和 dNTP）和搅拌下的油混合物来形成理想的液滴，使其每个液滴仅含有一个珠子和一个文库片段。所述两条引物与接头序列互补，一条被覆于珠子表面，另一条在溶液中游离。在乳液 PCR 反应中，所有的珠粒上的文库片段一起被扩增，形成分散在油中的微滴。在标准 PCR 热循环器中对乳剂进行扩增。经过 PCR 和变性后，每颗珠子上都有数百万份相同的单链 PCR 产物，每颗珠子上都带有不同的文库片段序列，序列两侧是接头。然后乳液被破坏，在去除空珠子后，准备测序。

桥式扩增·桥式扩增会产生成簇的单链 PCR 产物，这些产物被固定在一个平面流动槽的表面（图 4.32）[62]。与乳液 PCR 克隆微珠序列不同，扩增发生在一个平坦的表面。与接头序列互补的

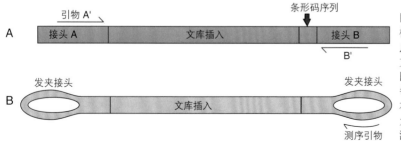

图 4.30　大规模并行测序中不同文库格式示意图。A. 包括一致 PCR 引物位点的两个接头序列被连接到片段化的文库两端。如果需要同时检测多个不同的样本，则添加条形码序列，以便每次读取的序列都能分配给特定的样本。B. 文库插入片段被发夹接头结合，允许引物结合到两端的单链环上进行滚环扩增

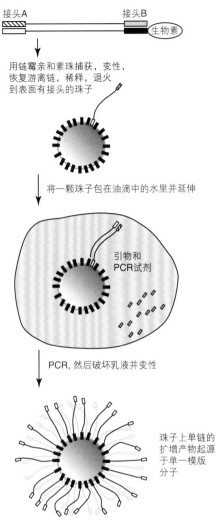

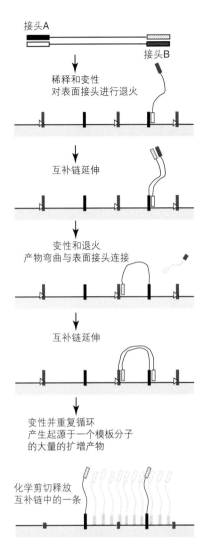

图 4.31 乳液 PCR。两个接头（A 和 B）随机连接到 DNA 片段。接头 B 的 5′ 端有生物素。链霉亲和素珠子会捕获一端或两端带有接头 B 的片段，只有与接头 A 连接的片段会被冲走（图中未显示）。然后将片段变性，收集两端带有接头 A 和接头 B 的游离链（两端带有接头 B 的片段不会从链霉亲和素珠子中释放）。然后，一个单链模板被捕获在一个包被有接头的小珠上，并被封装在一个含有 PCR 试剂和引物的油包水液滴中。PCR 后，乳液被打破，DNA 被变性。这产生了一个带有大量的单链的珠子。然后珠子被放置在光纤上的一个孔或玻璃载玻片上进行序列分析（图中未显示）

图 4.32 桥式扩增。将两个接头（A 和 B）连接到一个 DNA 模板。稀释后变性成单链模板，后者通过与固定在表面上和接头序列互补的引物的退火被捕获到一个流动槽表面。PCR 试剂加入后流动槽上发生了引物延伸，生成了模板的互补链。变性剂（通常是氢氧化钠）被加入流动槽以释放原始模板链。新合成的链的自由端通过弯向附近的引物进行退火，第二轮试剂的加入催化另一条互补链的合成。通过重复许多次这样的循环，一个由大约 1 000 个单链模板组成的克隆集群就产生了。这个簇仍然是两种互补链的混合物。其中一条链通过周期性的酸处理被选择性地去除，酸裂解了一个表面结合的引物上的二醇连接（红色引物上的空三角形）。集群现在只包含一个模板链，可以进行序列分析

引物均随机或固定地附着在表面上。文库 DNA 被变性形成单链，与表面的引物杂交。引物延伸后，在变性条件下，原始模板链被洗掉。接下来的就是桥式扩增，它与 PCR 非常相似，只是两条引物都附着在表面，所以附着在表面的单链必须弯折才能找到反向引物，从而形成延伸后的双链桥接。与 PCR 的热变性不同的是，流动槽保

持在 60℃，引入化学变性剂使双链桥解离，但又保持其附着于流动槽表面。当流动槽被聚合酶和 dNTP 在良好的延伸条件下冲洗时，解离的双链都能找到新的反向引物形成额外的桥。这个过程重复进行，直到形成大约 1 000 份拷贝。一条

引物可以被设计成包含一个可切割位点（化学或酶），这样一条链可以在变性后被移除。用双脱氧核苷酸将 3′ 末端的单链封上（为了防止任何不希望的模板延伸），表面就可以进行测序了。

边合成边测序

边合成边测序测序可以通过：① 焦磷酸盐释放；② pH 降低；③ 可逆终止的荧光信号来检测。这种克隆扩增方法允许平行观察成千上万条链的延伸，极大地提高了信号强度。但是，延伸的每一步都必须可控，因为连续的延伸反应在不同的链之间不会保持同步。这是通过将克隆固定在阵列中从而使试剂能够顺序应用（不会导致其他反应步骤出现）来实现的。

焦磷酸测序[19]· 焦磷酸测序被第一个用于大规模并行测序平台，但近年来由于较低的通量和较高的成本而变得不那么受欢迎。克隆微珠被固定于皮升反应室中，反应室由蚀刻的单个光纤构成。在有利于延伸的条件下，dATPaS、dCTP、dGTP 或 dTTP 溶液依次通过反应室。如果碱基匹配，核苷酸将被用于合成链，焦磷酸被释放。焦磷酸测序信号的产生是通过酶促反应，导致荧光素酶的化学发光，在本章的前文已经讨论过（包括用 dATPaS 替换 dATP 以防止干扰酶的反应）。产生的光被单独的光纤捕获并在 CCD 上检测。如果一次反应中添加了多个碱基（同源聚合延伸），此种核苷酸的多个碱基将被利用，荧光信号将按比例升高。随着每次反应使用的相同碱基数目的增加，判断它们的确切数目逐渐变得更加困难。

半导体测序[63]· 与焦磷酸测序相似，克隆微珠用作模板。然而，这些珠子排列在半导体传感器上，传感器经过了修饰以检测 pH 的变化[169]。该芯片不能检测到光，但是可以检测由于珠子上的许多克隆将 dNTP 转化为焦磷酸而产生的 pH 的轻微变化。与焦磷酸测序类似，同源聚合物延伸的检测可能存在问题。受益于半导体技术的发展，该方法通过减少微珠和传感器孔的尺寸和增加芯片的尺寸迅速提高了性能。单次运行时间短至 3～4 h。

可逆终止剂· 在平面流动槽桥式扩增后，四种核苷酸中的一种在有利于扩增的条件下通过流动槽。与焦磷酸测序和半导体测序不同，此处的核苷酸是带有荧光信号的延伸终止子，因此只有一个碱基被添加，避免了同源聚合物延伸的问题。每个核苷酸都有不同的荧光标签，因此可以通过颜色来区分。此外，所述荧光终止子是可逆的，这意味着所述被阻断的 3′ 端可以通过流动槽提供的简单化学手段进行再次延伸。每个循环包括：① 在有利于延伸的条件下加入聚合酶和 dNTP 作为荧光标记的终止剂；② 洗涤流动槽；③ 荧光成像；④ 裂解荧光终止剂；⑤ 洗涤流动槽。每次运行的输出数据量可在 1 日内达到 600 Gb。

连接测序

与聚合酶和合成测序不同，连接测序使用连接酶和大约 8 个碱基长的探针混合物（图 4.33）。该模板可以是通过乳液 PCR（类似于焦磷酸盐和半导体测序）形成的克隆微珠，也可以是直接在平坦表面等温扩增形成的克隆[170]。首先，一个锚定寡核苷酸与固定模板的已知部分杂交。然后由大约 8 个碱基组成的探针相互竞争连接到锚上。每个竞争的探针都有一个固定的碱基（A、T、G 或 C），由探针远端荧光标签的颜色表示。剩下的探针碱基可能降解（这意味着所有 4 种碱基用于合成，产生 4^m 种不同的探针，其中 m 是降解的碱基数），或者它们可能是普通碱基（核苷酸类似物，可与 4 种碱基配对）。末端的荧光标签阻止了探针的进一步连接。在严格的温度下，只有连接的锚探针复合物与模板杂交，并通过荧光标签的颜色来解码所定义的碱基位置。下一个循环开始时，从模板中剥离出锚探针复合体，并重复该过程，但通过使用不同的锚将其移位一个碱基。最后，紧靠锚的一小段碱基序列被确定下来。该技术的一个变体是在每个标记的探针上使用两个已定义的碱基，并在记录标签后通过切除探针的一部分来增加读长。虽然可以大量并行，但读取长度平均不到 75 个碱基。

单分子测序

单分子测序方法不需要模板扩增。因为没有克隆，碱基读取无需与其他克隆同步。需要灵敏的光学或电子方法来检测单个分子中的碱基序列[171]。如果能够实现长读和高精度，其优势包括高效的序列组装、重复序列分析、从头测序、染色体重排和

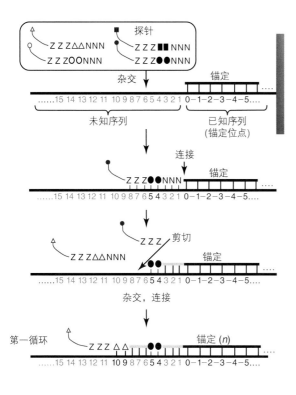

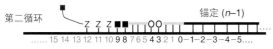

图 4.33　连接测序（双碱基编码方法）。锚定寡核苷酸序列与模板的已知序列杂交（锚定位点）。展示了八聚体（8-mer）探针的结构。N 表示简并碱基（A、T、C、G），Z 表示与任意碱基配对的通用碱基，固定的碱基（空心圆、实心圆、方块和三角形）占据第 4、5 个碱基位置。探针的颜色编码由 4 种标签之一（红色），每一种颜色代表 4 种双碱基组合（例如，颜色 1 是 AT、TA、CG 或 GC；颜色 2 是 AC、CA、TG、GT；颜色 3 为 TC、CT、AG、GA；颜色 4 是 AA、TT、GG、CC）。当探针与锚定位点附近的序列杂交时，连接酶将探针与锚定位点连接。记录颜色后，探针被切断，将标签和一些探针碱基一起移除。这使得另一个探针有可能结合到延伸复合体上。事实上，可以进行多轮结合与切断，每次都延长锚定探针复合物，并提供延长的双碱基类型（4 种之一）。在几轮探针结合与切断后，锚定探针复合物被剥离。下一轮循环已知序列的第一个碱基位置被预填，然后重复这个过程。多轮循环重复，直到探针上定义的碱基之一与锚定位点上的已知碱基配对，从而允许对所有双碱基组合进行解码。例如，在第一个循环中，位置 4、5、9 和 10 的双碱基可能性被确定。在第二个循环中，第一个碱基被预填，(n−1) 位置 3、4、8 和 9 的可能性被确定。重复这个过程，直到定义基础上的探针对第一个基于锚定位点（位置 0）。因为被识别的碱基是已知的，位置 0 和 1 的碱基组合被解码，进而解码其他碱基位置，直到所有的双碱基组合被解码

融合分析。相比之下，大规模并行测序方法通常会产生短序列读长（30～700 个碱基），必须对其进行比对和分析才能得出一致的结论，然后拼接在一起，并与参考基因组序列进行比较。序列数据的精确装配依赖于整个区域的充分覆盖测序[172]。

使用荧光标记核苷酸的实时单分子测序[171]。文库制备是这种方法的独特之处，因为片段被调整为大约 10 kb，并且接头被设计为发夹结构。结果是一个双链片段被固定于一个单链环形结构，单链两端为相同的 27 个碱基序列（图 4.30 B）。测序引物与环形区域退火并被绑定到一个位于零模波导底部的聚合酶分子上，形成一个活性的聚合酶复合物。零模波导允许对单分子瞬时荧光标签的检测，这些标签共价连接到每个 dNTP 的末端磷酸基团上。将 4 种用不同荧光标记的 dNTP 加入孔中，并进行光学识别。当一个荧光 dNTP 在靠近聚合酶活性位点与其互补链进行匹配时，它处于荧光检测的最佳位置。当碱基被整合入延伸链中后，末端荧光标签（附在焦磷酸盐上）从聚合酶复合体上弥散开来。通过滚环扩增法，当引物绕着环路进行时，荧光信号被高速连续采集。可以在完成一次闭环检测后后停止进程，也可以多次闭环采集信号以进行错误检查。据报道，最长读长可以读取 40 000～50 000 个连续的碱基。

纳米孔测序[173]。另一种不需要扩增、使用电子信号而不是光学检测的单分子测序方法是纳米孔测序。单个 DNA 链通过固定的蛋白质形成的纳米孔。单个 DNA 碱基通过蛋白质纳米孔时，会产生特征性的电信号，从而揭示穿过纳米孔的碱基（或碱基的组合）的身份。本质上，这类似于纳米级的库特计数器，它可以量化单链 DNA 上的碱基差异，而不是颗粒大小。数千碱基的核苷酸链可以在单个读长片段中进行测序。该方法是非破坏性的，并且可以区分甲基化的 DNA 碱基和常规碱基[174]。目前正在研究多种纳米孔〔α溶血素、耻垢分枝杆菌 A（MspA）等〕，固态纳米孔也在深入研究中。更短和更窄的纳米孔是理想的，但目前的材料限制使得在纳米孔中可同时容纳 4 个碱基。

（王剑　张彦）

第5章 · 分子微生物学

Frederick S. Nolte[*]

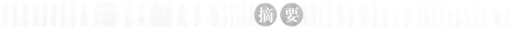

背景

核酸（NA）扩增技术目前常用于感染性疾病的临床诊疗工作。美国 FDA 批准的检测试剂盒和分析物特异性试剂种类越来越多，这些试剂和方法极大地促进了分子生物学技术在临床实验室中的应用。核酸扩增技术、自动化检测技术、核酸测序技术和多重检测技术的发展，拓展了分子生物学技术在临床实验室中的应用范围和使用前景。目前很多临床实验室和医疗机构都使用一些操作简单的一体化的（sample-in-answer-out）分子生物学检测系统。就检测数量和检测结果的临床应用两个方面而言，分子微生物学的发展在分子病理学领域一直处于领先地位。基于核酸检测的方法降低了临床微生物实验室对于传统细菌检验技术的依赖，如抗原检测、细菌培养等；同时也使得临床实验室有可能为患者提供更好的医疗服务。

内容

本章综述了核酸检测技术在临床感染诊断中的应用，内容包括特异性病原体的检测和依赖核酸检测技术诊断的感染性疾病综合征。我们同时也将阐述这些方法在临床实验室应用时可能遇到的挑战和机遇。

自本教材第五版发行以来，诊断分子微生物学的应用发生了一些重大的变化。如今，核酸扩增技术已广泛应用于感染性疾病的临床诊断和患者的管理。美国 FDA 批准的检测试剂盒和分析物特异性试剂（ASR）种类越来越多，这些试剂和方法极大地促进了分子生物学技术在临床实验室中的应用。核酸扩增技术、自动化检测技术、核酸测序技术和多重检测技术的发展，拓展了分子生物学技术在临床实验室中的应用范围和使用前景。目前很多临床实验室和医疗机构都使用一些操作简单的一体化的分子生物学检测系统。

就检测数量和检测结果的临床应用这两个方面而言，分子微生物学的发展在分子病理学领域一直处于领先地位。基于核酸检测的方法降低了临床微生物实验室对于传统细菌检验技术的依赖，如抗原检测、细菌培养等；同时也使得临床实验室有可能为患者提供更好的医疗服务。本章综述了核酸检测技术在临床感染诊断中的应用，内容包括特异性病原体的检测和依赖核酸检测技术诊断的感染性疾病综合征。我们同时也将阐述这些方法在临床实验室应用时可能遇到的挑战和机遇。美国 FDA 许可和批准的微生物核酸检测技术详细清单可以通过 FDA 官方网站相关版块查询。读者如需要全面和深入地了解分子微生物学，可参考 *Molecular Microbiology: Diagnostic Principles and Practice, 3rd edition*[1]。

[*] 感谢本章上一版的作者 Aaron D. Bossler 和 Angela M. Caliendo。

病毒综合征

人类免疫缺陷病毒 1 型

人类免疫缺陷病毒 1 型（human immunodeficiency virus 1, HIV-1）是获得性免疫缺陷综合征（AIDS）的病原体。HIV-1 是一种 RNA 病毒，属于逆转录病毒科慢病毒属。HIV-1 复制是一个复杂的过程，包括其基因组 RNA 经逆转录产生双链 DNA 分子，并整合至宿主基因组 DNA 上形成前病毒。HIV-1 通过与靶细胞表明受体 CD4 及其辅助受体 CXCR4 或 CCR5 发生交互作用而进入靶细胞。一般认为，CCR5 表达于巨噬细胞，而 CXCR4 表达于 T 细胞。由于辅助受体 CCR5 是抗逆转录病毒药物作用的靶位点，因此确定 HIV-1 嗜细胞性变得很重要。HIV-1 的逆转录酶没有校正功能，导致该病毒具有很高的基因多样性。HIV-1 可分为多种不同的亚型或进化分支，并且可归类于 3 个组：M 组（main，主要组）、O 组（outlier，外围组）和 N 组（non-M-non-O，非 M 非 O 组）。最新研究发现 HIV-1 中还存在一个新变种，被归属于 P 组，该组与猿猴免疫缺陷病毒同源性很高 [2]。根据编码包膜蛋白的 env 基因序列和编码外壳蛋白的 gag 基因序列的多样性，M 组 HIV-1 又可分为 9 个亚型（A～K）和多个流行重组型（CRF）[3]。M 组 HIV-1 在全世界范围内流行，其中 B 亚型主要分布于欧洲和北美洲，C 亚型主要分布于非洲和印度，而 E 亚型主要分布于大部分东南亚地区。HIV-1 分子检测技术的研发和应用受到该病毒复杂的复制过程和基因组多样性的影响。

HIV-1 感染者管理模式的选择应参考其血液中病毒 RNA 浓度和病毒耐药性检测结果。在实验室的帮助下，感染者将会获得更有效的个体化抗逆转录病毒治疗（ART）。

1996 年美国 FDA 首次批准使用 HIV-1 病毒载量检测方法。随后，该方法迅速用于感染者抗逆转录病毒治疗应答的疗效监控。早期研究发现，病毒载量高的感染者发展至 AIDS，甚至死亡的速度远高于那些病毒载量低的感染者 [4-6]。

病毒载量检测是目前常见的 ART 应答监控指标之一。由于对 CD4 细胞数高的 HIV 感染者疾病进展情况的了解程度的加深，ART 启动时机的选择不再依赖于病毒载量检测。随着更新、更有效且毒性更低的药物出现，ART 已被推荐用于所有 HIV 感染者的治疗，而不再受感染者 CD4 细胞数量或病毒载量高低的限制（DHHS 抗逆转录病毒治疗小组，http://hirinfo.nih.gov）。在治疗开始后，病毒载量检测是监控治疗方案效果的一个重要手段。所有 HIV 感染者，在抗病毒治疗开始时，都应进行病毒载量检测，并且在治疗期间进行定期监测（通常为每 3～4 个月监测一次）。标准治疗方案采用联合使用抗逆转录病毒药物和 CCR5 抑制剂。目前抗逆转录病毒药物根据病毒靶位点的不同可分为以下几种：核苷类逆转录酶抑制剂（NRTI）、非核苷类逆转录酶抑制剂（NNRTI）、蛋白酶抑制剂（PI）、融合抑制剂、整合酶抑制剂（也称整合酶链转移抑制剂，INSTI）和 CCR5 抑制剂。目前，美国卫生与公众服务部在抗逆转录病毒治疗指南中推荐的起始治疗药物有以下几类：两种 NRTI、一种 NNRTI、一种 PI 或一种 INSTI。由于有些药物对高病毒载量的感染者治疗效果不佳，因此治疗前病毒载量会影响到治疗药物的选择。在采取正确的治疗措施后 2～3 个月，感染者体内病毒载量会发生 $2\log_{10}$ 或更大幅度的下降。对于感染者来说，治疗目标是将其血液中病毒载量降低到大部分高灵敏度病毒载量检测方法的检测下限（20～50 拷贝/毫升）。研究发现感染者血液中病毒载量绝对值越低，临床治疗的效果和预后越好 [7,8]。抗逆转录病毒治疗指南中推荐在起始治疗前和治疗 2～8 周后立即定量检测感染者血浆 HIV-1 RNA 水平，以期达到在治疗 16～24 周后将病毒载量降到最低检测限以下。在疗程的早期，对抗病毒疗效的评估很重要。若病毒载量抑制没有达到预期效果，需要评估感染者的治疗依从性，同时也需要考虑是否更换其他治疗药物。对感染者抗病毒治疗初始应答情况进行评估后，为确保获得持续抗病毒治疗应答，临床应定期进行病毒载量监测，通常为每 3～4 个月监测一次。

所谓"病毒小蹿升"（viral blips）指的是病毒量短暂性升高，通常此时的病毒量高于检出水平，但是低于 400 拷贝/毫升。值得注意的是，抗病毒治疗成功的感染者也偶尔会发生"病毒小蹿升"现象。因此这种现象的出现不意味着抗病毒治疗会失败[9]。据此，抗病毒治疗失败应定义为病毒载量持续高于 200 拷贝/毫升。

HIV 感染后会出现一个检测窗口期，即从病毒感染到人体产生抗体的这一段时间检测不到 HIV 抗体。病毒载量检测有助于急性 HIV-1 感染的诊断（窗口期感染诊断），但是这些方法目前还未获得 FDA 批准。窗口期感染者血液中病毒量可高达 10^5～10^7 拷贝/毫升[10]。对于使用第四代免疫分析法检测阳性，但 HIV-1/HIV-2 抗体检测结果为阴性的感染者，2014 年更新的美国 HIV 检测指南中推荐使用 HIV RNA 检测法，该方法也是检测 HIV-1 急性感染的最好方法[11]。目前仅有一种 HIV RNA 检测法获得美国 FDA 批准可用于临床诊断，即 APTIMA HIV-1 定性分析法（Hologic, San Diego, CA）。但是该方法在临床实验室中应用较少。在美国 FDA 对 HIV 感染

诊断要求中病毒载量检测不是必选项。这条规定对基层医疗机构实验室是有益的，毕竟开展病毒载量检测会增加它们的工作负担。

AMPLICOR HIV-1 DNA PCR 试剂盒（罗氏公司）可以检测前病毒 DNA，但仅限用于科研（research use only, RUO）。当 HIV-1 阳性的母亲接受抗逆转录病毒治疗时，该方法可以筛查新生儿是否发生感染。抗逆转录病毒药物和母体抗体都可以透过胎盘进入胎儿体内。抗逆转录病毒药物可以抑制新生儿体内病毒的复制，因此在出生早期，HIV-1 RNA 检测会出现假阴性结果。出生后，新生儿体内的母体 HIV-1 抗体可持续存在长达 2 年，因此抗体检测不适用于新生儿 HIV 感染的诊断。

目前，FDA 批准使用的商品化 HIV-1 病毒载量检测试剂盒有三种。其中两种采用的是实时 PCR 技术：cobas AmpliPrep/cobas TaqMan HIV-1 version 2.0（罗氏公司）和 m2000 Real-Time 系统（雅培公司）。第三种是 Versant HIV-1 RNA 3.0（西门子公司），该方法采用的是分支链 DNA 信号扩增技术（Branched DNA signal amplication）。表 5.1 所示的是各种方法采用的分析技术、靶基因和检测范围。未来，核酸扩增检测（NAAT）新技术和平台发展将可以实现真正意义上的 HIV

表5.1　FDA 批准的商品化病毒载量分析技术

病毒	分析技术（制造商）	方　法	靶基因	检测范围
HIV-1	Versant 3.0（西门子公司）	分支链 DNA 信号扩增技术	*pol*	75～500 000 拷贝/毫升
	Cobas Ampliprep/cobas TaqMan 2.0（罗氏公司）	实时荧光定量逆转录 PCR	*gag*、*LTR*	20～10 000 000 拷贝/毫升
	RealTime（雅培公司）	实时荧光定量逆转录 PCR	*int*	40～10 000 000 拷贝/毫升
HCV	Versant 3.0（西门子公司）	分支链 DNA 信号扩增技术	*5'UTR*	615～7 700 000 IU/ml
	Cobas Ampliprep/cobas TaqMan Test 2.0（罗氏公司）	实时荧光定量逆转录 PCR	*5'UTR*	43～69 000 000 IU/ml
	RealTime（雅培公司）	实时荧光定量逆转录 PCR	*5'UTR*	12～100 000 00 IU/ml
HBV	Cobas Ampliprep/cobas TaqMan Test 2.0（罗氏公司）	实时定量 PCR	*Precore/core*	20～170 000 000 IU/ml
	RealTime（雅培公司）	实时定量 PCR	*Surface*	10～1 000 000 000 IU/ml
CMV	Cobas Ampliprep/cobas TaqMan Test 2.0（罗氏公司）	实时定量 PCR	*UL54*	137～9 100 000 IU/ml
	Artus RGQ MDx（天根公司）	实时定量 PCR	*MIE*	119～79 400 000 IU/ml

注：CMV，巨细胞病毒；HIV，人类免疫缺陷病毒；HBV，乙型肝炎病毒；HCV，丙型肝炎病毒；PCR，聚合酶链反应；RT，逆转录酶。

RNA 即时检测[12]，有些商业公司已开始着手这方面技术的研发，如 Alere、BioHelix、Cepheid 和 Iquum/Roche 等公司。基层医疗机构将会使用这些即时检测技术进行急性感染的诊断、筛查结果的验证和病毒载量的检测。

大部分临床实验室目前都会采用实时 PCR 技术来检测 HIV 感染，因为相对以往的方法，实时 PCR 技术具有以下几方面优点：① 检出限更低；② 可以进行定量分析；③ 检测范围更广。由于选择的靶基因保守性不高，无法区分 HIV-1 亚型，早期的病毒载量检测方法会存在基因型偏倚的缺陷。但是，这个问题现已得到解决。罗氏公司和雅培公司研发的最新实时 PCR 检测试剂盒都能准确区分 HIV-1 中的 M 组、O 组和多种流行重组型（CRF）亚型[13]。这些试剂盒的批间不准确度为 $0.12 \sim 0.2 \log_{10}$ 拷贝/毫升。在未经治疗的感染者中，病毒载量生物学变异约为 $0.3 \log_{10}$ 拷贝/毫升[14]。当病毒载量变化超过 $0.5 \log_{10}$ 拷贝/毫升（即 3 倍）时提示病毒复制。

病毒载量检测通常使用的标本是 EDTA 抗凝血浆，枸橼酸盐抗凝标本亦可，但是大部分情况下不能使用肝素抗凝的标本。在标本收集和运送过程中应采取正确的方式处理，以防止病毒 RNA 的降解。血液标本在收集后 6 h 内必须进行血浆分离。尽管病毒 RNA 在 4℃ 可以稳定保存几日，但仍建议将分离出的血浆置于 −20℃ 保存。因此，为保证检测结果准确，若在偏远地区收集标本，应格外注意标本的前期处理。一些特殊的血标本收集管或容器里面加有凝胶，可以将离心后的血浆和血细胞分隔开。这些容器可以直接用于标本运输，且无需先将其中的血浆转移至新的试管中，这极大地简化了操作流程。标本收集管中的血浆应先吸出后单独进行低温保存，否则易导致病毒载量假性升高[15, 16]。

现共有 6 种抗逆转录病毒药物用于临床治疗，分别是 NRTI、NNRTI、Pi、融合抑制剂、INSTI 和 CCR5 抑制剂。病毒可对所有这些药物产生耐药性，特别是在治疗期间病毒的复制没有被有效地抑制时容易发生耐药。在临床治疗中，为了防止病毒出现耐药性，常用的策略是联合使用多种抗病毒药物，因为病毒很少会同时对多种药物耐药。

HIV-1 病毒耐药性检测现已很好地应用于临床诊疗，并且其使用规范会定期更新，读者可查阅以下网站获得相关信息（http://hirinfo.nih. gov）。目前美国卫生部《抗逆转录病毒治疗指南》推荐病毒耐药性检测可以在以下情况时开展：① 初治感染者在抗逆转录病毒治疗开始前；② 在更换治疗方案寻找可能有效的抗病毒药物时；③ 治疗期间病毒载量下降未达到预期效果时；④ 孕妇在抗逆转录病毒治疗开始前。

HIV-1 病毒耐药性检测方法分为基因型和表型两种。基因型耐药检测可以检测到病毒基因组特异性基因突变或核苷酸改变，这些变化与抗病毒药物敏感性下降有关。表型耐药检测较为复杂，大致过程如下：先构建假病毒，检测构建的假病毒在有不同浓度药物存在情况下的复制能力，与野生株的比较，来判断感染者体内的病毒对药物敏感或耐受程度。这两种方法在临床上都较为常用，其中表型耐药检测常用于曾经使用过药物治疗且已产生多重耐药性的感染者。

基因型耐药检测一般是采用基因测序技术来检测病毒基因是否发生突变，检测结果将会影响到抗病毒治疗方案的选择。因此，本文所述内容仅限于此类基于自动化基因测序技术的基因型耐药检测法。目前 FDA 认证的方法可以检测出 HIV-1 的逆转录酶和蛋白酶编码基因是否发生基因突变。但这些方法不能检测与其他药物耐药相关的基因突变，如整合酶和融合抑制剂等抗病毒药物。

基因型耐药检测大致操作如下，首先从感染者血浆中分离出 HIV-1 RNA，然后用 RT-PCR 及基因测序技术检测逆转录酶和蛋白酶编码基因。后续结果的分析包括：① 基因序列的拼接和编辑；② 与野生株基因序列进行比对以分析是否发生碱基突变；③ 对检出的基因突变是否具有临床意义进行评估。大多数临床实验室依赖商品化试剂盒来进行基因型耐药检测。这些试剂盒提供检测试剂和结果分析与解读软件。目前 FDA 批准使用的商品化试剂盒有两种：Trugene

HIV-1 基因分析试剂盒及其配套 OpenGene DNA 测序分析系统（西门子医疗系统有限公司）和 ViroSeq HIV-1 基因分析系统（雅培公司）。

对基因型耐药检测结果的解读比较复杂。通常使用基于规则的软件（"rules-based" software）来分析，并综合考虑到交叉耐药性和各种基因突变之间的相互作用。商品化分析系统会提供一个汇总的结果报告，内容为病毒逆转录酶和蛋白酶编码基因突变的清单。在报告中抗病毒药物是否耐药将以多种形式进行呈现：耐药、可能耐药、无耐药证据和耐药证据不足。对于每种抗逆转录病毒药物耐药相关的特异性基因突变和突变之间相互作用的解读涉及面很广，本章所述内容可能有限，读者可参阅其他材料。

目前 HIV-1 耐药检测方法存在一个缺陷，即只有当病毒突变株占病毒群体 20% 以上时才能被检测出。因此，根据耐药性检测结果更换治疗药物时常常临床疗效不佳，其原因就是病毒群体中的那部分未能被检出的耐药病毒株，在抗病毒药物存在的情况下，很快就形成优势种群，导致治疗失败。对于某些耐药突变株来说，药物选择性压力是保持其在可检出水平的外在因素；当不再使用该药物后，野生病毒株将会很快成为优势种群。因此，如需检测病毒耐药性，应在抗病毒治疗期间采集感染者标本。当感染者血液中最低病毒载量约为 1 000 拷贝/毫升时，才能获得可靠的耐药性检测结果。基因型耐药检测的敏感度易受病毒 RNA 降解的影响，因此在标本收集后应格外注意前期处理，防止病毒 RNA 降解。

记忆要点 人类免疫缺陷病毒（HIV）

· HIV 是一类 RNA 病毒，具有高度基因多样性。
· HIV RNA 是最早出现的感染标志物。
· 病毒载量检测广泛应用于抗病毒治疗效果的监测；抗病毒治疗目标是达到完全抑制病毒复制，即病毒载量低于检测下限。
· 样本处理不恰当时，可造成 HIV 病毒载量假性增高。
· 初治感染者在：① 抗逆转录病毒治疗开始前；② 在更换治疗方案寻找可能有效的抗病毒药物时，都应进行基因型耐药检测。

肝炎

丙型肝炎病毒（hepatitis C virus, HCV）

在美国，大约有 320 万活动性 HCV 感染的患者，HCV 感染是引起慢性肝脏疾病的一个重要诱因。在发生急性 HCV 感染后，80%～85% 感染者会演变为慢性感染。在这些慢性感染者中，2%～4% 最终会发展为肝硬化和终末期肝脏疾病。目前，继发于 HCV 感染的终末期肝脏疾病是美国肝移植最常见的适应证。HCV 感染诊断和管理指南中推荐的检测标准是分子生物学检法，包括 HCV 定性、定量和基因分型检测。

HCV 是一种单股正链 RNA 病毒，基因组大小约为 9 500 核苷酸，可编码一个长约 3 000 个氨基酸的多聚蛋白前体。病毒 RNA 5′ 和 3′ 端都含有一个短的非翻译区（UTR），UTR 之间是一个长的开放阅读框架（ORF）。HCV 基因组结构与黄病毒科病毒相似，如节肢动物媒介病毒等。与其他黄病毒科病毒蛋白结构类似，HCV 可编码 3 种 N 末端蛋白（核心蛋白、包膜蛋白 1 和包膜蛋白 2）和 4 种 C 末端蛋白（非结构性蛋白 2、3、4 和 5）。N 末端蛋白可能是病毒的结构蛋白，而 C 末端蛋白可能参与病毒的复制过程。HCV 属于黄病毒科中的肝炎病毒属。

HCV 5′ UTR 区域核苷酸序列高度保守，长度为 341 个核苷酸，该区域含有一个复杂的二级结构。5′ UTR 中有一个内部核糖体进入位点，该位点对于开放阅读框的翻译至关重要。HCV 3′ UTR 位于病毒基因组的 3′ 末端，由三个部分组成：一个短的多变区（长度和核苷酸序列可变）、长度可变的多聚嘧啶区域和一段高度保守的长度为 98 个核苷酸的碱基区。HCV 3′ UTR 的功能目前未明，但可能对病毒的翻译复制十分重要。

无论是在核苷酸水平还是氨基酸水平，HCV 包膜蛋白 E1 和 E2 编码基因都是其基因组上变异最大的部分。其中，包膜蛋白 E2 编码基因有两个高度变异区，称为 HVR1 和 HVR2。这些区域可能是由抗病毒抗体的压力所致。此外，E2 编码基因区还有一个细胞因子 CD81 结合位点。CD81 可能是 HCV 进入细胞的受体或共受体。

非编码区 2（NS2）和 3（NS3）内包含一个锌离子依赖的自体蛋白酶，其功能是剪切 NS2 和 NS3 交接处的多聚蛋白。NS3 的氨基端部分是一种丝氨酸蛋白酶，其功能是在多个位点剪切多聚蛋白。NS3 的羧基端部分具有螺旋酶活性，在 HCV 复制过程中起重要作用。NS4A 蛋白是 NS3 丝氨酸酶的辅助因子。NS5B 编码 RNA 依赖的 RNA 聚合酶，参与病毒基因组的复制。NS5A 中的一个区域可能与干扰素 α（IFN-α）治疗应答有关，被称为 IFN-α 敏感性决定区。

1991 年 Choo 等首次报道了 HCV 全基因组序列[17]。随后全球各地都相继对 HCV 进行了全基因组测序。通过对这些全基因组序列的比对分析发现，HCV 存在很多不同的基因型，其核苷酸差异最高可达 35%[18]。由于研究人员使用不同的分类方法，早期关于 HCV 基因分型的研究比较混乱。于是，研究人员在 1994 年制定了统一的命名系统。根据新命名规则，HCV 基因型依据发现的先后顺序以阿拉伯数字对其进行编号；同一型中基因序列相近的病毒株命名为亚型，并按其发现的先后顺序以小写英文字母对其进行标记。在感染者体内 HCV 可同时存在多种变异株群体，称为准种（quasispecies）。准种可能是病毒在宿主体内复制过程中发生基因突变累积所致。

HCV 基因型和亚型分类及命名规则最近已有更新[19]。目前，HCV 可以分为 7 种主要基因型、67 种亚型和 20 种临时亚型。不同基因型之间的核苷酸序列差异可达 30%～35%。当全基因组核苷酸序列差异小于 15% 时定义为亚型。

HCV 基因型 1、2 和 3 在全球分布，且具有明显的地区分布差异[20]。HCV 1a、HCV 1b、HCV 2a、HCV 2b、HCV 2c 和 HCV 3a 亚型主要分布于北美洲、南美洲、欧洲和亚洲的日本，占所有 HCV 感染的 90% 以上。在美国，大约 70% HCV 感染是由 1 型引起，其中 1a 和 1b 亚型所占比例相同。HCV 基因型与肝脏疾病进展之间没有关联性[21, 22]。

用核酸扩增法从感染者血清或血浆标本中检测出 HCV RNA 有很重要的临床意义，可用于确诊 HCV 感染、区分活动性感染和恢复期感染、评估治疗的病毒学应答和血源筛查。根据美国 CDC、美国肝病研究协会和美国临床生物化学学会推荐，HCV RNA 检测法已纳入乙型肝炎感染诊断程序[23-25]。

HCV RNA 是患者感染后血浆或血清中最早出现的标志物，在感染发生后 1～2 周时即可出现，早于肝脏酶类的升高和各种 HCV 抗体的出现。大约有 80% HCV 感染者会发展为慢性感染。在 HCV 抗体阳性的感染者中，HCV RNA 的检测可以从恢复期感染者中区分出活动性感染者。对于高度疑似感染者，当血清筛查试验结果为阳性时，通常选择检测 HCV RNA 来进行确认试验，其效果优于重组免疫印迹试验（RIBA）。相对 RIBA 而言，HCV RNA 检测费用更低、效果更佳[26]。自 2012 年以来，试剂公司不再生产 HCV RIBA 试剂盒，所有 HCV 抗体筛查阳性的标本都应使用美国 FDA 认证的 HCV RNA 方法来做确认试验[27]。

母体抗体可以在婴幼儿体内持续存在一段时间，因此对于 HCV 阳性孕妇所产的婴幼儿，若需诊断是否发生感染，HCV RNA 的检测是非常有价值的。对于免疫系统受损伤或身体衰弱的患者，HCV RNA 检测对感染的诊断也很有价值，因为这些患者的血清学反应能力很弱。此外，HCV RNA 检测也常用于疑似急性感染或不明原因感染的肝炎患者。

HCV RNA 检测是鉴别 HCV 活动性感染的最可靠方法。当感染者血清学检测阳性时，若 HCV RNA 阴性，预示该感染者处于感染的恢复期，或者发生了间歇性病毒血症。由于约有 15% HCV 慢性感染者会发生间歇性病毒血症，因此对于高度怀疑 HCV 感染者，一次 RNA 检测阴性的结果不能排除活动性感染[28]。此时，应再次采集患者的标本，重新检测。

在发达国家，对献血者进行 HCV 抗体筛查显著降低了输血相关性 HCV 感染的风险。在美国，当 HCV 抗体筛查阴性时，输血感染的发生概率低于 1∶103 000 输注单位[29]。为更有效地预防输血相关性感染，目前已对献血员开展 HCV RNA 检测[30]。HCV 抗体检测的窗口期长达 70

日，且目前尚无 HCV 抗原检测方法。HCV RNA 检测可将窗口前缩短至 25 日，将输注感染单位从每年 112 例降低至 32 例[31]。

近年来，出现了一些商品化的可对血清 HCV 核心抗原进行定性和定量检测的试剂盒，但 FDA 未批准其用于临床诊断[32-36]。对献血员进行筛查时，采用血清转化盘，这些检测方法可以显著缩短窗口期；并且结果与病毒 RNA 检测有很好的一致性。但是分析灵敏度比大多数 RNA 检测法低，大约为 10 000 IU/ml。针对病毒核心抗原检测的方法灵敏度太高，故不适用于治疗期间或治疗后疾病转归状况的监测。在资源贫乏的基层医疗机构中，HCV 抗原检测法可以替代 RNA 检测法，且检测费用低，可从恢复期患者中有效地鉴别出活动性感染者。

HCV 感染者在进行抗病毒治疗前都有必要进行病毒载量检测。病毒载量低于 600 000 IU/ml 是治疗能获得持续病毒学应答（SVR）的预测指标之一[37, 38]。此外，与能获得持续病毒学应答有关的因素还包括：未进展为肝硬化、年龄低于 40 岁、女性、白种人、病毒基因型 2 和 3，以及 IFN-λ3 附近基因（IFNL3、IL28B）rs12979860 位点 CC 型 HCV 感染者[39, 40]。

HCV 病毒载量无法预测疾病的进展状况，与肝脏疾病的严重程度也没有相关性[41]。这与 HIV-1 感染时截然相反，后者病毒载量是决定疾病进展的首要指标。对未接受抗病毒治疗的感染者，HCV 病毒载量监控的临床意义不明确，因此不推荐使用。截止到目前，HCV 慢性感染的标准治疗方案仍为聚乙二醇缓释 IFN-α（PEGylated IFN-α）联合使用利巴韦林。对于 HCV 基因型 1、4、5 和 6 感染者，疗程为 48 周；对于 HCV 基因型 2 和 3 感染者，疗程为 24 周。经治疗后，基因型 1 感染者获得 SVR 比例为 40%～50%；基因型 2 和 3 感染者可获得的 SVR 超过 80%。此处 SVR 指的是采用检测限低于 50 IU/ml 的方法无法从患者血浆或血清中检测出 HCV RNA，并且据此可认为病毒学治愈。

FDA 在 2011 年首次批准直接抗病毒药物（DAA）用于治疗乙型肝炎。该类药物属于

NS3/4 丝氨酸蛋白酶抑制剂，目前有两种：博赛泼维（BOC，默克公司）和特拉泼维（TVR，Vertex 制药公司）。DAA 通常与聚乙二醇缓释 IFN-α 和利巴韦林联合使用。与前述标准治疗方案相比，这种三药联合治疗方案对于 HCV 基因型 1 感染者 SVR 的提升幅度约为 30%。TVR 对 HCV 基因型 2 有抗病毒活性，但是对基因型 3 无效。BOC 对 HCV 基因型 2 和 3 都具有抗病毒活性。但这两种药物都不推荐单独用于抗病毒治疗，因为与聚乙二醇缓释 IFN-α 和利巴韦林联合使用时将会获得更高的 SVR[42]。

应答指导治疗（response guided therapy）策略中存在几个重要的时间节点，用 BOC 治疗的第 8、12 和 24 周和用 TVR 治疗的第 4、12 和 24 周。在以下情况时应停止使用丝氨酸蛋白酶抑制剂、聚乙二醇缓释 IFN-α 和利巴韦林进行的三药联合抗病毒治疗：① 治疗开始后第 12 周，HCV RNA 载量超过 100 IU/ml；② 若为使用 BOC 的三药联合治疗方案，当治疗开始后第 24 周，可以检出 HCV RNA；③ 若为使用 TVR 的三药联合治疗方案，当治疗开始后第 4 或 12 周时，HCV RNA 载量超过 1 000 IU/ml；④ 若为使用 TVR 的三药联合治疗方案，当治疗开始后第 24 周时，可以检出 HCV RNA。

抗病毒治疗的目标是获得 SVR，指的是在抗病毒治疗结束后 6 个月，采用高灵敏度的方法（检测限为 ≤ 10～15 IU/ml）无法从患者血浆或血清中检测出 HCV RNA。获得 SVR 的患者很少会发生病毒学复发。

2013 年，FDA 又批准了两种 DAA：① 索非布韦（Gilead 公司），一种核苷酸类似物 NS5B 聚合酶抑制剂[43]；② 西咪匹韦（Johnson & Johnson 公司），一种二代蛋白酶抑制剂[44]。FDA 批准索非布韦与聚乙二醇缓释 IFN-α 和利巴韦林进行三药联合，用于治疗 HCV 基因型 1 和 4 感染者，或者单独与利巴韦林联合，用于治疗 HCV 基因型 2 和 3 感染者。FDA 批准西咪匹韦与聚乙二醇缓释 IFN-α 和利巴韦林进行三药联合，用于治疗 HCV 基因型 1 感染者。但是这种治疗方案仅限于那些使用一代蛋白酶抑制剂治疗

有效的 HCV 基因型 1 感染者。

若感染者接受的是基于索非布韦的抗病毒治疗方案，治疗期间的病毒载量监测结果不会对治疗方案产生影响，因为很少会发生因病毒学复发引起的治疗失败[43]。但是，考虑到这些抗病毒药物的价格和不恰当使用造成的病毒耐药性，在治疗的第 4 周和治疗结束时应进行病毒载量检测。一般情况下病毒载量检测时间节点的选择依据药物的种类而定，但通常为治疗期间的第 12 周或 24 周。

当感染者接受西美瑞韦、聚乙二醇缓释 IFN-α 和利巴韦林进行三药联合抗病毒治疗时，应在治疗期间的第 4、12 和 24 周时进行病毒载量监测，以评估治疗反应性及考虑是否应暂停治疗。治疗期间，若患者无法获得持续病毒学应答，则应停止该治疗方案。在治疗的第 4 周，若 HCV RNA 载量超过 25 IU/ml，治疗方案中所有药物都应停止使用。若在西美瑞韦给药后的第 12 和 24 周时 HCV RNA 载量超过 25 IU/ml，则应停用聚乙二醇缓释 IFN-α 和利巴韦林[44]。

目前还研发出了很多其他种类 DAA，但都处于临床试验阶段。主要有 NS3/4A 蛋白酶抑制剂、NS5B 聚合酶抑制剂和 HCV 复制所需的宿主细胞蛋白抑制剂。大部分现有 HCV 抗病毒治疗推荐方案可从以下网站查询获得：http://www.hcvguidelines.org。

FDA 目前批准的商品化 HCV 病毒载量检测法主要有 3 种，其中两种采用的都是实时 PCR 技术：cobas AmpliPrep/cobas TaqMan 2.0 版（罗氏公司）和 m2000 RealTime System（雅培公司）。第三种使用的是分支链 DNA 信号扩增技术：Versant 3.0（西门子公司）。表 5.1 所示的是各种方法采用的分析技术、靶基因和检测范围。商品化病毒载量检测法使用 WHO 国际校准标准，结果以 IU/ml 为单位。第一代 cobas TaqMan HCV 检测技术存在基因型偏倚，尤其是在分析 HCV 基因型 4 时。经过改进后的第二代检测技术基本已可对所有 HCV 主要基因型进行准确定量分析[45, 46]。

WHO 于近年建立了第一代国际 HCV RNA 定量检测标准，并已被试剂生产厂家接受为定量

校准标准，这极大地推动了 HCV RNA 定量检测技术的发展[47]。尽管统一使用国际标准，但不同 HCV RNA 检测法之间并不是等效的[48, 49]。因此，感染者在治疗期间进行病毒载量检测时最好使用同一种方法，以减少病情误判[50]。

尽管很多基线因素可以预测慢性 HCV 感染者的治疗反应性，但是 HCV 基因型是其中效果最好的预测因素。当感染者接受聚乙二醇缓释 IFN-α 和利巴韦林联合抗病毒治疗时，该因素可以预测感染者能否获得 SVR。在一些大型的临床试验中，采用聚乙二醇缓释 IFN-α 和利巴韦林联合治疗，只有 30% HCV 基因型 1 感染者可获得 SVR，而基因型 2 或 3 感染者中获得 SVR 的比例高达 65%[37, 38]。

使用聚乙二醇缓释 IFN-α 和利巴韦林联合抗病毒治疗时，HCV 亚型检测的临床意义不大。但是不同 HCV 亚型感染者治疗时，应根据其病毒动力学调整疗程长短。然而，采用基于 TVR 的三药联合治疗方案时，HCV 基因亚型 1a 感染者比 1b 感染者更易发生病毒耐药性和病毒学突破[51]。对 HCV 进行基因亚型分型，有助于抗病毒药物的选择和预测是否发生 DAA 耐药性。此外，基于蛋白酶抑制剂的三药联合治疗方案不推荐用于治疗 HCV 基因型 2 和 3 感染者。

使用蛋白酶抑制剂进行抗病毒治疗常会引起耐药基因突变。突变聚集于 NS3/4 丝氨酸蛋白酶的催化位点周围，与抗病毒治疗失败和病毒学复发有关[42]。类似的耐药基因突变可发生在使用 BOC 和 TVR 治疗的感染者，这提示在不同蛋白酶抑制剂间会出现交叉耐药现象。约 5% 的感染者在治疗前就可以检出耐药变异株，但是这种耐药毒株不影响蛋白酶抑制剂的治疗效果。因此，目前无需对采用蛋白酶抑制剂治疗的感染者进行抗病毒耐药基因检测[52]。

有些位于 NS3/4 丝氨酸蛋白酶位点上的基因突变与西美瑞韦敏感性下降有关。Q80K 氨基酸替换是其中一个最为常见，且具有临床意义的突变。在 HCV 基因型 1a 感染者中这种突变发生的基线概率大约是 30%，并且与低 SVR 密切相关。因此，对于 HCV 基因型 1a 感染者，推荐进行

Q80K 突变检测。当检测结果阳性时，应更换其他药物进行抗病毒治疗[53]。

HCV 基因分型的方法有很多种，有些是实验室自己研发的，有些是商品化的。这些方法包括核酸测序技术、反向杂交法、亚型特异性 PCR 法、DNA 片段长度多态性分析法、异源双链泳动分析法、溶解曲线技术和血清学分析方法。目前，FDA 批准使用的方法只有一种，即雅培公司的 RealTime HCV Genotype Ⅱ 试剂盒[54]。该试剂盒结合了实时 PCR 和多重水解探针技术，可以扩增和区分 1～6 基因型，也可以鉴别 1a 与 1b 基因亚型。该方法以 HCV 5′UTR 区域为鉴别基因型的靶位点，同时以 NS5B 部位为靶位点区分基因 1 型两种不同亚型。此方法和直接测序技术具有良好的总体一致性，但也存在缺陷，如不确定结果的发生率高，不能区分基因 1 型中的所有亚型。

在美国病理学家协会组织进行的实验室能力比对验证实验时，反向杂交线性探针法是临床实验室中最常用的一种 HCV 基因分型方法。该方法由 Innogenetics 公司（Fujirebio Europe）研发，现在市场上出售的西门子公司产品 "Versant HCV Genotype 2.0 分析技术" 即为本方法。本方法的过程大致如下：先用 PCR 技术对 HCV 基因组的 5′UTR 和核心区域进行扩增，然后将 PCR 产物用生物素进行标记；在严格的条件下，再将这些标记好的 PCR 产物在硝化纤维素条上与寡核苷酸探针进行杂交反应，最后用链霉亲和素 – 碱性磷酸酶检测杂交后的 PCR 产物。寡核苷酸探针分为两组，其中一组包括 19 种型和亚型特异性探针，与基因组 5′UTR 区结合；另外一组含有 3 种探针，与 HCV 基因组核心区结合。核心区探针的作用是可以更好地辨别 1a 和 1b 基因亚型及基因型 6[55]。依靠硝化纤维素条上的反应线组合模式来判读 HCV 基因型和一些亚型。本方法可以鉴别出的基因型有 1a、1b、2a/c、2b、3a、3b、3c、3k、4a/c/d、4b、4e、4h、5a 和 6a/b。与基因测序法相比，Versant HCV Genotype 2.0 分析技术目前只能用于检测 HCV 基因型和鉴别 1a 与 1b 基因亚型[56]。混合基因型 HCV 感染时，杂交结果呈现异常信号型。但是，线性探针检测技术对病毒载量有一定要求，当病毒载量低于 10^4 拷贝 / 毫升时，常出现假阴性结果。

亚基因组序列分析是 HCV 基因分型的一种最有效方式。通过对病毒基因组上不同基因进行测序分析，如 E1、核心基因和 NS5B 基因等，可以鉴别出病毒的不同基因型和亚型[57, 58]。HCV 5′UTR 序列非常保守，不适用于分型。此外，靶位点基因序列变异度越大，也越不适用于分型，因为此时更易发生引物错配和 PCR 扩增失败。PCR 扩增产物可以直接用于基因测序，或者扩增产物克隆至载体质粒后再行测序。混合基因型 HCV 感染时，基因测序法常会发生漏检。这种情况下，需用 PCR 产物去构建很多不同的克隆子，然后再分别将其进行测序分析。但是，克隆实验总会有一些人为意外状况的发生，比如使用 DNA 聚合酶进行扩增时可能会发生核苷酸替代，或者克隆试验过程中可能造成核苷酸替代等。由于存在这些意外因素，基因克隆技术在临床实验室中的实用性较差。

西门子公司研发的 Trugene HCV 5′NC 基因分型系统是一种商品化 HCV 基因分型的标准化直接测序系统。该系统针对 HCV 5′UTR 区域（位于氨基酸残基 96～282 处），并采用特有的单管测序法进行检测[59]。Roche Amplicor HCV 或 Amplicor HCV Monitor tests 系统获得的 PCR 产物长度约为 244 bp，该产物经纯化后也可用于本方法[60]。后续步骤包括正反双向测序。Trugene HCV 5′NC 基因分型系统含有序列分析软件，可对测序序列片段进行拼接，并获得最终完整的序列。Trugene HCV 5′NC 基因分型系统中有一参考基因序列库，其中大概含有 200 种序列，分别来自 6 种 HCV 主要型别和 24 种亚型。分型系统会自动将测得的序列与参考序列进行比对分析，从而获得相应的基因型、亚型或最相似型。Trugene HCV 5′NC 基因分型系统是一种可靠的 HCV 基因分型方法，但是跟其他基于基因组 5′NC 区域设计的方法一样，该方法不能准确区分所有的 HCV 基因亚型[60, 61]。

不同基因型 HCV 间可以发生基因重组，因此以 HCV 基因组上某特定区域为靶位点进行基因分型的技术可能无法满足临床需求[62-65]。近年来，有多个国家先后出现关于 HCV 基因重组的报道，如俄罗斯发现基因型 2k 和 1b 重组毒株，越南发现基因型 2 和 6 重组毒株和法国发现基因型 2 和 5 重组毒株。此外，在体外感染黑猩猩的实验中也有发现基因型 1a 和 1b 重组毒株。

GenMark 公司研发出一种新型 HCV 基因分型技术，该技术采用的是固相电化学分析方法。该分型技术是一种序列特异性捕获技术，先用 PCR 对 HCV 5′UTR 区进行扩增，然后将 PCR 产物加入预先制备的表面结合了寡核苷酸捕获探针的薄膜，再加入二茂铁标记的寡核苷酸信号探针，最后用电化学检测方法进行检测。这种新型 HCV 基因分型法与线性探针杂交法基因分型结果具有很高的一致性。但是鉴别基因型 1 的亚型时，两种方法之间会存在小的偏差，因为它们使用了不同的靶位点[66]。

HCV 基因分型方法目前应用十分广泛，但是这些方法均未获得 FDA 认证。临床实验室在使用这些方法前需进行方法学的性能验证，这极大地加重了实验室的工作负担。在性能验证过程时，实验室应查阅已发表的评估文献作为性能验

证的初级证据，再使用商品化基因分型系统对拟使用分型方法进行性能验证分析。

美国病理学家协会已建立一套完善的能力验证方案，用于 HCV RNA 的定性、定量和动态监测的方法学评估。这些能力验证计划结果显示，无论是在方法学上还是在临床实用性上，HCV RNA 检测技术都较以往方法有一个明显的提高。

乙型肝炎病毒（hepatitis B virus, HBV）

HBV 是一种小型、有包膜的 DNA 病毒，属嗜肝 DNA 病毒科，可引起一过性或持续性（慢性）的肝脏感染。嗜肝 DNA 病毒科下设两个属：正嗜肝 DNA 病毒属和禽嗜肝 DNA 病毒属，分别引起哺乳动物和禽类感染，并以它们为自然宿主[67]。根据病毒黏附和穿入时的特性，这类病毒宿主范围很窄。血清学证据显示全球约有 20 亿人曾感染过 HBV，其中 3.5 亿人为慢性感染者[68]。感染 HBV 后，由于受病毒和宿主因素两方面的影响，感染者会出现不同的临床结局，或病毒清除后发生轻微感染，或严重的慢性肝炎（CHB）致肝硬化或肝细胞癌（HCC）[69, 70]。HBV DNA 定性和定量检测技术越来越灵敏、越准确，这也使得分子生物学技术在感染者常规检测中的地位越来越重要。基因测序技术和基因突变检测方法的进步，已使得临床可以检测病毒基因组上特定突变位点（译者按：这些突变已得到研究证实具有重要的临床意义，如与抗病毒药物耐药性有关等）。目前，核酸检测技术在 HBV 感染者的治疗过程中发挥重要的作用。

HBV 基因组呈疏松的、不完全闭合的双链环状 DNA 形式，长约有 3 200 个碱基对。HBV 基因组中含 4 个开放读码框（ORF），分别编码为病毒外壳蛋白（前 S 和 S 区基因）、核衣壳（前 C 区和 C 区基因）、聚合酶和 X 蛋白。这 4 个 ORF 之间存在部分基因重叠。当病毒黏附到肝细胞上后，病毒体通过胞吞的方式进入肝细胞中，并脱衣壳。最后，在宿主细胞核内，病毒基因组形成共价闭合环状 DNA（cccDNA），再以此 cccDNA 作为转录模版合成前基因组 RNA（pgRNA）和信使 RNA。pgRNA 进入宿主细胞质，作为 HBV 复制的模板，在逆转录酶活性作用下，经翻译生成

记忆要点　丙型肝炎病毒（HCV）

· 在美国，HCV 活动性感染者约有 320 万人，HCV 是慢性肝脏疾病的常见病因之一。

· HCV 病毒载量不能预测肝脏疾病的进展状况或严重性，但是可用于鉴别活动性和恢复期感染，该指标已被广泛应用于抗病毒治疗效果评估的标志物。

· HCV 分为 7 种主要型别和多种不同亚型，呈地理区域性分布；基因 1 型感染主要发生于发达国家，且用 IFN-α 和利巴韦林治疗时很难治愈。

· FDA 批准了一些 DAA 用于 HCV 感染的治疗，其靶位点是 HCV 蛋白酶和聚合酶。基因 1 型 HCV 感染者接受这些 DAA 治疗时可获得良好的病毒反应率。

· 目前，HCV 耐药基因型分析还未用于指导临床抗病毒治疗，但是随着越来越多 DAA 的出现，HCV 耐药基因型分析将有可能发挥一定的指导作用。

核心蛋白。与此同时，HBV 逆转录酶将 pgRNA 逆转录成一种新的循环 DNA 分子。在病毒复制的早期，一些新合成的病毒基因组也可再次进入肝细胞核，形成新的复制循环，增加肝细胞核内病毒 cccDNA 存储[71]。

尽管 HBV 属于 DNA 病毒，但其复制过程需要逆转录酶的参与。由于 HBV 逆转录酶缺乏校正功能，因此在逆转录过程中容易发生错配。HBV 开放读码框之间存在部分基因重叠，当基因发生突变时，对编码蛋白质的结构和功能将会产生影响。HBV 基因组上所有区域基因都可发生变异，这种结果导致了 HBV 以准种的形式存在，感染者可能同时感染多种不同的基因型毒株。

根据系统发育分类，HBV 可分为 7 种基因型（A～H 型），呈地理区域性分布。各型之间全基因组核苷酸序列的差异超过 8% 时被定义为一个基因型。这 7 种已知基因型在美国都有发现，检出率分别为 A（35%）、B（22%）、C（31%）、D（10%）、E（2%）、F（2%）和 G（2%）[72]。最新研究发现 HBV 基因型与肝脏疾病的进展存在相关性，同时也与 IFN-α 和聚乙二醇 IFN-α 的治疗反应性相关。但是，在日常临床工作中，无需进行 HBV 基因分型[73]。

现已研发出很多灵敏度高、特异性强和重复性好的血清学方法用于检测 HBV 抗原和抗体。这些方法可检测多种 HBV 感染血清学标志物，用于感染的诊断、病程的确认、传染性大小、预后和患者免疫状态的评估。血清中检出 HBV DNA，表明病毒在肝脏内复制；该指标比乙肝 e 抗原（HBeAg）更灵敏。HBeAg 是病毒核心蛋白的胞外存在形式。用分子生物学方法定量检测血液中 HBV DNA，有助于病毒感染的初步评估、慢性感染者的监控和抗病毒治疗效果的评价[71, 73]。此外，在美国 HBV DNA 定性检测是献血员筛查的常规项目，该方法可以排除早期 HBV 感染者[74]。分子生物学方法还用于检测已知与抗病毒药物耐药性相关的基因突变。

对于血清乙肝表面抗原（HBsAg）阳性感染者应进行以下一些检查：肝功能和肝炎病毒标志物检查（包括 HBV DNA 检测）[73]。慢性 HBV

感染是一个复杂的病程。在诊断感染时，实验室基线数据的建立对追踪疾病的进展和肝活检候选者的评估非常重要。对于 HBeAg 阳性的慢性 HBV 感染者，监控其病情活动性的最好办法是定期检测丙氨酸氨基转氨酶（ALT）。但是 HBeAg 阴性的慢性感染者病情监控，则推荐检测其 HBV DNA。慢性感染者，血清 HBV DNA 检测（病毒载量）对抗病毒治疗前的评估和治疗反应性的监测非常重要[73]。目前，对慢性 HBV 感染的治疗无法从感染者体内完全清除病毒，且长期疗效有限。是否进行抗病毒治疗与以下几个因素相关：ALT 水平升高；HBeAg 或 HBV DNA 两项指标同时阳性，或其中某一项为阳性；病毒载量超过 2 000 IU/ml；肝脏活检时发现疾病活动度中级和肝脏纤维化；以及病毒学检测排除了丁型肝炎病毒（HDV）、HCV 或 HIV 重叠感染。慢性乙型肝炎的治疗目标是获得对 HBV 复制的持续抑制和延缓肝病的进展。用于评估治疗应答的参数包括血清 ALT 的复常、血清 HBV DNA 水平下降、伴或不伴有抗 HBeAg 出现的 HBeAg 转阴。目前 FDA 批准用于治疗慢性 HBV 感染的药物有 8 种：IFN-α、聚乙二醇 IFN-α2a、4 种核苷类似物（拉米夫定、替比夫定、依替卡韦和恩曲他滨）和 2 种核苷酸类似物（阿德福韦酯和替诺福韦）。预测患者对 IFN-α 治疗应答的指标有很多种，其中最重要的有两项：ALT 升高和血清 HBV DNA 病毒载量降低，这两项指标也是患者处于免疫清除期的间接标志物。

抗病毒治疗通常不能有效清除 HBV，可能出于以下两个原因：① HBV 共价闭合环状 DNA（cccDNA）难以清除。② HBV 可隐匿于肝细胞外的其他组织。通常抗病毒治疗终点是 HBeAg 阳性感染者达到停药后 HBeAg 转阴、抗 HBe 抗体变为阳性和不能用杂交技术从血清中检出 HBV DNA。此处杂交检测法用的是一种灵敏度不高的检测技术，其检测最低限约为 10^6 拷贝/毫升。获得治疗终点通常意味着肝病的康复，具体体现在感染者 ALT 水平恢复正常和肝活检结果提示炎症症状缓解。抗病毒治疗后的感染者需要接受长期随访。尽管如此，若采用灵敏度高的核酸检测法，很多治疗后感染者还是可以检出 HBV DNA。慢性乙肝抗病毒治疗应答可分为生化应答（BR）、病毒学应答（VR）或组织学应答（HR），以及治疗中（on-therapy）或治疗结束后持续（sustained off-therapy）[73]。

有些 HBV 核苷酸的变异可能产生严重的临床后果。HBV 表面抗原（HBsAg）由其 S 基因编码。该区域发生的一种变异：α 决定簇氨基酸 145 位点的变异，即 145 位氨基酸由甘氨酸突变为精氨酸（G145R）。该位点变异可导致 HBsAg 与抗 HBs 的结合力下降，从而降低了乙肝表面抗体的保护作用[75]。G145R 突变常可引起母婴阻断失败、抗 HBs 阳性的 HBV 感染和肝移植后 HBV 再感染[76, 77]。这些 HBV 免疫逃逸突变毒株的出现，使得人们更加关注疫苗的效力和血清沉默期感染者。G145R 突变株在许多国家和地区都有发现，2%～40% 的疫苗免疫失败是由该突变引起的。尽管 G145R 突变株表达的 HBsAg 与抗 HBs 抗体的结合力下降，但是该类型突变易于被目前大多数常规诊断试剂所检出。因此，我们暂时无需关注这种因使用 HBV 免疫球蛋白和疫苗后所产生免疫逃逸株。

基本核心启动子区和前 C 区基因突变会影响到 HBeAg 的合成，这些突变常常由免疫压力所致[78]。最常见的基本核心启动子区突变是 A1762T/G1764A 双位点联合突变，这种类型的突变可降低 mRNA 的产量，从而降低 HBeAg 的合成[79]。前 C 区突变最主要的是 G1896A，其在前 C 蛋白编码区第 28 位密码子形成提前终止密码子，导致不能形成成熟的前 C 蛋白，最终造成 HBeAg 合成障碍[80]。G1896A 突变主要见于 *HBV* 基因型 B、C、D 和 E 毒株。该类型突变在北美和西欧很少发生，但是分布却非常广泛。这种地域性差异与病毒基因型分布存在地区差异有关。

G1896A 突变最早在慢性活动性肝炎和暴发性肝炎患者中发现。但是，该突变也可在无症状携带者中检出。G1896A 突变毒株的复制效率与野生株类似。因此，该突变的病理生理学意义尚不明确[81]。然而，有两个情况值得关注：① 越来越多的 HBeAg 阴性感染者发生 HBV 持续性复制和活动性肝病；② 在某些地区 G1896A 突变株流行率甚至比野生株更高。

用核苷酸类似物治疗慢性乙型肝炎的疗程较长。治疗期间需密切关注因基因突变引起的抗病毒药物耐药性。此类基因突变通常发生于 HBV 聚合酶编码基因位点。耐药突变率的高低与感染者治疗前血清 HBV DNA 载量、病毒抑制速率、治疗持续时间长短和治疗前有无抗病毒药物暴露有关。耐药基因突变的检出率也因具体检测方法和待测感染者群体的不同而存在差异。

HBV 病毒学突破指的是持续治疗时感染者获得病毒学反应后血清中病毒 DNA 水平比最低值升高幅度超过 $1\log_{10}$。当感染者在治疗期间发生了这种病毒学突破时，应进行耐药基因突变的检测。位于 HBV 聚合酶编码区基因突变的标准命名见表 5.2[71, 82, 83]。迄今未发现与 IFN-α 或聚乙二醇 IFN-α 相关的 HBV 基因突变。

表5.2 抗病毒药物和与耐药相关的各种 HBV 聚合酶突变

药物名称	分 类	耐药基因突变
拉米夫定	核苷类似物（胞苷）	L180M+M204V/I/S 双突变、A181V/T、S202G/I
替比夫定	核苷类似物（dTTP）	M204I、A181T/V
恩替卡韦	核苷类似物（2′-脱氧鸟苷）	T184S/C/G/A/I/L/F/M、S202G/C/I、M250V/I/L
恩曲他滨	核苷类似物（胞苷）	M204V/I
阿德福韦	核苷类似物（dATP）	A181V/T、N236T
替诺福韦	核苷类似物（dATP）	A194T、N2263T、A181V/T

注：dATP，脱氧腺苷三磷酸；dTTP，脱氧胸苷三磷酸。

商品化血清和血浆 HBV DNA 定量检测试剂盒有很多，但在美国只有两种属于体外诊断试剂（In Vitro Diagnostics, IVD），分别是 cobas AmpliPrep/cobas TaqMan HBV 检测试剂盒（罗氏公司）和 Real-time HBV 检测试剂盒（雅培公司），这些试剂盒都采用了实时 PCR 技术（见表 5.1）。其他由 Cepheid 公司、天根公司和西门子公司研发的检测试剂盒，或是只获得欧盟的认证，或是在美国仅属于 ASR 和 RUO 类试剂。

世界卫生组织在 2001 年制定了一条关于 HBV 检测的国际标准来规范 HBV DNA 定量检测[84]。尽管如此，众多定量检测法测得的病毒拷贝数结果与国际标准单位 IU/ml 之间的转化方式依然存在差异，这也体现出这些方法采用的是不同的病毒基因扩增和计数技术。实验室在报告 HBV 病毒载量结果时应采用国际标准单位 IU/ml，且结果将同时以对数转换值（$\log_{10}$）和算数绝对值两种形式呈现。HBV 已被纳入美国病理学家协会肝炎病毒载量检测能力验证调查范围。

现有两种科研用的商品化 HBV 基因分型系统。Innogenetics（Fujirebio Europe）公司研发出 3 种不同的线性探针检测技术：① HBV 系统发育分型；② 前 C 区基因突变检测；③ 检测所有与拉米夫定、恩曲他滨、替比夫定、阿德福韦和恩替卡韦耐药相关的基因突变或已知的补偿突变[85, 86]。这三种方法都采用 PCR 技术对耐药基因进行扩增，PCR 产物用生物素标记。然后将生物素化 PCR 产物进行变性，与固化在硝纤维素条上的一系列基因探针进行杂交。加入碱性磷酸酶标记链霉亲和素和显色基质后即可以观察到杂交体。通过杂交膜条斑点显色特点确定基因突变类型。与 Sanger 直接测序法相比，线性探针杂交技术在检测基因序列突变时具有更高的灵敏度。

TRUGENE HBV 基因分型试剂盒（西门子公司）使用荧光标记 PCR 引物扩增 HBsAg 编码基因和该基因与聚合酶编码基因重叠部分。将 PCR 产物进行双向测序，用含有序列库的软件对获得的序列进行比对分析，最终获得病毒遗传发育分型（A～H 型）和与核苷酸类似物耐药相关的基因突变结果[87]。各种基因序列按梯度形式存在于聚丙烯酰胺凝胶上。该技术检测总耗时约为 8 h，包括 DNA 提取和纯化所需时间。

HBV 耐药基因检测报告时应使用标准的分类系统（表 5.2）。在 HBV 群体中可能会有一个非优势亚群，当这种亚群存在基因突变时，用现有检测技术无法检出，这也是目前 HBV 耐药基因突变检测领域的一个重要的技术瓶颈。总之，直接测序法检测灵敏度比较低，只有当突变病毒数占总病毒数的 20% 以上时才可检出。

▪ 移植受者

巨细胞病毒

巨细胞病毒（cytomegalovirus, CMV）是一种有包膜的双股 DNA 病毒，属于疱疹病毒科。CMV 基因组很大（240 kb），基因序列比较保守，各型毒株间 DNA 序列相似度约为 95%。CMV 常引起免疫功能正常个体无症状或轻微感染，但是对于免疫受损人群来说，它是一种重要的致病因子，这个群体包括 AIDS 患者、移植受者和接受免疫抑制治疗的个体。免疫功能正常个体发生 CMV 原发性感染时通常是无症状的，但是偶尔也会出现类似单核细胞增多症的症状。原发性感染后，CMV 将会在人体内转为潜伏感染，感染者将会终身携带病毒，但不出现临床症状。当感染者免疫功能降低时，体内潜伏的病毒可被激活，引起各种临床症状。

严重的 CMV 感染常见于免疫受损个体原发性感染。当 AIDS 患者的 CD4+ 淋巴细胞计数高于 $100/mm^3$ 时很少出现 CMV 病。CMV 病常见的临床症状有视网膜炎、食管炎和大肠炎。移植受者 CMV 病的发生率及其严重程度常与器官受/供者 CMV 血清学状态、移植器官的类别、免疫功能总体受损程度有关。例如，肺移植受者比肾移植受者更容易发生严重的 CMV 病。在所有的实体器官移植受者中，供者 CMV 血清学阳性而受者血清学阴性的移植受者最容易发生严重的 CMV 病，并且 CMV 原发性感染常发生于受体处于免疫抑制期。相反，供者 CMV 血清学阴性而受者血清学阳性的造血干细胞移植受者在接受移植后最容易发生 CMV 病。无论供者血清学阳性还是阴性，血清学阳性受者都会发生 CMV 病。移植受者发生 CMV 病的临床表现多种多样，包括间质性肺炎、食管炎、结肠炎、发热、白细胞减少症、视网膜炎和脑炎。

CMV 病的诊断可能很困难，因为该病毒常发生隐形感染。免疫受损个体可以发生无症状、症状轻微的、低水平、持续性的感染。临床诊断时应将这些类型感染与其他重要的活动性 CMV 病区分开。但是临床鉴别诊断时常很困难，特别是当实验室使用灵敏度高的分子生物学方法从临床标本中检测出少量 CMV DNA 的时候，临床很难做出准确的判断。

通常利用人二倍体成纤维细胞进行细胞培养以分离临床标本中 CMV 来诊断是否发生感染。尽管细胞培养法被认为是诊断的"金标准"，但是这种方法需要耗费大量的人力；同时标本周转时间（TAT）也较长，为 1～3 周。此外，检测血液标本时，这种方法的灵敏度也不够。壳瓶快速培养法是一种 CMV 快速培养技术，检测只需 1～2 日时间。该方法适用于组织、呼吸道和尿液标本的检测。但是，这种方法在处理血液标本时可能会出现假阴性。长期以来，CMV 抗原血症检测是实验室的主要方法。该方法检测外周血多形核白细胞中的 CMV 基质蛋白 pp65，是一种半定量的检测方法，比病毒培养法需时短。此外，该方法测出的 CMV 抗原阳性细胞数与 CMV 病的相关性高。但该方法也存在一些缺点，如费力、主观性太强和缺乏客观判断标准，因此实验室现已很少使用。

由于病毒的培养方法实用性较差，实验室在血液 CMV DNA 定性和定量检测时越来越青睐于选择核酸检测技术。分子生物学检测法在 CMV 感染的临床诊疗中的应用很广泛，包括：① 抢先治疗的启动；② 活动性 CMV 病的诊断；③ 抗病毒治疗应答的监控。若进行抢先治疗，需要先区分出 CMV 病高危患者。例如，对所有感染者血液或血浆标本进行 CMV DNA 筛查，当筛查阳性时，启动抢先治疗。抢先治疗是指对已有病毒感染迹象，但尚无临床表现的高危患者进行抗病毒治疗，目的是预防活动性感染的发生。与之相对应的是预防性治疗，这种模式无需对患者 CMV 感染进行危险度分级而直接进行治疗，因此涉及的患者基数很大。目前，对于干细胞移植受者，抢先治疗已成为 CMV 病的标准预防方法。

分子生物学方法有助于诊断活动性 CMV 感染，因为与无症状感染者相比，活动性 CMV 病患者体内可以检出 CMV DNA 浓度更高[88-91]。临床上常用定量 PCR 法检测血浆或全血中病毒载量来诊断 CMV 病和监控抗病毒治疗应答。到目前为止，FDA 仍未批准任何 CMV 病毒载量检测方法用于临床检测。各实验室在进行 CMV DNA 定性和定量检测时使用的基本上是自主研发的方法。因此，CMV 感染的诊断阈值和抢先治疗的时机选择，都会因实验室和移植人群的不同而存在差异。由于目前还没有一个通用病毒载量阈值可用于判断 CMV 病，在诊断和管理患者时，医疗机构应当参考不同时间病毒载量的动态变化情况而不是某一个时间点的载量。

活动性 CMV 病确诊后，分子生物学方法在监控抗病毒治疗应答中非常有价值。患者接受正确的抗病毒治疗后，病毒载量将会快速下降，并且在治疗开始后的几周内患者血浆中 CMV DNA 将会被清除[92-94]。如果病毒载量没有迅速下降，临床需要注意抗病毒治疗可能失败，因为治疗期间 CMV DNA 浓度持续升高意味着病毒产生了耐药性。分子生物学方法还可以鉴别诊断复发性 CMV 感染的高危患者。CMV 感染的实体器官移植受者，若在接受更昔洛韦治疗结束 14 日后，如果体内病毒载量仍处在可检出水平，则提示此类患者属于复发性 CMV 感染的高危患者。此外，在治疗开始后 CMV DNA 下降速率也可以预测感染是否可以复发[94]。

对于 AIDS 患者，CMV DNA 浓度可用来评估 CMV 疾病发生的风险程度。在患者血浆中检出病毒 DNA 与 CMV 病发生概率增高和感染死亡率增高具有相关性。此外，病毒载量变化每超过 $1 \log_{10}$（即病毒浓度每增加 10 倍）意味着 CMV 病发生概率增高 3 倍[95]。

目前，FDA 批准使用的 CMV 病毒载量检测试剂盒有两种（表 5.1）：CAP/CTM CMV 病毒载量检测试剂盒（罗氏公司）和 artus CMV RGQ MDx 病毒载量检测试剂盒（Qiagen 公司）。这两种试剂盒都采用了实时 PCR 技术，并使用 WHO CMV 标准进行校正，检测结果都采用国际标准单位 IU/ml。罗氏公司试剂盒扩增的靶基因为 CMV *UL54*，而 Qiagen 公司的产品扩增靶基因为 CMV *MIE*。这两种方法的最低定量限相差无几，但 Qiagen 公司试剂盒检测的动态范围是罗氏公司试剂盒的 10 倍。尽管有国际统一标准和 FDA 的认证，CMV 实验室检测能力验证调查结果显示不同实验室检测 CMV 的能力仍然存在显著性差异[96]。

EB 病毒

EB 病毒（Epstein-Barr virus, EBV）是属于疱疹病毒科的双链 DNA 病毒。EBV 的血清阳性率在 40 岁以上的成人中大于 95%，并且初次感染后终身潜伏期，在宿主免疫受损时感染可再激活。在移植受者中，EBV 感染可能引起乏力、发热、头痛及咽喉痛，它也与移植后淋巴组织增生性疾病（post transplantation lymphoproliferative disease, PTLD）有关，PTLD 是发生在移植后的一类淋巴细胞异常增殖性疾病，疾病谱涵盖从良性淋巴细胞增生至可能致命的肿瘤性病变，是导致发病及死亡的重要原因。其发生过程通常涉及全身多个器官或系统：中枢神经系统（CNS）、眼睛、胃肠道（GI）（出血和穿孔）、肝脏、脾脏、淋巴结、肺、同种异体移植物、口咽和其他器官。临床表现各不相同，包括但不限于：淋巴结肿大、发热（包括"不明原因发热"）、腹痛、厌食、黄疸、肠穿孔、胃肠道出血、肾功能不全、肝功能障碍、气胸、肺浸润或结节和体重减轻。

EBV 感染后，在 B 细胞中指数增殖，失去控制，是导致 PTLD 的发病机制之一。其风险因素包括供体和受体血清学不匹配（例如，供体阳性/受体阴性）、高度免疫抑制（特别是使用抗淋巴细胞疗法应对排斥反应）和高 EBV 病毒载量[97]。大多数 PTLD 病例发生在移植后第一年，造血干细胞移植（HSCT）和肝移植受者的累积发生率为 1%～2%，肠道或多器官移植受者的累积发生率为 11%～33%[98]。

EBV 相关淋巴组织增生疾病的治疗具有挑战性。在淋巴组织增生性疾病已确立后，抗病毒治疗无效，必须减少免疫抑制。人鼠嵌合性抗 CD20 单克隆抗体（利妥昔单抗）对某些病例有效；部分病例需要采用化疗或放射治疗及联合使用。过继免疫疗法使用供体来源的 EBV 特异性细胞毒性 T 细胞克隆，可用于预防和治疗同种异体 HSCT 和实体器官移植受者中的淋巴组织增生性疾病。

EBV 病毒载量可以在患者发生 EBV 相关的 PTLD 之前检测到增加[99-102]，病毒载量通常随着有效治疗而降低。虽然高 EBV DNA 病毒载量是 PTLD 的强有力预测因子，但更多低 EBV 病毒载量可以在没有干预的情况下转阴[103, 104]。一些儿科肝脏和心脏移植受者可能表现出慢性高 EBV 病毒载量使问题更复杂[105, 106]，目前可用的 EBV 检测方法缺乏标准化，最佳检测技术、样本类型（即全血、淋巴细胞、血浆）和采样计划均未详细定义。尽管如此，EBV 病毒载量检测通常在很宽的动态范围内敏感、特异、精确、线性、快速、价格合理且可用于患者管理[107]。虽然没有明确的"触发点"预测 PTLD（PCR 不同检测程序之间的阈值不同），但结合胸部、腹部和骨盆 CT 结果，持续存在可测 EBV DNA 浓度可更全面评估 PTLD。

EBV 病毒载量测试也适用于移植受者出现淋巴结病、发热或其他提示淋巴组织增生性疾病的体征和症状时，高 EBV 载量提示应启动活组织检查寻找大块病变或器官功能障碍，以确定潜在的疾病部位。

目前，尚无 FDA 批准的 EBV 病毒载量测试。已有各种商业试剂厂家提供不同基因靶标的引物和探针可供临床实验室使用[108]。目前尚无最优靶基因或采用的标本类型（全血、白细胞或血浆）的检测共识。目前，世界卫生组织已建立第一个 EBV DNA 国际标准，以解决由于定标导致的分析结果之间的差异问题。

明确 PTLD 的诊断需要活组织检查。来自 EBV 相关淋巴组织增生性疾病患者的组织可表现为单克隆、寡克隆或多克隆的病变并需要在活组织中证实有 EBV DNA、RNA 或蛋白质。针对 EBER1、EBER2 或两者均有的原位杂交是用于确定淋巴组织增生过程是否与 EBV 相关的金标准方法。已有 Ventana、Leica、Dako、Invitrogen 和 Biogenex 等商业系统可进行 EBER 原位杂交测试。

BK 病毒

BK 病毒（BK virus, BKV）与 JC 病毒（JCV）、猿猴病毒 40（SV40）均是多瘤病毒科家族的成员，BKV 是有包膜的双链 DNA 病毒，与 JCV 和 SV40 具有约 70% 的序列同源性。儿童早期血清阳性率接近 100%，通常在无症状初次感染后出现（尽管可能出现发热和非特异性上呼吸道症状）[109]。成年期血清阳性率下降至 60%～80%。在初次感染后，病毒可以在许多部位保持潜伏，尤其是泌尿道上皮和淋巴样细胞，直至免疫抑制状态允许病毒的再活化和复制，此时 BKV 的复制可能是无症状的或可引起肾、膀胱或输尿管等器官功能障碍。泌尿系统中的 BKV 疾病表现为出血性或非出血性膀胱炎以及骨髓和实体器官移植受者的输尿管狭窄[110]，它还在肾移植受者中引起多瘤病毒相关性肾病（PVAN）[111]。

出血性膀胱炎（HC）是接受骨髓移植患者发病和偶尔致死的因素之一[112]，临床表现从显微镜血尿到严重的膀胱出血导致凝块滞留和肾衰竭均有出现，骨髓移植受者发病率为 7%～68%。轻度 HC 通常可以采用支持治疗，严重的 HC 则需要膀胱冲洗、膀胱镜和烧灼治疗[113]。早期研究中观察到 BKV 与骨髓移植过程中 HC 的发展有关；后来使用更敏感的 PCR 检测表明，患有或不患有 HC 的患者的血液和尿液中均可检测到 BKV DNA[114-116]；最近，尿液中 BKV DNA 的定量检测表明 HC 患者的 BKV 病毒尿症峰值较高，与无症状患者相比，HC 患者骨髓移植期间排出的 BKV 总量更高[117, 118]。

BKV 最早于 1971 年从肾移植受者的尿液中分离[119]，直到 1995 年肾脏移植受者中肾病与 BKV 的关系才被报道[120]。同种异体肾脏移植物中 BKV 复制可以导致进行性移植物功能障碍，并可致移植失败。尽管肾移植受者中出现 PVAN 的与使用新型免疫抑制药物如他克莫司、西罗莫司和霉酚酸酯有一致关联，但 PVAN 的发展风险因素尚未阐明[121]。肾移植受者中 PVAN 的患病率为 1%～10%，其中 1/3～1/2 患者出现移植物功能丧失，与供体移植物中 BKV 感染的再激活有关。

PVAN 的症状和体征是轻微且非特异性的，由于移植物失去功能，通常仅在数周内血清肌酐逐渐升高[122]。肾脏活检的组织病理学可确诊 PVAN，PVAN 特征性模式包括上皮细胞中的病毒致细胞病变、间质炎症和纤维化等非特异性改变，使用免疫组织化学染色与多瘤病毒蛋白特异性抗体或原位杂交可确认诊断[121]。由于肾病的局灶性和存在抽样误差的可能，阴性活组织检查不排除 PVAN。由于肾脏活组织检查是一种侵入性手术，对于 PVAN 患者的连续监测，早期诊断和临床管理仍是不切实际的，其他可用于 PVAN 的微创诊断方法尚有：尿细胞学发现肾上皮细胞与核内病毒包涵体，称为"诱饵细胞"（decoy 细胞）[123]，decoy 细胞诊断 PVAN 的敏感性和特异性分别为 99% 和 95%，但阳性预测值差异较大：27%～90%。通过核酸扩增方法对尿液中的 BKV DNA 或 mRNA 进行定量可作为监测 BKV 复制变化的方法之一[124-127]，然而，尿液成分的生理变化和不同尿液组分可导致病毒载量变化差异较大，使诊断阈值和定量鉴定复杂化[111]，由于几乎所有病例均在肾病的发展之前发生病毒血症[128-131]，当前，用于检测和 BKV 病毒血症定量的 PCR 方法已成为诊断和管理 PVAN 的临床有用工具。

2005 年，一个多学科专家小组推荐使用尿细胞学和核酸扩增试验，每 3 个月筛查肾移植受者 BK 病毒尿症，直至移植后 2 年或出现移植物功能障碍时或需进行活检时[121]，筛查试验阳性患者进一步使用尿液或血浆进行核酸扩增定量试验，尿液 DNA 载量超过 10^7 拷贝/毫升或血浆 DNA 载量超过 10^4 拷贝/毫升持续超过 3 周的患者进行肾活检以确诊排除 PVAN。

PVAN 患者的主要干预措施是降低免疫抑制剂的强度。没有有效的抗 BKV 病毒药物，仅低剂量西多福韦已被用于治疗不适合或难以实施降低免疫抑制剂强度的病例[121]，每 2～4 周监测尿液或血浆中的病毒载量，以评估其有效性。

目前，由于其简单性和的动态范围宽至 6～7 $\log_{10}$ 病毒拷贝/毫升，实时 PCR 是 BKV DNA 定量的首选方法。血浆中罕见但仍可出现超过 10^{12} 拷贝/毫升的高浓度。虽然 BK 病毒载量测试已成为 PVAN 患者诊断和监测的标准治疗方法，但 PCR 实验方案和标准参考物质均没有共识标准，因此不同实验室的检测结果可能明显不同，需要各实验室建立并验证自己的临床阈值。

由于不同人多瘤病毒基因组之间的高度同源性导致 PCR 实验设计较为复杂，由于 VP1、大 T 抗原和未知蛋白的编码序列在人多瘤病毒中具有足够的可变性[130]，被作为 BKV 特异性测定的基因靶标。

基于全基因组序列的系统发育分析，BKV 可分为Ⅰa、Ⅰc、Ⅱ、Ⅲ、Ⅳ、Ⅴ和Ⅵ共 7 个亚型[132]。Hoffman 等人[133]比较了 7 种 TaqMan 实时 PCR 引物-探针组和两种不同的参考标准，以量化尿样中的 BKV DNA，发现引物探针设计及选择不同参考物质均可导致检测结果的显著差异。在 7 种 PCR 测试中，最重要的错误来源是由 BKV 亚型多态性引起的引物和探针错配，主要存在于Ⅲ和Ⅳ亚型分离株中，而常见的亚型Ⅰa、Ⅴ和Ⅵ较少出现检测偏倚，引物和探针设计包括 VP1 和大 T 抗原序列靶标的 PCR 检测所有亚型最可靠。

性传播感染

沙眼衣原体和淋病奈瑟菌

由于多种可用的核酸扩增方法（NAAT）均是多重检测，沙眼衣原体（chlamydia trachomatis, CT）和淋病奈瑟菌（neisseria gonorrhoeae, NG）一起论述，CT 和 NG 均可引起各种临床感染，这里着重介绍生殖器感染。

CT 检测是一个具有挑战性和重要的公共卫生问题。CT 是性传播感染（STI）的主要原因，估计每年在美国性行为活跃的青少年和年轻人中有 100 万例病例[134]，一半以上的感染是无症状的[135]，即使有症状，由于临床表现多变也可出现误诊。在男性中，CT 感染可能表现为尿道炎、附睾炎、前列腺炎或直肠炎[136, 137]，女性表现为宫颈炎、子宫内膜炎和尿道炎，如未经治疗，女性感染中 10%～40% 会发展为盆腔炎（PID）[138, 139]，相关并发症包括慢性盆腔疼痛、异位妊娠和不孕症。在美国，CT 感染可能是大多数女性继发性不孕的原因，如孕妇感染 CT，在产程和分娩过程中存在将感染传染给新生儿的风险，导致新生儿出现肺炎或结膜炎。

NG 感染也表现为多种方式，并且可与 CT 临床表现相似，男性可出现急性尿道炎伴有流脓、附睾炎、前列腺炎和尿道狭窄；女性 NG 感染可导致宫颈炎，如果不及时治疗，可致 PID、脓肿或输卵管炎。

诊断 CT 感染的传统方法包括细胞培养、通过免疫荧光的抗原检测、酶免疫测定（EIA）和非扩增的核酸探针，这些传统方法已经在大多数实验室中被核酸扩增方法（NAAT）取代，NAAT 检测生殖器标本的 CT 具有更高的灵敏度。

传统的 NG 感染诊断基于选择性培养基的 NG 培养方法，NG 非常容易受到极端温度和干燥的影响，特别是在培养前需要进行标本转运时[140]，均可能导致培养检测灵敏度降低，但当培养条件适当时，NAAT 并不比培养方法显著提高灵敏度。相比培养方法，NAAT 检测 NG 也是灵敏可靠的，相比培养方法需要保证 NG 的生物活性，核酸样本更易保存。

除了检测和诊断的灵敏度和特异性高之外，核酸（NA）检测还具有超越常规培养和抗原检测方法诊断 CT 和 NG 的几个优点：对于某些多重检测方法，测试可在一个反应中进行，因此一个样品可以完成两种病原体的测试；与传染性生物本身不同，NG 和 CT 的 DNA 和 RNA 在商业运输装置中非常稳定，因此与培养相比，可部分增加诊断灵敏度；NA 的稳定性使样品可以在运输之前冷藏或在室温下储存，避免了立即运输到实验室的必要性，运输和存储要求可参考不同运输试剂包装说明书以获取具体细节；NA 测试可使用尿液样本，对于女性，可以不做盆腔检查直接尿检，在男性中，尿检可作为方便且诊断敏感的替代尿道拭子的方案，并增加无症状男性同意接受检测的可能性。

用于临床检测 CT 和 NG 的 NAAT 可涵盖各种标本：宫颈和阴道拭子、尿道拭子和来自无症状和有症状患者的尿液。在美国并非所有检测方法都被 FDA 批准用于所有条件和年龄范围，目前的检测方法虽未经 FDA 批准用于口咽、直肠和眼结膜标本，但已经有很多方法用于诊断男性、女性和儿童的多个生殖器解剖部位以外的感染被评估，目前美国 CDC 指南推荐口咽和直肠标本实验室检测 CT 和 NG 的 NAAT 可用于评估成人和儿童性虐待案例[141]。但是，在 FDA 批准的适应证之外使用这些测试需要实验室建立根据临床实验室改进修正案（CLIA）规定的性能特征规范，性能特征因测定而异（详细信息可在包装说明书中找到），可以列出一些一般性共性，根据样本类型及患者是无症状还是有症状，测试的诊断灵敏度会有所不同。对 CT 的 NA 检测结果解释可能具有挑战性，因为许多研究表明这些检测方法比培养更具诊断敏感性，而培养方法是之前临床试验的金标准。对于男性，测试尿液样本的诊断灵敏度几乎与测试尿道拭子相当，推荐 20 ～ 50 ml 范围内的初段尿液，因为较大的体积量会导致样品中 NG/CT 浓度降低，从而降低诊断灵敏度。通过适当的标本采集，男性尿道拭子和尿液标本对 NG 或 CT 感染的检测灵敏度接近 100%，对于女性，阴道和宫颈拭子标本对 NG 和 CT 感染的检测具有最高的灵敏度，许多研究表明灵敏度达 90% ～ 95%，由于更容易收集，阴道拭子是首选标本；可以使用尿液标本，但它们通常比宫颈拭子诊断灵敏度低，为 75% ～ 85%；女性自采样的阴道拭子可替代尿液检测，在一些研究中已经证明其具有与宫颈拭子相同的诊断灵敏度。一些商业测试已被批准用于阴道拭子。

选择用于检测 CT 和 NG 的特定扩增试验不应仅基于试剂的成本，其他需要考虑的关键因素包括测试性能特征，如诊断敏感性和特异性，以及有症状和无症状个体尿液和拭子标本的适用性，理想情况下，测试应包括内部质控，特别是如果在测定中使用粗裂解物，其他需要考虑的因素包括自动化程度、易用性、工作流程问题及空间和设备需求。

曾有几种 NG 测试特异性降低是由于检测靶基因中包括非淋球菌奈瑟菌属[142, 143]，目前，只有 ProbeTec 测试（Becton-Dickinson）在检测样本中包括乳糖奈瑟菌、浅黄色奈瑟菌和灰色奈瑟菌三种共生菌时可出现假阳性结果（表 5.3）。CT 的 NAAT 均无其他生物种的基因靶标干扰的假阳性现象，因此假阳性结果主要来源于扩增产物的残留污染和样品采集、运输或加工过程中的交叉污染。由于假阳性结果可能具有社会心理学和法医学影响，结合前述干扰因素的存在，已在考虑对所有 CT 或 NG 阳性标本补充另一种靶标检测方法[144]。但是，除非包装说明书中说明存在其他共生奈瑟菌属的交叉反应[141]，否则当前仍不建议对所有 NAAT 阳性结果进行再次确认，在低流行人群中的假阳性结果可显著降低阳性结果的预测价值。

由于治疗结束后 DNA 可以在尿样中持续长达 3 周，所以不推荐使用 NA 测试进行治疗效果评估。如果必须这样做，那么在治疗完成后应该将测试延迟至少 3 周，以预留清除病原体的 DNA 时间。

表5.3　FDA 批准用于检测 CT 和 NG 的核酸扩增试验的扩增方法和靶区域

检测（厂家）	方法	CT 靶标	NG 靶标
Abbott 实时 CT/NG	实时 PCR	隐蔽质粒中的两个独特区域	Opa 基因区域
Aptima COMBO2 (Hologic/Gen-Probe)	转录介导的扩增	23S rRNA 区域	16S rRNA 区域
Aptima CT		16S rRNA 区域	
Aptima GC			独特的 16S rRNA 区域
BD ProbeTec Qx CT 扩增 DNA	链置换扩增技术	隐蔽质粒中的一个区域	
BD ProbeTec Qx GC 扩增 DNA			染色体菌毛基因反转蛋白同源物*
Xpert CT/NG (Cepheid)	实时 PCR	一个独特的染色体区域	两个独特的染色体区域
cobas CT/NG (Roche)	实时 PCR	一个隐蔽质粒和一个染色体区域	DR-9A 和 DR-9B 区域

注：* 一些共生的奈瑟菌属可能导致假阳性检测结果。CT，沙眼衣原体；NG，淋病奈瑟菌；PCR，聚合酶链反应。

NG 和 CT 检测时需考虑抑制扩增的假阴性结果，宫颈拭子和尿液样本检测均可以出现扩增抑制，根据所用的扩增和 NA 提取方法，抑制率可以有显著变化，对于使用粗裂解物（如 ProbeTec）的测试，抑制率倾向于高于采用靶捕获纯化方法的 APTIMA 组合测试。因此，对于使用粗裂解物的测试，用一个另外的 NA 序列扩增作为内部质控（或"扩增对照"）以评估对扩增的抑制作用，当内部质控有扩增记录时，结果可报告为 NG 或 CT 阴性。

已发现超过 99% 的 CT 菌株具有保守的隐蔽质粒，并含有几种 NAAT 的基因靶标。然而，2006 年在瑞典出现了一种新的变异（nv）CT 株，其隐蔽质粒中有 377 个碱基对的缺失，也具有几个 CT 测试的靶标，该缺失曾导致了某些但并非所有以隐蔽质粒为靶标的测试出现假阴性结果[145]，当前所有用于 CT 的 NAAT 检测已修改为包括 CT 的 nv 株，显然，针对隐蔽质粒上的序列的测试不能检测缺乏质粒的罕见 CT 菌株。

在液体细胞学培养基中检测 CT 和 NG 是一个值得关注的问题，因为单个标本可用于宫颈癌筛查[巴氏试验（PAP）、人乳头瘤病毒（HPV）检测]和 CT 或 NG 检测[146]，完成 PAP 和 HPV 测试后剩余的液体样本可用于 CT 和 NG 检测。但是，必须考虑这种方法的几个缺点：用于 PAP 的仪器并非设计用于控制处理过程中的交叉污染，这可能导致假阳性结果；PAP 和 HPV 完成后再进行 CT 和 NG 测试，延迟了 CT 或 NG 感染的诊断和治疗；此外，剩余的样本量可能不足以完成 CT 和 NG 测试，因此需要患者回访以收集额外的样本。在进行巴氏试验（"预先等分"）之前，取出用于 CT 和 NG 测试的等分试样可能有助于解决其中一些问题，前提是有足够量的样品用于 PAP 和 HPV 测试，该方法不能完全消除交叉污染的风险，因此仍必须以分子实验室中一致使用的程序方式处理样品。此外，并非所有针对 CT 和 NG 的 NAAT 都已获得 FDA 批准用于液体细胞学培养基，尚有未被批准用于两种类型培养基（Hologic PreservCyt 和 BD SurePath）的 NAAT。

■ 阴道毛滴虫

滴虫是由原生动物阴道毛滴虫（trichomonas vaginalis）引起的 STI。尽管在美国阴道毛滴虫感染不是一种需上报的疾病，但它是美国最普遍的非病毒性 STI[147]，女性阴道毛滴虫感染可以表现为阴道炎，男性感染可以表现为尿道炎，通常也可以无症状。阴道毛滴虫感染也可导致其他不良结果，包括女性 PID、女性、男性 HIV 感染传播增加和不育。目前关于阴道毛滴虫诊断和治疗的建议在 CDC 官方网站有更新，可用的诊断测试从简单的显微镜到 NAAT 均有涵盖。

在门诊中采用阴道液或尿道分泌物对阴道毛滴虫的显微镜检查（湿片）是最常用的测试，其灵敏度较低（51%～65%），但阅片经验丰富者的报告具有高度特异性[148]，培养方法一直作为金标准测试，但它需要特殊的培养基和 5 日才能完成。然而，最近的研究表明，培养的敏感性可能低至 75%～96%[148]，巴氏实验由于灵敏度低而不适合常规筛查或诊断[149]，对阴道毛滴虫进行单一快速抗原检测（OSOM，Sekisui 诊断）的灵敏度为 82%～95%，特异性达 97%～100%[150]，被 FDA 批准用作女性患者的即时检验。

Affirm VP Ⅲ 微生物鉴定试验已经 FDA 批准，使用非扩增 NA 探针检测与阴道炎相关的 3 种微生物：阴道毛滴虫、阴道加德纳菌和白色念珠菌，其检测阴道毛滴虫的灵敏度和特异性分别为 63% 和 99.9%[151]。NAAT 是检测阴道毛滴虫最灵敏的检测方法，已有多种 LDT NAAT 比之前的金标准培养测试更敏感，且分析时间更快。目前，有两种 FDA 批准的 NAAT 仅用于检测女性患者的阴道毛滴虫：

记忆要点 沙眼衣原体和淋病奈瑟菌

· NAAT 是检测生殖道、口咽和直肠感染 CT 和 NG 的推荐测试方法，但 FDA 尚未批准用于后两种部位的感染诊断。

· 不建议对 NAAT 阳性标本进行常规重复检测，因为并未改善检测的阳性预测值。

· 一些 NAAT 存在与非淋球菌奈瑟菌属的阳性反应，因此可能需要使用另一种靶标的 NAAT 来避免 NG 的假阳性结果。

· CT 和 NG DNA 可以在治疗成功的患者样本中持续存在长达 3 周，因此不推荐使用 NAAT 进行疗效检测。

APTIMA 阴道毛滴虫试验（Hologic/Gen-Probe）通过转录介导的扩增方法检测阴道毛滴虫 RNA，其敏感性和特异性均为 95%～100%[148, 151, 152]，APTIMA 组合 2 测试平台包括检测 CT、NG 和阴道毛滴虫，可使用一份样品完成 3 项检测；BD 探针 Tec TV Qˣ 扩增 DNA 检测使用 Viper 系统上的链置换扩增方法检测阴道毛滴虫，其性能特征与 APTIMA 检测相似[153]，也可同时检测 CT 和 NG。

毛滴虫病的实验室诊断仍然具有挑战性，尤其是男性，选择诊断方法应考虑：测试地点、测试性能特征及分析时间和执行测试的成本。

■ 单纯疱疹病毒

单纯疱疹病毒（herpes simplex virus, HSV）是一种被脂质糖蛋白包膜包围的双链 DNA 病毒。尽管存在宿主免疫反应，HSV 仍在特定靶细胞中持续存在潜伏感染，通常导致疾病复发。生殖器疱疹是一种慢性病毒感染，已鉴定出两种 HSV 血清型，HSV-1 和 HSV-2，在美国，大多数复发性生殖器疱疹病例是由 HSV-2 引起的，HSV-1 通常与口腔病变有关，然而一些人群中肛门生殖器疱疹感染 HSV-1 的比例越来越高，美国 CDC 估计，美国每年发生 776 000 例新的 HSV-2 感染。大多数生殖器疱疹感染由这些并不清楚自己的 HSV 感染状态的人传播，高达 90% 的 HSV-2 抗体血清反应阳性者未被诊断为生殖器疱疹，然而，许多人患有轻度或未被识别的疾病，并且大多数（甚至全部）可能间歇性地从生殖器区域排出病毒。

许多 HSV 感染者没有生殖器疱疹典型的多个水疱或溃疡病变经历，临床诊断 HSV 不敏感且无特异性，因此生殖器疱疹的临床诊断应通过实验室检测确认，病毒学和特定类型的血清学试验均可用于确诊[154]。

细胞培养和 NAAT 是诊断和治疗生殖器溃疡或其他皮肤黏膜病变的首选病毒学检查，病毒培养的敏感性低，特别对于复发性病变更低，且随着病变开始愈合敏感性迅速下降。HSV DNA 的 NAAT 越来越多地用于许多实验室，FDA 现已批准多项检测可用于肛门生殖器标本[155, 156]，NAAT 是检测脑脊液中 HSV 以诊断 CNS HSV 感染的首选检测方法，本章后将对此进行讨论。由于 HSV-1 的复发和无症状排毒的频率远低于 HSV-2 生殖器感染[157]，采用培养和 NAAT 方法可确定感染是否由 HSV-1 或 HSV-2 引起，由于病毒排出是间歇性的，通过培养或 NAAT 未检测出 HSV 不能排除 HSV 感染。使用 Tzanck 制剂或巴氏试验检测 HSV 发生的细胞学变化是不敏感和非特异性的，不应用于生殖器 HSV 感染诊断。

血清学实验可检测 HSV 的型特异性及非特异性抗体，这些抗体在感染后的几周至几个月内产生并持续存在。已有商品试剂针对 HSV-1（gG1）和 HSV-2（gG2）特异性抗原的型特异性血清学试验。几乎所有 HSV-2 感染都是性传播获得的，因此型特异性 HSV-2 抗体出现提示肛门生殖器感染。然而，出现 HSV-1 抗体不能区分肛门生殖器与口腔感染。以下情况检测型特异性 HSV 血清学有益：① 复发性生殖器症状或非典型症状且 HSV PCR 或培养阴性；② 未经实验室确认的临床诊断生殖器疱疹；③ 患者的伴侣有生殖器疱疹。应考虑对以下人群进行 HSV 血清学检测[157]：接受性传播感染评估的人（特别是那些有多个性伴侣的人）、HIV 感染者、男男性接触具有艾滋病毒感染高危者。

■ 人乳头瘤病毒

人乳头瘤病毒（human papillomavirus, HPV）是一种小的双链 DNA 病毒，感染鳞状上皮后破坏正常细胞生长，并可能导致鳞状细胞癌（SCC）。HPV 不是一种单一病毒，而是超过 150 种基因型的相关病毒组成的家族，基于病毒基因组的 L1 区域的序列分析可区分基因型。肛门生殖器 HPV 感染在男性和女性中均很常见，据估计，目前美国有超过 2 400 万男性和女性感染 HPV，HPV 是 STI，最常见于 15～25 岁性活跃年轻女性，在一项研究中，3 年期间，多达 43% 的性活跃大学女性宫颈阴道中发现 HPV。然而，感染通常是暂时的，并且癌症的发展需要持续几年的病毒感染，性接触传播的 HPV 具有多种型，根据进展为恶性肿瘤的可能性高低，被分为低风险或高风险型，低风险 HPV 感染如 6 型和 11 型感染可导致良性生殖器疣或尖锐湿疣，其进展为恶性肿瘤的可能性较低，相反，诸如 16 型、18 型和 45 型的高风险型与肛门生殖器区域和口咽的 SCC 的发展相关，目前已识别 14 种高风险（HR）HPV，子宫颈受累最重，世界范围内，宫颈 SCC 的发病率和死亡率均占显著位置（占 5% 的癌症死亡）。

增殖性感染通常导致细胞学和组织学变化，包括细胞和核增大、核色素过度增生和核周晕（koilocytosis）。可以从子宫颈收集的细胞的巴氏涂片（"Pap 涂片"，由 George Papanicolaou 博士在 20 世纪 40 年代开发）上鉴定这些变化，或在阴道镜检查或宫颈电环切除术中进行活组织检查。巴氏涂片已经非常成功地用于鉴定患有宫颈癌的女性，更重要的是可用于检测癌前 / 前驱病变，因此可以在转移发生之前进行活组织检查或切除以在疾病过程的早期去除病变。随着液体细胞学培养基和自动细胞学处理器的引入，"涂片"不再使用，因此该流程更适合称为巴氏试验。

鳞状前驱病变的组织学类型可分三种：轻度不典型增生或宫颈上皮内瘤变（CIN1）；中度不典型增生或 CIN2；严重不典型增生、原位癌或 CIN3。在用于细胞学分类的贝塞斯达系统中，鳞状前驱病变分为低级和高级鳞状上皮内病变（LSIL 和 HSIL）。LSIL 对应于 CIN1，HSIL 对应于 CIN2 和 CIN3。通常，细胞学评估显示不符合，这些标准的轻度非典型细胞，被称为意义不明的非典型鳞状细胞（ASCUS）；这些细胞可能对应于早期 HPV 感染，在巴氏试验中，ASCUS 的患病率为 5%～10%，性活跃女性的患病率高达 20%。

多年来，每年一次巴氏试验筛查宫颈癌，对减少美国宫颈癌非常有效。2000 年，用于检测 HR HPV 类型的 Hybrid Capture 2（HC2）测试（Qiagen/Digene）是唯一被 FDA 批准用于巴氏试验结果为 ASCUS 的女性，以确定是否需要阴道镜检查。2003 年，FDA 批准扩大该测试的使用范围，包括联合巴氏试验为 30 岁以上的女性进行筛查，称为"联合测试"，联合测试允许女性延长测试间隔，如果两项检测结果均为阴性，则为 5 年[160]。2014 年，FDA 批准使用 HR HPV 检测（cobas HPV 检测，Roche）对 25 岁以上女性进行原发性宫颈癌筛查，无需同时采用巴氏试验，当使用 HR HPV 作为主要筛查测试时，

仅在检测到特定 HR HPV 类型时才进行巴氏试验（除外 HPV-16 和 HPV-18），对 HPV-16 和 HPV-18 阳性的女性进行阴道镜检查，无需介入巴氏试验。该流程主要基于针对 cobas HPV 检测的单一大型 FDA 注册研究的结果[161]。目前，可以根据"临时临床指南"使用 HR HPV 检测作为宫颈癌筛查的主要方法[162]，但关于宫颈癌筛查的最佳方法是否共同检测或 HR HPV 作为主要筛查试验仍存在较大争议[163]。

FDA 已批准 4 项 HR HPV 的测试用于美国：HC2 测试、Cervista HPV HR（Hologic/Gen-Probe）、cobas HPV 测试（Roche）和 Aptima HPV 测试（Hologic/Gen-Probe 公司），此外，还有两种 FDA 批准的测试，仅鉴定 HPV-16、HPV-18 型（Cervista）和 HPV-16、HPV-18/45 型（Aptima）。表 5.4 比较了这些测试的特征。这些测试均被 FDA 批准用于 ThinPrep PreservCyt 液基细胞学培养基（Hologic），但其他常用的 SurePath 培养基（Becton-Dickinson）未在其列。

HC2 测试采用 RNA 探针与 HPV DNA 杂交，使用抗体捕获双链杂交体（RNA-DNA），然后用化学发光信号放大检测。测试使用的 RNA 探针库通过与整个基因组进行比对，筛选出 13 种探针分别针对 HR HPV 特异性类型，测试结果不鉴定至具体类型。该测试使用 96 孔微量滴定板模式，可以手动或使用半自动快速捕获系统（Qiagen）处理试剂和滴定板，被批准用于 Digene 标本转运培养基（STM），HC2 检测已用于多项大型研究，并且可重复地显示出 93%～96% 的高灵敏度，但由于与低风险 HPV 类型的交叉反应而可出现假阳性结果[164]。

Cervista HPV HR 检测采用基于裂解酶 /Invader 技术的信号放大方法，检测与 HC2 测试相同的 13 种高风险型及 66 型，DNA 探针及 Invader 寡核苷酸组合以 L1、E6、E7 序列为靶标，与后续的荧光标记探针分为 3 个相关反应，在 96 孔微量滴定板上完成，与 HC2 测试不同，该测试每个反应均有内部对照，两种测试均具有每毫升 3 000～5 000 个基因组拷贝的检测限，Cervista HPV HR 测试较少与低风险型出现交叉反应性，比较这两种检测

表5.4 FDA 批准的高风险人乳头瘤病毒检测测试

特征	HC2	Cervista	cobas	Aptima
技术	杂交捕获	裂解酶 /Invader	实时 PCR	转录介导的扩增
靶标	多基因	L1、E6、E7	L1	E6、E7 mRNA
LOD 和临床阈值	5 000 拷贝 / 反应	1 250～7 500 拷贝 / 反应	300～2 400 拷贝 / 反应	20～240 拷贝 / 反应
与低危型交叉反应	6、11、40、42、53、66、67、70、82/82v	67、70	未见报道	26、67、70、82
内部质控	无	人组蛋白 2 基因	人 β 珠蛋白基因	有
HPV -16/HPV -18 基因型	无	有（单独的）测试）	有（已整合）	有（单独的测试包括 45 型）
自动化	半自动 / 全自动	半自动 / 全自动	全自动（cobas4800）	全自动（Tigris and Panther）
样本类型（量）	ThinPrep（4 ml），样本转运培养基	ThinPrep（2 ml）	ThinPrep（1 ml）	ThinPrep（1 ml）
需要预先等分	不需要	不需要	需要	需要
其他 STI 菜单	CT/NG	没有	CT/NG、HSV-1/HSV-2	CT/NG、TV
初步筛查指征	没有	没有	有	没有

注：CT, 沙眼衣原体；HSV, 单纯疱疹病毒；LOD, 检测限；NG, 淋病奈瑟菌；PCR, 聚合酶链反应；STI, 性传播感染；TV, 阴道毛滴虫。

方法的研究表明，一致性为 82%～88%[165]。然而，与其他 HR HPV 检测相比，Cervista 检测可能特异性较差[166, 167]。Cervista HPV-16 和 HPV-18 基因分型测试采用相同的裂解酶 /Invader 技术。

cobas HPV 测试是 FDA 批准用于宫颈癌筛查的第一个实时 PCR 方法[161]。它使用多重引物和水解探针同时检测 HPV-16 和 HPV-18 型，并采用不同荧光标记探针检测其他 12 种 HR HPV 型，该测试包括检测人 β 珠蛋白基因作为提取和扩增充分性的内部对照，cobas 4800 系统使用自动珠基 NA 提取和 PCR 组装，灵敏度和特异性与 HC2 和 Cervista HR HPV 测定相似，这是目前 FDA 批准的唯一一项指引初步筛查的检测方法。

HR HPV 型的 E6 和 E7 基因是已知的癌基因，由 E6-E7 多顺反子 mRNA 表达的蛋白质改变细胞 p53 和视网膜母细胞瘤蛋白质功能，导致细胞周期检查点破坏和基因组不稳定性，靶向检测这些癌基因的 mRNA 可能是比检测 HPV 基因组 DNA 更有效的检测宫颈疾病的方法[168]，Aptima HPV 测试以 HPV 病毒的 14 种 HR HPV 型的 E6/E7 基因的 mRNA 为靶标，该测试在单管中包括 3 个主要步骤：靶标捕获，通过转录介导的靶标扩增，通过杂交保护测定法检测扩增子，该测定已包含内部控制，以监测 NA 捕获、扩增和检测过程及操作或仪器错误，与 Cervista 和 Roche 测定中使用的内部控制不同，它不评估采样充分性（细胞性）。Hologic 公司 /Gen-Probe 公司也提供基于上述相同原理检测和区分 HPV-16 型和 HPV-18/45 的辅助测试。

记忆要点 人乳头瘤病毒

· 女性大多数 HPV 感染是暂时的，宫颈癌的发展需要持续感染 14 种 HR 致癌类型中的一种，其中 HPV-16、HPV-18 和 HPV-45 是最常见的。

· 建议将 HR HPV 检测结合巴氏试验用于 30 岁以上女性的宫颈癌筛查（联合检测）。

· 如果两项检测结果均为阴性，则联合检测允许女性将检测间隔延长至 5 年，因为 HPV DNA 比巴氏试验更敏感，可用于检测有明显宫颈病变的女性。

· 目前，有 4 种经 FDA 批准的 HR HPV 型测试，每种测试都基于不同的扩增方法：杂交捕获、裂解酶 /invader、实时 PCR 和转录介导的扩增。

呼吸道感染

■ 病毒

感染呼吸道的病毒由可致人类发病的大量不同种群组成，并不断发现新病毒。常见病毒包括：甲型和乙型流感、1～4 型副流感病毒（PIV）、呼吸道合胞病毒（RSV）、偏肺病毒、腺病毒（> 50 种不同类型）、鼻病毒（> 100 种不同类型）和冠状病毒（4 种）。疾病谱范围从普通感冒到严重危及生命的肺炎。仅基于体征和症状区分病毒来源较困难。根据不同病毒病因，治疗会不同。感染这些病毒已经构成全球流行病和大流行病的公共卫生威胁：1918 年甲型流感大流行；1997 年人类因甲型禽流感 H5N1 感染而死亡[169]；2003 年严重急性呼吸系统综合征（SARS）冠状病毒暴发；2009 年由新型多次重排（猪样）甲型 H1N1 流感引起的大流行；以及 2012 年在阿拉伯半岛出现中东呼吸综合征（MERS）冠状病毒，这些都提醒人们新型呼吸道病毒可能对人类健康构成威胁[170]。新出现的呼吸道病毒检测需要多种方式，但分子方法对于它们的发现和表征以及诊断工具的开发至关重要。

急性呼吸道病毒感染是婴幼儿住院和死亡的主要原因，导致哮喘急性发作，中耳炎和下呼吸道感染的问题；也可导致免疫功能低下者和老年患者的急性疾病。快速诊断有助于有效治疗（如使用抗病毒药物，用于甲型流感病毒感染的奥司他韦）和管理（如减少用于病毒感染和感染控制的抗生素的不适当处方）。

基于抗原的快速 EIA 检测 TAT 短（以分钟计），但与培养方法或分子检测相比诊断敏感性差，且阳性预测值低，尤其是当患病率较低时，阻碍其应用。对鼻咽拭子、鼻咽抽吸物或冲洗样品进行离心后，采用直接荧光抗体（DFA）检测离心细胞上的病毒抗原的试验比快速抗原检测具有更高的检出率，并且在相对短的 2～4 h 的时间范围内提供结果，然而抗原检测方法的检出率均低于 NAAT。

细胞培养方法虽然比抗原检测方法慢，但被认为是检测多种病毒病原体的金标准，近年来培养方法已经优化更适于检测：组合多种细胞系，并使用壳瓶自旋放大培养方法将 TAT 从数周改善至数日。现在，将患者的浓缩样本加至生长于盖玻片上的细胞中，孵育 16～24 h 后进行荧光抗体检测，而不再等待发展至细胞病变效应，虽然已加快了可检测时间，但仍然需要 1～2 日时间以及重要的技术人员，并且不像分子检测方法那样灵敏。

与传统的病毒学培养或抗原检测相比，呼吸道病毒的分子检测具有几个优点：最重要的是，主要使用 PCR 或实时 PCR 的分子检测的分析灵敏度始终优于传统方法[171-174]；分子检测结果更准确，因此患者可从最恰当的治疗决策中获益；感染控制工作者可更有效地实施预防或减少医院内传播的策略；可以设计多种分子检测方法以覆盖多种病毒病原体，包括难以培养的病毒。

尽管 NAAT 用于呼吸道病毒检测具有优势，但由于实时 PCR 检测多种病毒谱的能力有限，临床实验室最初应用速度较慢。有许多 LDT 和 FDA 批准的实时 PCR 检测能够在单一反应中检测 1～3 种不同的病毒，但如需全面覆盖呼吸道病毒谱，则需要建立一套涵盖多种检测的 PCR 组合，对大多数实验室并不实用。

目前，有几种 FDA 批准的多重呼吸道病毒组合能够检测多达 20 种不同的病毒靶标，从而为呼吸道病毒的综合诊断提供了简化的方法[175]，有关这些呼吸道病毒组合的重要参数的概述，请参见表 5.5。这些组合测试对于实验室真正具有变革性，可以显著提高诊断力，因为它们可以取代传统用于临床实验室检测呼吸道病毒的方法：有限的多重 NAAT 组合，抗原检测和基于培养的方法。

xTAG 呼吸病毒组合（RVP）v1 检测是一种基于多重 RT-PCR 的检测方法，采用多色荧光标记的微球（珠）杂交，可同时检测和鉴定 12 种呼吸道病毒和亚型[175]：首先多重 RT-PCR 引物扩增病毒的保守区域，然后在靶向特异性引物延伸反应中，用含有生物素的脱氧核苷酸标记病毒产

表5.5　不同 FDA 批准的呼吸道病毒组合参数

参　数	Luminex xTAG RVPv1	Luminex xTAG RVP-Fast	FilmArray	eSensor
扩增子检测方法	荧光标记珠	荧光标记珠	溶解曲线分析	伏安法
实验室样本处理	不需要	不需要	需要	不需要
PCR 后处理	需要	需要	不需要	需要
手工操作时间（min）	70	45	3	55
通量	高	高	低	中等
分析时间（h）	7	4	1	6
总出报告时间 *	9	6	1.1	8
复杂程度	高	高	低	中等
可检测病原体	ADV INFA（H1、H3） INFB MPV RSV（A、B） RV/EV PIV（1、2、3）	ADV INFA（H1、H3） INFB MPV RSV RV/EV	ADV INFA（H1、H3、09H1） INFB MPV RSV RV/EV PIV（1、2、3、4） COV（HKU1、NL63、229E、OC43） 百日咳鲍特菌 肺炎衣原体 肺炎支原体	ADV（B/E、C） INFA（H1、H3、09H1） INFB MPV RSV（A、B） RV PIV（1、2、3）

注：* 包括核酸提取所需的时间。ADV，腺病毒；INFA，甲型流感病毒；INFB，乙型流感病毒；MPV，偏肺病毒；PIV，副流感病毒；RSV，呼吸道合胞病毒；RV，鼻病毒；EV，肠道病毒；COV，冠状病毒。

物，扩增产物具有专有标签序列，用于与颜色编码微球上的病毒特异性探针杂交，杂交后，藻红蛋白标记的链霉抗生物素蛋白与生物素标记的引物延伸产物结合，荧光信号在 Luminex xMAP 仪器上定量。该仪器包含两个激光器：一个用于识别颜色编码微球以鉴定微生物，另一个用于检测附着在引物延伸产物上的藻红蛋白信号，数据记录为平均荧光强度，软件分析数据并报告阳性结果。该测试包括单独的 λ 噬菌体扩增对照和用于提取和扩增的 MS-2 噬菌体内部对照。现已更新了初始版本以减少步骤和分析时间（RVP-Fast），RVP-Fast 不包括副流感病毒，不如 RVP 敏感。由于在两个版本的测试中都有较多 PCR 后处理步骤，因此必须注意避免扩增子交叉污染和假阳性结果。

BioFire Diagnostics 开发了一种称为 FilmArray 的 PCR 仪器及相关的试剂袋，可同时检测单份样品中的多种微生物。FilmArray 试剂袋含有冷冻干燥试剂，可进行 NA 纯化、逆转录和巢式

PCR、多重 PCR，然后进行高分辨率熔解曲线分析。FilmArray 呼吸道检测组合（RP）设计用于同时检测和鉴定 17 种病毒和 3 种细菌呼吸道病原体（见表 5.5）。测试开始前在 FilmArray RP 试剂袋加入水，加入未处理的含溶解缓冲液的患者鼻咽拭子样本，然后将试剂袋放入 FilmArray 仪器即可启动。该软件具有简单的界面，仅需要识别样本和袋条形码即可启动运行。使用多重两步 RT-PCR，然后对靶扩增子进行高分辨率熔解曲线分析，以检测每种组合中的分析物[176]，1 h 内报告结果。目前，该仪器设计用于每次运行仅测试单个样品，可以连接多个仪器，由于是完全封闭的系统，因此不会出现扩增子交叉污染导致的假阳性结果。

eSensor 系统（GenMark Dx）采用基于电化学检测的 DNA 微阵列技术[177]，这些微阵列由印刷电路板组成，电路板包含 76 个镀金电极，每个电极采用多组分自组装修饰，包含单层预合成的寡核苷酸捕获探针。NA 检测基于夹心测定原

理：将靶 DNA 序列上的紧邻区域互补的序列设计为信号探针和捕获探针，基于序列特异性杂交，在捕获探针、靶序列和信号探针之间形成三元复合物，该过程使含有电化学活性的二茂铁标记的信号探针的 5′ 端紧邻电极表面，每个二茂铁基团中的亚铁离子经历循环氧化和还原，导致电子的损失或增加，使用交流伏安法可测量电极表面处的电流，高次谐波信号分析可有助于区分二茂铁依赖的法拉第电流与背景电容电流。

eSensor 检测盒由印刷电路板、盖子和微流体组件组成，微流体部件包括隔膜泵和与蛇形通道对齐的止回阀，该蛇形通道在电极阵列上方形成杂交通道。eSensor 仪器包括一个基本模块和最多 3 个检测盒处理塔，每个塔有 8 个检测盒插槽，盒式插槽彼此独立地操作，一个包括三塔的系统通量在 8 h 内可达到 300 次测试，用于检测 14 种不同类型和亚型的呼吸道病毒的 eSensor 系统的呼吸道病原体组（见表 5.5）已获得 FDA 批准[178]，由于该检测需要对样品进行 PCR 后处理，因此必须注意避免由扩增子交叉污染引起的假阳性。

Verigene 系统（Nanosphere）使用 PCR 扩增和纳米金颗粒标记的探针检测与排列在载玻片上的捕获寡核苷酸杂交的靶 NA：纳米金颗粒探针与所捕获的目标 DNA 靶标杂交后，对纳米金颗粒探针进行银信号放大，Verigene 读取器以光学方式扫描载玻片上的银信号，处理数据并产生定性结果。Verigene 系统检测甲型流感病毒、甲型流感病毒 H3 亚型、甲型流感病毒 2009 H1N1 亚型、乙型流感病毒和 RSV A 和 B 亚型的检测已被 FDA 批准[179]。该系统已开发出用于检测 13 种病毒和 3 种细菌靶标的多重呼吸道检测组合，并还能够扩大通量，在美国可作为 RUO 产品。

呼吸道病毒的分子检测将会继续包括旨在检测数量有限但特别重要的病毒（如甲型和乙型流感病毒和 RSV）的测试，以及检测更广泛的多种病毒的测试，因为对于这两种类型的测试临床均有需求。使用全面的呼吸道病毒组合大大提高了诊断通量和检测混合病毒感染的能力，然而混合感染的临床意义尚未得到充分记录甚至了解。此外，测试选项较多，从简单的一体化的分子生物学检测系统到需要多个手动步骤的复杂测试，可满足各种临床实验室设置的不同需求。最近开发了针对甲型和乙型流感病毒的 CLIA 豁免测试（Alere），事实上，现在可以对呼吸道病毒进行即时分子检测，它在 15 min 内提供结果，可由非实验室人员执行操作，其性能特征与实验室中的 NAAT 类似[180]。

■ 结核分枝杆菌

结核分枝杆菌（mycobacterium tuberculosis）引起广泛的临床感染，包括肺部疾病、粟粒性结核、脑膜炎、胸膜炎、心包炎和腹膜炎、胃肠疾病、泌尿生殖系统疾病和淋巴结炎。美国的结核分枝杆菌感染率在 20 世纪 90 年代后期呈现出历史最低水平，之后报告病例的数量开始增加[181]。这种复苏与艾滋病流行、无家可归者和结核病防控项目关注度降低有关，由于移民，来自结核分枝杆菌感染率高的国家出生人口感染率持续上升，由于结核分枝杆菌感染的增加，已有较多注意力集中在对其快速诊断的测试的开发，其中分子方法是核心。

实验室确认结核病的常规检测包括抗酸杆菌（AFB）显微镜涂片，可以在 24 h 内出结果，以及培养，需要 2～6 周出结果[182, 183]。虽然 AFB 涂片镜检快速且廉价，但受限于敏感性较差（45%～80% 经培养证实的肺结核病例阳性），当非结核分枝杆菌常见时，其对结核病的阳性预测值（50%～80%）较差[183-185]。

与 AFB 显微镜涂片相比，NAAT 的意义还包括：① 当非结核分枝杆菌常见时，比 AFB 涂片阳性标本具有更高的阳性预测值（＞ 95%）；② 能够快速确认 60%～70% 涂片阴性，培养阳性的样本存在结核分枝杆菌[183-187]。与培养相比，NAAT 可以提前几周在 80%～90% 的疑似有肺结核最终通过培养得到证实患者标本中检测到存在结核分枝杆菌[184, 186, 187]。这些优势可以影响患者护理和结核控制工作，如避免对 AFB 涂片阳性但不含结核分枝杆菌的患者进行不必要的接触调查或呼吸道隔离。

美国 CDC 建议对每名疑似肺结核患者的至少一个（最好是第一个）呼吸道标本进行 NAAT

检测，这些疑似患者包括：正处于怀疑但尚未明确结核病诊断的患者和根据检测结果会改变被管理模式及结核病防控力度的患者[188]。NAAT 也可用于指示在卫生保健机构中停止空气传播感染隔离预防措施的决定[189, 190]。NAAT 不能取代培养需求，所有怀疑结核病的患者均应收集用于分枝杆菌培养的标本[188]。

目前，两种 FDA 批准的 NAAT 可用于直接检测临床标本中的结核分枝杆菌：结核分枝杆菌扩增直接检测（MTD 检测、Hologic/Gen-Probe）和 Xpert MTB/RIF 测定（Cepheid）。MTD 测试基于转录介导的核糖体 RNA 扩增，可用于检测 AFB 涂片阳性和涂片阴性呼吸道标本。Xpert MTB/RIF 测试使用实时 PCR 检测痰标本中的结核分枝杆菌的 DNA，以及与利福平耐药性相关的 rpoB 基因突变。利福平耐药性通常与异烟肼耐药性共存，因此利福平耐药性的检测可作为潜在的多药耐药性结核分枝杆菌菌株的标志物。与 Cepheid 开发的其他分析类似，Xpert MTB/RIF 分析使用一次性检测盒，GeneXpert 仪器系统可自动进行 NA 提取、靶扩增和扩增子检测。用于检测结核分枝杆菌的 Xpert MTB/RIF 测试的灵敏度和特异性与 FDA 批准的其他结核分枝杆菌 NAAT 相似。多中心研究显示，怀疑患有结核病的受试者的存档和前瞻标本的利福平耐药性检测灵敏度为 95%，特异性为 99%[191]。

美国利福平耐药率较低，因此应通过快速 DNA 测序确认 rpoB 基因突变的阳性结果，以便及时重新评估治疗方案，然后进行基于生长的药物敏感性测试[190]。美国 CDC 免费提供这些服务。

百日咳鲍特菌

鲍特菌属由 8 个种组成，其中 4 种可引起人类呼吸系统疾病：支气管败血鲍特菌、霍氏鲍特菌、副百日咳鲍特菌和百日咳鲍特菌。百日咳是由百日咳鲍特菌引起的高度传染性呼吸道疾病，尽管儿童接种了大量疫苗，但 2014 年美国报道的病例超过 28 660 例。报道的病例仅代表"冰山一角"，估计每年在美国发生 80 万～330 万例病例。尽管百日咳最常发生在 1 岁以下的儿童中，但近年来大龄儿童的发病率大幅增加，感染或接

种疫苗几年后免疫力下降的青少年和成人将细菌传播给易感婴儿。大龄儿童和成人的百日咳通常以长时间咳嗽为特征，通常没有在婴儿中观察到的吸入性哮鸣音或咳后呕吐现象。

副百日咳鲍特菌可能导致高达 20% 的百日咳样疾病，更常见于幼儿[192]。病情通常比百日咳鲍特菌温和。支气管败血鲍特菌不常导致人类感染，通常发生在免疫受损的个体中，病例通常有农场动物或宠物暴露史，因为它们是支气管败血鲍特菌的天然宿主[193]。霍氏鲍特菌是最近发现的与人类百日咳样疾病相关的微生物[194]。鲍特菌属的 4 个种都在人类呼吸道疾病中发挥重要作用，对于百日咳样患者的 NAAT 设计应该考虑包括它们 4 种[195]。

在过去的 20 年中，百日咳的实验室诊断已经发生了根本性的变化。临床实验室中鼻咽分泌物的培养和 DFA 染色现在很大程度上被 NAAT 取代。虽然培养对诊断具有特异性，但它相对不敏感，百日咳鲍特菌的苛氧性质和缓慢生长使其难以分离。尽管 DFA 染色可以提供快速结果，但它既不敏感也不特异。当菌体无法通过培养或 NAAT 检测及在疾病暴发的调查中时，血清学检测在疾病后期可能有用，但是测试没有标准化，因此结果可能难以解释。

与培养相比，NAAT 是诊断百日咳的重要工具，具有不断增强的敏感性和快速报告周转时间，现在被认为是标准诊治手段，但可以出现假阳性和假阴性结果，如后面所述。具有不同性能特征的主要基于实时 PCR 的各种 LDT 均有在临床实验室中应用，目前百日咳鲍特菌仅有两种经 FDA 批准的 NAAT，一种是基于环介导扩增的独立测试（Meridian Biosciences），另一种是呼吸道组合检测的一部分（BioFire 诊断）。

NAAT 可有效用于鲍特菌属间的鉴别，同时也可鉴别与鲍特菌属具有同源性的其他菌属[195]。大部分的 NAAT 通过检测多拷贝插入序列（IS）来提高敏感度。IS481 是百日咳鲍特菌最有效的多拷贝靶点，也可见与霍氏鲍特菌及支气管败血鲍特菌。因此，以 IS481 作为唯一的靶位来检测百日咳鲍特菌存在一定的局限性，特别是在暴发

流行中，会出现假暴发。IS1001 见于副百日咳鲍特菌和支气管败血鲍特菌中，但霍氏鲍特菌中未发现该靶基因。IS1002 见于百日咳鲍特菌和副百日咳和副百日咳鲍特菌，而霍氏鲍特菌或支气管败血鲍特菌中不存在 IS1002。针对上述 3 种 IS 多拷贝靶点的组合应用可检测鉴别与临床感染相关的鲍特菌属，如百日咳鲍特菌、副百日咳鲍特菌和霍氏鲍特菌。

基于单拷贝基因的检测也有相关的报道[195]。百日咳毒素启动子区域（pertussis toxin operon，PT）常用于检测百日咳鲍特菌。该靶点同时见于副百日咳鲍特菌和支气管败血鲍特菌中，但在这两种菌中由于启动子区域存在突变，导致该蛋白质不表达。霍氏鲍特菌中未发现 PT 启动子。应用 RT-PCR 通过分析不同的溶解温度来检测鲍特菌 PT 启动子区域中的突变位点，从而鉴别副百日咳鲍特菌与支气管败血鲍特菌。编码百日咳杆菌黏附素、丝状血凝素、腺苷酸环化酶、REC

A、鞭毛蛋白和 BP3385 蛋白的基因序列可存在于不同的菌种。有研究表明，BP283 和 BP485 可作为检测百日咳鲍特菌的特异性基因靶点[196]。目前，仅有百日咳毒素应用于临床分子诊断，其他上述单拷贝基因靶点均未得到临床证实。

NAAT 结果阳性预测值仍然是检测中所面临的挑战。临床流行病学研究表明，利用 IS481 检测百日咳鲍特菌时，若咽拭子被霍氏鲍特菌及支气管败血鲍特菌污染，其结果应考虑假阳性。有报道表明临床物体表面存在的百日咳鲍特菌 DNA 可导致住院患者该菌的假暴发[197]。因此，可以通过增加特异性扩增靶点（如采用双重或三重 PCR 方法）来提高 NAAT 检测百日咳鲍特菌的准确度。与此同时，临床分子实验室应对洁净区和污染区进行有效的物理隔离。对患者进行检测时，仅检测有症状者[195]。NAAT 检测百日咳鲍特菌的注意事项及对结果解释的相关指南可在 CDC 官方网站查询。

血流感染

■ 血培养鉴定

血流感染的实验室检测始终是临床微生物实验室最重要的作用。使用传统培养方法，大多数病原体经 12～72 h 孵育，血培养系统可发出阳性报警，随后对报警阳性的培养液进行革兰染色，同时立即转种固体培养基。当菌落在培养基上生长时，进行鉴定和药物敏感试验。当血培养发出阳性报警后，通常需要 24～48 h 才能完成相关的试验。通过直接使用报阳的血培养液进行鉴定和药物敏感试验，虽然可以减少传代培养所需的时间，但是这种操作用于自动鉴定和药物敏感试验系统未经 FDA 批准。

目前已有多种基于核酸扩增的方法，可有效缩短鉴定血培养中病原菌所需的时间。其中 FDA 批准的检测方法包括肽核酸荧光原位杂交（PNA FISH）、RT-PCR，以及基于巢式 PCR 和金纳米颗粒微阵列（Film Array）的血培养鉴定板[198]。基质辅助激光解吸电离电离-飞行时间质谱法（MALDI-TOF MS）通过使用蛋白质组学对病原

体进行鉴定。阳性的血培养瓶中的病原体可直接应用该方法进行鉴定[199]。这些方法的主要特点见表 5.6。

PNA FISH 探针是一种 DNA 探针，其中带负电荷的糖磷酸骨架被带中性电荷的肽骨架取代。这种中性电荷结构使探针与靶核酸的结合时不存在静电排斥作用，因此杂交更加紧密、快速[200]。PNA FISH 技术可用于快速鉴定金黄色葡萄球菌和凝固酶阴性葡萄球菌、粪肠球菌和其他肠球菌、大肠埃希菌、肺炎克雷伯菌、铜绿假单胞菌、白色念珠菌、近平滑念珠菌、热带假丝酵母、光滑念珠菌和/或克柔念珠菌（AdvanDx 商品）。操作简便，仅需 5 min，30 min 后通过荧光显微镜观察结果。

目前有许多实验室已经开发了一些核酸扩增技术，这些技术可从报阳的血培养中直接鉴定病原微生物，但是这些方法尚未在临床实验室中得到广泛应用。与此同时，可用于商品化的检测试剂较少。金黄色葡萄球菌引起的菌血症

表5.6 几种快速血培养鉴定方法的比较

特　　点	巢式多重 PCR 片 FilmArray	金纳米颗粒微阵列	PNA FISH	MALDI-TOF MS
包容性 *	+++	+++	+	++++
手工操作时间	2 min	5 min	5 min	30 min
结果等待时间	1 h	2.5 h	30 min	35 min
技术复杂性	+	++	++	+++
抗生素耐药基因	是（3）	是（9）	否	否
试剂成本	++++	+++	++	+

注：* 检测常见血液感染病原体的能力。

需要及时的病原学诊断及正确的抗生素治疗。对于疑似金黄色葡萄球菌感染的菌血症来说，使用万古霉素是标准治疗方案。因为在大多数临床微生物实验室，50% 或更多分离的菌株是耐甲氧西林金黄色葡萄球菌（MRSA）；然而，万古霉素对甲氧西林敏感的金黄色葡萄球菌（MSSA）菌株的效果不如甲氧西林。因此，快速鉴别 MSSA 和 MRSA 在血流感染中十分重要。BD GeneOhm StaphSR（BD Diagnostics）和 Xpert MRSA/SA BC（Cepheid）是 FDA 批准的两种 real-time PCR 试剂盒，可直接用于鉴别阳性血培养中的 MRSA 和 MSSA[201-202]。由于鉴定板的设计和基因靶点选择的不同，每种方法在准确鉴别 MRSA 和 MSSA 时具有一定的局限性。相关详细信息，请参阅本章有关抗菌药物耐药性部分。

FDA 批准的高阶位（high-order）两项成熟的多重检测体系，可直接检测血培养中病原微生物。包括 Verigene 革兰阳性和革兰阴性细菌鉴定板（Nanosphere），以及 FilmArray 血培养鉴定（BCID）系统（BioFire Diagnostics）[203-205]。两种方法检测的耐药基因见专栏 5.1。

FilmArray BCID 使用的技术和之前提到的技术相同，可同时在一块板上联合检测包括革兰阳性细菌、革兰阴性细菌及多种酵母菌在内的 24 种病原菌和 3 种抗菌药物耐药基因[205]。该鉴定板可以鉴定出阳性血培养物中 80%～90% 的病原微生物，并检测对甲氧西林的耐药的葡萄球菌，对万古霉素耐药的肠球菌及产碳青霉烯酶的革兰阴性的肠杆菌科细菌。

专栏 5.1　FilmArray 和 Verigene 血培养鉴定板检测的病原体种类及抗生素耐药基因比较

FilmArray 系统	Verigene 系统	
革兰阳性	革兰阳性	革兰阴性
肠球菌属	葡萄球菌属	大肠杆菌 / 志贺菌
单核细胞增生	李斯特菌	肺炎克雷伯菌
葡萄球菌属	表皮葡萄球菌	克雷伯菌
金黄色葡萄球菌	里昂葡萄球菌	铜绿假单胞菌
链球菌	链球菌属	不动杆菌属
无乳链球菌	咽峡炎链球菌	变形杆菌
肺炎链球菌	无乳链球菌	柠檬酸杆菌属
化脓性链球菌	肺炎链球菌	肠杆菌属
革兰阳性	化脓性链球菌	抗生素抗性基因
鲍曼不动杆菌	粪肠球菌	bla_{KPC}
嗜血杆菌流感	屎肠球菌	bla_{NDM}
脑膜炎奈瑟菌	李斯特菌属	bla_{CTx-M}
铜绿假单胞菌	抗生素抗性基因	bla_{VIM}
肠杆菌科	$mecA$	bla_{IMP}
阴沟肠杆菌复合体	$vanA$	bla_{OxA}
大肠杆菌	$vanB$	
肺炎克雷伯菌		
克雷伯菌		
变形杆菌		
黏质沙雷菌		
真菌		
白色念珠菌		
光滑念珠菌		
克鲁斯念珠菌		
近平滑念珠菌		
热带假丝酵母		
抗生素抗性基因		
$mecA$		
$vanA/B$		
bla_{KPC}		

Verigene BCID 系统采用纳米金基因芯片法可直接从阳性培养瓶中鉴定病原微生物，不需要进行核酸扩增。当血培养瓶出现阳性报警时，根据革兰染色结果选择不同的血培养鉴定板（或全部选择）。Verigene 革兰阳性菌血培养鉴定板已被批准测定 12 个属或种的细菌，以及 3 种耐药基因。Verigene 革兰阴性菌血培养鉴定板可以在 2.5 h 内检测 8 个属或种和 9 个耐药基因。革兰阳菌血培养鉴定板可以检测 mecA、vanA 和 vanB 基因，革兰阴性菌血培养鉴定板可以检测 6 种不同的 β-内酰胺酶基因。检测真菌的 Verigene 鉴定板正在开发中，该鉴定板可以检测白色念珠菌、杜氏假丝酵母、光滑念珠菌、克鲁斯念珠菌、近平滑念珠菌、热带假丝酵母、隐球菌和新型隐球菌。

血流感染大部分的病原体都可通过 FilmArray 和 Verigene 鉴定板进行快速鉴定，与此同时可给临床提供相关病原体的耐药信息。临床可及时结合相关的检测信息，进行有效的抗菌药物干预，改善败血症患者的预后 [206]。

■ **直接病原体检测**

前面部分主要讨论如何对血培养阳性的病原体进行快速鉴定，这代表着病原微生物检测技术的快速发展。然而，血培养出现阳性报警之前还需花费 1~5 日，检测的时间和临床对败血症患者采取治疗的时间需求不一致。在不需要培养的情况下直接检测血液中的病原体是最理想的，但仍存在挑战。样本制备、病原体 DNA 的富集、前期样本制备与后期分子分析，这些分析几乎可以识别所有病原体，由于操作的复杂，因此很难得到广泛应用。此外，鉴于细菌培养方法的敏感性（金标准）的限制，用于直接检测血液中微生物 DNA 的高灵敏度分子方法对重复性提出了重大挑战。

与其他直接检测血液中微生物的方法相比，罗氏 SeptiFast 系统应用的时间更长 [207]。该方法采用 LightCycler 系统，基于实时定量 PCR 方法，靶位点针对核糖体内部转录间隔区。可直接从血液中检测 10 种革兰阳性球菌、10 种革兰阴性杆菌和 5 种真菌。通过分析熔解曲线进行菌种鉴别。该检测技术复杂，需要大量时间进行操作，

并且还需要约 6 h 的分析时间。临床评估的数据表明，与血培养相比，该技术在临床应用中的敏感性和特异性均较低 [208-211]。

另一种直接检测血源性和其他体液源性病原体的分子方法是将 PCR 扩增与电喷雾离子化质谱相结合（PCR/ESI-MS）的技术，该方法的前身是由 Ibis Biosciences 研发的，现属于 Abbott Molecular。该方法是将 PCR 扩增与电喷雾离子化质谱相结合（PCR/ESI-MS）的技术。该技术已在其他地方有相关的详细描述 [212]，简而言之，该技术将来自不同微生物的共有基因经过 PCR 扩增，随后 ESI-MS 进行全自动电喷雾离子化质谱分析。PCR 扩增子的重量具有特异性，其可以与数据库中的已知特征进行比对。PCR 扩增后，对扩增子混合物进行 ESI-MS 分析，从而分析每个扩增子的 A、G、C 和 T 碱基组成，随后将该基本构成与来源已知微生物碱基序列的碱基构成数据库进行比对。该技术可准确识别血液及其他体液、组织中的各种病原微生物 [213]。在 331 名疑似血流感染患者的血液中，使用 PCR/ESI-MS 系统直接检测细菌和念珠菌属，通过与普通培养相比，发现 PCR/ESI-MS 系统的敏感性和特异性分别为 83% 和 94%[214]。对已经确认血培养阳性的标本，使用 PCR/ESI-MS 方法进行重复检测，其灵敏度和特异性分别提高到 91% 和 99%。Ibis/Abbott 研发了一个自动化的集成平台，该平台可用于临床样品的 PCR/ES-MS 分析，称为 IRIDICA。该平台的血流感染检测系统可识别多达 500 种不同的病原体和 4 种耐药基因，目前正处于临床试验阶段。

另一种有望直接检测血液中病原体的新技术是基于 T2 磁共振（T2MR）[215]。T2 Biosystems 公司开发了一种可以在疑似真菌菌血症患者的血液中，直接检测出念珠菌。该产品通过裂解念珠菌细胞，PCR 扩增 DNA，并通过扩增子诱导的超磁纳米颗粒聚集，直接在血中检测扩增产物。这样的聚集改变磁共振信号，也就是 T2 弛豫信号，使其可通过磁共振检测。T2MR 采用小型化磁共振技术，它是为在 T2 磁共振（T2MR）平台 T2Dx 上使用而设计的。T2D

器可自动完成测定中的所有步骤，手动操作时间约为 5 min，结果可在 3～5 h 完成。T2 Candida 系统获得 FDA 批准，其临床试验数据显示总体敏感性和特异性分别为 91.1% 和 99.4%[216]。T2 Biosystems 公司正在开发一个用于直接检测血液中细菌的系统。

中枢神经系统

单纯疱疹病毒

1 型和 2 型单纯疱疹病毒（Herpes Simplex Virus, HSV）可引起各种临床综合征，包括皮肤黏膜、眼睛、中枢神经系统及生殖系统的感染。尽管核酸扩增技术已经用于所有表现单纯疱疹的患者之中，本部分仅讨论是通过 PCR 检测中枢神经系统（CNS）的 HSV 疾病。PCR 扩增技术作为诊断标准，现已成为许多实验选择的方法。

单纯疱疹病毒可引起脑炎和脑膜炎。在成人中，HSV 脑炎通常由 HSV1 型感染，HSV 脑膜炎最常由 HSV2 型引起。HSV 脑炎具有高发病率和高死亡率。未经治疗的患者死亡率超过 70%。阿昔洛韦治疗能将死亡率降低至 19%～28%。幸存者中神经系统损害很常见（约 50%）[217]。HSV 脑炎可分为原发感染和复发感染。HSV 脑膜炎通常是一种自限性疾病，无需治疗即可在数日内恢复。在一些患者中，该疾病可在数年内复发，表现为淋巴细胞性脑膜炎[218]。

在美国，新生儿 HSV 感染率在 1/5 000～1/3 500。感染常发生在阴道分娩时，此时胎儿暴露于含 HSV 的母体分泌物中。其主要属于 2 型 HSV。感染的新生儿中约占 45% 可出现皮肤、眼部和口唇黏膜的疾病；脑炎占 35%；播散性疾病占 20%。由于播散性疾病通常与神经系统疾病有关，因此在 HSV 感染的新生儿中约有 50% 发生中枢神经系统疾病。

单纯疱疹病毒性引起的脑炎临床症状与其他病毒引起的脑炎临床症状比较相似，不易区分，如西尼罗河病毒、圣路易斯脑炎病毒和东部马脑炎病毒引起的脑炎。诊断 HSV 脑炎的金标准是细胞培养或免疫组织化学染色。细胞培养或活检是诊断 HSV 脑炎的金标准。通过免疫组织化学染色来鉴定 HSV。这种方法具有高灵敏度（99%）和高特异性（100%），但它是一种侵入性操作，且耗时较长。脑脊液（CSF）培养对成人 HSV 脑炎的诊断敏感性低于 10%。检测 CSF 中 HSV 抗原或抗体其敏感度和特异度为 75%～85% 和 60%～90%[217]。由于传统方法的局限性，高敏感度检测脑炎患者脑脊液中 HSV DNA 的方法已得到广泛关注。有研究表明，对疑似 HSV 脑炎患者的 CSF 标本分别进行 HSV PCR 和脑活检[219, 220]，PCR 的灵敏度和特异性均大于 95%，治疗后的 5～7 日 PCR 的敏感度并未显著降低。在疾病的早期，通常指在出现症状前的 24 h 内，PCR 呈阳性，经过治疗后 HSV DNA 仍可持续存在于 CSF 中数周。

目前已有用于临床检测新生儿 HSV 感染的 HSV PCR 试验。有研究表明，在患有 CNS 婴儿的 CSF 中有 76%（34/26）能检测到 HSV DNA；播散性感染者有 94%（13/14）检测到 HSV DNA；患有皮肤、眼睛或口腔疾病的婴儿中有 24%（7/29）检测到 HSV DNA[221]。新生儿脑脊液中 HSV DNA 持续时间与预后密切相关。若治疗开始，HSV DNA 持续 1 周阳性，即预后不佳[222]。通过 PCR 检测脑脊液中的 HSV DNA 已成为诊断 HSV 脑炎和新生儿 HSV 感染的标准方法。

在患有播散性疾病的新生儿中，可以在血清或血浆样本中检测 HSV DNA，该方法在不能进行腰椎穿刺的新生儿中同样适用。尽管 HSV PCR 的灵敏度很高，并未达到 100%。因此，PCR 阴性不能排除由 HSV 引起的神经系统疾病，若高度怀疑 HSV 感染，应重复检测。

虽然复发常见于 HSV 脑膜炎，但是与 HSV 脑炎一样，临床鉴别其他病毒引起的脑膜炎并非易事。与 HSV 脑炎不同，PCR 诊断 HSV 脑膜炎的方法未得到相关的临床评估。尽管如此，由于 CSF 标本病毒培养的敏感度仅为 50%，因此 HSV PCR 是检测 HSV 脑膜炎常用的方法[223]。

FDA 已经批准了几种用于检测生殖器标本中 HSV DNA 的商品化试剂，但对于脑脊液样本 FDA 仅批准了一种，即 Simplexa HSV 1 和 2 Direct Kit（Focus Diagnostics）。公司提供作为 ASR 的引物和探针，使用 LDT 检测系统进行检测。

该方法设计相同的灵敏度检测 1 型和 2 型 HSV。两种不同分型的 HSV 感染其临床治疗是类似的，因此区分 1 型和 2 型 HSV 是不必要的。检测 HSV DNA 的靶点包括：编码聚合酶、糖蛋白 B、糖蛋白 D 或胸苷激酶的基因。这些靶点应具有特异性，即引物不能扩增与神经系统疾病相关的其他疱疹病毒的 DNA，如巨细胞病毒、水痘-带状疱疹病毒、6 型人疱疹病毒和 EB 病毒。

单纯疱疹病毒 PCR 检测需要低检测限（每毫升标本数百拷贝）才能用于评估神经系统疾病。对于脑膜炎的诊断尤其如此，因为脑膜炎 CSF 中的 DNA 浓度往往低于脑炎。HSV 神经系统疾病常伴随 CSF 白细胞计数或蛋白质含量的升高。但是对于免疫功能低下的患者需谨慎，因为这类患者 HSV 感染可能不会产生典型的炎症反应。虽然 CSF 标本的 HSV PCR 是诊断神经系统疾病的黄金标准，因其敏感度和特异度并非 100%。由于少数已确诊 HSV 脑炎的患者中其感染初期 PCR 结果可为阴性，所以应结合患者临床表现解释检测结果；若结果与临床表现不符，则应在 3～7 日后进行重复检测。

■ 肠道病毒

肠道病毒（enterovirus, EV）是一组属于微核糖核酸科的单链 RNA 病毒。目前，人类肠道病毒被分为 7 个种类：肠道病毒 A～D 和鼻病毒（rhinoviruses, RV）A～C。肠道病毒 A～D 包含以前称为柯萨奇病毒、肠道病毒、脊髓灰质炎病毒和埃可病毒的病毒。副肠孤病毒（PeV）包含 16 种不同的血清型，最初被认为是埃可病毒。尽管基因组构成与肠道病毒相似，但 PeV 的起源尚不确定。肠道病毒和 PeV 感染有许多临床表现，包括新生儿急性无菌性脑膜炎、脑炎、皮疹、结膜炎、急性呼吸道疾病、胃肠道疾病、心包炎和脓毒症样综合征。肠道病毒感染的诊断通常基于临床表现和 NAAT。

病毒培养方法有几个缺点，包括要求接种多种细胞系，因为没有一个细胞系是适合所有肠道病毒类型的；某些肠道病毒类型无法通过细胞培养获得；细胞培养的诊断灵敏度有限（65%～75%），以及肠道病毒在细胞培养中长达 3～8 日的周期[224]。传统的培养周期较长，临床治疗期间很难快速获得结果。与前者相比，核酸扩增检测具有几个重要优势，高灵敏度高及检测周期短。因此，核酸检测被认为是诊断由肠道病毒和 PeV 感染引起的无菌性脑膜炎和新生儿败血症的新金标准。

临床标本肠道病毒 RNA 的检测方法有 RT-PCR 和核酸序列扩增两种。临床试验中通常使基因组中高度保守的 5′URT 靶位点来检测脊髓灰质炎病毒和肠道病毒[225]。尽管这些病毒都可引起无菌性脑膜炎，但不能通过该特异性靶位点对副肠孤病毒（parechoviruses）进行检测。通常，分子检测敏感度高，每次试验的组织培养感染剂量（TCID50）在 0.1～50。该检测非常特异，但同源性高的序列可引起假阳性[226, 227]。目前，有两款脑脊液 EV 检测试剂盒通过了 FDA 的认证，分别是：NucliSENS EasyQ（bioMérieux）和 Xpert EV（Cepheid）。但是，NucliSENS EasyQ EV 试剂盒不能通过商业渠道获得。Xpert EV 敏感度为 97%，特异性达到 100%[228]。Xpert 操作简单：将样品和试剂放入检测匣。经过自动化的核酸的提取，扩增和检测，2.5 h 内即可出检测结果，并可随时进行检测。

临床治疗评估研究表明，肠道病毒感染的核酸检测其敏感度和特异度都高于细胞培养，同时缩短了检测周期。一些研究表明通过分子方法诊断婴儿和儿童的肠道感染，其抗生素使用会减少，辅助检查也会减少，同时费用会降低[229-231]。为了最大限度地提高患者治疗效果并节省成本，推荐每日进行检测。

如前所述，许多肠道病毒检测试剂盒针对鼻病毒及脊髓灰质炎病毒。若检测呼吸道或粪便样本时，会引起假阳性。肠道病毒脑膜炎的诊断试剂盒检测样本应是脑脊液，新生儿败血症综合征时检测的样本最好选用血清、血浆或脑脊液。

胃肠炎

■ 艰难梭菌

　　艰难梭菌（*Clostridium difficile*）是一种革兰阳性产芽孢厌氧杆菌，常见于健康婴儿的粪便中，而在健康成人和 12 个月以上儿童的粪便中少见。艰难梭菌能够以芽孢的形式通过胃酸屏障并在结肠中重新萌发生长，艰难梭菌定植后可能会出现腹泻或结肠炎等症状，抗菌药物的使用导致肠道菌群紊乱，将有助于该菌在肠道中的定植。大多数艰难梭菌可以产生两种毒素：毒素 A 和毒素 B，其编码基因 *tcdA* 和 *tcdB* 的表达受到调节蛋白 TcdR 和 TcdC 的调控。毒素 A 和毒素 B 的产生是引发临床症状的主要原因，缺乏毒素基因的菌株不会引起腹泻或结肠炎，毒素 B 在疾病发生中起主要作用[232]。检测这些毒素或其活性对艰难梭菌感染的诊断是必不可少的。此外，在一些艰难梭菌中还发现了另一种毒素，即二元毒素。近期有报道表明编码二元毒素的菌株负向调节基因 *tcdC* 部分碱基对缺失，导致毒素 A 与毒素 B 过表达（如核糖体型 027 菌株），引起高毒力菌株暴发流行[233]。

　　艰难梭菌感染是引起医院和社区获得性腹泻和结肠炎的常见原因。艰难梭菌感染的风险随着住院时间的延长而增加，抗菌药物的治疗显著增加了艰难梭菌感染的概率。艰难梭菌感染的患者可从无症状的带菌状态到暴发性、复发性和致死性结肠炎；从轻微的腹泻至严重的腹泻等。其中伪膜性结肠炎是典型的临床表现，有时可见中毒性巨结肠。通常认为克林霉素、青霉素和头孢菌素的使用与感染的发生密切相关，但其实几乎所有接受过抗菌药物治疗的患者都可引起该类疾病。

　　还有许多非核酸扩增的方法也可用于诊断艰难梭菌的感染，但由于艰难梭菌感染性疾病的诊断需要确定感染菌株是否产生毒素，因此只是单纯地进行细菌培养是远远不够的。目前，已经出现了多种可用于诊断艰难梭菌感染的非 NA 检测方法。其中，细胞毒性中和试验（CCNA），即检测毒素 B 的细胞病变效应能否被抗毒素中和

的方法被认为是临床上诊断艰难梭菌感染的金标准。该检测方法具有极高的灵敏度和特异度，但操作复杂，技术要求高，且检测周期为 1～3 日，因而限制了其在临床中的应用[234]。目前，最常用的检测毒素 A 和／或毒素 B 的方法是酶联免疫法（EIA）和侧向液流装置。但总的来说，这些检测方法的灵敏度（45%～95%）和特异度（75%～100%）均低于细胞毒性检测。由于部分艰难梭菌可能不产生毒素 A，因此能够同时检测毒素 A 和 B 的 EIA 成为临床首选诊断方法。另外，还可以检测艰难梭菌的常见抗原谷氨酸脱氢酶（GDH），但该试验不能区分产毒和非产毒菌株，因而不能单独用于诊断艰难梭菌感染性疾病，需要进一步联合细胞毒性试验、检测毒素的 EIA 或检测毒素 B 基因的 NAAT 来确诊阳性结果。由于 GDH 检测具有较高的阴性预测值，因而可以作为一种有效的筛查试验。一项研究对 GDH 检测联合 CCNA 的两步诊断法进行了评估，该研究使用 GDH 检测进行初筛，并进一步通过 CCNA 来检测抗原阳性标本中的毒素产生情况。结果显示，抗原检测阴性的菌株中 CCNA 同时也为阴性的达到 99% 以上[235]。但该方法的局限性在于 CCNA 具有较长的检测周期，因而会导致诊断延迟。近期以来，GDH 检测联合毒素 EIA 和 NAAT 的多步骤诊断法已经开始应用于临床实验室[236]。

　　鉴于传统方法的局限性，分子检测成为诊断艰难梭菌感染的良好替代方法。第一种用于检测粪便中艰难梭菌的 NAAT 方法于 2009 年获得批准。在撰写本文时，已经有 15 种不同的检测平台获得了 FDA 批准，可通过包括实时 PCR、环介导扩增、解旋酶依赖性扩增和基因芯片技术等在内的多种不同方法进行检测。其中，有部分平台是专为小规格和按需检测的实验室所设计，而另一部分则更适用于大规格、大批量的检测。这些试验可以检测多种靶基因，包括 *tcdA*、*tcdB*、*cdtA* 和 *tcdC*，其中后两者可以用于鉴定核糖体型 027 菌株。

尽管 NAAT 具有很高的阴性预测值和临床分析的灵敏度，并且已经取代了实验室中其他诊断艰难梭菌感染的方法，但该方法在诊断细菌感染的同时也会检测到定植细菌，因而其特异度和阳性预测值令人担忧[236]。正如之前提到的，一些实验室已经开始使用 GDH 检测联合毒素 EIA 和 NAAT 的多步骤诊断法，但这些方法仍然存在操作复杂和诊断延迟等不足，并且最终的成本效益低于单独使用 NAAT。总之，无论实验室如何选择检测方法，该试验都应仅限于腹泻患者的诊断，以提高疾病发生的预测率，从而缓解由定植产毒素菌株引起的无症状感染的困扰。

记忆要点 艰难梭菌

· 相关疾病临床症状从轻度细菌性腹泻到危及生命的中毒性巨结肠，医院获得性和社区获得性都可见。
· 用于检测艰难梭菌毒素 B 基因的核酸扩增技术与传统诊断方法相比具有几个优点，包括提高了灵敏度、高阴性预测值和缩短了检测时间。
· 对核酸扩增技术的特异性和阳性预测值的担忧，一些实验室采用多步骤检测的方法来解决无症状艰难梭菌菌株携带者定植的问题。

■ 胃肠道病原体组

传染性胃肠炎（infectious gastroenteritis，IGE）是全球发病率和死亡率的主要原因。腹泻病对发展中国家的影响不尽相同，但 IGE 仍然是工业化国家的一个重大问题。在美国，每年大约发生 1.788 亿例 IGE，其中有 474 000 例患者接受住院治疗及 5 000 例患者死亡[237]。IGE 的发生与多种病原体相关，包括细菌、病毒和寄生虫。因为无论病因如何，腹泻均是 IGE 的主要症状，所以其临床表现对 IGE 特定病因的诊断几乎没有帮助。因此，IGE 病因学的准确识别能为患者个体管理、感染控制和公共卫生干预提供重要信息。

在美国，常见的 IGE 诊断为患者提供了各种检测方法，包括抗原检测、培养、虫卵和寄生虫的显微镜检查，以及单靶位点的 NAAT，这些方法都用来检测与 IGE 有关的病原体或毒素。此外，诊断方法的选择需要根据患者的年龄、疾病严重程度、免疫功能低下状态、腹泻的持续时间和类型、旅行史和患病季节时间来决定[238]。通常来说，由于临床医师对每种诊断方法的适用范围不够了解，因此可能会漏检。在实验室中，检测所有可能的病原体不但耗时费力而且仪器维护费用昂贵，对技术人员专业知识要求较高。此外，传统的微生物学检测方法对 IGE 的许多主要病原体敏感性有限。

核酸序列扩增的应用可提高 IGE 的流行病学诊断、治疗[239]。FDA 已经批准了 5 个用于检测肠道病原体组的试剂盒。表 5.7 对这些试剂盒的主要特征进行了比较。该系统应用不同的技术，同时测定的靶基因和类型等方面均有

表5.7　FAD 批准的肠道病原体平台的比较

特　点	ProGastro SSCS	BD MAX EBP	Verigene EP	xTag GPP	FilmArray GI
技术	实时 PCR	实时 PCR	PCR 和金纳米粒子微阵列	PCR 和微珠阵列技术	巢式 PCR 和溶解曲线分析
自动化程度	样本提取，手动设置 PCR	全自动	全自动	样本提取，手动设置 PCR，PCR 后扩增产物转移	全自动
通量	分批处理（16/温度循环仪）	分批处理（24）	1/run	分批处理（受核酸萃取仪限制）	1/run
分析时间（h）	3	1.5	2	4	1
靶位点	5（3 种细菌和 2 种毒素）	4（3 种细菌和 1 种毒素）	9（3 种细菌、1 种毒素和 2 种病毒）	14（8 种细菌、3 种病毒和 3 种原虫）	21（12 种细菌、5 种病毒和 4 种原虫）
花费	$$	$	$$$	$$$	$$$

不同。Prodesse ProGrastro SSCS 分析（Hologic/Gen-Probe）使用实时荧光定量 PCR 技术检测鉴定沙门菌属、志贺菌属和弯曲杆菌属，同时可以在不同大肠埃希菌的混合物中可以鉴别产志贺毒素 1（stx1）和志贺毒素 2（stx2）两种大肠埃希菌[240]。这项分析诊断需要 NA 提取和 PCR 设置。BD MAX EBP（BD 诊断）使用单个实时荧光定量 PCR 来检测病原体和毒素：沙门菌属、志贺菌属或肠道侵袭性大肠埃希菌、弯曲杆菌属和 stx1/stx2。与 Prodesse ProGrastro SSCS 分析不同的是，BD MAX 可以自动完成从样品制备到靶基因扩增和检测的所有步骤[241]。

目前已经开发了其他系统用于扩展检测到的细菌组，这其中包括病毒和原虫。Luminex xTAG GPP 使用多重 PCR 技术和液珠阵列检测和区分 8 种细菌、3 种病毒和 3 种原虫，包括弯曲杆菌属、艰难梭菌（毒素 A 和 B）、大肠埃希菌 O157、产肠毒素大肠埃希菌、产志贺样毒素大肠埃希菌、沙门菌属、志贺菌属、霍乱弧菌、腺病毒 40/41、诺如病毒 G I/G II、轮状病毒 A、隐孢子虫属、溶组织内阿米巴和贾第鞭毛虫[242]。虽然该系统检测通量高，但需手工进行核酸提取和 PCR 设置，这可增加交叉污染，从而引起假阳性。另外，Luminex xTAG GPP 在这些可用的分析系统里耗时最长。

Verigene 使用多重 PCR 技术和金纳米颗粒微阵列来检测 5 种细菌、2 种毒素和 2 种病毒，包括弯曲杆菌属、沙门菌属、志贺菌属、弧菌属、小肠结肠炎耶尔森菌、stx1、stx2、诺如病毒和轮状病毒[243]。这是一个简单易用的一体化的检测系统，但因为每个仪器一次只能运行一个样本，所以它的输入输出量有限。

FilmArray 通过多重 PCR 技术和溶解曲线可同时检测 12 种细菌、5 种病毒和 4 种原虫，包括弯曲杆菌属、艰难梭菌毒素 A/B、类志贺邻单胞菌属、沙门菌属、弧菌属、霍乱弧菌、小肠结肠炎耶尔森菌、肠道聚集大肠埃希菌、肠致病性大肠埃希菌、产肠毒素大肠埃希菌、产志贺样毒素大肠埃希菌、大肠埃希菌 O157、腺病毒 F 40/41、星状病毒、诺如病毒 G I/G II、轮状病毒 A、札幌病毒（又称札如病毒或沙波病毒）、隐孢子虫属、环孢子虫、溶组织内阿米巴和蓝氏贾第鞭毛虫[244]。这是目前检测病原体最全面的方法。与所有 FilmArray 产品类似，使用简单，可在约 1 h 内提供检测结果。主要的缺点是输出量低和成本高。

实验室可以根据是否需要更精细或更广泛的 IGE 病原体检测方法，从各种检测平台中进行检测技术的选择。此外，技术复杂性和所需的输入输出量是可能成为影响选择方法的重要条件。目前常规粪便检测中，通常要求临床医师考虑哪些病原体可能与疾病相关，并在各种检测中进行选择以确保所有可能的病原体都被覆盖。这种推测性的检测方法往往无法得到阳性结果。使用综合病原体组进行检测的方法极大地提高了诊断准确度，随之而来的挑战将是如何解释从患者体内同时检测出多种病原体。在 FilmArray 诺如病毒的 FDA 临床试验中发现，在 53.5% 的标本中至少检测到一种潜在的病原体，其中 32.9% 检测到多种潜在的病原体[244]。艰难梭菌、隐孢子虫属和蓝氏贾第鞭毛虫的引起的无症状感染并不少见，此外还有一些其他 IGE 的病原体如沙门菌属和诺如病毒在患者症状消失后的数周内，仍可检测出该病菌。分子检测，虽然大大减少对病原体培养的需求，但仍然不能完全替代培养，因为流行病学监测需要分离株，偶尔也需要对分离株进行抗菌药物敏感试验。

抗菌药物耐药性

抗菌药物耐药性的检测是临床微生物实验室的重要作用之一。传统上是通过检测表型来确定细菌对抗菌药物的耐药性。然而，表型检测周期长，可能错过最佳治疗时间。分子检测更加快速，将会代替传统的表型检测法。尽管如此，由于抗菌药物耐药的复杂性，分子检测也存在一定的缺陷。例如，耐药基因低水平表达或基因沉默造成的假阴性结果。随着技术的进步，基因检测技术以其自身独特的优点，将会在抗菌药物耐药性的检测中得到广泛的应用。本节的重点介绍常见的耐药检测细菌，包括耐甲氧西林金黄色葡萄球菌、耐万古霉素的肠球菌（VRE）和产 β-内酰胺酶的革兰阴性细菌。

金黄色葡萄球菌是发达国家细菌感染最常见的原因，因此快速鉴别 MRSA 和 MSSA，可有效控制感染。通过单个靶位点检测 mec 基因盒（SCCmec）与 orfX 基因的侧翼区域的整合位点来检测 MRSA，SCCmec 携带 mecA 抗性基因及其他耐药基因[245]。该方法具有一定的局限性，由于 SCCmec 突变导致假阴性，携带缺乏 mecA 基因的 SCCmec 残基（有时称为空盒）的 MSSA 菌株导致的假阳性结果[245-247]。耐甲氧西林金黄色葡萄球菌的另一种分子检测方法将 mecA 靶标和其他基因靶标相结合，如 sa442、nuc、femA-femB、spa 或 Idh1[248]。目前，已有 5 种商品化试剂通过 FDA 认可（BD Diagnostics、Cepheid、Elitech、Roche 和 bioMérieux），这些试剂可以有效鉴别 MRSA 和 MSSA。基于 PCR 技术检测 mecA 基因的方法也可应用于血培养来源的标本。这些检测旨在用于监测感染和提高诊断。根据标本来源的不同，可选择不同的试剂。有研究表明，分子方法的快速鉴定对 MRSA 定植的患者的治疗起到一定的积极作用[249, 250]。

肠球菌是胃肠道和女性生殖道的寄生菌，约占医院获得性感染的 10%。绝大多数肠球菌感染是由粪肠球菌和屎肠球菌引起的，主要感染的对象为长期住院患者。由于万古霉素常被用于经验性治疗多种感染，因此在医院出现 VRE 令人担忧。VRE 倾向于感染已经处于高风险的患者，因此 VRE 感染与发病率和死亡率增加有关[251]。

在美国，约 30% 的肠球菌对万古霉素耐药。肠球菌对万古霉素的高水平耐药是通过获得携带 vanA 或 vanB 基因的移动元件。屎肠球菌对万古霉素的耐药率高于粪肠球菌，并且在耐药菌株中，vanA 比 vanB 更常见。与 MRSA 一样，临床推荐使用分子检测技术对定植 VRE 进行快速检测[252]，且具有良好的检测效果[253, 254]。目前，已有 3 种肛周拭子进行快速检测方法得到 FDA 批准，BD GeneOhm 和 IMDx 通过实时 PCR 检测 vanA 和 vanB，而 Cepheid 仅检测 vanA。vanA 的检测对 VRE 具有高度特异性。仅有少量报道表明黄色葡萄球菌和链球菌属携带 vanA。因此，vanA 的检测对 VRE 特异性较高。然而，vanB 可以在多种共生的非肠球菌中发现，因此 vanB 的检测需要通过培养来确定 VRE。与 mecA 一样，用于检测 vanA 和 vanB 的分子检测方法也可应用于血培养来源的标本。

产超广谱 β-内酰胺酶的革兰阴性菌引起的临床感染越来越严重，包括超广谱 β-内酰胺酶（ESBL）、AmpC 和碳青霉烯酶，对临床治疗提出了巨大挑战。这些酶可以水解青霉素、头孢菌素和碳青霉烯类的抗菌药物。准确检测这些酶对于治疗和感染控制都起到一定积极作用。通过表型方法检测这些产广谱 β-内酰胺酶的细菌存在一定局限性[255, 256]。临床通过使用快速、廉价的多重 PCR 法检测编码这些酶的基因，但还有漏检。因为分子检测面临的最大挑战是 β-内酰胺酶的多样性，已有超过 200 种 ESBL 和不同分组的碳青霉烯酶被报道，包括肺炎克雷伯菌碳青霉烯酶（KPC）、新德里金属 β-内酰胺酶（NDM）、维罗纳整合素编码的金属-β-内酰胺酶（VIM）、金属-β-内酰胺酶（IMP）和苯唑西林酶（OXA）。另一个挑战是基因检测不提供拷贝数和表达信息，这些信息对于研究耐 β-内酰胺类及碳青霉烯类抗生素的革兰阴性菌的表型很重要。

目前，已经开发了许多 LDT 和 RUO 试剂盒用于广谱 β-内酰胺酶基因的分子检测，包括单一的靶位点检测，如 KPC；以及多重 PCR 检测多种 ESBL 相关的基因，检测多种 AMPC、KPC、NDM、VIM、IMP 和 OXA-48[257-262]。Biofire FilmArray 和 Verigene BCID 的反应板都包括 KPC 的检测，Verigene 板还检测编码其他广谱 β-内酰胺酶、CTX-M、NDM、VIM、IMP 和 OXA。

人类微生物组学与宏基因组学

人体内的细菌总数至少是人类细胞数的 10 倍，其基因含量是人类基因组的 100 倍。在过去 10 年里，随着新技术的出现，人们对阐明宿主生物在人类健康和疾病中的作用的兴趣日益高涨。微生物组（microbiome）是微生物及遗传信息和它们相互作用的环境的总体[263]。它包括细菌、真菌、病毒和噬菌体，以及寄生虫，迄今微生物组的细菌的分布仍是研究重点。同时，人类病毒组学在复杂的微生物群落中所起的作用方面取得了一定程度的进展[264]。

宏基因组学是指用基因组学的研究策略研究环境样品所包含的全部微生物的遗传组成及其群落功能。这得益于核酸测序技术的进步，该技术可直接研究自然环境中的微生物群落，无需进行体外培养。目前已知人体内绝大多数微生物都不能够在体外进行培养，大多数宏基因组研究针对检测细菌高度保守的 16s rRNA 基因，该方法它长期以来一直是细菌鉴定的金标准，并且有序列数据库和分析工具[265]。然而，16s rRNA 基因测序不能为综合微生物组研究提供足够的信息。为了克服基于单基因的扩增测序的局限性，研究人员使用鸟枪测序法。全基因组方法可识别和注释多种微生物基因，这些基因编码许多不同的与生化或代谢功能相关的蛋白质，从而提供功能性宏基因组信息。

2007 年，人类微生物组计划由美国国立卫生研究院（NIH）发起，其首要目标是提供工具和资源用于帮助鉴定人类微生物群和探索这种微生物群与人类健康和疾病之间的关系[266-268]。初步分析了来自 18 个身体部位的标本，明确了与高度个体间下差异有关的 4 种菌群，包括放线菌门、拟杆菌门、厚壁菌门和变形菌门[269]。此外，肠道微生物组的组成特点中重要微生物的动态曲线未光滑，丰富，主体不一定呈离散型线性[268]。然而在其他身体部位，如阴道中的微生物群落，发现也可以显示出这种聚集（clustering）[266]。不同受试者中微生物群落是不同的，但这些生物编码的代谢途径及它们可与人类共生的一致性始终存在，促使微生物组

在身体所有部位形成了一个功能"核心"[268, 270, 271]。尽管这一核心的代谢途径和代谢过程是一致的，但与这些代谢途径相关联的特异性基因不同。

在许多不同疾病状态下微生物群落都有不同程度的改变[263]。具体参见表 5.8。建立微生物群体的变化与特定疾病之间的因果关系通常具有挑战性，因为大多数研究都是观察性的，与疾病本身可能没有太明确定义，且发病机制可能是多因素的。

表5.8　人类疾病与微生物菌群变化的关系

疾病	相关变化
银屑病	厚壁菌门与放线菌的比例增加[280]
反流性食管炎	食管微生物群以革兰阴性厌氧菌为主，胃内微生物幽门螺杆菌低或缺乏[281, 282]
肥胖	降低拟杆菌与厚壁菌门的比例[283, 284]
儿童哮喘	缺乏胃幽门螺旋杆菌（特别是细胞毒素相关基因基因型）[285, 286]
炎症性肠病（结肠炎）	肠杆菌科细菌增加[287]
功能性肠病	韦荣球菌属和乳酸杆菌属增加[288]
结直肠癌	梭杆菌属增加[289, 290]
心血管疾病	肠道依赖的磷脂酰胆碱代谢[291]

注：修改自 Cho I, Blaser MJ. The human microbiome: at the interface of health and disease. Nat Rev Genet 2012; 13: 260-270。

未来医学微生物学的方法在某种程度上将由发展宏基因组学和人类微生物组研究来塑造。对单一微生物感染的鉴定将用探索各种感染和其他疾病状态下的微生物菌群的技术来补充。最近的研究表明复发的艰难梭菌感染可以通过移植正常粪便重建患者的正常结肠微生物群来治疗，这说明更好地了解微生物菌群变化与疾病之间的关系，可以选择有效的治疗方案[272]。发现人类微生物组在非感染性疾病中的可能与其病因相关的组成差异，将为临床微生物实验室带来发展机遇，即可以为其他医学专科提供新的分子检测。最后，宏基因组学研究将加强发掘病原体的研究，并增加我们对可能导致感染性疾病的理解。

未来发展方向

分子微生物学将继续成为检验医学的领先发展领域之一。这项技术在临床微生物学方面的应用数量将持续增加。由于它技术复杂性降低且更容易掌握，这项技术将越来越多地应用于临床实验室。然而，在检测费报销减少而检测成本增加的时代，通过权衡临床效果与治疗花费来证明使用这种较贵的分子诊断技术是合理的。

目前正在临床应用的对感染性疾病的分子检测方法（IVD）及试剂（FDA 通过并批准）与临床实际需求之间的差距正在改善。然而，FDA 正在加强对 LDT 的监管，包括对使用 RUO 和 IUO 试剂和系统的限制，这可能会限制实验室自行开发检测方法的能力，以补充 IVD 产品不能满足的临床需求。

尽管近年来取得了相当大的进展，但一些重要需求仍未得到满足，包括国际标准的可用性，以及用于分析和验证的可追踪和具有溯源性的校验仪。当这些校验仪得到广泛使用时，可提高不同检测结果之间或不同检测方法之间的一致性，并协助建立它们的临床效用。另一方面需继续发展有效的检测项目，确保分子检测的结果在实验室之间的准确性和可重复性。

数字 PCR 是在实时定量 PCR 的基础上发展的另一种新技术。数字 PCR 可以有许多临床应用，包括可以对量少的病原体序列进行检测和定量。与实时 PCR 方法相比，该方法在极低浓度下具有较低的检测下限和较高的检测精度。数字 PCR 不需要参考标准就能够提供绝对定量。目前，数字 PCR 是一种研究工具，随着价格的降低，它可能在临床实验室中得到应用，以解决由实时 PCR 检测时获得的模棱两可的相对定量结果。随着检测成本的不断降低，该技术也可用于创建准确的病毒检测参考标准。

分子微生物学的未来在很大程度上依赖于自动化。许多正在应用的检测项目基于人工操作，大部分的工作用于繁琐的样品处理。目前已经有公司开发出一些完全自动化的分子诊断系统，可以满足大规模或中等规模微生物实验室。为了使分子检测应需、经济、全自动和快速，使应用更加广泛，研发适用于不同实验室的检测平台显得格外重要。该检测平台可以满足中小规模的微生物实验室。目前，已有的全自动化分子诊断系统已应用于大规模和中等规模的实验室，但大部分检测方法并未广泛应用，仅限于实验室 LDT 诊断。目前在发达国家和一些发展中国家，对于急需得到检测报告的病例，可通过核酸扩增技术快速检测感染性疾病，这种简单的检测已经在临床得到应用。这在没有就近的实验室可用的情况下，该方法不但可以有效地缩短检测时间，而且对操作平台要求低[275]。

分子微生物学检测仍然是使用多种基于核酸扩增的检测方法来筛选可能的病原体。但由于受到某些技术的限制，迄今只有几种检测方法在临床上可以使用。简单、应需是分子检测应用中的关键，并且应具有与常规培养及其他常规检测方法相同的准确度。

宏基因组学的研究为人类微生物组提供了新思路，微生物群落的改变与许多疾病状态有关。随着核酸扩增测序成本的降低，以及生物信息学工具使用的增加，通过对人类微生物组的分析有助于临床感染性疾病的防治。此外，已经启用的宏基因组学大规模测序平台将越来越多地用于流行病学调查和新的病原体的发现[276-279]。

（李彬　吴丽娟　吕晶南）

第6章 · 遗传学

Cindy L. Vnencak-Jones, D. Hunter Best

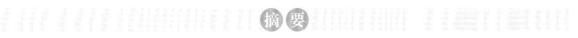
摘 要

背景

聚合酶链反应和荧光分子标记化学、用于全基因组关联研究（genome-wide association studies, GWAS）的高密度 DNA 单核苷酸多态性微阵列、大规模并行测序（massively parallel sequencing, MPS）技术的发明、染色体微阵列技术的发展，以及公共数据库和生物信息学的进步已彻底改变了人类的遗传学领域。GWAS 以及外显子组和全基因组 DNA 测序的共同使用促进了疾病的发现以及对致病变异的发现，人们对遗传病病因有了前所未有的理解。这些知识拓展了个性化医疗或基于个体基因型定制治疗方法的致力方向。

内容

本章以部分经典的常染色体隐性遗传、常染色体显性遗传和 X 连锁疾病为例，讨论该领域的最新进展。此外，还对一些常见的线粒体疾病、印记性疾病、复杂疾病及遗传性肿瘤进行了综述。对于所述的疾病，我们总结了有关临床表型、基因、蛋白质功能、治疗方法和当前使用的临床分子诊断技术的信息。

孟德尔遗传疾病

常染色体隐性遗传疾病

常染色体隐性遗传疾病患者从作为携带者的父母中分别遗传了一个突变的等位基因，在一个特定基因座获得了两个异常的等位基因。致病基因位于常染色体上（1～22 号染色体），而不位于性染色体上（X 或 Y 染色体）。通常，携带一个异常等位基因的父母没有该疾病的临床表现，但有 50% 的风险将突变的等位基因遗传给后代。如果配偶双方都携带异常等位基因，他们生下一个同时带有两个正常等位基因孩子的概率为 25%，生下只有一个异常等位基因孩子的概率为 50%，生下患病孩子的概率为 25%。受累的患者可能是纯合子或复合杂合子，当该患者从父母遗传的两个变异为同一变异时，该患者为纯合子；而当该患者从父母遗传的两个变异为同一基因上的不同变异时，该患者为复合杂合子。特定的突变会影响疾病的临床严重程度，并导致患者之间疾病表型的差异，这称为基因型 / 表型相关

性。此外，修饰基因和环境因素也在决定患者疾病表型中起作用。在常染色体隐性遗传病的系谱中，男性和女性受到的影响是均等的，对于罕见疾病，患者间可能存在一定的血缘关系。表 6.1 列出了一部分在临床分子诊断实验室中进行检测的常染色体隐性遗传疾病。

囊性纤维化

囊性纤维化（cystic fibrosis, CF）（OMIM #219700）是北欧人群中常见的常染色体隐性遗传疾病之一，在美国的发病率约为 1/2 500，携带者频率约为 1/25[1]。在其他种族中，估计该疾病在德系犹太人的发病率为 1/2 300，西班牙人的发病率为 1/8 500，非洲裔美国人的发病率为 1/17 000，亚洲裔美国人的发病率为 1/35 000[2]。囊性纤维化是一种多系统疾病，以进行性肺部疾病、胰腺功能不全、汗液电解质升高、男性不育和易患鼻腔疾病为特征。异常的汗液氯离子浓度（≥ 60 mmol/L）被认为是诊断囊性纤维化的

表6.1　常染色体隐性遗传疾病示例

疾　　病	基　因	位点	OMIM 编号*	发　病　率
α₁ 抗胰蛋白酶	SERPINA1	14q32.13	613490	1/7 000～1/5 000
海绵状脑病	ASPA	17p13.2	271900	1/13 400～1/6 400 阿什肯纳兹犹太人（在其他人群较为少见）
Friedreich 共济失调	FXN	9q21.11	229300	1/50 000～1/25 000
戈谢病 I 型	GBA	1q22	230800	1/850 阿什肯纳兹犹太人（在其他人群较为少见）
糖原贮积病	G6PC	17q21.31	232200	1/100 000
遗传性血色素沉着症	HFE	6p22.2	235200	1/350～1/200
Hurler 综合征：黏多糖病 1 型	IDUA	4p16.3	607014	1/100 000
中链酰基辅酶 A 脱氢酶缺乏	ACADM	1p31.1	201450	1/17 000～1/4 900
C 型尼曼病	NPC1	18q11.2	257220	1/150 000～1/100 000
泰－萨克斯病	HEXA	15q23	272800	1/3 500 德系犹太人（在其他人群较为少见）

注：* OMIM，在线人类孟德尔遗传数据库。

金标准。然而，一些有致病性基因突变患者的汗液氯离子浓度可能处于临界值：在年龄小于 6 个月时，处于 30～59 mmol/L；大于 6 个月，则可能 40～59 mmol/L[3, 4]。虽然小于 30 或 40 mmol/L 的患者诊断为囊性纤维化的可能性较小，但部分患者的汗液氯离子浓度也可处于正常范围。由于这项检测的复杂性，建议这些检测只在囊性纤维化基金会认可的护理中心进行。有趣的是，这种疾病的表型异质性大，可从婴儿的胎粪性肠梗阻和严重的呼吸系统疾病到成年后仅有轻微的肺部症状且没有胃肠道异常。具有非典型表现的囊性纤维化患者可能只有一个器官受累，如先天性双侧输精管缺如（congenital bilateral absence of the vas deferens, CBAVD）、胰腺炎、鼻窦炎或鼻息肉[3, 5, 6]。临床表型的异质性可以用囊性纤维化基因位点的等位基因异质性和修饰基因的遗传变异来综合解释[7-9]。由于疾病相关蛋白质的丢失或减少会导致黏膜堆积和气道阻塞、反复病原体感染，如感染铜绿假单胞菌、洋葱伯克霍尔德菌、金黄色葡萄球菌和流感嗜血杆菌等，以及重度炎症，可以导致进行性肺损伤和最终的呼吸衰竭。由于发病率和死亡率与肺部疾病的严重程度最相关，因此对这些患者的日常管理是通过胸部物理治疗和早期侵袭性治疗来预防细菌性肺部感染。虽然囊性纤

维化最初被认为是一种致命的儿童疾病，但美国囊性纤维化基金会报道，在 2008 年，超过 45% 患者的年龄在 18 岁以上。此外，大约 23 000 名在全国 CF 护理中心接受护理的囊性纤维化患者的中位生存年龄为 37.4 岁，而现在出生的患者的预期寿命为 50 多岁。存活年龄的增加与器官移植、营养改善和新的治疗方法的应用有关[10-13]。这种疾病很复杂，大多数患者都在囊性纤维化护理中心网络的 110 多个专门护理中心进行临床治疗[14-16]。这种方法为囊性纤维化患者护理专家与医疗保健提供者提供广泛的沟通，并能够监测大量患者的治疗结果、医疗保健和疾病变化。

这种疾病的严重程度和频率促使对该基因的深入研究，最终该基因在 1989 年被克隆[17-19]。囊性纤维化基因定位于染色体 7q31.2，有 27 个外显子，编码约 6.5 kb 的转录本。囊性纤维化跨膜电导调节蛋白（CFTR）由 1 480 个氨基酸组成，是 ATP 结合盒（ATP-binding cassette, ABC）转运蛋白超家族的成员。CFTR 由两个跨膜区（transmembrane domains, TMD）组成，每个跨膜区包含 6 个疏水的跨膜区和 1 个亲水性的细胞内核苷酸结合结构域（nucleotide-binding domain, NBD）[18]。TMD/NBD 片段由 1 个高电荷的调节域连接，包含多个磷酸化和激活位点。该分子在

ABC 蛋白中是独一无二的。它不主动转运，而是在脂质双层内充当 ATP 门控的氯离子通道孔，并主要位于分泌上皮细胞的顶膜上。除了作为离子通道的上皮氯化物介导外，CFTR 还介导碳酸氢盐和其他小离子（包括钠和钾）从细胞内隔室到细胞外表面的通道[20-23]。通道的打开和关闭需要 ATP 的结合和水解（ATP 门控通道），而通道的活性需要蛋白激酶 A 对细胞质调节域的磷酸化。囊性纤维化的广泛临床多样性可以部分通过该基因内 2 000 多个突变对该蛋白质的不同影响加以解释[24]。

囊性纤维化是一种常染色体隐性遗传病，因此囊性纤维化患者必须有两个突变的 *CFTR* 等位基因才会发生疾病。一些突变是"私有"的，即一个家族里独有的；另一些突变可能在 CF 患者中很常见。患者可能是同一突变的纯合子，也可能是一个突变和另外不同突变的复合杂合子。超过一半的突变是错义突变或移码突变，14 号外显子所含的致病性突变数量最多[24]。每个突变的类型和频率在不同的人群中有很大的不同[25]。突变可以根据它们对蛋白质的影响分为 6 类[26]（表6.2）。I 类突变不会导致有功能蛋白的产生，包括

表6.2　美国妇产科学院 / 美国医学遗传学院推荐用于囊性纤维化携带者筛查的变异列表

		临床诊断为囊性纤维化患者的突变频率（%）				
CFTR 突变	突变等级	德系犹太人	非拉美裔白种人	拉美裔白种人	非洲裔美国人	亚洲裔美国人
p.Phe508del	II	31.41	72.42	54.38	44.07	38.95
p.Gly542Ter	I	7.55	2.28	5.10	1.45	0.00
p.Trp1282Ter	I	45.92	1.50	0.63	0.24	0.00
p.Gly551Asp	III	0.22	2.25	0.56	1.21	3.15
c.621+1G>T	I	0.00	1.57	0.26	1.11	0.00
p.Asn1303Lys	II	2.78	1.27	1.66	0.35	0.76
p.Arg553Ter	I	0.00	0.87	2.81	2.32	0.76
p.Ile507del	II	0.22	0.88	0.68	1.87	0.00
c.3489+10kbC>T	V	4.77	0.58	1.57	0.17	5.31
c.3120+1G>T	V	0.10	0.08	0.16	9.57	0.00
p.Arg117His	IV	0.00	0.70	0.11	0.06	0.00
c.1717-1G>T	I	0.67	0.48	0.27	0.37	0.00
c.2789+5G>A	V	0.10	0.48	0.16	0.00	0.00
p.Arg347Pro	IV	0.00	0.45	0.16	0.06	0.00
c.711+1G>T	I	0.10	0.43	0.23	0.00	0.00
p.Arg334Trp	IV	0.00	0.14	1.78	0.49	0.00
p.Arg560Thr	II	0.00	0.38	0.00	0.17	0.00
p.Arg1162Ter	I	0.00	0.23	0.58	0.66	0.00
c.3659delC	I	0.00	0.34	0.13	0.06	0.00
p.Ala455Glu	V	0.00	0.34	0.05	0.00	0.00
p.Gly85Glu	II	0.00	0.29	0.23	0.12	0.00
c.2184delA	I	0.10	0.17	0.16	0.05	0.00
c.1898+1G>A	I	0.10	0.16	0.05	0.06	0.00
合　计		94.04	88.29	71.72	64.46	48.93

注：资料来自 Watson MS, Cutting GR, Desnick RJ, et al. Cystic fibrosis population carrier screening: 2004 revision of American College of Medical Genetics mutation panel. Genet Med 2004; 6: 387-391。

导致蛋白质过早截断的无义、移码突变、剪接位点突变及外显子或基因的缺失或重排。Ⅱ类突变最常见，这类突变与 CFTR 的加工缺陷和蛋白质不能到达顶端细胞表面有关。Ⅱ类突变导致完全翻译的 CFTR 蛋白的错误折叠，并由氨基酸改变引起，如缺失或错义突变。在Ⅰ类和Ⅱ类突变的情况下，顶端细胞膜上缺乏 CFTR 蛋白，而正如预测的那样，通常与严重的疾病表型相关。Ⅲ类和Ⅳ类突变通常是由于错义突变导致细胞膜上全长 CFTR 的表达。Ⅲ类突变更严重，导致调控缺陷；Ⅳ类突变通常通过离子流的传导减少而导致较温和的表型。Ⅴ类突变与细胞膜 CFTR 数量减少有关，最常与异常剪接和正常 CFTR 信使 RNA（mRNA）数量减少相关。这些突变可能与重度表型（c.621+1G＞T）或轻度表型（c.2789+5G＞A）相关。最后，Ⅵ类突变导致 CFTR 在膜上的稳定性降低。在本章中，变异型的命名遵循人类基因组变异协会（Human Genome Variation Society）规范，变异使用氨基酸（p.）或者编码的 cDNA（c.）进行注释。

最常见的突变 p.Phe508del（c.1521_1523delCTT）是一种Ⅱ类突变，可以在北欧裔白种人中约 70% 的囊性纤维化等位基因中检测到。这种 CFTR 蛋白折叠错误，没有被内质网正确处理，大部分蛋白质被迅速降解[27]。常见的突变 p.Gly542Ter 和 p.Trp1282Ter 是Ⅰ类突变，会导致蛋白质提前翻译终止和过早截断，而突变 p.Gly551Asp 会导致全长 CFTR 到达顶膜，但不能正确调节氯离子通道[28, 29]。先天性双侧输精管缺如不育男性仅有生殖器改变的 CF，其突变基因组成通常包括与严重表型相关的一个等位基因和与轻度表型相关的第二个等位基因。该人群中报道最多的 CFTR 基因型是内含子 8 的 5T 多态性，即 c.1210-12T（5），与 5 个胸腺嘧啶的序列相对应[3]。这种 5T 变异可以出现在大约 5% 的 CFTR 等位基因，比 7T/9T 等位基因 c.1210-12T（7）或 c.1210-12T（9）少见。5T 变异型影响 mRNA 的剪接，导致外显子 9 缺失；没有外显子 9 的存在，氯离子通道的功能就会丧失[30-32]。相邻的多态 TG 二核苷酸序列 c.1210-34TG（9-13）调节 mRNA 的剪接效率，TG 重复 c.1210-34TG（13）次数越多，剪接效率越低[33]。因此，与 c.1210-12T（5）、c.1210-34TG（11）等位基因相比，c.1210-12T（5）、c.1210-34TG（12）或 c.1210-12T（5）、c.1210-34TG（13）有更严重的表型。

了解每个突变对 CFTR 蛋白的影响对于选择每个患者所需的治疗药物非常重要[12, 13, 26, 34]。对于Ⅰ类或Ⅱ类突变患者的治疗是最具挑战性的，因为其大多数的 CFTR 蛋白都是缺失或数量减少。提供功能性 CFTR 蛋白的基因疗法是治疗这些患者的一种有效方法，也适用于具有Ⅰ类或Ⅱ类以外突变的囊性纤维化患者。对于有无义终止密码（如 p.Gly542Ter）的患者，可以尝试用阿塔鲁林（ataluren）治疗。这是一种口服的小分子药物，能够激活转录本。但是，囊性纤维化患者经常使用的氨基糖苷类抗生素可能会抑制这种分子，使其在部分患者中的治疗效果较差。对于一些Ⅱ类和所有Ⅲ类突变，已经证明使用增强剂 ivakaftor 来增加通过通道氯转移的有效性。这种药物改善了患者的临床症状，特别是那些带有常见突变 p.Gly551Asp 的患者。这种药物也适用于Ⅳ类、Ⅴ类和Ⅵ类突变的患者。ivakaftor 已被证明对一些Ⅱ类突变更有效，最突出的是常见的 p.Phe508del 突变，这通常与第二种小分子 Lumacaftor 药物联合使用。Lumacaftor 是一种 CFTR 校正分子，能帮助错误折叠的 p.Phe508del 蛋白到达细胞表面。最近，反义寡核苷酸已被用于一些Ⅴ类突变患者，成为一种潜在治疗方法[35]。

CFTR 基因型和临床表型的相关性与胰腺受累最为密切，而与疾病的肺部表现无关[36, 37]。大多数患者有两个"严重"突变（导致"重度"表型，通常是Ⅰ～Ⅲ类）的患者有胰腺功能不全；有一个或两个"轻度"突变（导致"轻度"CF 表型，通常是Ⅳ～Ⅵ类）的患者有胰腺功能亢进（pancreatic sufficiency, PS），发生胰腺炎的风险增加[38]。此外，患有 PS 的囊性纤维化患者通常病情较轻，总生存期较长，诊断年龄较晚，汗液氯化物水平较低。虽然 CFTR 突变增加了胰腺炎的易感性，但在慢性胰腺炎患者也可以同时发现有或者没有 CFTR 变异或其他基因变

异 [39]。相比之下，肺部疾病更依赖于环境因素和遗传修饰因子 [7, 38, 40]。肺部疾病的环境调节因素包括二手烟和不同程度的接触病原体 [41]。在基因型相同的患者中能影响肺部疾病的基因包括编码细胞因子，如转化生长因子 β1（TGF-β1）、白细胞介素 8（IL-8）或炎症反应基因，如甘露糖结合凝集素 2 基因 *MBL2* 等病原体反应基因。其他修饰变异可能包括编码与组织损伤或修复相关蛋白的基因，如谷胱甘肽 S 转移酶相关基因 *GSTs*，或一氧化氮合酶相关基因 *NOS1*、*NOS3*。编码离子转运或细胞骨架结构蛋白的基因，如电压门控氯离子通道蛋白或角蛋白 8 的 2 型蛋白，也可能影响表型的变化 [38]。最近，miRNA 被提出用来解释在含有相同突变的患者中所观察到的临床异质性 [42]。

为发现 *CFTR* 突变而进行 DNA 检测的原因多种多样（专栏 6.1）。在汗液氯化物结果不明确的患者中，或者当收集的汗量不足且没有从检测中获得结果时，进行这项检查是为了确认疾病的诊断。两个已知致病性 *CFTR* 突变的存在是囊性纤维化的诊断依据。患有 CFTR 相关疾病（如慢性胰腺炎、先天性双侧输精管缺如或鼻窦炎）的患者可考虑诊断为囊性纤维化。在已知的囊性纤维化患者中，可以要求进行突变分析，以帮助根据基因型表型相关性预测预后，并启动突变特异性治疗方案。与此同时，识别先证者中存在的 *CFTR* 基因突变及其在家族中的分离方式，可以根据需求对后续妊娠进行植入前诊断或产前检测，并允许对其他高危家庭成员进行携带者或诊断检测。同样，国家资助的新生儿筛查（newborn screening, NBS）已经为患有囊性纤维化的婴儿进行检测，同时对高危家庭成员进行携带者或诊断基因检测。最重要的是，新生儿筛查可以进行早期诊断并转诊到囊性纤维化护理中心，以便及早干预和管理与囊性纤维化相关的临床症状。在美国，在所有 50 个州和哥伦比亚特区都开展针对囊性纤维化的新生儿筛查，并基于对干血斑点的免疫活性胰蛋白酶原（immunoreactive trypsinogen, IRT）的测量，以检测胰腺酶水平的升高。然而，各州的新生儿筛查算法各不相同。在一些州，阳

专栏 6.1　需要提供 *CFTR* 突变分析的原因

- 囊性纤维化的确诊。
- 判断预后。
- 筛查胰腺炎患者。
- 家庭成员的检测。
- 新生儿筛查。
- 妊娠前夫妇。
- 妊娠期夫妇。
- 产前胎儿风险检测。
- 产前高回音肠检测。
- 胚胎植入前遗传诊断。
- 男性不育，先天性双侧输精管缺如。
- 精液和卵母细胞供体。

性结果之后会进行 IRT 重新检测；在另一些州，新生儿的血液被提交进行 *CFTR* 突变分析 [43, 44]。确认诊断需要进行汗液氯化物检测，但对 2 周以下的婴儿并不总是有效 [43]。当汗液氯化物检测正常值或中间值时，并且检测到一种或两种 *CFTR* 变异而表型不确定时，就会出现诊断的难题。在美国，把这些不符合诊断标准的儿童归类为患有 CFTR 相关代谢综合征 [45]。对这些患者应该加以密切监测。尽管病程较轻，其最终可能会出现囊性纤维化的症状 [46]。其他囊性纤维化样疾病的患者，其汗液氯化物检测结果在临界值范围内并有与囊性纤维化相关的临床特征，但没有检测到 *CFTR* 基因变异，这可能存在复杂的基因型，其变异可能出现累及一个或多个基因的寡基因变异方式 [47]。一些接受囊性纤维化携带者检测或胎儿产前检测的夫妇，他们没有囊性纤维化家族史，但可能在常规超声检查中表现为胎儿肠道高回声。

囊性纤维化携带者筛查可以作为单基因特异性检测，或者可以包括在检测常见 *CFTR* 基因突变及其他基因中的携带者筛查试剂盒里 [48, 49]。虽然这些更广泛的筛查基因包为患者提供了更多的信息，但可能包含了目前的实践指南不建议进行基于人群筛查的遗传疾病的基因 [50]。美国妇产科医师学会（ACOG）与美国医学遗传学学会（ACMG）于 2001 年 10 月首次推荐对未

婚夫妇和准夫妇进行囊性纤维化携带者筛查。最常见基因包的突变包括那些估计患病率至少为0.1%的囊性纤维化突变等位基因，以及在非西班牙裔白种人中能检测出约88%的携带者的突变（表6.2）[51]。使用筛查基因包的目的是确定典型囊性纤维化的风险个体，而不是散发的先天性双侧输精管缺如。因此，建议对仅存在变异p.Arg117His 的 5T/7T/9T 进行审查并给出报告，该变异可以是5T或7T顺式变异。这可以把含p.Arg117His-5T 和 p.Arg117His-7T 个体区分开来，并为 CFTR p.Arg117His-5T 阳性的个体提供遗传咨询和潜在的产前检测。在这种情况下，如果他们的伴侣也是囊性纤维化携带者，则有可能生下典型囊性纤维化表型的后代。虽然囊性纤维化在白种人和德裔犹太人中更为常见，但ACOG建议的管理标准是为所有妊娠前或准备妊娠的夫妇提供囊性纤维化检测，特别包括了那些难以确定自己族裔的准备妊娠的夫妇，可通过该检测来判断他们的携带风险[1]。囊性纤维化携带者检测的遗传咨询很复杂，应该包括关于囊性纤维化和CFTR 相关疾病的信息，以及根据个人、家族史和种族分析而得到生下患有囊性纤维化孩子的可能性[52]。此外，重要的是让患者了解筛查基因包无法检测所有的囊性纤维化突变，以及即使检测结果为阴性仍有可能成为携带者的微小风险（表6.3）[1]。这对 CFTR 基因突变低阳性率的种族患者尤其重要。遗传学专业人员应该讨论遗传疾病携带者可能存在的罪恶感或焦虑，以及了解这些信息可能如何影响她的怀孕。在 DNA 检测后，遗传学专业人员在向患者及其伴侣解释和报告检测结果时，了解相关的家族史非常重要，以便准确评估生下 CF 孩子的风险。

在囊性纤维化患儿风险的家庭中，可能需要对胎儿进行产前检查。在这些产前病例和所有胎儿 DNA 检测中，确定是否存在母体污染尤其重要，因为母体 DNA 的存在可能会干扰对检测结果的解释。通过使用聚合酶链式反应（PCR）扩增高度多态的短串联重复序列位点结合毛细管电泳进行检测是最好的鉴别方法（图6.1）。在有母体携带者进行的产前 CFTR 基因突变检测的情况下，如果胎儿实际上没有突变的 CFTR 等位基因，但提取的胎儿 DNA 被母体 DNA 污染，则可以检测到突变的母体 CFTR 等位基因，并且胎儿 DNA 检测结果可能被错误地解释为突变的 CFTR 基因的携带者。此外，如果胎儿遗传了父亲的 CFTR 突变，而母亲的 DNA 污染了胎儿DNA 样本，则胎儿 DNA 检测结果可能显示存在两个 CFTR 基因突变，并且胎儿 DNA 检测结果可能被错误地解释为囊性纤维化的复合杂合子。

CFTR 基因突变检测是使用实验室开发的检测方法或美国食品药物管理局批准的各种不同商用试剂盒进行。每种方法检测到的突变数量各不相同，其检测周期约为 14 日[53]。此外，由于 23个突变的基因包在某些种族中的检出率较低，为这些人群服务的实验室应该考虑用额外的突变分析加以补充[54]。尽管可以通过 Sanger 方法进行的全基因测序或大规模并行测序（massively parallel sequencing, MPS）来检测 CFTR 基因突变，但当前的实践指南不建议将此方法用于囊性纤维化携带者筛查[1]。相反，CFTR 基因的测序应该在以下情况下进行：① 用23个常见突变基因包进行检测而没有发现或只发现 1 个 CFTR 基因突变的 IRT 阳性病例和临床怀疑为 CF 的新生儿；② 用 23 个常见突变基因包进行检测而没有

表 6.3　囊性纤维化突变基因携带者风险

	德系犹太人	非拉丁美洲裔白种人	拉丁美洲裔白种人	非洲裔美国人	亚洲裔美国人
ACOG/ACMG 23 基因包检出率（%）	94	88	72	64	49
携带者在人群中的风险比例估计	1/24	1/25	1/58	1/61	1/94
未从筛查基因包检测到突变基因的剩余携带者风险估计	1/380	1/200	1/200	1/170	1/180

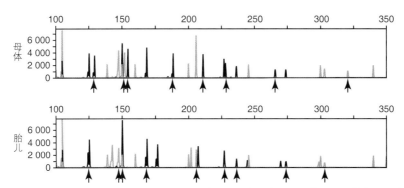

图 6.1　通过 PCR 对母体（上图）和胎儿（下图）的 DNA 扩增后得到的 9 个独立分离的基因位点和 1 个性别特异性标志物的电泳图。使用 AmpFLSTR Profiler Plus ID PCR 扩增试剂盒（Applied Biosystems），结合荧光标记引物使用多重 PCR 对提取的母体和胎儿 DNA 进行扩增。通过 ABI 3130 *xl* 基因分析仪进行毛细管电泳所检测得到的扩增产物，并使用 GeneMapper 软件（Applied Biosystems）进行分析。图的顶部标注了扩增产物中碱基的大小，每个扩增产物检测到的相对荧光值由峰值高度（*y* 轴）表示。上图中的箭头表示母体等位基因未遗传给胎儿 DNA 样本，下图的箭头则表示胎儿遗传了母体等位基因

发现 2 个 *CFTR* 突变的囊性纤维化患者；③ 对 *CFTR* 相关疾病患者进行检测以排除囊性纤维化。在所有情况下，如果在先证者中通过测序发现 *CFTR* 基因突变，则可以进行针对性的筛选以确定风险家庭成员是否携带该突变。

脊髓性肌萎缩症

脊髓性肌萎缩症（spinal muscular atrophie，SMA）是一类异质性的神经退行性疾病，以脊髓和下脑干运动神经元进行性丧失为特征，并伴有肌无力和萎缩。该疾病在发病年龄、运动功能损害程度和遗传方式方面存在较大的差异，迄今已发现有 33 个与该疾病相关的基因[55]。SMN 相关的 SMA 或 SMA5q 是一种常染色体隐性遗传病，占 SMA 患者的 95%，其新生儿发病率为 1/10 000 ～ 1/6 000，是婴儿夭折的主要原因。SMA5q 是由存活运动神经元 1 基因 *SMN1* 突变引起的，根据临床表现和发病年龄分为 4 种分型[56]。SMA Ⅰ 型（OMIM #253300）最常见，占 50%，发病年龄小于 6 个月，中位生存期小于 1 年。这些儿童患者有严重的低肌张力，不能控制头部运动，不能独坐。肌无力导致呼吸衰竭和舌肌萎缩、肌束颤、吞咽困难、疲劳、喂养困难，并且吸入性肺炎风险升高。将该疾病细分为 1 型（0 ～ 6 个月）和 0 型（产前起病和出生已有严重表现）的观点已被提出[56]。SMA Ⅱ 型（OMIM #253550）约占 20%，发病年龄为 7 ～ 18 个月，中位生存期为 20 ～ 30 岁，这些患者能坐，部分能站，但不

能独立行走。SMA Ⅲ 型（OMIM #253400）约占 30%，发病年龄为 18 个月后，患者有轻微的表型和逐渐进展的病程，但预期寿命正常。SMA Ⅳ 型（OMIM #271150）是罕见的分型，也是所有类型中程度最轻的，患者在 20 ～ 30 岁出现肌肉无力，这些患者可以行走，寿命正常。

SMA 基因 *SMN1* 于 1990 年被定位于 5 号染色体的 5q11.2 － 13.3 位置，1995 年克隆成功[57-59]。该基因包含 9 个外显子（编号为 1、2a、2b 和 3 ～ 8），跨越约 28 000 个碱基，编码一个 1.7 kb 的 mRNA 转录本，产生一个由 294 个氨基酸组成的 38 kDa 蛋白，该蛋白在细胞核和细胞质中广泛表达[60]。SMN 蛋白是包含 Unrip 和 Gemins2 ～ 8 蛋白的多蛋白复合体中的 9 个核心蛋白之一[61]。这种复合物在细胞核中富集形成 SMN－GEMIN[62]。SMN－GEMIN 对于小核糖核酸蛋白（snRNP）在细胞质中组装至关重要，而剪接体是 pre-mRNA 剪接的关键元件[63]。SMN 在胚胎发生过程中必不可少，*SMN1* 敲除小鼠的胚胎致死率证明了这一点[64]。在大多数情况下，SMA 是由 *SMN1* 纯合缺失引起的。部分 SMA 病例是由于 *SMN1* 基因其他突变，在 2% ～ 5% 的病例中，患者是复合杂合子，其中一个等位基因缺失，另一个等位基因存在致病的功能丢失或点突变[65, 66]。在罕见的情况下，两个等位基因都存在 *SMN1* 点突变。

SMN1 包含在一个大的反向重复序列中，该序列包含高度同源的 *SMN2* 基因。*SMN2* 与 *SMN1*

的区别仅在于 5 个碱基，分别位于靠近着丝粒的相反方向[58, 67]。尽管 *SMN1* 和 *SMN2* 之间的 5 个碱基不影响蛋白质的氨基酸序列，但在 *SMN2* 的第 7 外显子中，280 密码子对应的 C → T 置换会导致选择性剪接和 90% 的 *SMN2* 转录本中第 7 外显子的缺失[68]。如果没有第 7 外显子，SMN 就不稳定，并且不能有效地低聚形成驱动 snRNP 组装的 SMN 复合物[69]。因此，即使大多数 SMA 患者有完整的 *SMN2* 基因，他们仍然有疾病，因为大多数 *SMN2* 转录本不包含外显子 7（SMAΔ7）。因此，大多数患者的发病机制是没有 *SMN1* 转录本，很少有完整的 *SMN2* 转录本，有功能的 SMN 蛋白数量有限，导致 snRNP 组装减少，最终导致异常的 mRNA 剪接。

　　SMN2 基因在一定程度上影响 SMA 临床表型的严重程度，其作用基于 *SMN2* 基因拷贝数[65, 70, 71]。一些 *SMN1* 缺失单倍体也包含一个 *SMN2* 缺失，但是其他 *SMN1* 缺失单倍体可能有 2 个甚至 3 个 *SMN2* 拷贝。在病情较轻的患者中，可能存在 3 个或 4 个 *SMN2* 拷贝[65]。*SMN2* 拷贝的增加导致更多的 *SMN2* 转录本的产生，其中一些转化为功能性 SMN 蛋白，从而为所需的细胞功能提供一些正常的 SMN 蛋白。Prior 等在 3 个没有亲缘关系的个体中发现，他们都是 *SMN1* 纯合缺失伴有 1 个或 2 个 *SMN2* 基因，但他们没有表型[72]。在这些患者中，尽管 *SMN1* 为纯合缺失，*SMN2* 第 7 号外显子的一个点突变产生了一个外显子剪接增强子，并增加了完整长度的 *SMN2* 转录本的水平，以恢复增加的 SMN 蛋白的细胞水平。虽然已知 *SMN2* 拷贝数或来自 *SMN2* 的转录本会影响 SMA 的严重程度，但其他未知因素可能也对疾病严重性有影响。具有相同双等位基因 *SMN1* 缺失、相同 *SMN2* 拷贝数的男性似乎比女性受更严重的影响，所以即使在具有相同基因型的家庭成员，SMA 表型也可以不一样[73]。

　　SMA 的治疗主要针对呼吸功能不全、营养缺乏和骨骼病变[74]。由于 *SMN2* 突变可以影响 SMA 表型的变化，可以通过反义寡核苷酸（antisense oligonucleotide, ASO）纠正 *SMN2* 的异常剪接，从而为 SMN2 和功能 SMN 蛋白的全

长转录提供治疗靶点。这种方法在小鼠和猪身上已取得成功[75, 76]。ASO 的临床试验正在进行中。此外，使用小分子药物保护运动神经元损失或防止 RNA 降解的临床试验，使用基因或干细胞治疗的新疗法也在计划中[74, 77, 78]。

　　多种技术已经应用在对 SMA 的 DNA 检测[79]。SMA 的诊断或者携带者检测可能会因为多种因素而变得复杂：① SMN 位点的多态性，其等位基因包含不同拷贝数的 *SMN1* 和/或 *SMN2* 基因；② *SMN1* 与 *SMN2* 之间的同源程度；③ 一小部分的突变 *SMN1* 里含有点突变而不是缺失；④ 2% 的新发病例发生在父源生殖细胞的减数分裂[65, 80]。常见的 SMA 诊断方法包括 PCR 扩增、使用 DraI 的限制内切酶酶和凝胶电泳相结合[81]。只有来自 *SMN2* 的扩增子包含限制位点，而来源于 *SMN1* 的扩增子不包含限制位点。由于大多数 SMA 患者存在涉及 7 号外显子的 *SMN1* 缺失，因此不能观察到与 *SMN1* 相应的条带。虽然该方法简单可靠，但由于不是定量检测，不能测定与疾病预后相关的 *SMN2* 拷贝数，也不能检测其他 *SMN1* 致病突变。*SMN2* 拷贝数的确定需要定量分析方法，如定量 PCR 或多重连接依赖探针扩增。

　　虽然人群中的 SMA 携带者筛查已经被美国医学遗传学和基因组学学院，以及遗传学委员会认可，支持对有家族病史的人群进行 SMA 携带者检测，但目前还不建议在人群中进行妊娠前或产前检查[82, 83]。由于大多数 SMA 患者的发病年龄较早，且具有治疗的前景，因此对 SMA 的新生儿筛查可以早期发现患者和及时的治疗干预，从而将疾病的严重程度降到最低。然而，目前美国还没有包括 SMA 的新生儿筛查项目。

非综合征性听力损失和耳聋

　　超过 100 个基因位点与非综合征性听力损失和耳聋有关，其中大多数为常染色体隐性遗传[84]。常染色体隐性遗传非综合征性听力损失和耳聋最常见的基因是耳聋常染色体隐性遗传（B）基因座 1［DeaFNess autosomal recessive (B) locus 1, DFNB1］，在大多数病例中与先天性、非进行

性、中度至重度损害相关，无其他临床表型表现[85]。DFNB1 突变发生在编码蛋白连接蛋白 26 的基因间隙连接蛋白 β-2 相关基因 *GJB2*（OMIM #220290）上[86]。染色体 13q12.11 上的这一区域还有编码连接蛋白 30 的间隙连接蛋白 β-6 基因 *GJB6*，该基因也与 DFNB1 常染色体隐性遗传非综合征性听力损失和耳聋（nonsyndromic hearing loss and deafness）（OMIM #612645）有关。

在美国，每 1 000 出生人口中有 2～3 人会发生新生儿或语前耳聋，尽管耳聋与多种因素有关（包括巨细胞病毒感染和其他环境原因），但遗传仍是主要因素[87]。由于在这个年龄段出现耳聋被认为相对常见，对这些患者的早期干预与改善临床结果相关，因此美国各地都规定实施新生儿听力筛查项目。对任何一耳感应神经损失的新生儿需要进行听力验证性检测，如果确认有感应神经损失，则需要做进一步遗传评估，包括体格检查和产前、产后病史咨询。如果对听力损失的遗传因素高度怀疑，就要求进行 DNA 检测以便确诊[88]。

Guilford 及其同事等在 1994 年首次发现，常染色体隐性非综合征性听力损失与染色体 13q 中的一个基因相关[89]。1996 年，连接蛋白 26 基因 *GJB2* 被定位到染色体 13q11-q12，次年，该基因的突变被鉴定为巴基斯坦重度耳聋家庭的致病基因[90, 91]。*GJB2* 编码其他缝隙连接蛋白的一个成员，而该蛋白具有连接蛋白家族的功能[92]。GJB2 两侧连接其他间隙连接蛋白，间隙连接蛋白 β-6（GJB6）把 5′ 定位在 GJB2，而间隙连接蛋白 alpha-3 GJA3 把 3′ 定位在 GJB2。

与其他连接蛋白基因相同，虽然长度为 5 510 bp 的基因有两个外显子，但只有第二个外显子包含这个 26 kDa、226 氨基酸蛋白的编码序列。超过 20 个基因编码连接蛋白，这种蛋白在全身都有表达，尤其是在皮肤、神经组织、心脏、肌肉和耳。每个蛋白质有 4 个由两个胞外环和一个胞内胞质环连接的 TMD，其氨基端和羧基端位于胞质内[93, 94]。连接蛋白寡聚形成依赖于组织的同型连接蛋白或异型连接蛋白的六聚体或半聚体[92, 95]。一个细胞质膜上形成的连接子与相邻细胞质膜上

的连接子对齐，形成胞外间隙连接通道。这些通道允许相邻细胞间的离子和小分子交换。连接蛋白 26 和连接蛋白 30 广泛表达于耳蜗的上皮细胞和穿插的毛细胞以及结缔组织中，连接蛋白 29、31、43 和 45 也被检测到[87, 96, 97]。在耳蜗中，正常的听力需要正常运作的缝隙连接来保证钾离子在细胞间的运动和平衡。

超过 200 个 *GJB2* 基因突变证实与连接蛋白 26 失去正常功能相关[98]。不同的 *GJB2* 突变对连接蛋白 26 产生不同的影响，最终影响缝隙连接。突变会影响缝隙连接的正常形成、缝隙连接功能的丧失、所选离子通过缝隙连接的通透性的丧失，或者突变会导致功能获得，导致异常的开放和缝隙连接活性的增加[97]。最常见的突变是 c.35delG，在一些白种人中有高达 3%～4% 的携带者频率，世界上最高的人群携带率是 1.5%[99, 100]。这是一种移码突变，导致该蛋白提前终止，其在多个种族中该突变是始祖突变。其他常见的 *GJB2* 突变包括 c.167delT 和 c.235delC，分别在德系犹太人和亚洲人中常见[101, 102]。c.35delG 突变可以是纯合，也可以在第二个等位基因上出现另一个 *GJB2* 基因突变。除了 *GJB2* 的 c.35delG 突变外，另一个不太常见的突变 GJB6-D13S1830 常被纳入非综合征常染色体隐性听力损失的一级遗传筛查检测中[103-105]。GJB6-D13S1830 是一个 342 kb 的缺失突变，包含 *GJB6* 基因的一部分和 *GJB2* 的 5′ 调节序列，从而干扰了 *GJB2* 的正常表达。在复合杂合子患者，这种突变通常与 *GJB2* 的 c.35delG 突变同时出现，各有一个突变拷贝，或者是这种突变的纯合子，即同时存在于患者的两个等位基因上。

虽然大多数 *GJB2* 基因突变导致功能丧失，表现为常染色体隐性遗传。但在杂合状态下，蛋白质第一个胞外区域的某些突变对连接蛋白 26 具有显性-负效应影响[106]。在这些情况下，突变蛋白的产生和随后的整合进入六聚体连接结构导致缝隙连接功能的异常。这些常染色体显性非综合征性听力损失的 *GJB2* 突变（OMIM#601544）和显性 *GJB6* 基因突变（OMIM#604418）被定义为耳聋常染色体显性遗传（A）位点 3（DFNA3）[107]。缝隙

连接在表皮细胞间通信中也很重要，连接蛋白26和连接蛋白30、30.3、31和43广泛表达，对角质形成细胞的生长和分化很重要[94]。一些 *GJB2* 基因突变表现为常染色体显性遗传，与综合征性听力损失和特征性皮肤病相关，如 Bart-Pumphrey 综合征（OMIM#149200）、Vohwinkel 综合征（OMIM#124500）等[94, 108]。

通过基因检测来识别与听力损失相关的致病变异对于家庭诊断、评估复发风险、对高危家庭成员进行后续的靶向突变分析，以及确定儿童听力损伤程度（轻度、中度、重度），具有重要意义[85]。然而，尽管在家庭成员中存在相同的突变，但受修饰基因和环境因素的影响而导致表型的差异，兄弟姐妹之间听力损伤程度可能不同[85]。在临床遗传学家对新生儿进行全面检查并回顾家庭和患者的病史后，怀疑可能存在非综合征常染色体隐性听力损失。由于多达50%的患者存在 *GJB2* 基因突变，其常见的是 *GJB6*-D13S1830 的342 kb缺失，因此常进行全基因 *GJB2* 的 Sanger 测序和 *GJB6*-D13S1830 的缺失突变分析（图6.2）[105]。由于听力损失的病因具有异质性，如果没有检测到突变，或者如果临床怀疑 *GJB2* 基因突变的可能性不高，建议使用含有已知听力损失基因的靶向基因包捕获测序[86, 109, 110]。尽管靶向基因包捕获测序提高了疾病的诊断率并可以发现致病性突变，但一些患者不会被识别出疾病变异，因为他们的致病突变没有包含在所用的基因包里。对于这样的病例，如果有临床表现，可以进行全外显子组测序，以识别从家族中分离出来的新候选基因的致病变异[111]。

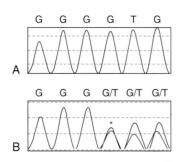

图6.2 *GJB2* 基因的 Sanger 测序显示野生型序列（A）。患者体内常见的 c.35delG 突变（B），这种突变导致移码突变和蛋白质提前合成终止

无论听力损失的病因如何，这些患者及其家人都需要一个多学科的医疗专业团队来管理患者的临床需求和家庭支持服务，以帮助他们适应这些新的和具有挑战性的环境[88]。听力损失患者的治疗取决于受损程度，包括助听器或人工耳蜗植入。早期人工耳蜗植入术有显著的语音感知和语言优势[112]。

常染色体显性遗传病

在常染色体显性遗传疾病中，尽管存在一个正常的等位基因，一个异常的等位基因就足以引起疾病的发生。患有常染色体显性遗传疾病的个体可能从受累的父母那里遗传了异常的等位基因，或者可能在未受累的父母的配子发生过程中在一个等位基因上产生了新发变异。致病基因位于一个常染色体（1~22）上，而不位于性染色体（X或Y）上，受累的个体有50%的风险将突变的等位基因遗传给每一后代。基因内的不同变异可能会对所编码的蛋白质产生不同的影响，导致有致病性突变的患者之间临床表型的差异。在某些情况下，已知的突变基因携带者没有该病的临床症状，这种现象称为外显率降低。然而，他们仍然有50%的风险将突变的等位基因遗传给每个后代。具有相同基因突变的患者之间疾病表型的差异通常可以用修饰基因或环境影响（或两者兼有）来解释。在常染色体显性遗传的系谱中，男性和女性都受到影响，并能观察到男性之间的传递（不同于X连锁遗传）。表6.4列出了一些在临床分子诊断实验室中普遍检测的常染色体显性遗传疾病。

亨廷顿舞蹈病

亨廷顿舞蹈病（Huntington disease, HD）（OMIM#143100）是一种常染色体显性遗传的迟发性神经退行性疾病，在大多数人群中的发病率为（3~10）/100 000，但在一些西欧裔人群中发病率可能高达（10~15）/100 000。该疾病在1872年由乔治·亨廷顿首次描述[113]。这种进行性疾病的特征是舞蹈动作、认知能力下降，最终导致痴呆和精神疾病[114, 115]。发病的平均年龄在35~44岁，但在诊断之前，可能已出现明显的精神改变。大约25%的患者在50岁之后才首次出现症

表 6.4　常染色体显性遗传疾病示例

疾　病	基　因	位　置	OMIM 编号	发病率
软骨发育不全	FGFR3	4p16.3	100800	1/28 000～1/26 000
CHARGE 联合畸形	CHD7	8q12.1-q12.2	214800	1/10 000
家族性高胆固醇血症	LDLR	19p13.2	143890	1/500～1/200
遗传性出血性毛细血管扩张综合征	ACVRL1	9q34.11	187300	1/10 000
	ENG	12q13.13		
	GDF2	10q11.22		
	SMAD4	18q21.2		
长 QT 综合征	多个	多个	192500	1/7 000～1/3 000
强直性肌营养不良 1 型	DMPK	19q13.32	160900	1/20 000
神经纤维瘤病 1 型	NF1	17q11.2	162200	1/3 000
多囊肾病	PKD1	16p13.3	173900	1/1 000～1/400
	PKD2	4q22.1	613095	
视网膜母细胞瘤	RB1	13q14.2	180200	1/20 000～1/15 000
结节性硬化症	TSC1	9q34.13	191100	1/5 800
	TSC2	16p13.3	613254	

状，5%～10% 的患者在 20 岁之前就出现了 HD 的临床表现[116]。症状出现后的中位生存时间为 15～20 年。在疾病早期，主要症状包括认知功能障碍，动作笨拙，情绪紊乱，如抑郁、焦虑、易怒和冷漠[114, 116]。进一步出现构音障碍，自主运动障碍、反射亢进、舞蹈症、步态异常，以及间歇暴发性和攻击性等行为障碍。随着病情的进展，会出现运动迟缓、僵硬、痴呆、肌张力障碍、吞咽困难、严重的体重下降、睡眠障碍和尿失禁。HD 表型最初是由纹状体中棘状神经元的选择性缺失引起的，但在疾病的后期，出现皮层萎缩和广泛的退变。

在 1983 年，基于对委内瑞拉一个大家系的研究，Gusella 等报道了位于 4 号染色体短臂上的 DNA 标记 D4S10 与 HD 相关[117]。经过国际合作，在 10 年后，HD 基因被克隆出来[118]。经过对 HD 的分子基础的研究，确定了 HD 基因 HTT 第 1 号外显子中编码谷氨酰胺的 CAG 三核苷酸重复扩增。这在一项世界范围的研究中得到了证实，来自 43 个国家或民族的 565 个家庭的 HD 患者中 CAG 重复等位基因再次得到确

认[119]。在这项最初的国际研究中，受累患者的 CAG 重复长度的中位数为 44，对照组为 18。正常 CAG 重复次数是 10～26，重复 27～35 次为中间或可变，重复 36～39 次为 HD 等位基因，存在外显不全，重复 40 次或以上则诊断为 HD（图 6.3）。

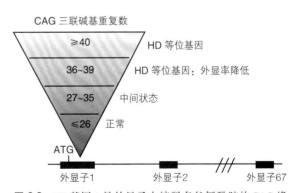

图 6.3　HD 基因 1 号外显子中编码多谷氨酰胺的 CAG 拷贝数及相关等位基因的示意图。CGA 重复 ≤ 26 次为正常；CGA 重复 27～35 次为中间型，虽然它们与异常表型无关，但这些等位基因易受减数分裂扩增而产生 HD 等位基因。CGA 重复 36～39 次为外显率降低的 HD 等位基因，说明未受影响的和受影响的患者都已经有报告这种大小的等位基因。CAG 40 次以上重复与 HD 相关，并且完全外显

HD 是与神经和神经肌肉功能障碍相关的三核苷酸重复疾病之一[120, 121]。在 HD 中，CAG 重复数与发病年龄呈负相关。早于 2 岁发病的患者重复次数接近 100 次或更多，晚期发病患者重复次数为 36～39 次[122, 123]。CAG 重复次数是造成 HD 发病年龄变化的主要原因，约占 70%，其余的受修饰基因和环境因素影响。对一个共 18 149 人跨越 10 代的委内瑞拉 HD 大家系的分析结果表明，40% 的非遗传变异是由可遗传的修饰基因引起的，60% 是由环境因素引起的[124]。正常等位基因 HTT 所编码的亨廷顿蛋白（htt），其 CAG 重复数和聚谷氨酰胺长度并不能改变 HD 的发病年龄[125]。而那些编码与 htt 相互作用的蛋白质的基因，能够调控 HTT 的表达，导致细胞的能量代谢失调，改变神经递质受体功能，目前都被认为是修饰基因，但未发现与发病年龄或外显率相关[126]。在没有家族史的情况下，导致 HD 的 HTT 中的致病性突变发生于 CAG 中间型等位基因的扩展重复，这种重复几乎完全通过父亲遗传发生，尽管有报道称也可因为母亲的中间型等位基因的扩展重复引起[127, 128]。中间型等位基因约占总人群的 1%。这些等位基因的不稳定性可能受到侧链 DNA 序列的影响，侧链 DNA 序列的不稳定性可能导致发夹环结构的形成，引起复制滑脱[129, 130]。HD 小鼠模型的研究表明错配修复基因的变化可能改变体细胞 CAG 的扩增和疾病的进展[131, 132]。单精子分析研究表明，在 30 次重复的 CAG 中有 11% 的不稳定性，其中的 9% 为重复，2.5% 为收缩，而在 15～18 次重复的中等大小等位基因中，只有 0.6% 的不稳定性，且仅是收缩，这表明 CAG 的不稳定性随着重复次数的增加而增加[133]。36 个 CAG 重复序列的不稳定性为 53%，38～51 个 CAG 重复序列的不稳定性为 92%～99%。除了 CAG 重复数，顺式结构也可能在 CAG 重复不稳定性中起作用[134]。在 HD 患者的家庭中，症状的出现在连续几代人中逐渐年轻化，这种模式被称为遗传早现。遗传早现是由于不稳定的 CAG 重复在受累的父母传递过程中的减数分裂过程中的重复，导致后代的 CAG 重复次数更高，发病年龄更早。此外，

69% 的父-子传递患者显示 CAG 重复，但只有 32% 的母-子传递患者显示 CAG 重复。此外，不到 2% 的母系重复导致超过 5 次重复的变化，而高达 21% 的父系重复导致超过 7 次重复的变化[135]。因此，在大多数幼年 HD 的病例中，其重复是父源性的。然而，据报道，最大的 CAG 重复数约为 130，是通过 70 次 CAG 重复的母源重复而获得的[136]。

HTT 基因包含 67 个外显子，编码一种新的蛋白-亨廷顿蛋白（htt），含有 3 144 个氨基酸，分子质量约为 350 kDa[137]。htt 在神经和非神经组织中广泛表达，而在大脑中水平最高[138, 139]。htt 是神经元发育所必需的，而 htt 在小鼠中完全缺陷是致死的[140]。htt 主要存在于细胞质中，但在细胞核中也发现少量的 htt[141, 142]。htt 的结构包括 CAG 编码的聚谷氨酰胺重复序列、1 个富含脯氨酸的结构域和 3 个 HEAT 重复序列，这些重复序列形成一个杆状螺旋支架，其他成分可以附着在支架上，并参与细胞内转运和 C 末端的核定位域。HEAT 这一缩写代表 4 种蛋白质，它们也含有这种氨基酸序列和独特的结构：亨廷顿蛋白（Huntingtin）、延伸因子 3（elongation factor 3）、调节蛋白磷酸酶 2A（regulatory A subunit of protein phosphatase 2A）和 TOR1 的亚基。在神经元中，htt 与突触囊泡和微管相关，在树突和神经末梢中含量丰富。亨廷顿蛋白与 200 多种蛋白质相互作用，包括参与细胞内运输和信号传导、细胞骨架组织、内吞作用和转录调节的蛋白质[143]。带有扩增的多谷氨酰胺轨迹的突变型 htt 能被有效地转录和翻译，但是由于谷氨酰胺残基的增加，蛋白质被错误地折叠[144]。这种异常的折叠造成了一种功能增加和淀粉样蛋白形成蛋白聚集的能力的增强，隔离了其他细胞蛋白，阻止了它们的正常功能，从而破坏了正常的蛋白质稳态，并造成神经毒性。有趣的是，具有两个 CAG 重复等位基因的患者并不比杂合子有更严重的症状[119]。

HD 仍然是一种无法治愈的复杂疾病，需要多学科的方法和药物来治疗这种疾病的运动、精神和认知症状[145, 146]。目前的治疗策略包括使用针对 HD 相关单核苷酸多态性（SNP）的反义寡

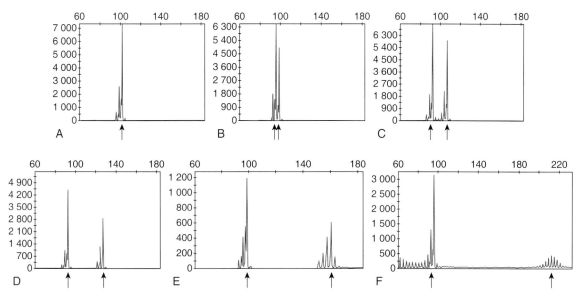

图 6.4 接受亨廷顿病（HD）检测患者的各模式电泳图。利用侧翼寡核苷酸引物，通过 PCR 扩增 1 号外显子中编码多聚谷氨酰胺的 CAG 重复序列，其中一个引物用荧光染料标记。图的顶部标注了扩增产物中碱基的大小，每个扩增产物检测到的相对荧光值由峰值高度（y 轴）表示。箭头表示每个患者观察到的主要扩增产物，其大小与 CAG 重复数相对应。其他未用箭头表示的小峰代表参缺不全峰，是由于重复序列 PCR 期间链滑移造成的。A. 患者 1 的扩增产物长度为 101 bp，对应于两个 HD 等位基因上的 20 个 CAG 重复。B. 患者 2 的扩增产物长度为 95 bp 和 98 bp，分别对应于 18 和 19 个 CAG 重复。C. 患者 3 的扩增产物长度为 92 bp 和 107 bp，分别对应于 17 和 22 个 CAG 重复。这三种患者可以排除 HD 的诊断。D. 患者 3 的扩增产物为 92 bp 和 128 bp，分别对应于 17 和 29 个 CAG 重复。这些结果并不支持对 HD 的诊断。但是，29 个 CAG 重复序列可认为是中间型等位基因，在配子形成过程中可能经过减数分裂而扩增成 HD 等位基因。E. 患者 5 的 CAG 重复 19 次和 39 次，扩增产物长度分别为 98 bp 和 158 bp。对于有症状的患者，这些结果将支持 HD 的诊断。然而，对于症状前的患者，则不能准确地预测由于外显率降低的 HD 等位基因所产生的表型。F. 患者 6 的 CAG 序列重复分别为 18 次和 57 次，扩增产物长度分别为 95 bp 和 212 bp。这些结果可以对 HD 做出诊断。对于这样的 HD 的 DNA 检测结果就需要提供遗传咨询

核苷酸，或使用 RNA 干扰（RNAi）技术来抑制 CAG 重复的等位基因[147-149]。对 HD 的 DNA 检测是使用 PCR 来确定 CAG 重复数[150]。最常见的方法包括用荧光标记的引物进行 PCR 结合毛细管电泳（图 6.4）[151]。美国医学遗传学和基因组学会已经制定了临床实验室 HD 诊断检测的技术标准和指南[150]。许多伦理问题与 HD 检测有关，主要是因为它们与症状前检测有关（专栏 6.2）。

1989 年，在国际亨廷顿协会和世界神经病学联合会举行的联席会议上，通过了第一份关于先天性巨结肠预测性基因检测伦理问题的政策声明[152]。当时，该基因尚未被克隆，利用连锁分析进行预测性检测，高危患者只被告知遗传突变等位基因的可能性。这些检测并不完美，充其量只能为 60%～75% 的家庭中提供检测结果。此外，重组的可能性导致了不准确的携带者评估[153]。在一些家庭中，没有能找到存活的患者

| 专栏 6.2 | 与亨廷顿舞蹈病症状前 DNA 检测相关伦理问题 |

· 患者必须年满 18 岁。
· 进行检测的决定必须是自愿和知情的。
· 必须提供检测利弊的遗传咨询。
· 每位患者需要一个陪护人员来进行咨询和检测。
· 在进行症状前检测之前，应通过 DNA 检测对家庭的亨廷顿舞蹈症做出确认。
· 在测试之前，必须对患者进行精神病学评估。
· 建议在结果交付后进行后续遗传咨询。
· 胎儿产前检查是有争议的，植入前诊断是可行的。

导致不能进行连锁分析，或者检测到的标记对疾病的诊断不能进行解释。在基因被克隆并且可以进行直接突变分析之后，部分患者的风险评估准确性发生了改善[154]。

然而，在基因克隆后，能对 CAG 重复数进行直接突变分析，并建立了使用直接突变分析进行预检测的指南[155, 156]。用于症状前 HD 检测方法已成为晚发性单基因疾病的模型，类似的形式也已应用于其他晚发性遗传病[157, 158]。该模型包括一个涉及神经学、精神病学和遗传学专家的多学科团队，提供检测前评估和咨询，需要有来自家人或亲密朋友的支持，以及检测后的随访。知情同意意味着患者已经得到了详细的咨询，并且清楚地理解和知道结果的好处和坏处。进行这项检测的一个好处是消除了患者是否遗传了突变等位基因的不确定性，从而让那些没有遗传突变 HTT 等位基因的人松了一口气。这些知识可以帮助患者规划他们的职业目标和个人计划，包括婚姻、孩子和长期护理保险[159]。知道基因检测结果的缺点主要包括：① 自己没有遗传突变等位基因而其他家庭成员却有，会出现"幸存者罪恶感"；② 得知遗传突变的 HTT 等位基因后，会产生不治之症的恐惧；③ 就业中潜在的受歧视风险；④ 担心将该基因遗传给他们的后代；⑤ 如果发现有 36～39 个 CAG 重复的突变时，对 HTT 等位基因发生疾病有不确定性。

只要有可能，在整个咨询和检测过程中，患者应该有信任的朋友或亲近的人陪伴。此陪伴可以通过与患者亲密地谈论情况并讨论在咨询会议上共享的信息来为患者提供保障。最重要的是，作为此过程的一部分，当检测结果公布时，陪伴者将可以在场，并可在当时和随后的几日、几周或几个月内根据需要提供心理上的安慰和支持。然而，最终还是由患者决定是否继续进行这项检测，并接受知道这些信息的好处和缺点。患者的决定必须来自其本人，没有家人、临床医师、朋友或雇主的强迫。

对于要求做突变分析的高危个体，为了患者的安全，应该考虑到他们的精神稳定性；精神病学评估通常是基因检测的一部分，因为 HD 检测结果可能导致当事人抑郁。精神病学评估的结果可以将进行 DNA 检测的时间推迟到患者被认为精神上有能力接受和处理可能检出到不好结果的时候。自杀倾向在高危患者和 HD 患者中曾发生过[160, 161]。

HD 是一种迟发性疾病，随着无症状高危患者年龄的增长，检测阳性的风险降低[162]。因此，如果患者选择不进行预测性检测，遗传咨询师可以提供关于 HD 突变存在的概率，这可能会根据患者的年龄提供心理安慰。大多数愿意做症状前检测的平均年龄约为 40 岁，而且更多的是女性[163]。一些人可能在经过多步骤的咨询过程后没有进行检测。如果条件允许，无症状高危患者应该在受累的家庭成员中确认 HD 的诊断，以确定相关基因变异在该家庭中传递。正常的 HTT CAG 重复数不能排除家族中其他显性遗传的神经退行性疾病的可能，患者仍有其他疾病发生的风险。

当发现 CAG 重复是新发突变时，在没有发现 HD 家族史的家庭中进行咨询是具有挑战性的。多种因素可以解释这一现象，包括：① 中间型等位基因（27～35）的重复；② 无症状基因携带个体的基因外显降低，或者是能完全外显而受累个体过早死亡；③ 其他家庭成员的 HD 误诊；④ 非生物学父亲；⑤ 未公开的收养关系。如果不了解受累个体的新突变的机制，对高危家庭成员中 HD 的先验风险评估可能不准确。因此，只有在准确的 DNA 检测之后，才能谨慎地对 HD 的风险进行咨询。

HD 的产前检测是另一个复杂问题。由于受多个原因的影响，可能并不是所有能进行常规 HD 检测的实验室都可以提供 HD 产前检测。伦理问题包括可能因迟发性疾病而终止妊娠，如果父母选择不终止妊娠而对孩子进行症状前检测，以及绒毛活检和羊膜腔穿刺术样本检测准确性的技术问题。植入前遗传学诊断（PGD）可作为产前检测的一种替代方法[164]。PGD 是通过体外受精产生胚胎，然后使用单细胞活检进行遗传学分析。在 PCR 检测确定 HTT CAG 重复数后，将 HD 等位基因正常的胚胎植入子宫发育。这种方法结合直接的基因突变分析和 PGD 技术，减少随后进行产前检查来确定胎儿 HD 基因变异状态的必要性。对于一些不想知道基因型的家庭来说，可选择排除检测，即只移植没有遗传受累等位基因的胚胎，而不披露在胚胎中所检测到的

HTT CAG 重复数的信息 [165, 166]。

马方综合征

马方综合征（Marfan syndrome, MFS）（OMIM #154700）是一种相对常见的常染色体显性遗传多系统结缔组织疾病，主要表现为眼、肌肉骨骼和心血管系统异常，全球发病率估计约为 1/5 000[167, 168]。MFS 最常见的眼部特征是近视，其他特征包括单眼或双眼晶状体异位（占 60%）或视网膜脱离。此外，与普通人群相比，MFS 患者在年轻时患青光眼和白内障的风险更高。典型面部特征包括长且窄的脸型、深陷和向下倾斜的眼睛、扁平的颧骨和小颌。骨骼异常是由骨骼过度生长和关节过度活动引起的缺陷。MFS 患者身材高大，临床表现多样，包括由肋骨过度生长引起的漏斗胸或鸡胸，这可能会影响肺功能而需要手术治疗。患者通常臂展与身高的比例大于 1.05，上部量与下部量的比例降低。大约有一半的患者存在脊柱侧凸，可以是轻度至重度，并且进行性加重。发病率和早期死亡率与疾病的心血管异常有关，其特征是主动脉根部进行性扩张，易患主动脉夹层、二尖瓣和三尖瓣脱垂伴或不伴反流，以及近端肺动脉扩张。该病表型高度可变，一些患者表现为新生儿期患有严重的进行性疾病，甚至有时是致命的，但另一些患者可能直到成年才被诊断出来。早期诊断与预后相关 [169, 170]。不幸的是，对于未确诊的患者，其表现可能是主动脉夹层或主动脉破裂导致的猝死 [171, 172]。

MFS 的诊断是基于对疾病家族史的评估；然而，多达 25% 的 MFS 由新发突变引起，没有家族病史 [173]。在没有 MFS 家族史的情况下，目前对 MFS 的临床诊断是使用修订的 Ghent 诊断病因学评估，主要强调主动脉根部动脉瘤和晶状体异位的存在 [168]。当不存在这两种情况的时候，需要进行与 MFS 相关的基因突变的检测或收集其他 MFS 的临床表现。有些 MFS 临床特征可能是孤立的发现，与 MFS 无关，有些则与其他遗传综合征重叠 [167, 168]。因为大多数 MFS 的临床表现随着年龄的增加而变复杂，这些标准可能会使儿科患者的诊断变得更加困难，通常这些患者可能被诊断为"潜在性"MFS，需要定期随访以进行重新评估 [167]。

MFS 基因与定位于染色体 15q21.1 上的纤维蛋白−1 相关基因 *FBN1* 突变有关 [173-175]。该基因全长 237 414 bp，由 65 个外显子组成，编码 10 kb mRNA 的前纤维蛋白−1[176]，基因在结缔组织中广泛表达。纤维蛋白−1 大小为 320 kDa，包含 2 871 个氨基酸的胞外糖蛋白，可自组装成大聚集体；为直径 10 nm 微纤维的主要结构成分，分布在弹性和非弹性组织的基板上 [176-178]。在弹性蛋白表达的组织如血管、肺和皮肤，微纤维构成细胞外基质（extracellular matrix, ECM），弹性蛋白组装成支架。在非弹性组织中如眼睛的睫状带和基底膜的纤毛带，它们则具有锚定功能并提供抗张强度 [179]。在大多数情况下，突变会导致纤维蛋白−1蛋白异常，当纤维蛋白−1 掺入微纤原纤维中时，会出现明显的负效应，导致下层结缔组织功能异常。在其他情况下，疾病是由于蛋白量减少或单倍体造成的。纤维蛋白−1 包括 47 个富含半胱氨酸的表皮生长因子样（epidermal growth factorlike, EGF）结构域，其中大部分与钙结合 [180]。这些结构域分布在 7 个 TGF−β 结合蛋白样（TGF−β binding, TB）结构域中，同时有两个混合域，其序列与 EGF 和 TB 的序列相似 [180]。潜在的 TGF−β 结合蛋白与纤维蛋白−1 相互作用，共同结合 TGF−β 以使其失活，从而阻止通过 SMAD 2/3 途径传递信号 [177, 179, 181, 182]。TGF−β 信号转导失调会影响血管平滑肌的发育和细胞外基质的完整性。

FBN1 突变具有明显的异质性，在整个基因组中报道了近 2 000 个突变 [183]。其中最常见的是 183 个点突变，占 66%；20% 是小缺失或插入，11% 是剪接位点突变，其余的是大片段缺失或重复。在所有的病例中，都观察到 TGF−β 信号的增加。表型研究表明，新生儿 MFS 或早发重度 MFS 与涉及 24～32 号外显子的突变相关 [184, 185]。这些患者还容易发生晶状体异位、升主动脉扩张、二尖瓣畸形、脊柱侧弯和预期寿命缩短。该蛋白质的这一区域包含最长的 EGF 样结构域，被认为对微纤原纤维的生物变化来说至关重要。与预测的会导致蛋白质过早截断的突变相比，框内错义突变与更严重的 MFS 并发症相关，

而且导致半胱氨酸变化的错义突变患者比其他错义突变的患者更常出现晶状体异位[184]。此外，即使在具有相同重复突变的个体中也观察到广泛的表型变异，修饰基因可能在 MFS 表型中起作用[184]。有趣的是，MFS 的表型可能部分地与正常和突变等位基因之间不同程度的表达有关，这些差异也可能有组织特异性[186]。缺乏基因型与表型一致性对于个体患者管理提供很小的预后价值。虽然观察到表达的可变性，但 FBN1 突变被认为是高度外显。

MFS 患者的管理类似于其他遗传性多系统疾病患者，需要许多医学领域专家的团队，包括心脏病专家、眼科医师、骨科医师和遗传学家。MFS 的发病机制是 TGF-β 调节失调和 TGF-β 信号增强，因此药物氯沙坦是治疗 MFS 的一种药物。这是一种血管紧张素 Ⅱ 1 型受体抑制剂，用于抑制过度的 TGF-β 信号和减缓主动脉扩张[187]。最近的研究表明，这种疗法对 FBN1 单倍体功能不全的患者可能比显性阴性 FBN1 突变更有效[188]。与 MFS 相关的主动脉瘤的其他成功治疗包括 β 受体阻滞剂、他汀类药物或四环素，通过抑制基质金属蛋白酶-2 和 9，以及 ERK 抑制剂来抑制 TGF-β 信号，从而抑制 ERK 信号[187]。每年一次的眼科和经胸超声心动图检查对监测很重要，当主动脉根部达到 5.5 cm 的临界直径时，建议进行预防性手术主动脉根部置换[189, 190]。建议改变生活方式，将体力活动限制在非剧烈运动范围，以防止体力衰竭、高血压和主动脉壁压力。

FBN1 是人类最大的基因之一，该基因测序耗费人力和资金，但这是 MFS 基因检测的金标准，对于临床诊断疑为 MFS 的患者，这是最有效的检测[191]。在一个家庭中发现 FBN1 突变后，可以对高危家庭成员进行预测性 FBN1 突变特异性检测，从而能够对已确认的突变阳性家庭成员进行早期诊断和适当管理。然而，尽管进行了广泛的 FBN1 分析，7%～30% 的 MFS 患者可能没有检测到基因突变。这些病例可能反映出 FBN1 突变位于目前筛查技术无法检测到的基因区域内[192]。或者，这些患者可能具有疑似 MFS 的表型，而不符合严格的 Ghent 诊断标准。具有靶向基因的大规模并行测序，包括 FBN1 及其他与胸主动脉瘤或主动脉夹层相关的候选基因，可能是一种有效的筛查方法。相关的综合征及其基因包括 Loeys-Dietz 综合征相关基因（SMAD3、TGFBR1、TGFBR2）、Ehler-Danlos 综合征 Ⅳ 型相关基因（COL3A1），或与胸主动脉瘤和夹层相关的基因（ACAT2、MYH11、MYLK、TGFBR1 和 TGFBR2）[193]。这些疾病统称为主动脉病变。在美国，主动脉病变是高发病率和死亡率的常见原因。事实上，据报道，在西方，主动脉瘤导致的死亡占所有死亡人数的 1%～2%[194]。使用主动脉病变基因包进行基于大规模并行测序的检测正在迅速成为临床疑似某类疾病（如 MFS 和 Loeys-Dietz 综合征）个体的一线诊断检测。

多发性内分泌瘤

多发性内分泌瘤（multiple endocrine neoplasia, MEN）是一种常染色体显性遗传病，其特征是包括两个及两个以上的内分泌腺肿瘤。MEN 疾病有两种主要类型：① 1 型，MEN1，也被称为维尔默综合征（Wermer syndrome）；② 2 型，MEN2，也被称为 Sipple 综合征（Sipple syndrome）。MEN1 和 MEN2 的临床表现不一样，被认为是具有不同致病基因的独立疾病。多发性内分泌肿瘤 1 型（OMIM1#131100）是一种相对常见的疾病，估计发病率在 1/30 000～1/10 000[195, 196]。MEN1 的特点是存在多种（＞20 种）肿瘤类型中的任何一种，临床诊断要求一个人至少有两个内分泌肿瘤，包括甲状旁腺、脑垂体或胃肠胰脏等[196]。甲状旁腺瘤是 MEN1 中最常见的肿瘤，约 95% 的患者会发生甲状旁腺瘤[197]。因此，甲状旁腺瘤激素分泌过多所致的甲状旁腺功能亢进症是常见的早期表现[196, 198]。甲状旁腺瘤还经常导致高钙血症，最终导致多种不同临床症状（如抑郁、恶心、呕吐、肾结石和高血压等）[196]。胰岛细胞瘤是 MEN1 第二常见的肿瘤，大约 40% 的患者发生该肿瘤[197, 198]。胰腺肿瘤在 MEN1 中特别重要，因为胃泌素瘤（Zollinger-Ellison 综合征）是这种疾病患者发病的最常见原因[197]。垂体肿瘤发生在 30% 的 MEN 患者中，是第三常见的肿瘤类型。值得注意的是，许多非内分泌相关肿瘤，如类癌、肾上腺皮质激素、面部血管纤维瘤、脂肪瘤、脑膜瘤等，通常发生在 MEN1 的患者[196-198]。

利用连锁分析与缺失定位分析相结合的技术，几个研究团队在 11 号染色体（11q13）上找到了包含 MEN1 致病基因的区域[199-208]。1997年，MEN1 的致病基因被鉴定，并命名为多发性内分泌肿瘤 I 基因 MEN1[209, 210]。MEN1 基因包含 10 个外显子，编码一个 610 个氨基酸的蛋白质，称为脑膜蛋白（menin）[209]。menin是一种普遍表达的蛋白质，可以定位于细胞核或细胞质[211, 212]。然而，除了明确的核定位信号外，menin 缺乏像在其他蛋白质中所观察到的功能区域，而难以预测它的功能[213]。对menin 蛋白的相互作用的研究表明，它在转录调节、细胞分裂和增殖，以及基因组稳定性方面发挥作用[213-216]。基于发现基因过程中的杂合缺失（loss of heterozygosity, LOH）模式，可以把 MEN1 定为抑癌基因。随后的几项研究结果表明，体外 menin 的过度表达会抑制细胞分裂[217-219]。此外，menin 的缺乏会导致细胞无法正常凋亡[220]。综合来看，这些数据支持 menin 的抑癌作用，但其具体功能尚不清楚。

到目前为止，被发现的特定 MEN1 基因突变已经达 500 多个[216]。突变位于该基因的所有编码外显子，没有明显的突变热点。已经报道的大部分 MEN1 突变是能导致 menin 蛋白截短的突变，如移码、无义、完全缺失[216]。最经典的MEN1 突变能导致核定位失败，功能丧失（loss of function）可能是导致疾病发生的机制[196, 216]。然而，在 MEN1 患者中没有明确的基因型 / 表型相关性。已有 MEN1 错义突变发生在家族性孤立性甲状旁腺功能亢进症（familial isolated hyperparathyroidism, FIHP）患者的报道，这些突变不太可能导致功能丧失[221-223]。也有截短突变发生在多个 FIHP 患者的报道，这些突变也出现在典型的 MEN1 疾病中[216]。因此，无法仅基于基因型预测疾病的性质。

MEN1 的分子诊断通常需要对 MEN1 基因的整个编码区进行 Sanger 测序。这种方法可以

在 80%～90% 的家族性病例和 65% 的孤立病例中检测到致病突变[196, 224, 225]。对 Sanger 测序结果为阴性的有症状的个体应该进一步检测，以确定是否存在大片段缺失和重复。对大片段缺失和重复的检测，通常通过多重连接依赖的探针扩增（MLPA）进行，这可以发现额外的 1%～4% 的患者[196, 216, 226-230]。结合这两种技术，在大约 95%的家族性 MEN1 病例中可以发现致病性突变。在一个家庭中发现致病性胚系突变后，应尽快为其他高危家庭成员提供已确认突变的有针对性的检测，因为该病最早可能在 5 岁时就开始表现出症状[231]。由于 MEN1 是常染色体显性遗传的，因此受累个人的孩子患有 MEN1 的风险为 50%。在MEN1 中发现的突变中，大约有 10% 属于新发突变，因此如果先证者没有发现 MEN1 基因突变并且确认了亲子关系无异常，其复发风险要低得多[216]。然而，具有新发突变个人的所有子女都有50% 的概率遗传致病突变。

MEN1 疾病的治疗在很大程度上由个体患者的疾病表现而定。建议手术治疗以切除功能性肿瘤以及大于 4 cm 或显示快速生长的肿瘤[231]。对于那些已有转移，或无法手术的胰腺肿瘤，可以使用化疗[231]。甲状旁腺功能亢进症患者可以接受部分或全甲状旁腺切除术[231]。可以预防性地进行胸腺切除术，以防止类癌的发生，但在大多数情况下，只在肿瘤发生后才进行[196, 231]。具有已知的 MEN1 致病突变的症状前个体应该接受常规的临床筛查，以便早期发现癌症。

多发性内分泌腺瘤 2 型分为 3 个不同表型的亚型：MEN2A（OMIM#171400）、MEN2B（OMIM#162300）和家族性甲状腺髓样癌（familial medullary thyroid carcinoma, FMTC）（OMIM#155240）。与 MEN1 不同的是，MEN2 相关肿瘤恶性程度很高，危及生命。MEN2A 和 MEN2B 亚型既以甲状腺髓样癌（medullary thyroid carcinoma, MTC）和嗜铬细胞瘤（pheochromocytoma）为特征，但又各有特点。MEN2A 是 MEN2 的最常见的类型，约占患者的 55%。其特点是 MTC 伴有嗜铬细胞瘤的患者为 50%，甲状旁腺腺瘤的患者约为 20%[197, 232]。MEN2A 的临床诊断要求患者个体同时存在 MTC

和嗜铬细胞瘤或甲状旁腺腺瘤（或甲状旁腺增生）[232]。MEN2B 非常少见，仅占 MEN2 患者的 5%～10%[197, 198]。其特征是 MTC 伴有嗜铬细胞瘤，但甲状旁腺腺瘤发生的风险很小。MEN2B 患者通常也有嘴唇或舌的黏膜神经瘤、马方样特征、特殊面容、肠道自主神经节功能障碍和角膜纤维软化[197, 232]。MEN2B 的临床诊断通常要求除了 MTC 外，还存在大多数的这些临床特征。FMTC 占 MEN2 病例的 35%，其特征是除了 MTC 外，没有任何其他恶性肿瘤[197, 198]。FMTC 的临床诊断常见于有单发 MTC 的 4 个或更多患者的家庭[232]。有趣的是，这种疾病在不同亚型之间的发病年龄差异很大。MEN2A 的 MTC 通常发生在成年早期，MEN2B 通常在儿童早期，而 FMTC 通常在中年[232]。

结合连锁分析和基因定位技术，把 MEN2A 的致病基因定位在染色体 10q11.2[233-236] 的 480 kb 区域，其原癌基因 RET 后来被确定为 MEN2A 和 FMTC[236, 237]，以及 MEN2B 的致病基因[238, 239]。

RET 基因包含 21 个外显子，是编码 1114–氨基酸蛋白的原癌基因（proto-oncogene），其编码的蛋白质（RET）是信号分子源于胶质细胞神经营养因子家族（glial cell line-derived neurotrophic factor family，GDNF）成员的酪氨酸激酶受体[240-243]。RET 包含 3 个功能区域：胞外配体结合域、TMD 结合域和胞质酪氨酸激酶域[244]。在肠神经系统原始细胞的增殖、分化、存活和迁移的发育过程中，RET 参与了多种信号通路的调控[244]。毫无疑问，引起 MEN2 疾病的 RET 基因突变在本质上是激活的[245]。有趣的是，RET 基因失活的突变可以导致 Hirschsprung 病（OMIM #142623）的发生，这是一种以大肠内缺失神经节细胞为特征的疾病[246, 247]。

已报道 100 多个与 MEN2 表型相关的 RET 基因突变，并有数个突变热点[248]。事实上，RET 密码子 634 的突变占家族性 MEN2A 的 85% 以上，其中位于密码子 609、618 和 620 的 3 个半胱氨酸残基的突变占 FMTC 的 50%[197, 232]。同样，RET 外显子 16 的 918 位密码子（p.Met918Thr）导致甲硫氨酸变为苏氨酸的单个突变占 MEN2B 患者的 95%[198]。由于大部分与 MEN2 相关的 RET 基因突变仅限于 10、11 和 13～16 外显子，分子检测通常仅限于对这些区域的 Sanger 测序。当怀疑诊断为 MEN2B 时，通常首先针对 p.Met918Thr 突变行靶向检测。

MEN2 的所有亚型都是常染色体显性遗传，因此任何被发现具有致病 RET 突变的个体都有 50% 的概率将致病等位基因遗传给其本人的每个后代。5% 与 MEN2A 相关的 RET 基因突变和 50% 与 MEN2B 相关的 RET 基因突变是新发突变[232]。在这些情况下，携带新发突变的个体的孩子也有 50% 的概率遗传这种疾病。

MEN2 的治疗取决于疾病的临床表现。出现 MTC 的患者通常接受甲状腺切除和淋巴结清扫处理[232]。嗜铬细胞瘤患者则接受腹腔镜肾上腺切除术[198]。对携带 RET 致病突变的症状前患者应进行定期筛查，以发现疾病的早期表现。这些个体也可以选择预防性甲状腺切除术，以防止 MTC 的发生[232]。

■ X 连锁遗传疾病

在 X 连锁遗传疾病中，突变等位基因位于 X 染色体上。在 X 连锁隐性遗传疾病中，女性是该疾病的杂合子携带者，含一个正常等位基因和一个突变等位基因，通常不发病。从母亲那里接受突变等位基因的男性只有一个突变等位基因，没有正常等位基因，被认为是半合子而发病。所有受累男性的女儿都是突变等位基因的携带者。携带者女性有 25% 的概率将她的正常等位基因遗传给男孩，有 25% 的概率生下患病的儿子，有 25% 的概率生下携带突变等位基因的女儿，还有 25% 的概率生下带有正常等位基因的女儿。在没有家族史的情况下，男性患者可能有一个突变的等位基因，是在其父母精子与卵子形成的配子发生过程中发生新发突变。在所有 X 连锁遗传疾病病例中，大约有 1/3 是没有家族史的新发突变。在这些情况下，母亲不是突变等位基因的携带者，也不会有后续受累的孩子的风险。在与 X 连锁隐性遗传疾病相关的家系中，通常只有男性会患病，这种疾病不会在父子之间传递。在不太常见的 X 连锁显性遗传疾病中，即使存在正常的等位基因，一个突变等位基因就足以引起疾病。在

表 6.5　X 连锁遗传疾病示例

疾病	基因	位置	OMIM 编号	发病率
法布里病	GLA	Xq22.1	301500	1/50 000 男性
血友病 A 型	HEMA	Xq28	306700	1/5 000～1/4 000 男性
血友病 B 型	HEMB	Xq27.1	306900	1/20 000 男性
亨特综合征 黏多糖贮积症 Ⅱ 型	IDS	Xq28	309900	1/100 000 男性
色素失调症	IP	Xq28	308300	1/1 000 000 女性
莱施-奈恩综合征	HRPT1	Xq26.2-26.3	300322	1/380 000 男性
门克综合征	ATP7A	Xq21.1	309400	1/100 000 男性
鸟氨酸氨甲酰基转移酶缺乏症	OTC	Xp11.4	300461	1/14 000 男性
重度联合免疫缺陷症	IL2RG	Xq13.1	300400	1/100 000～1/50 000 男性
威斯科特-奥尔德里奇综合征	WAS	Xp11.23	301000	1/100 000 男性

这些疾病发展过程中，女性通常发病，而对于只有一个突变等位基因的男性，这些疾病通常是致命的。表 6.5 提供了一些通常在临床分子诊断实验室检测的 X 连锁遗传疾病。

杜氏肌营养不良

杜氏肌营养不良（Duchenne muscular dystrophy, DMD）（OMIM#310200）是一种以进行性骨骼肌萎缩为特征的致命性 X 连锁隐性遗传病。DMD 的发病率约为每 3 500 名男婴中就有 1 例，使其成为人类最常见的严重神经肌肉疾病。典型的 DMD 在儿童早期发病，常表现为运动技能延迟或步态异常。随后是进行性肌无力，小腿肌肥大，以及由于肌肉纤维退化引起的血清肌酸激酶显著升高（＞10 倍正常值）。肌肉活检显示不同大小的肌纤维、坏死、炎症、纤维化和纤维再生的变化。在约 5% 的未发现 DNA 突变的患者中，可能需要进一步明确疾病。针对 DMD 编码蛋白（肌营养不良蛋白）的不同表位抗体进行免疫组织化学（immunohistochemistry, IHC）染色检查，大多数 DMD 患者完全或几乎完全缺乏羧基末端抗原。进行性肌无力最初影响下肢，导致大多数 DMD 患者在 10～15 岁需要依赖轮椅。肌肉的持续退化、再生和炎症最终导致肌肉组织被脂肪和结缔组织取代，从而导致进展性疾病的发生。脊柱侧凸很常见，会影响呼吸功能。所有患者均出现慢性呼吸功能不全。由心脏纤维化、节律和传导异常引起的扩张型心肌病（dilated cardiomyopathy, DCM）是最常见的心脏病，而心肺衰竭是死亡的主要原因[249]。然而，在一些患者中，只有心脏受累，导致 DMD 相关的 X 连锁扩张型心肌病（DMD-associated X-linked DCM）（OMIM#302045）的发生[250]。此外，许多 DMD 患者表现出智商降低和非进行性认知障碍[251]。DMD 患者的临床管理复杂，需要多学科团队合作[252, 253]。糖皮质激素用于减缓肌肉无力，血管紧张素转换酶抑制剂、β 受体阻滞剂和利尿剂用于治疗心脏病，而采取无创通气技术进行呼吸道护理。除了这些领域的卫生保健专业人员外，还需要社会心理、胃肠、疼痛、言语和语言领域的专业成员共同管理。升高的血清肌酸激酶（creatine kinase, CK）水平可以通过使用血斑来测量，因此进行 DMD 的新生儿筛查能够及早识别受累的儿童，并通过早期干预可能获得更好的结果，但这在美国尚未得到实施。这可能是因为部分案例在分娩过程中 CK 水平的假阳性升高，以及缺乏对 DMD 患者进行早期干预支持的证据[254]。在俄亥俄州成功实施了对干血斑进行 CK 和 DNA 分析的两项试点计划，筛查了 37 649 名男性新生儿，并确定了 6 名受累的患者[254]。随着 DMD 的新疗法继续开发，早期干预的靶向治疗的有效性得到验证，DMD 的新生儿筛查可能会被采用[255]。

DMD 是一种 X 连锁隐性遗传病,大多数携带者女性都没有症状。与其他 X 连锁遗传疾病类似,女性携带者的临床表现的不同程度取决于在表达 DMD 蛋白的各种组织中携带突变 DMD 基因的表达蛋白在不同组织中的 X 染色体失活程度[256]。多达 20% 的携带者可以表现出 DMD 和 Becker 肌营养不良(Becker muscular dystrophy, BMD)的某些症状。其最常见的症状是肌肉无力,伴有血清 CK 水平升高或心脏受累,包括扩张型心肌病或左心室扩大。患有严重疾病的女性最常见的原因是女性携带者的 X 染色体偏斜性失活偏倚或涉及 DMD 基因的 X 染色体与常染色体之间发生易位[257-261]。

鉴于 DMD 患者存在的细胞遗传学异常和通过 DNA 连锁分析把 DMD 位点定位在 Xp21[258,259,262-264]。Kunkel 和他的同事通过将来源于 49, XXXXY 细胞系的 X 连锁基因增强的 DNA 与 DMD 患者的 DNA 和 Xp21 缺失的 DNA 混合在一起,巧妙地使用消减杂交技术克隆了与患者的基因缺失相对应的 DNA[265]。在杂交过程中,细胞系中的 Xp21 序列在患者的 DNA 中没有可以退火的互补序列,而使基因能被克隆。位于 Xp21.2 上的 DMD 基因结构很复杂,是人类基因组中最大的基因,跨越 2.4 Mb。DMD 所包含的 79 个外显子,其大小不到该基因的 1%,编码 14 kb 的 mRNA[266]。该基因有多个组织特异性启动子,可转录具有不同氨基末端序列的不同长度的全长肌营养不良蛋白(dystrophin)亚型。其全长蛋白产物肌营养不良蛋白含有 3 685 个氨基酸,分子量为 427 kDa,包含 4 个不同的结构域,包括肌动蛋白结合域、带光谱血影蛋白样重复的中心杆状结构域、富含半胱氨酸的结构域和独特的 COOH 末端结构域。肌营养不良蛋白主要在骨骼肌、心肌和平滑肌中表达。在全身的非肌肉器官里都发现由 4 个内部启动子和剪接变异型体转录的其他肌营养不良蛋白亚型[267]。肌营养不良蛋白是一种杆状样结构的细胞骨架蛋白,是肌营养不良蛋白相关蛋白复合体(dystrophin-associated protein complex, DAPC)的关键组成部分[268]。

DAPC 与许多细胞骨架蛋白、跨膜蛋白、细胞外蛋白、运输蛋白和细胞内信号蛋白相互作用。在骨骼肌中,DAPC 通过连接肌动蛋白细胞骨架和细胞外基质,在反复的收缩和松弛循环中稳定肌纤维的肌膜,并将肌肉肌节产生的力传递给细胞外基质而发挥结构作用[269]。DAPC 对钙离子稳态也很重要。在没有正常的肌营养不良蛋白和 DAPC 的情况下,肌膜的完整性会受到损害,导致钙离子、免疫细胞和细胞因子的涌入,导致蛋白酶的激活和细胞外基质的破坏。继发性形态学表现,包括与进行性肌肉萎缩相关的自噬、坏死和纤维化[269,270]。对正常肌肉修复非常重要的基质金属蛋白酶调节失调也可能在发病机制中起作用。此外,还有核因子 Kappa β(nuclear factor-kappa β, NF-κB)、丝裂原活化蛋白激酶(mitogen-activated protein kinases, MAPK)和磷脂酰肌醇 3 激酶 PI3K/AKT 信号通路的异常信号[269]。

DMD 基因突变具有异质性[271],包含一个或多个外显子的基因内缺失占了 70%,并影响蛋白质的翻译阅读框架,导致蛋白质截短而丧失功能。在大约 5% 的患者中观察到一个或多个外显子的重复。点突变占剩余突变的大多数,但也可以检测到少量的插入、缺失或剪接位点突变。

Becker 型营养不良症(Becker muscular dystrophy, BMD)(OMIM#300376)是一种较温和且不太常见的肌营养不良症,估计发病率为每 18 500 名新生儿中就有 1 名。BMD 是 DMD 的一种等位变异,由 DMD 基因内的不同突变引起,这些突变可能导致蛋白质水平降低或只有部分功能。因此,BMD 与较温和的表型相关,只有一半的 BMD 患者在 10 岁前出现疾病症状,平均死亡年龄在 40 岁左右[271-276]。大约 85% 的 BMD 患者有一个或多个外显子的缺失;5%~10% 的患者有一个或多个外显子的重复;5%~10% 的患者有小的插入、缺失或点突变。BMD 表型的多样化与突变的类型,以及由此对肌营养不良蛋白相应结构特征的影响有关[277]。肌营养不良蛋白远端杆状结构域,即外显子 45~60 缺失的患者显示出轻度的 BMD 表型,在某种情况下,一些病例直到 50 多岁才出现症状。然而,肌营养不良蛋白氨基末端区域,即外显子 1~9 缺失的

BMD 患者具有更严重的 BMD 表型，发病年龄更早，疾病进展更快。

扩张型心肌病患者可能在肌营养不良相关基因位点存在突变，导致 DMD 相关的 X 连锁扩张型心肌病[250, 278-282]。扩张型心肌病的临床特征是左心室扩张和左心室收缩功能降低，是一种进展迅速的致命疾病，在 20～30 岁开始出现症状[283]。心脏中功能性肌营养不良蛋白亚型的缺失是由于涉及启动子区或外显子 1、剪接位点或特定外显子重复和缺失的突变引起的组织特异性转录或选择性剪接异常[283]。虽然 DMD 突变可导致扩张型心肌病，但其他基因的突变也与此表型相关[284]。

由于 DMD 基因本身序列巨大及其突变的多样性，对 DMD 的 DNA 检测给临床实验室检查带来了挑战。DNA 检测可以确定诊断，识别出家族中的致病性突变，并根据需求对高危女性携带者及产前或植入前检测进行有针对性的分析。多重连接依赖性探针扩增实验常用于 79 个外显子的缺失和重复检测（图 6.5）[286]。该方法与对照 DNA 相比，确定每个外显子是否存在缺失或重复。另外，基于微阵列的比较基因组杂交可用于缺失和重复的检测[286]。对剩余 30% 的突变则通常使用 Sanger 序列分析[286]。最近，靶向大规模并行测序已用于 DMD 分析[286, 287]。在约 2% 的 DMD 和 BMD 患者中，DNA 突变未被识别。虽然肌肉活检可以用来确认诊断，但在没有致病基因突变的情况下，不可能对其他家庭成员进行有

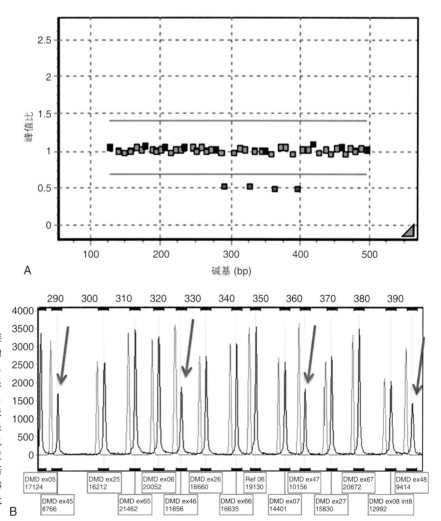

图 6.5 通过多重连接依赖性探针扩增（MLPA）对女性患者的 DMD 基因进行缺失 / 重复分析。A. 野生型（正常）等位基因显示峰值比约为 1。在此示例中，患者显示外显子 45～48 缺失（红色方块）。注意缺失的外显子显示出约 0.5 的峰值比。B. 电泳图数据显示一个单倍体（蓝色峰）与对照组的另一个单倍体（红色峰）的外显子 45～48（箭头）峰值（y 轴），相对荧光降低

针对性的突变分析，而且这对携带者女性的风险评估显得复杂[288]。对散发性 DMD 或 BMD 病例的检测特别困难；这些病例没有其他 DMD 或 BMD 的家庭患者，也没有在患病个体身上发现突变。一般来说，1/3 的散发病例被认为是代表了配子中母系的一个新发突变，该个体就是从这个配子中衍生出来的。因此，母亲和女性同胞都不会是携带者，母亲所生的第二个受累儿子的风险很低。或者，这些家庭中的一名女性可能是携带者，尽管临床上没有症状，但有生下患病孩子的风险。此外，生殖细胞嵌合体可能会使携带者评估复杂化，即淋巴细胞 DNA 中不存在 DMD 基因突变，但生殖组织中存在 DMD 基因突变[288]。这些突变发生在生殖细胞增殖的有丝分裂期间，并能解释淋巴细胞 DNA 不含 DMD 突变的妇女能有多个患病子女的情况。如果家系内没有已知突变，使用基因内和 DMD 侧翼多态标记的连锁分析可以用于携带者、产前和植入前遗传学检测[262, 289]。

虽然目前还没有治疗 DMD 的有效方法，但新的治疗方法正处于研究发现阶段[268, 290]。不同相关病毒载体的组合已经被用来通过传递缩短的肌营养不良蛋白基因结构来恢复 mdx 小鼠 90% 的肌力。在 10%～15% 的患者中，通过使用药物 Ataluren 抑制由无义突变导致的肌营养不良蛋白过早截断已经取得一定的成功。同时，对于大多数有基因缺失或重复的患者，使用 Drispersen 或者 Eteplirsen 针对特定的 51 号外显子的反义寡核苷酸治疗也已经成功[268, 291]。这些药物和其他药物的临床试验正在进行中[68, 290-292]。目前研究正在评估与疾病发病机制相关的替代治疗方法和新靶点，包括使用患者的干细胞，通过同源重组、非同源末端连接进行基因编辑，增加肌营养不良蛋白类似蛋白的表达[293-296]。

脆性 X 综合征

脆性 X 综合征（fragile X syndrome）（OMIM# 300624）是常见的遗传性智力障碍疾病之一，估计发病率约为每 4 000 名男性中有 1 名患者，每 5 000～8 000 名女性中有 1 名[297]。这种疾病的名称反映了 X 染色体断裂或脆性部位的细胞遗传学异常。1943 年，Martin 和 Bell 首次描述了这种临床综合征，出现在一个男性和女性都有性别连锁精神发育迟缓但没有畸形特征的家庭[298]。这种疾病后来由 Lubs 重新定义，他注意到在缺乏叶酸和胸腺嘧啶核苷的细胞培养液里培养的男性白细胞中存在标记 X 染色体，并与家庭内的智力发育迟缓共分离[299]。

这个脆性部位的染色体位置后来被定位在 Xq27.3[300]。与脆性 X 综合征相关的常见临床特征是智力障碍、运动和言语发育迟缓、大睾丸、长脸、前额和下颌突出、大耳朵、扁平足和异常行为特征，如多动、拍手、脾气暴躁、语言刻板重复、缺乏眼神交流和自闭症谱系障碍（autism spectrum disorder, ASD）[301]。脆性 X 综合征约占自闭症谱系障碍患者的 5%[301]。相关临床特征在受累的女性中通常不太常见，比受累的男性患者的症状更轻，这是因为在女性中，异常的脆性 X 基因被随机地失活，并且正常基因在大约一半的组织中表达。脆性 X 综合征的主要分子基础包括非翻译区 5'UTR CGG 重复序列的扩增，该重复序列与 FMR1 基因启动子区域的高甲基化和组蛋白脱乙酰化相关，使邻近的 CpG 岛结合在一起[302-306]，这会导致该基因的转录沉默，并且不会产生 FMR1 相关蛋白（FMRP）。具有完全扩增的等位基因但不完全甲基化的男性、甲基化嵌合型男性，或者组织内或组织间 FMR1 等位基因大小不同的男性可能会有不同程度的临床表现[307]。

脆性 X 综合征是一种性连锁疾病，具有复杂的遗传方式。受累的女性是突变的杂合子，而未受累的男性可以通过家族传递突变。为此，Sherman 等提出脆性 X 综合征是一种外显率降低的 X 连锁显性疾病（男性 79%，女性 35%），但这种疾病的外显率可以在一个家庭内的后代中增加[308, 309]。当导致脆性 X 综合征的基因 FMR1 在 1992 年被克隆时，这种"Sherman 理论"的机制随之得到解决[302, 310-313]。

FMR1 是第一个通过扩增不稳定而发现的三核苷酸重复序列而导致疾病的基因。该基因全长 38 kb，有 17 个外显子，编码 4.4 kb 的 mRNA

转录本，包含 5′UTR 中的 190 bp[314]。在胚胎发育过程中和整个生命过程中，*FMR1* mRNA 在神经和非神经组织中表达[315]。有趣的是，在人类、小鼠和果蝇中发现了多种 mRNA 剪接变异和 3 个 RNA 结合域，即 KH1、KH2 和 RGG 盒，但它们相关的 FMRP 亚型的作用尚不清楚[316]。主要的 FMRP 是一种 71 kDa 的反式 RNA 结合蛋白[316]。FMRP 在睾丸和大脑中含量最高，与这种疾病的两个最突出的临床特征（即智力残疾和巨睾丸症）相关。在神经元中，FMRP 将 mRNA 从细胞核运送到细胞质，但它主要存在于树突棘的突触后空间，在此与多聚核糖体结合，并在调节对突触可塑性至关重要的 mRNA 翻译中发挥作用[316]。目前已经提出了几个模型来解释 FMRP 抑制 mRNA 翻译的过程，包括：① 阻止翻译起始；② 翻译过程中多聚核糖体的停滞；③ 通过 RNA 干扰途径抑制翻译[316]。因此，脆性 X 综合征患者中 FMRP 功能的丧失会导致异常的翻译谱及突触结构和信号传导的改变。FMRP mRNA 靶标数量众多，但特异性强，仅与具有特定主体的 mRNA 转录物结合，最具有特征性的是对第 1 组代谢型谷氨酸受体（mGluR）刺激，FMRP 能正常稳定地抑制翻译上调的 mRNA[317]。当 mGluR 激活时，FMRP 被去磷酸化，翻译抑制停止，mRNA 翻译被启用，并且发生突触传递的长期抑制。在不存在 mGluR 激活及过度并长期的突触抑制的情况下，缺乏 FMRP 的脆性 X 患者体内结构性 mRNA 仍然进行翻译。但是，使用 GluR 拮抗剂治疗脆性 X 综合征患者的临床试验基本上没有成功[318]。此外，FMRP 与编码神经递质 γ-氨基丁酸（gamma-aminobutyric acid, GABA）受体亚单位的 mRNA 相关[319, 320]。*FMR1* 基因敲除小鼠显示 GABA$_A$ 受体减少，相关的 GABA 浓度改变，GABA$_A$ 受体信号异常，以及整体 GABA$_A$ 能输入减少。由于这些畸变被认为在脆性 X 综合征的发病机制中起作用，针对这一途径的临床试验正在进行中。

FMR1 基因含有长度通常为 7～13 个重复的 CGG 重复区域，可以与单个 AGG 重复穿插。基因的多样性由这些 CGG-重复区域的数量和长度可变造成[321, 322]。正常等位基因有 5～44 个重复；灰区、中间或边缘等位基因有 45～54 个重复；前突变等位基因有 55～200 个重复；完全突变扩增等位基因有 200 多个重复（图 6.6）[323]。一项研究发现 CGG 重复数正常的个体没有脆性 X 综合征，也没有生下有疾病风险的孩子[323]。有 45～54 个重复的个体代表等位基因在正常范围上限内。这些个体没有脆性 X 综合征，但一些家族可能会有轻微增加的风险，在他们的后代中重复不稳定和扩增到 *FMR1* 前突变等位基因。前突变等位基因不稳定，可以扩增为全突变等位基因，并与患脆性 X 综合征的后代的风险有关。然而，这种重复在很大程度上仅限于母体传递。或者前突变等位基因可以保持稳定或增加到更大的前突变等位基因[324]。CGG 从前突变扩增到完全突变等位基因的风险取决于顺式和反式因素，包括纯不间断 CGG 重复的数量、散布的 AGG 重复的数量和位置、母亲的年龄、单倍型背景，以及特征较差的遗传因素[325-330]。

随着 CGG 重复长度的增加，前突变携带者女性从前突变扩增到完全突变的风险增加。前突变 CGG 重复长度为 55～59 的携带者妇女约

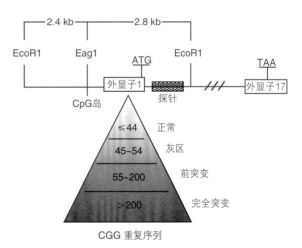

图 6.6 *FMR1* 基因 1 号外显子中 CGG 重复序列和相关等位基因重复示意图。≤ 44 个 CGG 重复属于正常。45～54 个 CGG 重复数属于灰色区域，在某些家庭成员中可以发展为前突变。CGG 重复数为 55～200 是不稳定前突变等位基因，在女性减数分裂过程中易于变为全突变等位基因。超过 200 的 CGG 重复数被认为是全突变，可诊断为脆性 X 综合征。限制性内切酶 EcoR1 和甲基化敏感限制性内切酶 Eag1 用于在 32p 标记探针杂交前消化基因组 DNA（图 6.7）

有 5% 的扩增到完全突变的风险，重复长度为 70～79 的妇女有 31% 的扩增风险，带有 CGG 重复长度大于 100 的妇女能继续重复的概率接近 100%[331]。尽管 CGG 重复长度是母体前突变扩增的最佳预测因子，但 AGG 的中断降低了 CGG 重复长度低于 100 的传递风险。Nolin 等人检查了 457 个母体传递，包括中间（45～54）和小前突变等位基因（55～69），并报告了含 0 个 AGG 重复的 97% 的前突变等位基因是不稳定的，与 2 个穿插 AGG 重复的等位基因相比，能增加 CGG 重复数的只有 19%。在这 457 次传递中，只有 9 次穿插才能导致完全突变，这种突变源于没有散布的 AGG 重复的 CGG 重复。这项研究支持 CGG 重复数低于 65 的完全突变扩增的低频率，以及 AGG 重复数的相关性以降低扩增的风险[329]。因此，CGG 重复数内的 AGG 重复数的存在可以合并到有可能生下患有脆性 X 综合征的孩子的前突变携带者患者的风险评估中[327, 329]。

大多数 CGG 扩增发生在合子形成之前，在合子形成之后发生的 CGG 扩增会导致嵌合体，细胞中含有前突变或全突变的 *FMR1* 等位基因。CGG 重复扩增发生在 DNA 复制期间，通过在新生的领先或滞后链上加入环状 DNA 中间体，或者停滞并重新启动复制叉。或者，三核苷酸重复扩增可以在切除受损 DNA 期间单链断裂的 DNA 修复时发生[325, 332]。

前突变携带者没有脆性 X 综合征。虽然 *FMR1* 在这些个体中有表达，但 FMRP 显著降低，表明翻译效率降低[316]。据估计，在女性中，前突变等位基因的发生率在 130～250 名女性中为 1/130[333]。约 20% 的前突变携带者女性患有脆性 X 相关原发性卵巢功能不全（fragile X associated primary ovarian insufficiency, FXPOI），并在 40 岁之前停经[334]。有趣的是，前突变等位基因在 70～90 次重复的女性患 FXPOI 的风险最高。前突变 *FMR1* mRNA 表达增加引起的毒性与这些临床症状有关。正如预期的那样，没有 *FMR1* mRNA 全突变的携带者女性发生卵巢功能障碍，这表明 FMRP 降低或缺失不是导致这种表型的原因。最近的研究结果表明，与非携带者对照参与者相比，前突

变携带者女性在其他医学、生殖、精神和认知特征方面异常的风险更高[335]。

前突变携带者男性不太常见，每 250～810 名男性中就有 1 名[333]。虽然前突变携带者男性没有脆性 X 综合征，但他们确实有神经发育异常，包括常见的注意力缺陷障碍、害羞、社交缺陷和自闭症谱系障碍等[333]。成年后，大约 1/3 的前突变携带者男性在 50 岁以上出现脆性 X 相关震颤和共济失调综合征（fragile X associated tremor and ataxia syndrome, FXTAS），其中 17% 的男性年龄在 50～59 岁，75% 的男性年龄在 80 岁以上[336]。FXTAS 是一种神经退行性综合征，特征是进行性意向震颤、小脑步态共济失调、帕金森病、神经病变、认知能力下降、精神特征和全脑萎缩等[337]。虽然 FXTAS 主要发生在男性前突变携带者，但 FXTAS 在高达 16% 的前突变携带者女性中也可以见到。女性 FXTAS 发病率较低的原因可能是在大约一半的细胞中存在第二条正常 X 染色体，且 *FMR1* 基因表达正常。FXTAS 的发病机制可能是由多种因素引起，包括：① *FMR1* mRNA 表达增加，导致特定蛋白被隔离而失去正常功能；② 独特（CGG）蛋白的翻译没有 AUG 起始点；③ *FMR1* 位点的反义转录和 FMRP 的产生减少[338]。

脆性 X 综合征的 DNA 检测可以使用 Southern 印迹分析来检测该区域的 5'UTR CGG 重复序列的扩增以及高甲基化，但需要 PCR 分析才能确定准确的 CGG 重复序列数量（图 6.7）。然而，由于这是一个富含 CG 的序列，大的前突变和全突变等位基因曾经很难用 PCR 扩增。现在可以使用三种引物成功扩增这些区域，包括针对基因组内这一独特区域的典型正向和反向引物，以及与 CGG 重复序列本身互补的第三个寡核苷酸（图 6.8）[339, 340]。还可以使用 PCR 评估全突变等位基因中 CGG 重复序列的甲基化状态[341]。这些进步的技术可以减少 Southern 印迹分析的需要，减少进行检测所需的时间和总周期。

脆性 X 综合征的 *FMR1* DNA 检测通常用于有以下情况的患儿：① 脆性 X 表型；② 发育迟缓；③ 智力残疾；④ 自闭症谱系障碍；⑤ 脆

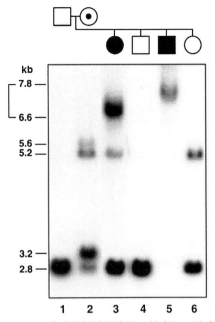

图 6.7　Southern 印迹分析诊断脆性 X 综合征。同时使用限制性内切酶 EcoR1 和 Eag1 处理患者的 DNA，将其吸到尼龙膜上，并与邻近 *FMR1* 基因 1 号外显子的 32p 标记探针杂交（图 6.6）。Eag1 是一种甲基化敏感的限制性核酸内切酶，如果序列中的胞嘧啶被甲基化，它将不会切割识别序列。正常的男性 DNA 模式出现在父亲（泳道 1）和弟弟（泳道 4）中，父亲的单个 X 染色体上的 CGG 重复数为 20，弟弟（泳道 4）的 CGG 重复数为 22。这将生成一个长度约为 2.8 kb 的条带，与 Eag1-EcoR1 片段相对应（图 6.6）。正常的女性 DNA 模式，一条 X 染色体上的 CGG 重复数量为 20，另一条 X 染色体（泳道 6）上的 CGG 重复数量为 22，产生两条带：一条约为 2.8 kb，另一条约为 5.2 kb。EcoR1-EcoR1 片段 5.2 kb 的长度是由每个细胞中莱昂化染色体特征的甲基化 DNA 序列导致，该序列未被限制性内切酶 Eag1 消化。泳道 2 中的 DNA 是前突变女性携带者，具有一个 CGG 重复数为 22（约 2.8 kb 的带）的正常等位基因和另一个 CGG 重复数为 90（约 3.0 kb 的带）的前突变等位基因。在前突变女性携带者中，由于 CGG 重复数目的增加，甲基化细胞内带有前突变等位基因的 X 染色体条带大于 5.2 kb，本例的长度约为 5.4 kb。泳道 3 是诊断为脆性 X 综合征女性，其中一个等位基因正常，另一个等位基因完全甲基化导致转录沉默。全突变等位基因来自母亲在减数分裂过程中含 90 CGG 重复前突变等位基因（泳道 2）的扩增和遗传自父亲到的正常等位基因（泳道 1），其 CGG 重复数为 20。在泳道 5 中观察到的条带模式是一个患有脆性 X 综合征的受影响的男性，表明典型扩增的等位基因在所有细胞中完全甲基化

性 X 综合征患者的家庭成员。脆性 X DNA 检测适用于有脆性 X 家族史或原因不明的智力残疾的高危孕妇。对于高危妊娠，可以用绒毛组织或培养的羊水细胞进行产前检测。脆性 X 综合征的植入前诊断已有报道，但需要注意在前突变携带者

中可能合并卵巢功能障碍 [342]。如今已对临床怀疑 FXPOI 或 FXTAS 的患者进行 *FMR1* 前突变等位基因检测。虽然如几项试点研究结果所证明的，使用血点的新生儿筛查是可行，但还没有列入新生儿筛查的基因包里，而仍然存在争议，所以目前未被纳入国家新生儿筛查项目中 [343]。新生儿筛查能够对受累的儿童进行早期检测和干预，但也有高危家庭成员不同意进行这一检测，并且不希望了解有关他们自己患迟发性疾病（如 FXPOI 和 FXTAS）风险的个人健康信息。关于通过新生儿筛查发现的各种 *FMR1* 等位基因临床意义的教育资源和咨询项目需要在实施这些计划之前建立。

Rett 综合征

Rett 综合征（Rett syndrome）（OMIM#312750）是一种 X 连锁的遗传性智力残疾的主要原因，估计发病率为每 10 000 名女性新生儿中就有 1 例 [344]。Andreas Rett 博士于 1966 首次在一群同样双手扭曲的患者中描述了这种疾病 [345]。然而，直到 20 世纪 80 年代，当其他研究描述了类似的患者时，才将其命名为 Rett 综合征。Rett 综合征的病情分阶段进展，最初正常发育最长可至 18 个月，然后出现发育迟缓和不能正常发育等症状，如小头畸形、体重下降 [346]。这一阶段之后就进入快速的发育退化期和失去有目的的手运动时期。正是在这一时期，患者表现出自闭症和严重的智力残疾的症状。Rett 综合征的特点还包括渐进性运动退化，通常导致患者在青少年期需要依靠轮椅 [346]。尽管一些患者不明原因死亡，但许多患者仍能活到 60 岁或 70 岁 [347]。值得注意的是，Rett 综合征几乎只在女性中出现，因为男性的 *MECP2* 突变通常是在胚胎期间致死。

最初很难确定 Rett 综合征的遗传原因，因为传统的连锁方法由于疾病的散发性而无效 [346]。然而，利用排除性定位方法确定了 Rett 综合征的致病基因位于染色体 Xq28 [348-352]。通过在 1999 年的研究，对该区域的系统分析确定甲基 CpG 结合蛋白 2 相关基因 *MECP2* 的突变而确定了 Rett 综合征的病因 [353]，*MECP2* 基因由 4 个外显子组成，产生两种不同的蛋白亚型 [346, 354]。*MECP2* 基因产生的蛋白是一种染色体结合蛋白，在所有组

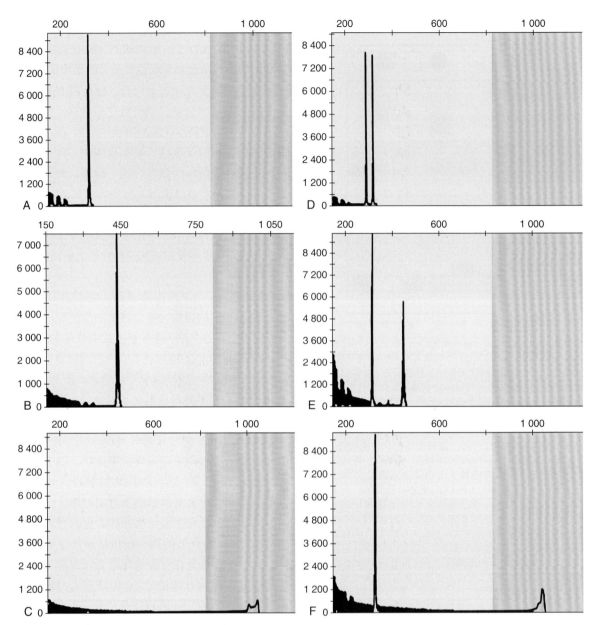

图 6.8 *FMR1* 基因 1 号外显子中 CGG 重复序列的聚合酶链反应（PCR）产物的电泳图。在图的顶部注明碱基扩增产物的大小，并通过峰高（*y* 轴）表示每个扩增产物检测到的荧光的相对量。使用 AmplideX 试剂盒（Asuragen, Inc）检测得到的结果。通过使用在 *FMR1* 基因中 CGG 重复序列旁的引物对和 CGG 重复序列内的 15 bp 寡核苷酸引物来扩增 PCR 产物。A. 受试者 1 为正常男性，CGG 重复数为 29，扩增产物长度为 316 bp。B. 受试者 2 代表一个携带突变基因的男性，CGG 重复数为 67，扩增产物长度为 430 bp。C. 受试者 3 是一位 CGG 重复超过 200 次的典型全突变的脆性 X 综合征男性患者。D. 受试者 4 为正常女性，CGG 重复数为 20 次和 30 次，分别对应扩增产物 289 bp 和 319 bp。E. 受试者 5 为前突变女性，CGG 重复数为 29 次和 74 次，扩增产物分别为 316 bp 和 454 bp。F. 受试者 6 为受脆性 X 染色体综合征影响的女性，有一个正常的 *FMR1* 等位基因，有 31 个 CGG 重复序列，其扩增子为 322 bp，还有一个全突变的 *FMR1* 等位基因，其 CGG 重复序列大于 200（粉红色阴影区域）

织中表达，特异性地指向 5-甲基胞嘧啶残基[355]。MECP2 蛋白包含 3 个功能结构域：甲基-CpG 结合结构域（methyl-CpG binding domain, MBD）[356]、转录抑制结构域（transcriptional repression domain,

TRD）[357] 和 C 末端结构域（C-terminal domain, CTD）[358]。MBD 特异性地与甲基化的胞嘧啶残基结合，并显示偏好与邻近富含 A/T 碱基序列的 CpG 二核苷酸序列结合[359]。MBD 下游是 TRD，在 MECP2 蛋白与组蛋白脱乙酰化酶等相互作用中起关键作用[346, 353, 354, 358, 360, 361]。最后，CTD 使 MECP2 蛋白能够与核小体核心结合，并允许蛋白与裸 DNA 结合[346, 354]。所有这些结构域都是 MECP2 蛋白正常发挥功能所必需的，在 Rett 综合征患者中可以发现每个结构域的突变。

MECP2 基因突变发生在大约 95% 具有典型 Rett 综合征表型的患者[346]。到目前为止，文献中已经报道了 400 多个 MECP2 基因突变，新发现的突变定期添加到 RettBASE 在线突变数据库中[362, 363]。已报道的致病 MECP2 基因突变包括无义、错义、移码和大片段缺失等[362, 363]。有趣的是，8 个常见残基的突变约占所有病例的 70%[346, 354]。这些常见的突变都发生在 CpG 二核苷酸中，包括 p.Arg106、p.Arg133、p.Thr158、p.Arg168、p.Arg255、p.Arg270、p.Arg294 和 p.Arg306（图 6.9）。因为 Rett 综合征患者有很大程度的表型异质性，所以已经进行了几项研究来研究基因型与表型的相关性。截断（无义或移码）突变会导致比错义突变更严重的表型，而发生在 CTD 中的突变通常会导致较轻微的疾病表现[346, 364]。MECP2 中的大多数突变都是新发突变[365, 366]。但是，在某些情况下，突变是个体从由于偏斜的 X 失活而未受影响或受到轻微影响的母体遗传而来。重要的是，要确定致病突变是新发突变还是母源性，因为受 X 基因失活偏斜而发生突变阳性的女性未来怀孕的复发风险接近 50%。

由于 MECP2 致病突变的异质性，确认 Rett 综合征诊断的临床检测通常需要对整个 MECP2 基因编码区进行 DNA 测序。如果通过测序分析没有发现突变，则进行对大片段缺失和重复的分析，这通常是使用 MLPA 检测。这种联合检测可以发现 Rett 综合征患者大约 95% 的致病突变。最近，CDKL5 和 FOXG1 基因的突变已被证明可

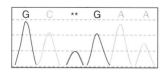

图 6.9 MECP2 基因的 Sanger 测序表明在 p.Arg270（星号）处有常见的致病突变（c.808C > T）。这种 C > T 置换突变会导致产生终止密码子（TGA）和蛋白质合成的提前终止

导致不同形式的 Rett 综合征，因此在对 MECP2 检测结果阴性患者进行后续的检测时，需要考虑对这些基因的检测[367-373]。Rett 综合征的治疗主要针对疾病的临床表现进行，因此应针对每个患者情况而分别定制治疗方案。

复杂疾病

复杂或多因素的遗传模式含义为一个或多个基因与生活方式，以及一个或多个环境因素相互作用。多因素疾病可以在一些有几个受累的家族成员的家庭中流行，但这种疾病并不遵循典型的孟德尔遗传模式。一种疾病可能出现在多个家庭成员中，共享相似的致病等位基因，并且经常共享相似的日常习惯、常规和饮食。特定的基因、生活方式习惯和环境因素，以及各自对疾病易感性的效应因疾病而异，很难阐明。双胞胎研究经常被用来确定每个组成部分的相对重要性。在一起长大的双胞胎中，共享所有基因的同卵（monozygotic，MZ）双胞胎的疾病一致性比共享 50% 的基因的双卵（dizygotic, DZ）双胞胎之间的疾病一致性更高，这为疾病的遗传成分提供了强有力的证据。相反，MZ 双胞胎的疾病符合率低于 100% 是非遗传因素在疾病过程中发挥作用的有力证据。大型全基因组关联研究（genome-wide association studies, GWAS）被用来识别在常见复杂疾病的发病机制中起作用的基因和遗传变异。复杂成人发病的疾病包括 1 型糖尿病、类风湿性关节炎、多发性硬化症、骨质疏松症、帕金森病、阿尔茨海默病、高血压、心房颤动、酗酒、精神分裂症、抑郁症、肥胖症和血栓形成等。

血栓形成

血栓形成被定义为易发生血栓的止血异常。静脉血栓栓塞症（venous thromboembolism, VTE）的一个常见并发症是发生深静脉血栓形成（deep vein thrombosis, DVT）或更严重的、可能致命的肺栓塞。血栓形成（thrombophilia）（OMIM#188050）是一种由遗传、生活方式和环境因素相互作用引起的多因素疾病。危险因素包括口服避孕药的使用、激素替代疗法、创伤、肥胖、恶性肿瘤、手术、静止、妊娠和高龄[374, 375]。许多基因的蛋白质产物参与抗凝和凝血途径，调

节止血[376]。虽然家族性血栓形成可归因于编码蛋白 C 相关基因 *PROC*（OMIM#176860）、蛋白 S 相关基因 *PROS1*（OMIM#612336）或抗凝血酶Ⅲ相关基因 *SERPINC1*（OMIM#107300）的突变，家族性血栓形成症患者中有 50%～60% 与编码凝血因子Ⅴ相关基因 *F5*（OMIM#188055）或因子Ⅱ相关基因 *F2*（OMIM#176930）相关。1993 年，Dahlbäck 报道指出，家族性血栓形成引起对活化蛋白 C（APC）的抵抗[377]。1994 年，Bertina 和他的同事报道了 *F5* 基因第 10 外显子 1 691 位核苷酸上常见的 G＞A 碱基替换（c.1691G＞A）与 APC 耐药表型的关系[378]。这种核苷酸变化导致 F5 蛋白在密码子 506 上发生精氨酸到谷氨酰胺的替换（p.Arg506Gln），通常被称为 *F5 Leiden*，以发现该基因的荷兰城市命名[378]。c.1691G＞A 在北欧白种人群体中很常见，据报道频率为 3%～5%，但在其他人群中不存在，包括非洲和东南亚的白种人群体。

F5 基因定位于染色体 1q24.2，约 70 kb，包含 25 个外显子，编码 330 kDa 的蛋白质[379]。在凝血途径中，FV 蛋白被凝血酶转化为活化形式 FVa。FVa 是活化因子Ⅹ（FXa）的辅因子，是凝血酶原（FⅡ）转化为凝血酶（FⅡa）所必需的。凝血酶在凝血级联的最后一步必不可少，能催化纤维蛋白原转化为纤维蛋白形成凝块。激活的 FV 由 APC 转换为非活动形式。密码子 506 上的精氨酸残基是 APC 裂解的 3 个肽键（Arg306、Arg506 和 Arg679）之一，以使 FV 失活并降低与 FXa 的亲和力，从而减少凝血酶原向凝血酶的转化[380, 381]。在该位点谷氨酰胺残基替代使 FVa 的 APC 蛋白失活时间延长约 10 倍，从而使止血平衡转向有利于凝血和增加凝血酶的生成[382]。

杂合 *F5* 基因突变 c.1691G＞A 的携带者一生患静脉血栓的相对风险是 7.9 倍，而纯合子携带者的相对风险高达 80 倍[375, 383]。然而，*F5 Leiden* 不会增加动脉血栓的风险[384]。与血栓形成相关症状发生的平均年龄，杂合子为 44 岁，纯合子为 31 岁[383]。

F5 基因 c.1691G＞A 突变的携带者约占特发性静脉血栓栓塞患者的 25%，占复发性静脉血栓栓塞患者的 30%～50%，占口服避孕药相关静脉血栓栓塞患者的 20%～60%，占妊娠相关静脉血栓栓塞患者的 20%～40%，占妊娠流产患者的 8%～30%[385]。虽然 *F5* 基因突变被认为是显性遗传，杂合突变携带者可有症状，但许多杂合携带者仍然没有症状，因为血栓形成是一种复杂的疾病，由遗传、生活方式和环境因素相互作用引起[383, 386]。

几年后，也是在 Leiden、Poort 等描述了 *F2* 基因非翻译区的一个遗传变异，发现在 18% 有记录的静脉血栓家族史的患者[387]。*F2* 基因定位在染色体 11p11.2，长度为 21 kb，包含 14 个外显子，并编码 70 kDa 的蛋白质[388]。与疾病分离的 *F2* 3′ 变异型 c.*97G＞A 导致血浆中 FⅡ（凝血酶原）的升高，有这样变异的个体在一生中发生静脉血栓的风险高达 2.8 倍[387]。这种变异主要局限于白种人人群，频率为 1%～2%，在其他人群中很少见。FⅡ需要 FXa 和 FVa 活化并转化为凝血酶，以催化纤维蛋白原转化为纤维蛋白，这是血液凝块形成的最后一步。G＞A 替代不会改变蛋白质的编码区；相反，它提高了凝血酶原 mRNA 的稳定性，并最终导致凝血酶原和凝血酶产生的增加[389]。

服用口服避孕药的 *F2* 基因 c.*97 G＞A 突变携带者，静脉血栓形成的风险增加了 16 倍，脑静脉血栓形成的风险增加 149 倍[390, 391]。在白种人人群中，6.2% 的静脉血栓患者存在这种碱基替换，而对照组参与者的这一比例为 2.3%。

带有 *F5* 基因 c.1691G＞A 突变和 *F2* 基因 c.*97G＞A 突变一起遗传所导致 VTE 发病的风险增加，这是与复杂疾病相关的附加遗传效应的一个例子[392-394]。研究结果显示，有 *F5* 或 *F2* 变异的妇女患重度子痫前期的风险更高，分别为 1.9 和 2.01[395]。

静脉血栓栓塞最常被归类为具有一个或多个易感危险因素的"激惹"型；然而，在 25%～50% 的病例中，它是"无激惹"型，诱因尚未确定。静脉血栓栓塞患者的初始治疗同时使用肝素和维生素 K 拮抗剂（如华法林）[396]。使用几日后，肝素停用，华法林治疗继续进行。对于"激惹"型的静脉血栓栓塞，远端深静脉血栓 3 个月后停止治疗，近端深静脉血栓或肺动脉栓塞 6 个月后停止治疗。治疗可以根据血栓发生的类型、诱发的类型或没有触发原因而改变。"无激惹"型静脉血栓栓塞和癌症患者的复发风险更高，这表明与长期或无限期的抗凝治疗有关[397]。D-二聚体水平可确定患者是否需要继续抗凝治疗[398, 399]。抗凝剂可能对妊娠期静脉血栓栓塞及相关的血栓形成的治疗最为有利[400]。为避免出现胎儿并发症的出血风险，定期使用国际标准化比值（INR）监测凝血酶原时间，理想情况下 INR 可达到 2.0～3.0。由于华法林治疗存在风险，新的口服抗凝剂已经被开发出来，并有效地用于预防 VTE 的复发。这些药物包括 FⅡa 和 FXa 抑制剂，以及最近一种不需要定期实验室监测的 FIXa 抑制剂[401]。这些药物出血并发症的风险较低，并且与标准治疗相比似乎能取得类似的疗效[401-406]。

易患血栓的另一个遗传风险因素是常见的位于染色体 7q22.1 上的 SERPINE1（OMIM#173360）基因启动子区 c.-817dup 位置的鸟嘌呤缺失／插入（4G/5G）变异[407, 408]。该基因长度约为 12.2 kb，有 9 个外显子，编码一个成熟的 379-氨基酸蛋白，分子量约为 42.7 kDa[409-411]。这种蛋白质，即纤溶酶原激活物抑制物-1（PAI-1），是丝氨酸蛋白酶抑制物家族成员，由内皮细胞释放，以阻止纤维蛋白凝块的降解。PAI-1 水平升高可能与血栓形成有关，SERPINE1 4G 等位基因比 5G 等位基因具有更高的转录水平[407, 412, 413]。5，10-亚甲基四氢叶酸还原酶相关基因（MTHFR）的常见变异 c.665C > T 和 c.1286A > C，曾被认为有轻微的血栓形成风险，在本种疾病的常规临床评估中并不常用[414]。

已有许多 DNA 检测技术用于检测 F5 c.1691G > A 和 F2 c.*97G > A 变异，包括侵入性技术，PCR 结合限制性内切酶酶切和凝胶电泳，或者实时 PCR，然后用荧光共振能量转移探针进行熔化曲线分析（图 6.10）。最常见的 4G/5G SERPINE1 多态性检测方法包括 PCR 和熔化曲线分析或 PCR 结合毛细管电泳和片段分析。任何检测平台

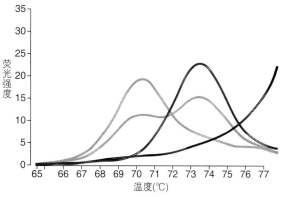

图 6.10 通过溶解曲线分析 F2 基因中常见的 c.*97G > A 突变。完全匹配的探针与聚合酶链反应（PCR）产物紧密结合。因此，与探针和 PCR 产物之间存在核苷酸错配时相比，需要在更高的温度下将融化。在此示例中，探针与野生型等位基因（红色）完全匹配。当 F2 基因中 c.*97G > A 突变为杂合，探针与突变等位基因不完全结合（熔点较低），与野生型等位基因完全结合，导致出现双峰（粉红色）。当患者 c.*97G > A 突变为纯合时，只可能为不完全匹配，从而导致在较低温度下（灰色）产生单峰。全程始终无模板控制以排除潜在的 DNA 污染（黑色）

都可以用于临床，只要该程序已经在 CLIA 认证的实验室中进行了常规验证，并且遵循相应的法规和质量保证指南。

当患者在功能性活化蛋白 C 抗性检测中呈阳性时，可能需要进行因子 V 的 DNA 检测，以确认诊断并区分 F5 c.1691G > A 杂合子和纯合子[415]。在许多医院，使用功能性活化蛋白 C 的抵抗试验来筛查 F5 异常是首选方法，因为它既经济有效，又可以自动化[416]。然而，对于服用 FⅡa 或 FVa 口服抑制剂，如阿加曲班、达比加兰、比伐卢定或利伐沙班等的患者，应该安排 DNA 检测来代替功能分析，因为这些药物可能会干扰功能分析，导致错误的正常结果。同样，使用抗凝剂的红斑狼疮患者也可能得到不准确的检测结果[415]。了解 F5 或 F2 基因型的临床效用一直存在争议，因为这对临床治疗的作用不大[417-419]。

然而，F5 和 F2 变异的检测在临床实践中很常见，大多数专家认为，检测适用于特定的患者，包括：① 50 岁之前的静脉血栓形成或肺栓塞；② 不寻常部位的静脉血栓形成（肝、肠系膜静脉、门静脉或脑静脉）；③ 复发的 VTE；④ 有很明显的血栓性疾病家族史的 VTE；⑤ 妊

娠、产后的 VTE，或与避孕药或激素替代治疗相关的 VTE；⑥ 无法解释的复发性 VTE[420-423]。然而，激素使用前的筛查并不是常规进行的，在费用上也不被认为是划算的。了解这些信息后对患者管理的改进可能涉及抗凝剂治疗时间的长短和其他促凝血危险因素的管理。如果 F5 或 F2 变异阳性患者的一级亲属较年轻并经历过"无激惹"的血栓发生，发生相关血栓的风险就较高。不建议对普通人群、产前携带者筛查或新生儿筛查进行 F5 或者 F2 变异的 DNA 检测。此外，已经报道了另外两个因子 V 精氨酸裂解位点的变异，但这些变异很少见，也不是常规 F5 DNA 检测的一部分[424]。虽然 F5 或 F2 变异存在于 50%～60% 的遗传性血栓形成家系中，但在 10%～15% 的遗传性静脉血栓形成家系中检测到蛋白 C、蛋白 S 和抗凝血酶缺陷。这些不太常见的凝血功能缺陷通常是通过不涉及 DNA 检测的免疫学或功能分析来诊断。此外，与 F5 和 F2 基因不同的是，在 PROC、PROS1 或 SERPINEC1 中没有发现单一的常见变异。

遗传性胰腺炎

遗传性胰腺炎（hereditary pancreatitis, HP）（OMIM#167800）在西方国家的患病率约为 1/30 万[425]。HP 传统上指的是一个家族中两代或两代以上的两个或两个以上的个体发生胰腺炎的情况[426]。此外，HP 可以指与疾病相关的任何基因中出现致病性生殖细胞突变的胰腺炎个体[426]。HP 患者的典型特征是急性胰腺炎（病程几日到几周），最终发展为慢性胰腺炎（病程＞6 个月），持续时间为几年。症状的出现很难预测，但是大多数 HP 患者在 10 岁时首先出现急性胰腺炎，在 20 岁时出现慢性疾病[427]。考虑到该病的炎症性质，HP 患者患胰腺癌的风险也高于一般人群，因此应定期筛查[428]。HP 疾病的复杂性及其可变外显率表明，虽然遗传是疾病的危险因素，但一些环境因素，如饮食、烟草使用、饮酒，也有助于疾病的发生[427]。PRSS1 基因（编码阳离子胰蛋白酶原，位于染色体 7q35）的突变是胰腺炎最常见的遗传原因，占 HP 家族的 60%～100%[426, 427]。阳离子胰蛋白酶原是人胰液中胰蛋白酶原的主要异构体，参

与促进酶原激活[429-431]。PRSS1 基因的突变导致功能增强，通常导致阳离子胰蛋白酶原蛋白的结构性自激活[432-436]。该基因的遗传方式是常染色体显性，具有可变的外显率[425]。事实上，几项大型遗传性胰腺炎患者队列研究已经报道了 PRSS1 突变的外显率在 40%～96%[437-444]。因此，预测携带致病性 PRSS1 基因突变的症状前个体的疾病进展是不可能的，即使在同一个家庭中受累的成员之间，症状和发病时间有非常大的区别。

目前已经确定了胰腺炎的几个另外的遗传风险因素[445-447]。1998 年，CFTR 基因（位于染色体 7q31.2）的突变被报道为胰腺炎的遗传原因[447]。正如前面详细讨论的，CFTR 基因突变是多系统常染色体隐性遗传病 CF 的原因。CF 最常见的特征之一是胰腺功能改变，因此在孤立性胰腺疾病患者中发现 CFTR 基因突变并不奇怪。然而，与携带两个严重 CFTR 基因突变的典型 CF 患者不同，胰腺炎患者通常在一条染色体上携带 CFTR 基因烈性突变，在另一条染色体上携带温和突变（或者两条染色体上都有温和突变）[447]。大约 30% 的胰腺炎患者仍然是特发性的，没有 PRSS1 或 CFTR 突变。2000 年，丝氨酸蛋白酶抑制剂 Kazal type 1 相关基因 SPINK1（位于染色体 5q32）的常染色体隐性突变被报道为遗传性胰腺炎的另一个病因[446]。在这项研究中，对 96 名慢性胰腺炎患者进行了 SPINK1 基因突变检测，其中 23% 的患者检测呈阳性[446]。有趣的是，34 号密码子的单碱基突变（p.N34S）是最常见的突变[446]。SPINK1 基因产生一种蛋白 SPINK1，通过抑制胰腺中的胰蛋白酶活性来阻止胰蛋白酶原的过早激活[448]。因此，SPINK1 突变可能导致 SPINK1 蛋白抑制胰蛋白酶的能力降低[446]。然而，功能研究一直没有定论，SPINK1 突变导致胰腺炎的确切机制仍不清楚。

位于染色体 1p36.21 的糜蛋白酶 C 相关基因 CTRC 的突变是最近被描述的遗传性胰腺炎的遗传原因[445]。一个国际研究小组对 901 人的德国胰腺炎患者进行了 CTRC 基因突变筛查[445]。在这组患者中有 3.3% 的人发现了 CTRC 突变，随后在印度人群中进行的研究在 14.1% 的受累个体

中发现了 *CTRC* 变异[445]。考虑到与对照人群相比，*CTRC* 变异在胰腺炎患者中的高频出现，笔者能够得出结论，*CTRC* 基因的突变增加了胰腺炎的风险[445]。*CTRC* 基因编码一种名为糜蛋白酶C（CTRC）的消化酶，它促进胰蛋白酶原和胰蛋白酶的水解失活，是限制胰腺内胰蛋白酶原激活所必需的[449, 450]。功能研究表明，*CTRC* 的突变是功能丧失，导致分泌能力减弱，催化活性减弱，不能降解胰蛋白酶[450]。与 *SPINK1* 类似，*CTRC* 基因的突变属常染色体隐性遗传，需要存在两个致病突变才能致病。

胰腺炎的 DNA 检测通常需要分步进行，第一步是对 *PRSS1* 基因进行 Sanger 测序。单一致病性 *PRSS1* 基因突变的鉴定证实了有症状的患者诊断为遗传性胰腺炎，并表明在无症状的个体中发生疾病的重大风险。如果 *PRSS1* 分析结果为阴性，则可以考虑对 *CFTR*、*SPINK1* 和 *CTRC* 进行 Sanger 测序。所有这三个基因都属于常染色体隐性遗传，因此需要确认两个致病突变才能确认有症状的个体的诊断。单个致病突变的确定会增加胰腺炎的风险，但本身并不会导致疾病的发生。对所有 4 个遗传性胰腺炎相关基因的综合检测可以作为遗传性胰腺炎患者的初始检测。然而，这可能会增加结果的复杂性，例如临床意义不明的变异，所以，在决定使用这样的试剂盒之前，应该对患者给予详细的遗传咨询。

即使在过去的 10 年里，我们对遗传性胰腺炎的遗传学理解取得了进步，但仍有一些病例不能用单个基因的突变来解释。这些似乎患有复杂疾病的患者，涉及几个基因，即 *CFTR* 和 *SPINK1* 的一些致病突变，这表明基因相互作用控制着疾病的发生[426]。事实上，多达 1/3 的急性和慢性胰腺炎病例由复杂的遗传因素引起[426, 451]。在某些情况下，环境因素可能比遗传因素在这种疾病的发生中起到更重要的作用[451]。

遗传性胰腺炎的治疗因急性和慢性病而异。疼痛管理是急性胰腺炎患者的主要关注点[426]。急性疾病患者也被建议规避可能使他们的疾病在将来变化的因素（如吸烟、饮酒）[426, 427]。慢性胰腺炎患者可采用胰酶替代疗法以帮助消化[427]。

在一些严重的病例中，患者可以接受全胰切除术后的胰岛自体移植[426]。额外的治疗应根据疾病的表现而定，如糖尿病。

遗传性乳腺癌和卵巢癌

乳腺癌是女性最常见的癌症，大约 1/8 的女性在其一生中患上浸润性癌症[452]。大约 10% 的乳腺癌可能是家族性，表现出显性遗传。遗传性乳腺癌与家族内多例乳腺癌或卵巢癌、发病年龄较早、双侧疾病或同一乳房出现多个癌变，以及男性乳腺癌患病率增加有关。卵巢上皮癌是女性第五大死因[453]。

大多数遗传性乳腺癌和卵巢癌（hereditary breast and ovarian cancer, HBOC）是由 *BRCA1*（OMIM#113705）或 *BRCA2* 基因（OMIM#600185）突变引起的。除了易患乳腺癌和卵巢癌外，生殖细胞突变携带者患胰腺癌的风险也会增加。男性携带者患前列腺癌和男性乳腺癌的风险增加[454]。在美国，*BRCA1/BRCA2* 突变的发生率估计为 1/500～1/300[455]。然而，在德系犹太人中，*BRCA1*（185delAG, 5382insC）和 *BRCA2*（6174delT）两种始祖突变的人群合并频率近 3%[456]。

虽然 *BRCA1/BRCA2* 属于显性遗传，但并不是 100% 的携带者都会发生癌症。相反，作为抑癌基因，这两个等位基因的失活是肿瘤发生所必需的。在遗传了 *BRCA1* 或 *BRCA2* 突变等位基因的患者中，第二个正常等位基因发生突变，最常见的是癌细胞的体细胞性缺失突变。到 70 岁时，*BRCA1* 突变携带者患乳腺癌的风险为 44%～75%，发现初始癌症后患对侧乳腺癌的可能性为 83%，卵巢癌的发生为 43%～76%[457]。*BRCA2* 突变携带者患乳腺癌的风险稍为低，为 41%～70%，患对侧乳腺癌的可能性为 62%，70 岁时发生卵巢癌的可能性为 7.4%～34%。

BRCA1/BRCA2 突变携带者的疾病外显率由其他基因、生活方式和环境因素共同决定。已确定的导致疾病发生的易感因素包括产次、体重指数、月经初潮年龄、更年期和首次足月妊娠、母乳喂养、吸烟和口服避孕药的使用[458, 459]。其他遗传易感因素包括多个基因或基因区域的变异，如 *BRCA2* 生殖细胞突变携带者的 *FGFR2*、*TOX3*、

MAP3K1、*LSP1*、*SLC4A7*、2q35 和 5p12 和 *TOX3* 的变异，以及 *BRCA1* 生殖细胞突变携带者的位于 2q35 的基因异常[460]。通过了解环境和遗传的易感性因素，从而达到了解增加或降低患者患癌症的总体风险，有助于为患者提供适当的咨询，并有助于指导他们的手术干预的临床管理决策。然而，为了预防 *BRCA1/BRCA2* 突变携带者妇女的疾病发生，已经提出了对所有妇女进行基于人群的检测作为常规医疗服务的建议[461]。这项筛查将识别生殖细胞突变携带者，并提供适当的临床管理以降低他们终身癌症发生的风险。

在一项大型研究中，Mayaddat 和他的同事比较了 *BRCA1* 和 *BRCA2* 突变阳性的乳腺和卵巢肿瘤的病理特征[462]。*BRCA1* 基因突变的乳腺肿瘤以浸润性导管癌最常见，占 80%，并且以 3 级多见，高达 77%；而且雌激素（ER）、孕激素（PR）和 *HER2* 的表达属三阴性（triple negative, TN）居多，占 69%。*BRCA2* 基因突变阳性的乳腺肿瘤同样以浸润性导管癌为主，占 83%，但以 2 级和 3 级多见，分别占 43% 和 50%。然而，与 *BRCA1* 突变阳性肿瘤不同的是，只有 16% 是三阴性。*BRCA1* 突变阳性肿瘤中髓样癌的发生率高于 *BRCA2* 突变阳性肿瘤，分别是 9.4% 和 2.2%，*BRCA2* 突变阳性肿瘤中浸润小叶的发生率（8.4%）高于 *BRCA1* 突变肿瘤（2.2%）。有趣的是，*BRCA1* 突变的三阴性肿瘤在发病年龄较早的患者中最高，但三阴性肿瘤在发病年龄较大的 *BRCA2* 阳性携带者的肿瘤中更常见。*BRCA1* 和 *BRCA2* 突变阳性的卵巢肿瘤形态相似，浆液性最多，分别是 66% 和 70%，3 级最多，分别是 77% 和 73%。总体而言，大约 15% 的卵巢癌与 *BRCA1/BRCA2* 的生殖细胞突变有关，而高达 25% 的高级别浆液性肿瘤都有这两个基因中的一个生殖细胞突变[463]。虽然卵巢癌的中位年龄接近 60 岁，但具有这种疾病遗传倾向的患者的发病年龄比正常人群早约 10 年。

使用 DNA 连锁技术研究，Hall 等把早期发病的家族性乳腺癌的基因定位在染色体 17q21 上[464]。1994 年，*BRCA1* 基因被克隆，后来被其他几个研究者证实为乳腺癌和卵巢癌家族的易感基因[465-467]。

染色体 17q21.31 上的 *BRCA1* 基因全长 80 kb，由 24 个外显子组成；其中 22 个编码区编码 7.8 kb 的 mRNA，翻译成 1 863 个氨基酸的蛋白质。外显子 11 编码 60% 的蛋白，在许多组织中交替剪接。在未能在与 *BRCA1* 连锁的家系中，提出染色体 13q12-13 上的第二个易感位点，并于 1995 年克隆了 *BRCA2*[468-470]。*BRCA2* 基因全长 70 kb，包含 27 个外显子，编码 11.5 kb 的 mRNA，翻译成 3 418 个氨基酸的蛋白质。

BRCA1 是一种广泛表达的多功能蛋白质，通过同源重组途径和细胞周期检查点控制，在 DNA 双链断裂修复过程中维持基因组稳定性[471-472]。*BRCA1* 还在转录调控、染色质结构、凋亡、mRNA 剪接和多种蛋白质的泛素化等方面发挥作用。虽然 *BRCA2* 编码一种截然不同的蛋白质，但它在双链 DNA 断裂的修复和转录调控中也发挥重要作用[473-474]。由于 *BRCA1/BRCA2* 变异的肿瘤具有异常的 DNA 修复途径，它们对导致 DNA 损伤的治疗方案更敏感，如基于铂的化疗药物顺铂（cisplatin）和卡铂（carboplatin）[473]。临床试验已经证明使用聚 ADP 核糖聚合酶（poly ADP ribose polymerase, PARP）抑制剂治疗 *BRCA1/BRCA2* 突变的肿瘤患者已经证明有效。碱基切除修复和 DNA 单链断裂修复都需要 PARP1[475]。当 *BRCA1/BRCA2* 肿瘤发生 PARP1 抑制时，双链和单链 DNA 断裂都不能修复，细胞死亡。然而，与其他靶向治疗类似，会产生抗药性克隆，治疗效果会降低。*BRCA1* 和 *BRCA2* 的变异具有异质性，散布在每个基因中，在许多不同的种族群体中都发现了始祖突变[476]。大多数变异代表功能丧失的等位基因，超过 75% 的报道变异为缺失、无义突变或插入，其中缺失占大多数。许多致病性错义突变发生在正常功能所需的关键 BRCA1 或 BRCA2 蛋白结合位点。虽然检测到的大多数突变明显是致病的，如无义突变或移码突变等导致蛋白质提前截断，但一些检测到的基因变异可能是家族特有的，根据计算机模拟分析，可能不会导致蛋白质发生明显的生物功能变化[477]。关于这些意义不明变异（variants of unknown significance, VUS），最常见的是错义、剪接位点

或小的插入或缺失。在报道的欧洲血统个体的 BRCA 突变中，这种情况可能高达 7%～15%，对于其他种族的患者来说，这种突变可能更高，常见的突变还没有发现与特殊表征的相关性[478]。如果有来自多个家庭成员的保存组织或 DNA，则可以进行证实意义不明变异与疾病关联的共分离研究[477]。不幸的是，在许多情况下，不可能从足够数量的家庭成员中提取 DNA 来进行这些研究。通过在实验室之间共享数据，某些变异的临床意义可能会变得清晰；然而，在一些检测单位，这些数据库仍然是专有的[479]。

在临床病史提示遗传性乳腺癌和卵巢癌的家族中，可能需要进行 BRCA1 和 BRCA2 的 DNA 检测。在下列情况下，应考虑对妇女进行检查：① 家族中至少有 3 例早期乳腺癌、卵巢癌或胰腺癌或转移性前列腺癌；② 本人患有乳腺癌或上皮性卵巢癌，年龄在 45 岁以下；③ 她或她的一名家庭成员同时患有乳腺癌和卵巢癌；④ 她患有乳腺癌或卵巢癌，并有德系犹太血统；⑤ 她有男性亲属患有乳腺癌；⑥ 她有已知的 BRCA1 或 BRCA2 基因突变；⑦ 她有乳腺癌和 BRCA1 或 BRCA2 相关肿瘤家族史[480]。此外，任何患有乳腺癌的男性都应该进行 BRCA1 和 BRCA2 检测。然而，BRCA1 和 BRCA2 突变可以在不符合这些标准的家系中发现，即使在预期的情况下也可能没有发现突变。

在检测之前，遗传专家应该讨论 BRCA1 或 BRCA2 突变的可能性，可能识别的变异类型，以及后代和其他家庭成员可能面临突变的风险[481]。数学模型可以用来确定 BRCA1 或 BRCA2 突变的可能性，这些模型可以用来辅助咨询[482, 483]。在检测到 BRCA 突变后，可以对有遗传突变风险的症状前家族成员进行有针对性的突变分析。对症状前患者的咨询可能包括讨论涉及对癌症的发生或诊治过程中出现的恐惧心理、癌症监测，以及在发现基因突变时的降低肿瘤发生风险的手术选择。对 BRCA1 或 BRCA2 突变阳性的症状前女性的治疗是复杂的。美国国立综合癌症网络临床实践指南（National Comprehensive Cancer Network Clinical Practice Guidelines）已经制定了手术和监测指南，以降低这些妇女的患病风险[480]。患者可能希望接受预防性乳房切除术、输卵管/卵巢切除术，或两者兼用。在美国，据估计，这些选择性程序的执行频率分别为 20%～49% 和 37%～60%[478]。或者可以选择加强监测和预防策略，以早期发现乳腺癌和卵巢癌。BRCA1 或 BRCA2 突变阳性个体的乳腺癌监测应包括从 25 岁开始的每年一次的乳房 X 线检查和乳腺磁共振检查。卵巢癌的监测应包括阴道超声检查和 CA-125 检测，从 35 岁开始每 6 个月进行一次，或比家族中最早发病年龄早 10 年开始。BRCA1 或 BRCA2 突变患者的临床治疗具有挑战性，降低发病风险手术的使用率比以前适当降低[478]。在这些情况下，因为意义不明变异最终可能被重新分类为良性，建议根据个人和家族病史进行咨询，而不是仅仅根据 BRCA 突变咨询。

对于有家族病史但之前没有乳腺癌或卵巢癌 DNA 检测的症状前患者，遗传专家应该对检测到的意义不明变异结果，以及由此导致发生的持续焦虑和检测结果的确定性进行解释。此外，患者应该了解假阴性结果的可能性，因为：① 并非能把所有的 BRCA1 或 BRCA2 基因突变都检测出来；② 另一些乳腺癌易感基因可能存在突变。因为只有 25% 的家族性乳腺癌和/或卵巢癌是由 BRCA 突变引起的，所以使用乳腺癌和/或卵巢癌相关的癌症易感基因包进行大规模并行测序分析会更合适，而且更具成本效益（表 6.6）[484-489]。该策略可以提高突变检测率而降低假阴性。适当的患者监测和管理取决于是否有发现确定的突变基因[490]。始祖基因突变的发现可以提供对一些易感基因检测的线索，而能根据患者的种族使用相关肿瘤基因检测试剂盒把特定的基因变异检测出来。如果家族中除了乳腺癌或卵巢癌外，还发现有多种其他的癌症，可以建议使用更全面的癌症易感基因包作为一级检测[488]。遗传专业人员必须时刻注意患者的医疗保险覆盖范围和患者可用于检测的财力资源，以确保最大限度地提高检测的效率，同时把患者不必要的成本降至最低，并且仔细确定选择适当的一级检测，无论是单基因检测、有针对性的癌症小基因包，还是更大的综

表 6.6　常见遗传性乳腺癌、妇科、胃肠道癌易感基因

基因	位置	名称	功能	相关癌症	疾病
APC	5q22.2	腺瘤性结肠息肉病	控制细胞增殖	结肠、小肠、甲状腺、肝脏和胰腺	家族性腺瘤性息肉病
ATM	11q22.3	毛细血管扩张性共济失调症基因突变	调控细胞周期	乳腺、卵巢、胃和血液	毛细血管扩张性共济失调
AXIN2	17q24.1	轴蛋白抑制蛋白 2	假设 WNT 信号通路调节物质	结肠	寡糖-结直肠癌综合征
BARD1	2q35	BRCA1-相关环结构域 1	细胞凋亡，DNA 修复，细胞周期阻滞	乳腺、卵巢和大脑	家族性乳腺癌
BMPR1A	10q23.2	骨形成蛋白受体 1A 型	细胞信号，增殖，分化	结肠、胃和胰腺	家族性幼年性息肉病
BRCA1	17q21.31	乳腺癌 1，早发	DNA 修复	乳腺、卵巢、前列腺和胰腺	遗传性乳腺癌和卵巢癌
BRCA2	13q13.1	乳腺癌 2，早发	DNA 修复	乳腺、卵巢、前列腺胰腺、大脑、肾脏和胃	遗传性乳腺癌和卵巢癌
BRIP1	17q23.2	BRCA1-相互作用蛋白 C 端解旋酶 1	DNA 解旋酶，DNA 修复	乳腺、卵巢和血液	范科尼贫血 J 型和家族性乳腺癌
CDH1	16q22.1	钙黏蛋白	细胞信号，黏附和增殖	胃、乳腺、卵巢、子宫内膜和前列腺	遗传性弥漫性胃癌
CDKN2A	9p21.3	细胞周期蛋白依赖性抑制体 2A	调控细胞周期	胰腺和皮肤	胰腺癌和黑素瘤综合征
CHEK2	22q12.1	监测点激酶 2	调控细胞周期	乳腺、前列腺、结肠和骨骼	李-佛美尼综合征
EPCAM	2p21	上皮细胞黏附分子	细胞黏附，信号，增殖，分化，迁移	结肠、子宫内膜、卵巢、胃、小肠、肝胆管道、泌尿道、大脑、胰腺和皮脂	林奇综合征
GREM1	15q13.3	GREM1	细胞增殖调控	结肠	遗传性混合息肉病综合征
MLH1	3p22.3	MutL 同源物 1	DNA 错配修复	结肠、子宫内膜、卵巢、胃、小肠、肝胆管道、泌尿道、大脑、胰腺和皮脂	林奇综合征
MSH2	2p21	MutS 同源物 2	DNA 错配修复	结肠、子宫内膜、卵巢、胃、小肠、肝胆管道、泌尿道、大脑、胰腺和皮脂	林奇综合征
MSH6	2p16.3	MutS 同源物 6	DNA 错配修复	结肠、子宫内膜、卵巢、胃、小肠、肝胆管道、大脑、胰腺和皮脂	林奇综合征
MUTYH	1p34.1	Mut Y 同源物	DNA 修复	结肠	MUTYH 相关性息肉病
POLD1	19q13.33	DNA 介导的聚合酶 δ1，催化亚基	DNA 复制和修复	结肠和子宫内膜	结直肠癌-聚合酶校对功能相关息肉综合征
POLE	12q24.33	DNA 介导的聚合酶 ε，催化亚基	DNA 复制和修复	结肠	结直肠癌-聚合酶校对功能相关息肉综合征
PALB2	16p12.2	BRCA2 定位和稳定蛋白	DNA 修复	乳腺和胰腺	家族性乳腺癌和范科尼贫血 N 型
PMS2	7p22.1	DNA 损伤修复及凋亡相关蛋白（酵母同源）	DNA 错配修复	结肠、子宫内膜、卵巢、胃、小肠、胆道、泌尿道、大脑、胰腺和皮脂腺	林奇综合征

（续表）

基因	位置	名称	功能	相关癌症	疾病
PTEN	10q23.31	磷酸酶和张力蛋白同源物	细胞周期调控	乳腺、甲状腺、肾脏、子宫内膜、结肠、皮肤和中枢神经系统	PTEN 错构瘤综合征
RAD51C	17q22	RAD51 旁系同源物 C	DNA 修复	乳腺和卵巢	家族性乳腺癌和卵巢癌
RAD51D	17q12	RAD51 旁系同源物 D	DNA 修复	乳腺和卵巢	家族性乳腺癌和卵巢癌
SMAD4	18q21.2	SMAD 家族成员 4	细胞信号传导和增殖调控	结肠、胃和胰腺	家族性幼年性息肉病
STK11	19p13.3	丝氨酸 / 苏氨酸激酶 11	细胞信号传导和增殖调控	乳腺、结肠、卵巢、胃、肺和胰腺	Peutz-Jeghers 综合征
TP53	17p13	肿瘤蛋白 p53	DNA 修复和细胞周期调控	乳腺、脑、肾、肾上腺和血液	李-佛美尼综合征

合性癌症基因包。尽管选择大规模并行测序方法检测癌症变异，但仍只有在大约 30% 的病例里检测到家族性乳腺癌相关的致病突变[486]。

个体化医学和大规模并行外显子组测序的临床应用，可能检测出更罕见的错义变异，而其中许多是意义不明的基因变异，其检出率大约在每 1 000 个外显子的 DNA 碱基测序中，检测出 0.008 的罕见变异[491]。因此，在为患者提供更全面的检测的同时，关于意义不明变异临床相关性的确定性，将是卫生保健人员在对患者如何护理和管理过程中的挑战，并且可能会使患者感到不安。除了检测到意义不明的基因变异外，进一步的基因检测还可以发现癌症易感基因的其他变异，但这些变异不如 BRCA1 和 BRCA2 那么具有特异性。许多这样的基因都表现出低外显率，难以把发现的变异转化为可计算的癌症风险，而且对很多这样的变异，还没有建立其临床应用的建议和指南[492]。

遗传性结肠癌

结直肠癌（colorectal cancer, CRC）是美国第三常见的癌症，每年有近 15 万新病例，每年约有 5 万人死亡。3%～5% 的大肠癌病例与高度外显的结肠癌综合征相关基因突变有关[493]。在多达 1/3 的病例中，观察到疾病的家族聚集，因此这意味着其他较低外显的易感基因和环境因素参与其中。环境危险因素包括肥胖、缺乏锻炼、中度到重度喝酒、吸烟、红肉或加工肉类的食用，以及全谷物纤维的减少、水果和蔬菜的摄入量减少[453]。大约 85% 的癌症发生是正常黏膜的腺瘤转化，然后转化为癌症，15% 的癌症是通过锯齿状息肉变化而发生的[494]。大肠癌的分子基础是一个复杂的多步骤过程，涉及遗传和表观遗传改变。疾病的不同分子途径的表达导致不同的临床特征、预后、治疗方案和病理变化。

微卫星不稳定（microsatellite instability, MSI）相关基因变异占大肠癌病例的 15%～20%，其中，与以 DNA 错配修复（mismatch repair, MMR）相关基因的基因失活突变或这些基因的获得性表观遗传沉默相关。MMR 是一种普遍存在的 DNA 修复机制，发生在所有的细胞分裂过程。由于 MMR 系统功能异常，微卫星重复序列或长度为 1～6 个碱基对的短串联重复序列内的 DNA 复制错误没有得到纠正，整个基因组非编码区中微卫星重复数的扩增或收缩。但是，当基因组编码区的微卫星发生变化时，尤其是在其蛋白产物参与细胞生长（TGFβR2），细胞凋亡（BAX）或 DNA 修复（MSH6）的相关基因内发生变化时，就容易导致 CRC 的发生[495, 496]。

染色体不稳定（chromosomal instability, CIN）通路变化可以发生在 75%～80% 的大肠癌，并已经在 25 年前首次提出[497]。CIN 途径的特征是遗传性或体细胞突变导致抑癌基因 APC 失活，导致 Wnt 信号通路激活，并随着肿瘤的发生而导致获得性染色体物质丢失。这些核型改变最常发生在 5q、18q 和 17p 的染色体区域，而与抑癌基因 *APC*、*DCC*、*SMAD2*、*SMAD4*、*TP53* 和邻近的 DNA 序列相关。激活染色体 12p12.1 上 *KRAS* 原癌基因的密码子 12、13 和 61 的突变也很常见 [494]。总体来说，这种分子变化的特点会导致细胞不受限制的生长、分裂和凋亡的丧失。通过 CIN 通路发生的肿瘤的微卫星是稳定的，因为 CIN 和 MSI 通路被认为是互斥的。

CpG 岛甲基化表型（CpG island methylator phenotype, CIMP）被认为是 MSI 途径的一个分支，可能导致 CRC 的发生 [498]。作为 MSI 肿瘤的分支，这些肿瘤的 CIN 属阴性，CpG 岛高甲基化发生在特定基因的特征性模式。这些表观遗传变化导致相应基因的沉默，没有转录，因此最终没有相关基因产物的翻译 [499]。CIMP 肿瘤可以根据甲基化程度和观察到高甲基化的基因数量进一步分类 [500]。CIMP 肿瘤典型地表现为 MSI，因为 MMR 相关 *MLH1* 基因是高甲基化的。

Lynch 综合征

最常见的结直肠癌易感综合征是林奇综合征（Lynch syndrome, LS；OMIM#120435），也被称为遗传性非息肉病结直肠癌（hereditary nonpolyposis colorectal cancer, HNPCC），占所有结直肠癌病例的 3%～5%。这种疾病的发病率约为 1/500，是根据 Henry Lynch 博士观察到的两个中西部大家族中常染色体显性遗传易患早发性大肠癌伴胃和子宫内膜肿瘤而命名 [501]。LS 是一种由多个基因之一引起的异质性疾病，表现为发病年龄可变，外显率可变，结直肠癌的终身风险为 50%～70%，并增加其他相关肿瘤的风险 [502]。LS 患者结直肠癌的特点是少数息肉而能在短短 2～3 年加速转化为癌症。这一癌症的易感与 MSI 途径相关的 MMR 基因的生殖细胞突变有关。LS 家族中的 CRC 和伴有 MSI 的散发性肿瘤，更常发生在结肠的近端，且以右侧多见。这些肿瘤的预后较好，但在缺乏 MMR 蛋白的情况下，对基于 5-FU 辅助化疗的效果较差 [503]。组织学上，这些肿瘤表现为浸润淋巴细胞、黏液样的印戒细胞和低分化。

第一个 MMR 相关基因被定位在染色体 2p15-16 上 [504]。同时，部分的散发性结直肠癌也可以发现 MSI [505, 506]。与 LS 相关的 MMR 基因包括 *MSH2*、*MSH6*、*MLH1* 和 *PMS2*，分别位于染色体 2p15-16、2p15-16、3p21 和 7p22 [507]。大多数 LS 相关突变发生在 *MSH2*，占 40% 和 *MLH1*，占 50% [496]。少部分 LS 患者（1%～3%）存在影响上皮细胞黏附分子（epithelial cell adhesion molecule, EPCAM）相关基因 *EPCAM*（位于染色体 2p21）的生殖细胞缺失，导致下游 *MSH2* 基因沉默，相关 MSH2 蛋白无翻译。

与 Lynch 综合征相关的 MMR 基因突变多样。几乎所有 DNA 复制过程中的错误都是通过校对 DNA 聚合酶 3′ 到 5′ 的核酸外切酶活性来修复的。MMR 蛋白在细胞分裂前修复两条链之间不匹配碱基错误，这一过程对维持基因组稳定至关重要 [503]。除了修复不匹配的碱基对之外，MMR 系统还修复小插入或小缺失、微卫星或小重复序列在复制过程中可能出现的不匹配碱基的"环路"。修复过程包括三个步骤：① 识别错配；② 切除；③ 重新合成以恢复正确的序列。在 MMR 过程中，MLH1 和 PMS2 蛋白组成的二聚体，便于与 MMR 相关的其他蛋白质结合，而 *MSH2* 相关蛋白与 *MSH6* 基因产物形成异源二聚体，以识别错配 [507]。当 MMR 蛋白的正常功能由于编码 DNA 突变而改变时，DNA 复制产生的不匹配碱基不会固定，导致 DNA 链具有不同长度的重复。在 LS 中，MMR 相关基因（以下简称 MMR 基因）的生殖细胞突变是遗传的，导致一个等位基因失去作用。在这些患者的肿瘤组织中，第二个等位基因通过体细胞突变失活或缺失，这种现象被称为杂合子缺失（lose of heterozygosity, LOH）（图 6.11）。因此，未经纠正的体细胞复制错误会累积在整个基因组中的非编码和无关紧要的位置，也会累积在与细胞生长、信号传递和 DNA 修复有关的基因的编码区。15%～20% 的 CRC 显示 MSI。在非 LS 病例中，MSI 归因于通过双等位基因甲基化使 MLH1 表达沉默 [508]。

为了帮助临床医师识别 LS 家族中的患者，已经采用几个标准判断，包括 1990 年首次开发

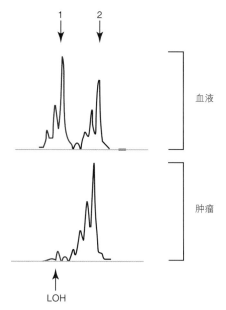

图 6.11　电泳图表明肿瘤 DNA 中的杂合性缺失（LOH）。从外周血和肿瘤组织中提取患者的 DNA，对肿瘤发生过程中认为有染色体区域缺失的微卫星重复位点进行聚合酶链反应。其中一种引物用荧光染料标记，并对扩增产物进行毛细管电泳。x 轴表示相对扩增产物大小，y 轴表示相对荧光强度。从患者血液中提取的组成 DNA 表明该标记为等位基因 1 和等位基因 2 的杂合子。因此，LOH 存在于肿瘤 DNA 中。扩增产物中的一个缺失表明第二个等位基因的缺失，说明在该特定位点的染色体物质的缺失

的阿姆斯特丹标准（Amsterdam criteria）和 1998 年开发的更具准确的 Bethesda 标准 [509, 510]。这些标准已成为能最大限度地识别这些家庭中的先证者 [511, 512]。如果符合下列标准之一，应对大肠癌组织进行 MSI 检测：① 年龄小于 50 岁；② 无论年龄大小，同步或异时性大肠癌或其他 LS 相关肿瘤的存在，包括子宫内膜、卵巢、胃、肝胆系统、小肠、输尿管、肾、骨盆和脑；③ 60 岁以下，组织学表现为典型的肿瘤浸润淋巴细胞、克罗恩样（Crohn-like）淋巴细胞反应、黏液印戒分化或髓样生长；④ 患者有一名或多名一级亲属患有 50 岁前确诊的 LS 相关肿瘤；⑤ 不论年龄大小，患者有两名或两名以上一级或二级亲属患有结直肠癌或 LS 相关肿瘤 [512]。尽管有这些修订的指南，一些明显的病例仍然没有被确定，因此建议在 70 岁以下的所有大肠癌患者进行普遍筛查 [513]。同样重要的是对子宫内膜癌（endometrial cancer, EC）患者进行 LS 筛查，因为

大约 3% 的 EC 患者有 MMR 基因突变。LS 妇女罹患 EC 的终身风险为 25%～60%，平均确诊年龄在 48 岁～62 岁 [514, 515]。发生卵巢癌的终身风险为 1%～3%，其中 10%～15% 的遗传性卵巢癌是由 LS 引起的 [516]。多达 20% 的 LS 妇女中可以同时患有子宫内膜和卵巢肿瘤 [517]。在许多患有 LS 的妇女中，作为原发恶性肿瘤，EC 的发生通常先于 CRC。确定患 LS 相关肿瘤的风险增加之后，可以加强对高危家庭成员的监测、咨询和检测。基于这些原因，建议对所有新诊断的 EC 患者进行普遍筛查，因为当依赖 MMR 相关的肿瘤形态学或患病诊断标准，如年龄（< 50 岁）和病史时，有相当大比例的 LS 患者被漏诊 [518-520]。

MSI 的分子检测可以通过使用生殖细胞或体细胞的改变来识别 MMR 基因的缺陷，而 IHC 检测是为了检测 MMR 蛋白的表达 [521]。PCR 检测 MSI 可能是某些机构的首选方法。或者，如果没有现成的 MSI 检测，或者如果肿瘤组织数量有限，可以进行 IHC 检测。然而，在一些设置中，同时进行分子 MSI 检测和 IHC 检测，以防止任一种方法获得的假阴性结果。在许多机构，通常由一个多学科小组制定并同意普遍筛查疑似 LS 患者的标准方案。然而，这种做法并没有被许多社区医院很好地采用 [522]。由于单核苷酸微卫星重复更容易受到 MMR 错误的影响，MSI 检测通常使用多个单核苷酸位点的多重 PCR 进行，但需要使用正常的邻近组织进行比较（图 6.12）。最近，能通过大规模并行测序检测 MSI [523]。MSI 的特征是通过插入或缺失、重复序列来扩增或收缩 DNA 序列。如果在 5 个位点中的两个或两个以上能检测到 MSI，或在超过所分析位点的 30%，就说明肿瘤具有高频率的 MSI（high frequency of MSI, MSI-H）。如果只在一个位点检测到 MSI，或低于 30%，肿瘤就具有低频率的 MSI（low frequency of MSI, MSI-L）。如果在任何位点都没有检测到 MSI，则肿瘤被认为是微卫星稳定（microsatellite stable, MSS）。MSI-L 或 MSS 结果说明 LS 的可能性极大地降低。

如果检测到 MSI-H，需要确定 MSI 是由遗传性失活的生殖细胞 MMR 基因突变引起的，还

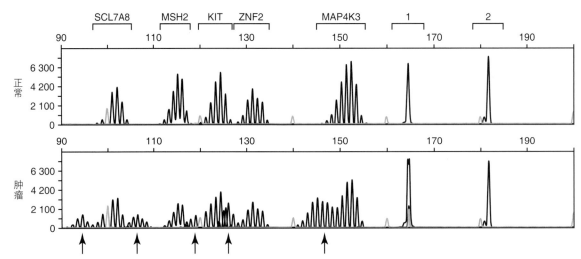

图 6.12　电泳图表明肿瘤 DNA 中的微卫星不稳定性（MSI）。从患者的外周血或正常组织中提取 DNA，并将其与肿瘤组织中提取的 DNA 进行比较。使用荧光标记的引物对 5 个单核苷酸位点（*SCL7A8*、*MSH2*、*KIT*、*ZNF2* 和 *MAP4K3*）和 2 个五核苷酸（1 和 2）（Promega Corporation, Madison, WI）进行多重聚合酶链式反应（PCR）扩增。图的顶部标注了碱基中扩增产物中大小，并通过峰高（*y* 轴）表示每个扩增产物检测到的相对荧光量。每个位点的多峰代表"颤抖状"峰，是重复序列 PCR 过程中链滑脱导致。箭头表示 5 个单核苷酸位点的产物大小发生了变化，表明微卫星的不稳定性。在多态五核苷酸标记处正常 DNA 和肿瘤 DNA 之间的相同模式表明正常 DNA 和肿瘤 DNA 来自同一个人

是由于通常出现在散发性大肠癌中常见的 *MLH1* 的体细胞 CpG 甲基化所致的。由于 *MLH1* 的体细胞 CpG 甲基化经常与体细胞 *BRAF* 原癌基因突变 p.Val600Glu 相关，所以在获得 MSI-H 结果后，这项检测通常作为对肿瘤组织 DNA 的跟进检测（图 6.13）[524]。如果检测到体细胞 *BRAF* p.Val600Glu 突变，LS 是不可能的。然而，如果没有检测到 *BRAF* 基因突变，则更有可能是生殖细胞 MMR 基因突变，继续进行肿瘤组织 DNA 的 *MLH1* 启动子超甲基化分析。如果检测发现表观遗传双等位基因 *MLH1* 基因启动子超甲基化，则诊断为散发性大肠癌。相反，缺乏 *MLH1* 启动子

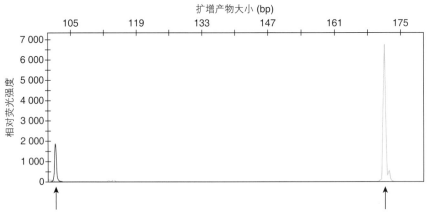

图 6.13　通过等位基因的特异性聚合酶链反应（PCR）检测 *BRAF* 基因的 c.1799T > A（p.Val600Glu）突变。在图的顶部注明了碱基中扩增产物的大小，并通过峰值高度（*y* 轴）表示检测到的每个扩增产物的相对荧光量。可以通过等位基因特异性 PCR 结合毛细管电泳快速检测到 *BRAF* 基因的 c.1799T > A 突变。从 MSI-H（微卫星高不稳定性）结肠肿瘤石蜡包埋组织中提取 DNA。利用 15 号外显子侧翼引物扩增内部对照 171 bp 片段，并用荧光标记 3′ 端引物。在同样反应中，相同的 5′ 正向引物和另一个 3′ 端荧光标记的 *BRAF* 基因中 c.1799T > A 特异性引物，扩增出 101 bp 的等位基因特异性扩增产物。右箭头指向为内部对照，左箭头确认肿瘤中存在 *BRAF* 基因 c.1799T > A（p.Val600Glu）突变，因此表明在结肠肿瘤中观察到的 MSI-H 表型与散发性结肠癌有关，而与林奇综合征相关的 MMR 基因突变无关

的高甲基化就提示 LS 的可能性，这就需要使用患者的外周血淋巴细胞进行 MMR 基因的 DNA 序列分析，以鉴定生殖细胞 MMR 基因突变[507]。

生殖细胞 MMR 基因突变的存在证实了 LS 的诊断。如果已经进行了 IHC 检测，IHC 检测结果可以指导需要对哪个 MMR 基因进行测序。例如，MSH2 表达的缺失就意味着 *MSH2* 基因的突变，而 MSH6 的表达缺失则意味着 *MSH6* 基因的突变。因此，需要明确了解 *MSH2* 或 *MSH6* 的突变，就需要进行 Sanger DNA 测序。然而，以 IHC 结果指导的基因检测，其结果并不总是一致的，也不是都需要进行 IHC 检测。因此，可以对 LS 特殊群体使用包括全部 4 个 MMR 基因和 *EPCAM* 的大规模并行测序，从外周血样本中提取的 DNA 进行生殖细胞突变的检测。在 LS 患者中鉴定出特定基因突变，可以使用定向 Sanger DNA 测序分析来筛查在高危家庭成员中共分离的特定突变。

检测前和检测后的遗传咨询都是非常重要的。在检测之前，遗传学专业人员应该回顾家族史，评估患者的心理社会需求，回顾风险咨询，并讨论基因检测及其可能得到的结果。预测性风险分析模型可用于确定已知的 MMR 基因突变的概率[525]。检测后的遗传咨询内容包括向患者及其家人披露结果和意义。遗传学专家应根据所涉 MMR 基因和鉴定出的突变为患者提供管理和监测计划[526]。

林奇综合征相关的基因突变具有异质性，大多数突变会导致蛋白过早截断和功能丧失的无义或移码突变[527]。大多数生殖细胞突变发生在 *MLH1* 和 *MSH2*，少数发生在 *MSH6* 基因。*PMS2* 基因的突变最不常见。无论是使用基于 Sanger 的检测还是基于大规模并行测序的 DNA 测序分析，一个重要的问题是识别意义不明的变异，这些变异通常是错义或可能的剪接变异，并且无法确定其重要的生物学功能。因此，如果没有功能分析来确认它们与疾病过程的相关性，就很难确定这些变异的病理作用。正因为如此，国际胃肠遗传性肿瘤协会（Gastrointestinal Hereditary Tumours, InSiGHT）开发了一个数据库，在 LS 患者中发现了近 2 500 个报告的体质性变异[527]。通过多学科的方法，该小组系统地应用了数据库变异的

标准分类方案，并确定了每种变异的临床推荐方案[528]。这种全面的方法有助于对特定基因突变的风险评估，并促进对家庭的适当护理和管理。然而，具有挑战性的是，只在单个家系中分离的个性变异，以及仅基于在一个家系中发现的临床表现来分析基因型表型相关性，及其对特定突变的预测性风险评估仍存在很大的不确定性。

总体来说，从 MMR 相关基因的基因型表型相关性分析结果表明，携带 *MLH1/MSH2* 基因突变的个体发病年龄最早，在 70 岁之前发生结直肠癌的风险最高[502, 529]。*MSH6* 基因突变女性携带者患大肠癌的终身风险最低（10%），而 *MSH6* 基因突变阳性携带者在 70 岁时患大肠外癌的风险最高。*PMS2* 基因突变携带者的疾病外显率较低，患直肠癌的风险较低。

如果在患者中发现了 MMR 基因突变，高危成人家庭成员可以通过适当的遗传咨询进行症状前检测。与其他成人疾病的症状前检测类似，遗传咨询应该包括核实家族史和讨论疾病的临床过程，包括疾病发生的风险和与疾病管理相关的问题。讨论应该纳入遗传咨询中，包括患者会积极地或者消极地面对检测结果、幸存者的内疚感或耻辱感，以及保险和就业受到歧视的可能性。如果在症状前患者中检测到生殖细胞突变，监测从 20～25 岁或比家族中最小的诊断年龄早 10 年开始，每 1～2 年进行一次结肠镜检查[530]。LS 高危妇女的子宫内膜癌和卵巢癌监测应包括阴道超声检查和子宫内膜活检，从 30～35 岁开始，每隔 1～2 年进行一次[530]。此外，对于已完成生育的妇女，可以考虑预防性子宫切除术和双侧输卵管卵巢切除术。或者，如果不进行基因检测，亲属应该每隔 1～2 年开始一次结肠镜检查，20～30 岁开始，然后在 40 岁之后每年进行一次的频繁筛查。如果在先证者中没有检测到致病性 MMR 生殖细胞突变，尽管 MSI 和 IHC 检测提示 MMR 生殖细胞突变和 LS，对家庭成员进行症状前 DNA 检测不可能得出阳性结果。这些突变阴性的家系或类似 Lynch 的家系可能是：① 最终被重新分类的 MMR 的良性变异；② 没有检测到基因组某个区域的 *MMR* 基因突变；③ 现有方法未能检测到

的结构性变异；④ 其他尚未确定的 MMR 基因，或者调节 MMR 基因的其他基因突变[519]。尽管不总是能在符合 LS 标准的家系中检测到基因突变，但应该加强对先证者和高危家庭成员的监测。

此外，在大约 70% 的 Muir-Torre 综合征（Muir-Torre syndrome, MTS）患者中能发现 MLH1 和 MSH2 突变，其频率分别是 10% 和 90%。MTS 的特点是至少有一个皮脂腺瘤、腺瘤或腺癌，以及一个或多个内脏肿瘤，最常见的是结直肠癌或子宫内膜癌，但也可以看到其他 LS 相关的肿瘤。MTS 被认为是 LS 的一个亚型，平均诊断年龄在 50 岁左右[531]。因为皮脂腺肿瘤可能是散发性的，需要对 LS 加以确诊。在极少数情况下，具有双等位基因生殖细胞突变的患者会导致体质性错配修复缺陷综合征（mismatch repair deficiency syndrome）（OMIM#276300）的发生，并伴有早发的结直肠癌和儿童期的血液肿瘤或脑瘤。

家族性腺瘤息肉病

家族性腺瘤性息肉病（familial adenomatous polyposis, FAP）（OMIM#175100）是一种常染色体显性遗传病，发病率为 1/15 000～1/8 000，其特征是结肠和直肠都有成百上千的腺瘤性息肉。这种疾病有很高的外显率，在未经治疗的基因突变携带者的终身结直肠癌风险接近 100%。FAP 占美国观察到的 CRC 病例的 1%。有趣的是，在大约 20% 的病例中没有家族史，这种疾病是新发突变的结果。大约一半的患者在 10～20 岁会出现息肉[532]。大肠癌最终发生在息肉病发病后的 10～15 年，未经手术干预的大肠癌的中位年龄约为 40 岁[532, 533]。正是这些患者中息肉巨大数量的增加，使其很可能发展为癌症。因此，需要密切监测这些患者，当观察到多发性腺瘤或者当组织学检查发现高风险时，建议行结肠切除术。此外，FAP 患者罹患其他恶性肿瘤的风险增加，包括小肠癌（最常发生在十二指肠壶腹周围）、甲状腺乳头状癌（papillary thyroid carcinoma）、肝母细胞瘤（hepatoblastoma）、胰腺癌和脑瘤[534]。此外，这些患者一生中有 7%～20% 的风险发生肠外良性异常，包括肾上腺瘤或硬纤维样瘤、骨瘤、先天性视网膜上皮肥大和牙齿畸形[534]。据报道，在

多达 21% 的 FAP 患者中，重要区域的韧带样瘤（desmoid tumors）是死亡的原因[535]。因此，密切监测 FAP 患者和高危家庭成员对于降低 CRC 的发生率和死亡率以及 APC 相关并发症至关重要。

家族性腺瘤性息肉病是由在 1991 年克隆的腺瘤性息肉（adenomatous polyposis coli）基因 APC 的生殖细胞突变引起的[536-538]。该基因编码区长度为 8 535 bp，含 15 个外显子，蛋白质大小为 2 843 个氨基酸，分子量约为 310 kDa。APC 蛋白是一种多结构域、具有多个结合伙伴的多功能蛋白，在调节 Wnt 信号通路中的 β-catenin 水平方面发挥关键作用[539, 540]。该蛋白质还参与其他细胞过程，包括细胞黏附和迁移、DNA 修复、细胞凋亡、FAK/Src 信号传递、微管组装和染色体分离[540, 541]。然而，APC 的主要肿瘤抑制功能似乎是调节原癌蛋白 β-catenin 和典型的 Wnt 信号。在这个过程中，APC 与糖原合成酶激酶-3β 和 Axin 一起，通过胞质 β-catenin 的磷酸化来调节 β-catenin 的含量，从而实现泛素依赖的降解。在缺乏功能性 APC 的情况下，β-catenin 不受调控并聚集在细胞核中，导致非配体的组成性 Wnt 信号转导和由淋巴增强因子/T 细胞因子（LEF/TCF）转录因子介导的转录，从而导致增殖相关基因的上调[542]。因此，APC 通常被称为肿瘤进展的"看门人"[540, 541, 543]。与其他抑癌基因的常染色体显性遗传突变相似，正常的等位基因也必须失活才能导致疾病的发生。针对 APC 的治疗方法已被报道[540]。

Sanger 和大规模并行测序的 DNA 测序研究已经确定了 APC 中 1 500 多个胚系突变，其中大多数是由于移码或无义突变而导致蛋白质截断[528]，已使用 MLPA 确定了基因重排[544, 545]。虽然这些突变具有异质性，但使用 MLPA 在 1 061 和 1 309 密码子上进行检测所发现的所有突变中，有两个热点突变，分别是 10% 和 15%[544, 545]。此外，大约 33% 的突变发生在这两个位点之间。某些 APC 突变存在基因型表型相关性。密码子 1 309 处的 AAAAG 缺失与较年轻的发病相关[546]。在经典的 FAP 能观察到主要是在外显子 5 和外显子 15 的 5′ 部分之间发生的突变，外显子 15 是该基因最大的外显子，跨度为 6.5 kb。密码子 1 250～1 464 有突变或密码子

1 403～1 578 有截短突变的 FAP 患者与严重表型相关，患结肠外疾病的风险增加[547, 548]。衰减 FAP（attenuated FAP, AFAP）占 8%～10% 的 FAP 患者，与较少的结肠息肉（10～100）和较高的发病年龄相关[549-552]。即使存在相同的突变，也存在家族内和家族间的表型变异，这可以用由一个或多个修饰基因加以解释[553, 554]。

如果怀疑 APC 突变，建议结合缺失和重复分析进行全基因序列分析[507, 544]。如果能确认家庭的基因突变，建议对年仅 10～12 岁的高危家庭成员进行遗传咨询和症状前 DNA 检测[555]。尽管对这些无症状未成年人的 DNA 检测通常不被遗传界认可，但能早期发现这些患者的突变有利于他们的临床管理，因为可能会启动常规的筛查或预防性结肠切除术。如果在家族中检测到突变，则应每 2 年进行一次内镜检查，如果检测到腺瘤，则应每年进行结肠镜检查，直到完成结肠切除术[556]。用于检测甲状腺恶性肿瘤和硬纤维瘤的年度甲状腺和腹部超声检查也可能包括在监控的筛查中。突变检测为阴性的家庭成员不会增加患 CRC 的风险，而不需要进行常规的筛查，只需要遵循普通人群的筛查计划就可以。如果不能确定家族中的突变，建议每 2 年进行一次乙状结肠镜检查，并在 10～12 岁就开始。此外，当乙状结肠镜检查结果反复阴性时，这种检查的频率可以在随后的每 10 年减少，而且常规的监测可以在 50 岁时停止[556]。由于 AFAP 与较晚的发病年龄相关，并且大多数腺瘤位于结肠的右侧，结肠镜检查是推荐的筛查方法，并从 18 岁到 20 岁开始。

2002 年，在 APC 突变阴性腺瘤性息肉病患者发现基底切除修复基因 MUTYH 发生双等位基因突变，这种疾病被称为 MYH 相关息肉病（MYH–associated polyposis, MAP）（OMIM # 604933）[557, 558]。该基因包含 16 个外显子，位于染色体 1p34.3–p32.1，编码腺嘌呤特异的 DNA 糖基化酶，参与 DNA 碱基切除修复（base excision repair, BER）。当它不适当地与鸟嘌呤、胞嘧啶或含有 8-氧-7, 8-二氢鸟嘌呤的氧化损伤的 DNA 配对时，这种蛋白质会去除腺嘌呤。如果不修复，这些错配可能导致 APC 基因的 G:C 变为 T:A 的

突变，有时还会导致 KRAS 基因的突变[557, 559]。MUTYH 基因突变阳性患者患大肠癌的平均年龄为 51.7 ± 9.5 岁[560]。能发现不完全外显，息肉的大小随典型患者息肉数量的不同而不同。建议对这些患者进行密切监测，提供类似于 AFAP 的监测，早在 18～20 岁就开始筛查，每 2 年进行一次结肠镜检查。此外，虽然这是一种常染色体隐性疾病，但只有一个 MUTYH 基因突变的杂合子携带者患 CRC 的风险升高，因此表明在该人群中也可能需要密切的临床监测[560, 561]。

MUTYH 基因的突变具有异质性，并且分布在整个基因中，已经报道有 300 多个独特的变异[528]。大多数变异导致基因中的氨基酸替换，并观察到种族特有的常见突变[562]。患者可以是同一突变的纯合子，也可以是具有两个不同突变的复合杂合子。MUTYH 基因突变的 DNA 检测可以针对常见的已知突变，或者在家庭中所发现的突变来进行。或者，可以要求对 MUTYH 基因进行全基因测序。如果 MUTYH DNA 序列分析结果为阴性，可以进行对 APC 检测[507]。

在确定推荐的最合适的分子检测方法时，需要对临床表现、个人或者家族史进行仔细审核。在疾病诊断确定性较高的情况下，特异基因的 Sanger 测序更具成本效益。然而，对于一些家庭，使用与有针对性的结肠癌相关易感基因包的大规模并行测序可能更能提高检测阳性率，以更快和更具成本效益的方式识别在家庭中传递的疾病基因（表 6.6）[563]。

记忆要点 遗传性癌症

· 疾病可能是因为原癌基因中单个激活突变而遗传。
· 疾病可能是因为抑癌基因或错配修复基因中单个功能丧失突变，以及随之的另一等位基因的体细胞失活而发生。
· 在家庭成员中观察到的患者发病年龄和肿瘤类型是可变的。
· 目前，基于 MPS 的疾病特定肿瘤基因包最常用于鉴定家族中的基因突变。
· 进行常规临床监测筛查应该在突变阳性无症状家庭成员中开展。
· 遗传咨询是患者护理和管理的重要组成部分。

线粒体 DNA 疾病

线粒体是无处不在的细胞器，存在于动物、高等植物和某些微生物的所有真核细胞的细胞质。线粒体通过氧化磷酸化（oxidative phosphorylation, OXPHOS）产生 ATP，为细胞过程提供能量，在维持钙稳态和包括凋亡在内的各种细胞内信号级联的过程中都发挥着重要作用[564-566]。线粒体的基质被一层富含心磷脂的内膜所包围，两者都被第二层外膜所包围。在基质中有线粒体 DNA（mitochondrial DNA, mtDNA）的拷贝。每个线粒体包含 2~10 个 mtDNA 拷贝，而每个细胞有数百个线粒体，估计每个细胞中存在 10^3~10^4 个 mtDNA 拷贝，其中脑、骨骼和心肌的浓度特别高。线粒体 DNA 拷贝数的改变或突变都与遗传性和获得性疾病有关[567-569]。线粒体基因组由一个含有 16 569 个碱基对的双链环状 DNA 分子组成，编码 37 个基因，包括两个 rRNA、22 个 tRNA 和 OXPHOS 系统所需的 13 个亚基，其中 7 个属于复合物 Ⅰ，1 个属于复合物 Ⅲ，3 个属于复合物 Ⅳ，2 个属于复合物 Ⅴ 等的编码基因[570]。OXPHOS 系统中涉及的大多数亚基都是核编码的，几种调控线粒体基因表达的核基因产物也是如此。线粒体遗传密码与通用密码略有不同。例如，在 mtDNA 中，TGA 编码色氨酸而不是终止密码子，所有线粒体翻译的 mRNA 包含的密码子只需要 22 个线粒体编码的 tRNA 分子进行翻译，而不是 Crick 所提出的摆动假说预测的 31 个[571, 572]。每个细胞的 mtDNA 拷贝数高，加上小基因组和个体间高度多态的序列变异，使得 mtDNA 序列分析成为法医学研究的理想工具[573, 574]。

线粒体相关疾病的发病率为 1/5 000~1/1 000，可由核 DNA 突变引起（占 85%~90%），或由线粒体基因组突变引起（占 10%~15%，1988 年首次报道）[575-577]。线粒体 DNA 的突变率高于核 DNA，可能是由于染色质结构的差异，缺乏 DNA 修复机制，以及活性氧的持续产生。线粒体遗传在几个方面不同于孟德尔遗传。首先，几乎所有的线粒体 DNA 都是母系遗传的。成熟卵母细胞里的线粒体 DNA 拷贝数最高，每个细胞含 10^5，而每个精子的线粒体 DNA 拷贝数只有 10^2。受精后，精子 mtDNA 被选择性降解，只剩下母体 mtDNA。因此，如果母亲携带 mtDNA 突变，它会传递给她所有的孩子，但只有她的女儿才能将疾病传递给她们的后代。虽然这被认为是规则，但父亲的 mtDNA 遗传已有报道，可能是因为精子 mtDNA 在早期胚胎发育中不完全降解所致[578, 579]。如果线粒体 DNA 发生突变，它将存在于正常线粒体 DNA 的人群中。这种正常和突变的 mtDNA 拷贝在同一细胞内的共存被称为异质性，是线粒体遗传的第二个独特特征。第三，在细胞分裂过程中，正常和突变的 mtDNA 的比例会随着线粒体的变化而变化，它们伴随核基因组被分裂进入子代细胞。因此，在发育和分化过程中，正常线粒体 DNA 和突变线粒体 DNA 的比例可以在体内的细胞和组织中有所不同。最后，在细胞、组织或器官系统内产生有害表型所需的突变 mtDNA 的百分比被称为阈值效应。疾病的阈值因人而异，决定于组织的能量需求，以及 mtDNA 突变状况。mtDNA 疾病家族的遗传咨询因不能准确预测异质性和阈值效应而变得复杂。

存在两种类型的 mtDNA 突变：一种是影响线粒体蛋白合成的突变（tRNA 和 rRNA 基因），另一种是本身编码蛋白的基因突变[580, 581]。传统上，线粒体 DNA 突变的检测是通过直接 Sanger 测序或通过特定疾病相关突变的定向检测来进行。在过去的几年里，大多数临床实验室已经转向使用基于大规模并行测序的检测方法。近日，线粒体医学学会（Mitochondrial Medicine Society）发布了一份关于线粒体疾病诊断的共识声明[582]，这一声明指出，目前基于大规模并行测序的整个线粒体基因组检测（相对于传统的基于 DNA 的线粒体靶向突变检测），应该作为诊断疑似线粒体疾病的首选方法，即一线的 DNA 分子诊断[582]。基于大规模并行测序的线粒体 DNA 突变检测通常包括一个初步的长距离 PCR，以扩增整个线粒体基因组[583-585]。完成这一步骤后，对扩增出的

mtDNA 进行处理、测序，然后进行分析[584]。通过使用大规模并行测序方法而确定的 mtDNA 突变通常需要通过辅助方法（如 Sanger 测序）进行确认。使用基于大规模并行测序的检测和随后的突变确认技术，能够可靠地检测到的异质性水平约为 10%[583, 584]。由于基于大规模并行测序的方法在检测异质性方面的局限性，一些实验室继续使用基于 PCR 的方法来检测较低水平的异质性变异，以确定由特定 mtDNA 突变所引起的疾病。目前了解到的是，mtDNA 突变与不少的遗传性疾病相关，如获得性 mtDNA 缺失与衰老过程有关，而线粒体功能障碍则与神经退行性疾病和癌症有关[568]。许多体细胞 mtDNA 突变是通过有氧代谢副产物氧自由基的破坏而发生的[586, 587]。

线粒体疾病的临床治疗在很大程度上是支持疗法。目前正在研究几种治疗方法，如抗氧化治疗、基因治疗、刺激线粒体生物合成等[588]。然而，这些潜在的治疗方法在很大程度上仍处于实验阶段。

▶ Leber 遗传性视神经病

Leber 遗传性视神经病（Leber hereditary optic neuropathy, LHON）（OMIN#53500）是最常见的线粒体疾病，是通过 mtDNA 突变检测首次发现的母系遗传的疾病[575]。LHON 的特征是由于视网膜神经节细胞（retinal ganglion cell, RGC）层的局灶性变性引起的急性或亚急性双侧中心性视力丧失，一些患者则有视神经功能受损[589]。疾病相关的 RGC 退化的具体原理尚不清楚，可能是由超氧化物调节的差异引起的[590]。发病年龄通常是 20～40 岁，在出现最初症状后，双眼通常在 6 个月内受影响。在携带 LHON mtDNA 突变的个体中，大约 50% 的男性会患病，而只有 10% 的女性会患病[589]。此外，尚没有确定的环境因素，或者影响 mtDNA 表达、mtDNA 产物或线粒体代谢的核编码修饰基因可以影响 LHON 表型的产生。对于性别间发病率差异的解释还没有定论，但可能与 X 染色体上的基因有关[591-593]。也有人认为性激素可能对女性患者有保护作用。使用 LHON 囊体细胞系的实验表明，雌激素的存在导致更有效的氧化磷酸化，这表明激素可以解释 LHON 发病的性别差异[594]。LHON 的遗传咨询复杂，因为异质性母系传递的突变 mtDNA 的数量不可预测。此外，基因检测不能预测哪些人会出现视觉症状[595]。LHON 容易与常染色体显性视神经萎缩（autosomal dominant optic atrophy）（OMIN#165500）混淆，后者具有相似的眼部表型，由 OPA1（3q28-29）基因突变引起。有趣的是，OPA1 是一种核编码的线粒体蛋白，对线粒体融合、嵴结构的维持和凋亡的调节是必需的[566]。

Leber 遗传性视神经病是由 OXPHOS 缺乏引起的一种疾病。虽然许多突变与该病有关，但 mtDNA 突变 m.3460G > A、m.11778G > A 和 m.14484T > C 占已确定突变的 90%[596]。突变 m.11778G > A 是最早被发现的，也是最常见的，至少占总病例的 50%。在大多数受累的个体中，LHON 突变似乎是同质的，只检测到突变的 mtDNA，但 15% 病例的突变属异质性，可以检测到正常和突变的 mtDNA[597, 598]。常见突变都会影响烟酰胺腺嘌呤二核苷酸的一个亚单位，即 OXPHOS 途径复合物 I 中的泛醌氧化还原酶。这些突变导致 LHON 表型的机制尚不清楚[599]。

▶ Leigh 综合征

Leigh 综合征（Leigh syndrome）（OMIM# 256000），又称亚急性坏死性脑病，是一种进行性神经退行性疾病，最常导致 5 岁前死亡。与 LHON 相比，大多数患者在出生后 1 年内出现低眼压、发育障碍、精神运动减退、眼球运动异常、共济失调及由线粒体能量代谢严重障碍引起的脑干和基底神经节功能障碍。由相同致病性 mtDNA 突变导致的 Leigh 综合征患者的临床表型不一样，这是由于个体内不同器官和组织中 mtDNA 突变的百分比不同所致[600, 601]。然而，单靠异质性似乎不能解释表型的差异，因为具有高水平的常见 Leigh 综合征突变 m.8993T > C 的个体会出现其他疾病表现[602]。

Leigh 综合征表现出广泛的遗传异质性，核编码基因和线粒体 DNA 都发现有致病突变，使得这种综合征表现为孟德尔遗传和母系遗传[602]。已发现超过 35 个基因的突变导致 Leigh 综合征[602]。与 Leigh 综合征相关的最常见的线粒体编码突变见于

MT-ATPase 6 基因在核苷酸 m.8993 处有 T > G 颠换突变。与 Leigh 综合征相关的最常见的核编码突变是位于染色体 9q34 的 *SURF1* 基因，它编码一种细胞色素氧化酶组装因子。无论涉及哪种致病基因，这些患者的总体预后通常都很差，而线粒体疾病的治疗还处于起步阶段[588]。由于 Leigh 综合征的致命性，可以考虑使用 PGD 方法，把无病的体外受精胚胎植入子宫发育[603]。

■ 线粒体脑肌病伴乳酸酸中毒和卒中样发作

线粒体脑肌病伴乳酸酸中毒和卒中样发作（mitochondrial encephalomyopathy, lactic acidosis, and stroke-like pisodes, MELAS）（OMIM#540000）是一种多系统疾病，其特征是全身强直阵挛发作、反复头痛和呕吐、听力损失、运动不耐受和近端肢体无力[604]。MELAS 的表现通常出现在儿童早期，这种疾病通常在青壮年致命[605]。与其他线粒体疾病一样，MELAS 的表型在个体之间差异很大。事实上，即使在具有相同突变的个体中或在同一个家庭中，也不可能预测疾病的发展[567,605,606]。

这种疾病主要是由编码线粒体 tRNA 基因 *MT-TL1* 突变引起的[607]。大约 80% 的 MELAS 患者是由位于 *MT-TL1* m.3243 的 A > G 突变引起的[604]。另外两个 *MT-TL1* 点突变 m.3271T > C 和 m.3252A > G 约占 12%[604]。编码 NADH-泛醌氧化还原酶亚基 5 的第二个线粒体基因 *MT-ND5* 的突变是引起 MELAS 的相对常见的原因[608]。虽然在 *MT-ND5* 基因中已经发现了几个致病突变，但是 m.13513G > A 是目前认为最常见的[609]。此外，也发现在线粒体或者细胞核基因组的其他致病基因突变的罕见病例[604]。

■ 肌阵挛性癫痫伴破碎红纤维

肌阵挛性癫痫伴破碎红纤维（myoclonic epilepsy associated with ragged red fibers, MERRF）以肌阵挛、癫痫、共济失调、痴呆、肌无力、听力丧失、身材矮小和视神经萎缩为特征[610]。患者通常经历一个正常的发展阶段，然后在儿童时期表现出疾病的症状[610]。粗糙的红色纤维提示在患者肌肉活检中发现的磨损的肌肉纤维。尽管 MERRF 的临床表现可能有很大差异，但在肌肉活检中观察到的肌阵挛、共济失调、全身性癫痫和不规则的红色纤维是诊断所必需的 4 个关键特征[610]。

这种疾病是由线粒体 tRNA 基因突变导致翻译效率的改变所引起的[568,611]。一些与疾病发生相关的 tRNA 基因突变已经被描述，但最常见的变异 m.8344A > G 是发生在编码 tRNA^Lys 的 *MT-TK* 基因上[612]。单个 *MT-TK* 点突变 m.8344A > G 发生在大约 80% 的 MERRF 患者。另外 3 个 *MT-TK* 基因突变（m.8356T > C、m.8361G > A 和 m.8363G > A）发生在其余的 10% 患者[610]。*MT-TI、MT-TP、MT-TF* 和 *MT-TL1* 基因的罕见突变也会导致 MERRF。MERRF 患者的临床表型存在很大的异质性。事实上，相当多的含有 m.8344A > G 突变的 MERRF 患者并没有显示出 MERRF 的所有 4 个标志性的临床表现[613]，这说明将来需要对诊断标准进一步完善。

■ Kearns-Sayre 综合征

Kearns-Sayre 综合征（Kearns-Sayre syndrome, KSS）（OMIM#530000）是一种进行性多系统疾病，发病年龄在 20 岁之前。KSS 的临床特征是进行性眼外肌麻痹和视网膜色素病变，以及至少一个额外的特征，包括心脏传导阻滞、脑脊液蛋白浓度 > 100 mg/dL 或小脑性共济失调[568,569]。这种疾病通常会导致成年早期死亡。与大多数其他线粒体疾病不同，KSS 通常是由在生殖细胞发育或胚胎发生期间卵母细胞里母系新发突变引起[569,614]。

在 20 世纪 80 年代末，mtDNA 的大片段缺失被确定为 KSS 的原因[576,615]。这些缺失的大小因个体而异，但在大约 30% 的 KSS 患者中都发现大约 4.9 kb 的共同缺失[615]。研究表明，无论缺失大小如何，导致蛋白质合成所需的关键 tRNA 的丢失都会导致疾病的发生[569]。此外，在患者所有经过检查的组织里都发现 mtDNA 的部分缺失，这可以解释疾病的多系统临床表现[568]。

KSS 的临床 DNA 检测可以使用任何不同的检测方法，如 CGH 微阵列、定量 PCR、MLPA 等，对缺失和重复进行分析。检测缺失和重复的方法在 90% 的 KSS 患者中发现致病突变[569]。对具有 KSS 表型而缺失检测为阴性的患者，可以采用基于大规模并行测序的线粒体基因组测序，因为罕见的点突变可以导致 KSS 样表型。

遗传印记

印记（imprinting）是指在配子发生过程中，特异性的父、母遗传等位基因的不同标记或"印记"导致这些基因的差异性表达。在配子发生过程中，DNA 上的这种印记必然通过在后代体细胞内的 DNA 复制来维持，并且必然在每代的传递中是可逆的，同时也必然对转录产生影响。DNA 甲基化是基因组印记的主要机制。据估计，在人类基因组中，印记基因的数量不到 200 个，而且大多数集中在印记控制中心（imprinting control center）附近。而正常基因印记改变可导致疾病的发生 [616]。

Prader-Willi 综合征和 Angelman 综合征

普拉德-威利综合征（Prader-Willi syndrome, PWS）（OMIM #176270）是一种复杂影响多系统的神经系统的疾病，其发病率为 1/30 000～1/10 000。在产前，PWS 表现为胎儿活动减少，胎位异常，羊水过多 [617]。在出生时，患儿有发育异常、手脚偏小、性腺功能减退、持续性低张力，导致喂养不良和发育不良 [618]。此外，患者在一生中的运动技能和语言发育均迟缓，平均智商为 60～70。在儿童早期，由于原发于下丘脑异常导致的特异性的食欲异常，导致肥胖，而随之发生的多种并发症，是导致严重疾病、死亡和睡眠障碍的主要原因 [619]。此外，患者还有身材矮小和生长激素缺乏导致的畸形征。虽然该疾病在多方面的护理具有一定难度，也需要多学科的方法，但生长方面的障碍可以通过外源性生长激素进行治疗 [620, 621]。PWS 的患儿可能会出现行为障碍，而大约有 10% 的患者在成年早期会出现精神障碍。

天使综合征（Angelman syndrome, AS）（OMIM #105830）是一种神经遗传疾病，在人群中的发病率与 PWS 相似。AS 临床表型包括智力障碍（智商＜40）、发作性大笑、言语发育缺失、步态共济失调、进行性小头畸形、面部畸形和癫痫 [622]。由于患者表现出突然大笑和微笑，有时被称为"快乐木偶综合征"（happy puppet syndrome）。特异的脑电图异常可见于大多数 2 岁以下的儿童患

者，这有助于疾病的诊断。在同时表现出智力残疾和癫痫的患者中，多达 6% 的患者有强直性脊柱炎。一些与强直性脊柱炎相关的表型特征非特异，可以单独出现在其他综合征或非综合征症状里。因此，伴随着强直性脊柱炎患者的大笑、独特的微笑和快乐的举止等一系列发现有助于诊断。

从特征性的体检结果里可以明显发现 PWS 和 AS 是临床上截然不同的两种疾病，是由不同的基因突变引起的，这发生在染色体 15q11.2-q13 上 800 万个碱基内的印记片段。位于这一区域两端的基因都有双亲表达，但它们位于仅表现为父系或母系表达的基因两侧。父系或母系基因的表达由印记中心（imprinting center, IC）控制，在配子发生过程中，相关基因在印记中心里印记"重置" [618]。如果这一区域里父系表达的基因缺失、缺陷或通过 DNA 甲基化而表观沉默，并且只剩下一个不活跃的、未表达的母系等位基因，则可导致 PWS 的发生。相反，如果在这一区域里的母系表达基因失去功能，只剩下不活跃的父系等位基因，那就导致 AS 的发生。

父系表达区域中最多的 5′ 基因是编码 makorin 环指蛋白 3 的 MKRN3 基因，含几个锌指编码序列，没有内含子 [623]。与 MKRN3 相邻的是结构相似且无内含子的基因 MAGEL2（别名 NDNL1），它编码黑色素瘤抗原家族 L2，以及参与神经元终末分化的黑色素瘤抗原家族成员 NDN [624, 625]。该区域还含有 SNRPN-SNURF 基因座，SNRPN 编码参与 mRNA 加工和剪接的小核核糖核蛋白多肽 N，而 SNURF 参与编码上游阅读框架，SNURF 存在于细胞核中，含有 71 个氨基酸，可能与 RNA 结合，并具有类似泛素的 C 末端序列。其次是含有多个 C/D 盒的 snoRNA 基因，它们产生非编码 RNA 分子，通过核糖 20-羟基的甲基化修饰 rRNA 和 snRNA [626, 627]。Sahoo 等首次把父源 snoRNA 基因丢失与 PWS 联系起来 [628]。而这些基因丢失导致 PWS 发病的机制尚不清楚。

导致 PWS 发生的位于染色体 15q11-q13 上父系基因表达缺失可能通过几种机制发生（表6.7）[619]。最常见的 PWS 突变是由于父源等位基因上两个共同的着丝粒断裂点（BP1 或 BP2）和多个端粒断裂点（BP3—BP6）中的一个发生不相等的同源重组导致的新发缺失所致，占65%～75%[629]。这使得这些基因在受精卵成为单体，只含该区域的母体拷贝。20%～30% 的 PWS病例由单亲二体（uniparental disomy, UPD）引起。虽然存在位于 15q11.2-q13 的两个基因副本，但都是属于母源拷贝；而在大多数情况下，都是由于减数分裂 I 的不分离的卵细胞受精，然后通过一种称为三体拯救（trisomy rescue）的过程，导致受精卵里来自父源的 15 号染色体在合子的有丝分裂过程中发生丢失。这种机制将受精卵从 15三体中拯救出来，因为它是致死的[630]。虽然胎儿在基因上是完整的，有两条 15 号染色体（二体），但这两条染色体都是从母亲那里得到而成为母系单体的，在这个印记区域没有父系表达的基因。不足为奇的是，由母体减数分裂 I 不分离导致 UPD 发生的 PWS 患者的产妇年龄显著高于由新发缺失引起的 PWS 患者[631]。一些 PWS 病例是由于父系 IC 范围内的微缺失导致疾病的发生，在 2% 的病例中，是由于该位点的异常甲基化所致[632]。涉及 IC 的突变阻止了这个顺式作用控制中心在重置生殖细胞印记的发生。这些突变将导致 PWS 的发生，如果突变出现在表型正常的父亲的母源染色体上，将被遗传给后代，因为父源的染色体将保持母源印记，并将被沉默。最后，只有不到 1% 的 PWS 病例是由染色体重排破坏 15q11.2-q13 区域的基因结构而引起的[633]。已经注意到一些基因型和表型的相关性。与有缺失的 PWS 患者相比，由 UPD 导致发病的患者更有可能出现精神病发作、强迫行为（如调皮）和自闭症[634, 635]。

UBE3A 位于 snoRNA 编码基因的端粒端，并与之反方向地定位在染色体 15q11.2-q13 上[636, 637]。UBE3A 基因全长 120 kb，包含 16 个外显子，编码 E3 泛素蛋白连接酶，参与泛素蛋白酶体降解途径[638]。该基因通过不同方式剪接产生三种蛋白

表 6.7　PWS 和 AS 的分子机制

疾病分子机制	AS（频率）	PWS（频率）
15q11-13 缺失	母源等位基因缺失（70%～75%）	父源等位基因缺失（65%～75%）
单亲二体	两条父源染色体（3%～7%）	两条母源染色体（20%～30%）
印迹中心缺陷或微缺失、	母源等位基因（2%～3%）	父源等位基因（2%）
UBE3A 突变	10% 母源等位基因	不致病
15q11-13 区重排	母源等位基因（< 1%）	父源等位基因（< 1%）
原因不明	10%	罕见

亚型，并表现在 N 端的差异[639]。有趣的是，母源的 UBE3A 等位基因只能在大脑组织表达；而两个等位基因都能在其他组织表达[640]。第二个基因 ATP10A 位于 UBE3A 的上游，也是母源的等位基因优先表达。

与 PWS 相似，大多数 AS 患者（70%～75%）都有 15q11-13 关键区域的缺失。然而，与 PWS不同的是，AS 患者的致病缺失发生在母源等位基因上。3%～7% 的 AS 患者是由于两个父源衍生的 15 号染色体遗传导致发生的 UPD，而没有 UBE3A 的转录。在 2%～3% 的 AS 患者中发现了 IC 异常；不到 1% 的患者有染色体重排；在10% 的病例中检测到 UBE3A 突变[632, 641, 642]。大多数 UBE3A 基因突变是移码或无义突变，并导致功能丧失[643]。利用 AS 小鼠模型的研究结果表明，一种可能的治疗方法是可以通过增加正常父源等位基因的表达，并用反义寡核苷酸沉默突变来实现[644]。在大约 10% 的 AS 病例中，疾病的分子基础尚未确定；这些患者有可能被误诊为临床和分子变化不一样的另外一种疾病[645]。AS的基因型与表型的相关性是已知的，如伴有缺失的 AS 患者更有可能出现皮肤、眼睛、头发色素减退，小头畸形，甚至更严重的疾病[646]。相比之下，由 UPD 引起的 AS 患者头围正常，疾病通常比较轻微。

对怀疑患有 AS 或 PWS 的个体而进行诊断检测可以使用各种实验室技术和检测算法。结合凝

胶电泳的甲基化特异性 PCR（methylation-specific PCR，msPCR）是一种经济有效的方法（图 6.14）。在甲基化特异性 PCR 中，基因组 DNA 用亚硫酸氢钠处理，将未甲基化的胞嘧啶残基转化为尿嘧啶，而不改变那些在 15q11.2-q13 区域沉默的甲基化胞嘧啶残基。随后的 PCR 反应则使用针对含有来自未甲基化的胞嘧啶的尿嘧啶，或是来自甲基化的胞嘧啶特异 DNA 链的寡核苷酸引物[647, 648]。甲基化特异性 PCR 是对 PWS 或 AS 检测的快速可靠的诊断方法，但有不到 1% 的 PWS 病例和约 20% 的 AS 病例不能得到诊断。此外，还可以使用 msPCR 结合熔解曲线分析或甲基化特异性 MLPA 进行检测[649-651]。虽然 msPCR 通常是首选检测方法，可以用来诊断 PWS 或 AS，但它不能确定疾病的分子基础。如果 msPCR 结果为阳性，可以用染色体微阵列分析方法识别染色体的缺失，而对 UPD 病例确定两条染色体的亲源性[652-654]。如果 msPCR 结果为阳性，用荧光原位杂交方法检测染色体的缺失，而对 UPD 病例则使用多态短串联重复序列结合毛细管电泳的分子检测方法确定 UPD[655]。PWS 患者和由于染色体重排而导致这一区域基因破坏的患者无法通过这些检测方法确诊；同样，也不能对由于 UBE3A 突变而发病的患者确诊。在这些情况下，疾病的确诊需要使用常规的核型分析或 DNA 测序分析。PWS 和 AS 的检测至关重要，因为对于疾病分子机制的了解关系到对家族成员复发风险的准确判断[656]。例如，虽然导致 AS 的基因突变可以是新发的（如再发风险为 < 1% 的 UPD），但其他导致 AS 的基因突变可以是沉默地通过几代往下传递。如果父源的 UBE3A 等位基因发生新发突变并从父亲传递给儿子，儿子可能会将突变传递给其

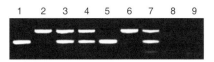

图 6.14　通过甲基化特异性聚合酶链反应（PCR）诊断 Prader-Willi 综合征（PWS）和 Angelman 综合征（AS）。将提取的 DNA 经过亚硫酸氢钠处理，然后用多重 PCR 和针对修饰 DNA 的寡核苷酸引物进行扩增。PCR 产物进行凝胶电泳。正常个体显示两个扩增子，分别代表甲基化的母源等位基因和未甲基化的父源等位基因。PWS 患者只表现母源等位基因，而 AS 患者只表现父源等位基因。图中显示为确诊 AS 综合征（泳道 1 和泳道 5）和 PWS 综合征（泳道 2 和泳道 6）的患者 DNA，以及正常甲基化模式的患者（泳道 3 和泳道 4）。泳道 7 和泳道 8 分别为正常对照 DNA 和未添加模板 DNA 的阴性对照。在未修饰的正常对照 DNA 中未观察到扩增产物（泳道 9），这表明专为经亚硫酸氢钠处理后的 DNA 所制备的 PCR 引物的特异性

儿子或女儿而产生正常的表型。但是，尽管这个儿子可以将沉默的 UBE3A 突变传播给他的后代，但他的妹妹可以将其突变的 UBE3A 父源等位基因传给她的后代，这样孩子就会患有 AS。在这种情况下，她生另一个受影响的孩子的复发风险为 50%。

记忆要点　遗传病

- 线粒体和印记疾病遵循非孟德尔遗传模式。
- 复杂疾病是遗传和环境因素共同作用的结果，并不遵循孟德尔遗传模式。
- 对于大多数基因，致病突变遍布整个基因，并且其本质是异质的。
- 对于某些疾病的基因，突变的类型及其对编码蛋白的影响可以预测临床表型并能确定针对患者的靶向治疗。
- 基因和等位基因异质性使诊断性 DNA 检测变得复杂。
- 遗传咨询是患者护理和管理的重要组成部分。

扩展性携带者筛查

携带者筛查是指使用基因检测来确定有可能生下患有常染色体隐性遗传病孩子的人群。长期以来，疾病携带者筛查一直是基因实验室的支柱检查项目，并且在过去 10 年大幅增加。对一些常见致命性疾病（如 CF）的携带者筛查被认为是不分种族前患者的管理标准[2]。对于一些种族，如德裔犹太人，几种致命性疾病的携带者频率相对较高[657]。因此，长期以来，在孕前和产前咨询期间，对像 Tay-Sachs 综合征、Canavan 综合征等许多疾病的筛查一直被推荐给德裔犹太人夫妇[657]。

传统的携带者筛查使用突变基因包（如 ACMG 推荐的 *CFTR* 基因中 23 个突变的基因包）来检测单一疾病的大多数基因突变携带者。在过去的几年里，携带者筛查（特别是在孕前 / 产前管理）已经转向了同时筛查数百种常见疾病相关点突变的新检测平台。随着这些新技术的出现，许多实验室都在提供不同的大范围携带者筛查（expanded carrier screening, ECS）基因包。最初，ECS 基因包只是简单地增加对单个基因（如 *CFTR*）的突变或变异的数量。最近，ECS 基因包已经扩大到在一次检测包括多种，甚至在某些情况下的 100 多种与遗传病相关的已知突变[658]。ECS 基因包的明显优势是提供具有成本效益的方法来筛查多种遗传性疾病。在许多情况下，ECS 基因包的成本比传统的筛查单个基因的成本要低。ECS 基因包还可以为患者提供通常不包括在传统的携带者筛查的其他疾病的携带状态数据。然而，由于某些不足，ECS 尚存在争议。

传统上，携带者筛查基因包包含的突变是根据致病性突变的携带者频率进行选择的[51]。随着 ECS 基因包的出现，一些实验室已经纳入了外显不全或对临床表型影响轻微的变异[659, 660]。一些扩大的 CF 筛查基因包括已知具有不同临床影响的变异，并且在某些情况下导致没有可鉴别的表型[659]。把这些变异纳进基因筛查检测可能会令人困惑，并且可能导致在不完全了解所提供的信息情况下做出生殖决定[659, 661]。一些疾病已被纳入可得到的商业 ECS 基因包，但不符合能普遍接受的携带者筛查标准[661, 662]。例如，这样的一些疾病是罕见的，据报道其发病率不到 1/100 万[49, 662]。不足为奇的是，许多这些罕见疾病中的靶向突变只占能够致病的突变的一小部分。对有家族史的人进行罕见病的筛查，得出阴性结果，可能会给人一种错误的安全感。由于敏感度低，如果在伴侣身上发现一种罕见疾病的突变，该个体很可能会对致病基因进行整个基因测序，从而大幅度增加筛查成本[662]。ECS 基因包还可能因为展现了在某些种族或社会中非常常见的可变外显突变甚至功能多态性变异而受到批评，如 *F5* Leiden 突变、*HFE* 相关血色素沉着

病、MTHFR 缺乏症等[661]。由于它们的临床意义不确定，在人群中如此常见的疾病并不需要推荐携带者筛查。在进行孕前或者产前咨询时谈论识别这些突变或变异尤其有争议，因为在美国，对其中一些疾病（如 MTHFR 缺乏症）的胎儿检测并不是常规的[661]。把其中的一些变异纳进产前筛查基因包的临床有效性尚不清楚。

值得一提的另一问题是，使用 ECS 基因包对成人发病的疾病筛查。某些疾病，如家族性地中海热、a_1 抗胰蛋白酶缺乏症、*GJB2* 相关非综合征听力损失、不典型 CF 等的发病年龄和疾病表现各不相同。对在育龄个体中检测到导致这些疾病发生的相关突变时，可以为她们提供没有预想到而已经发生的疾病诊断。在最近的一项包括 23 453 名接受检测个体的研究中，发现 78 人被确认为致病突变的复合杂合子或纯合子[49]。在确认的患者中，只有 3 名在以前得到疾病的诊断或具备病史[49]。这些数据说明了 ECS 基因包筛查所带来的复杂的咨询相关问题。由于传统的携带者筛查侧重于严重的致病突变，诊断出无症状个体患病的可能性非常低。使用新 ECS 基因包的筛查，要求向所有接受检测的个性提供可能得到的检测结果。

为了解决与 ECS 检测相关的问题，ACMG 发布了一份关于产前和孕前 ECS 的声明，其中列出了在携带者筛查基因包中纳入疾病或突变的标准，包括：① 明确的临床相关性；② 大多数高危患者会选择胎儿检测，以帮助做出孕前或产前决策；③ 对于检测阴性的个人，明确潜在风险；④ 对于可能影响被检测人的任何成人发病疾病，应进行检测前咨询和同意[663]。最近，几个专业协会发布了一份关于使用 ECS 基因包筛查的联合声明[50]。这些声明可以指导医师如何提供、同意和给咨询患者提供关于 ECS 基因包筛查及其结果的信息[50]。

ECS 基因包的临床应用才刚刚开始。就像任何新技术及其提供的数据的增加一样，可能会出现不可预见的伦理问题。随着 ECS 基因包的广泛使用和专业机构（如 ACMG）制定正式的指导方针，在这里提到的许多问题将得到解决。另外，孕前和产前遗传咨询在帮助患者理解筛查结果的临床意义方面将继续发挥重要作用。

大规模并行测序技术

大规模并行测序（MPS）也称为下一代测序（next generation sequencing）是一种高通量的DNA测序技术，能够在短时间内产生基因组规模的数据（见第4章）。自从20世纪80年代引入PCR以来，在过去的几年里，还没有一项技术像MPS那样给分子诊断领域带来革命性的变化。在最基本的水平上，MPS使用与传统的基于毛细管的Sanger测序类似的概念，即使用荧光标记的dNTP来确定模板序列。然而，MPS的明显优势是它能够以比传统Sanger测序低得多的每碱基成本而对数百万个靶序列进行同时测序反应。有几种不同的MPS方法，但大多数都有类似的样品准备工作流程。通常，DNA片段化之后是插入标签、文库构建和克隆扩增。然后通过测量焦磷酸盐的释放、氢离子的产生或可逆终止子的荧光来获得合成信号的测序。

这种大规模并行检测文库的收集和建立，在可行的成本下产生千兆碱基的测序数据而为临床测序使用。这种海量数据建立的一个缺点是需要通过生物信息学过滤过程来有效地解释所发现的众多变异。MPS中的数据过滤通常需要利用可公开获得的变异数据库，如dbSNP、外显子聚合联盟（Exome Aggregation Consortium, ExAC），以及美国国家心、肺和血液研究所外显子组测序项目（National Heart, Lung, and Blood Institute Exome Sequencing Project），来排除在普通人群中频繁出现的而可能是良性的变异。在把常见的变异过滤之后，针对特定位点的突变数据库和计算机预测程序，如SIFT和PolyPhen2，可以帮助解释潜在的致病变异。然后将变异分为致病性、可能致病性、意义不明、可能良性或良性[664]。市场上有数据过滤系统可以帮助解释MPS得到的数据，但许多实验室选择自己内部开发的软件流程。

MPS用于诊断检测的最大优势是能够一次性检测出所有与特定诊断或者表型相关的已知基因，其价格和周转时间与单基因分析的Sanger测序相当。这些靶向基因包是使用大规模并行测序技术进行的最常用的临床检测。在MPS之前，针对患者某个综合征相关的多个基因进行检测是一个非常昂贵和耗时的过程。例如，视网膜色素变性（retinitis pigmentosa, RP）（OMIM#268000）是一组遗传性退行性眼病，每3 000～7 000人中就有一人受到影响[665]。位点的异质性是RP的一个特点，已有超过60个基因的突变被报道导致这种疾病。使用传统的Sanger测序来确定潜在的基因改变对于大多数RP患者来说是昂贵的，但是MPS RP基因包是经济有效和及时的。RP是体现MPS的使用如何提高了我们为遗传异质性疾病提供分子诊断能力的一个例子。表6.8列出了一些常用的基于MPS的基因包。MPS还能够以合理的成本对非常大的基因进行测序，如导致DMD和BMD的*DMD*基因。MPS选择和文库准备的灵活性可以提供100多个基因的综合检测，如X连锁智力障碍基因包，或者提供一个更有针对性的基因包，分析与特定表型相关的少数基因，如遗传性胃肠道癌症基因包。在接下来的几年里，MPS很可能会在诊断实验室中广泛应用，Sanger测序分析的使用将减少，下一代测序技术将继续发展。

表 6.8　常用基于基因包的大规模并行测序

基因包名称	所含疾病*	目标患者群
主动脉病变	埃勒斯－丹洛斯综合征（Ⅰ、Ⅱ和Ⅳ）、洛伊－迪茨综合征、马方综合征	患有任何影响主动脉瓣疾病的个体
遗传性乳腺癌和卵巢癌	遗传性乳腺癌和卵巢癌	有乳腺癌、卵巢癌家族史的个体，患有早期乳腺癌或卵巢癌的个体
心肌病	扩张型心肌病、肥厚型心肌病、长QT综合征	疑似诊断为遗传性心肌病的个体

（续表）

基因包名称	所含疾病 *	目标患者群
开展疾病携带者筛查	较多（＞100）	计划怀孕或产前夫妻
耳聋	角膜炎-鱼鳞病-耳聋综合征、非综合征性听力损失、Usher综合征	怀疑为综合征性或非综合征性听力损失的个体
遗传性内分泌癌症	多发内分泌肿瘤综合征 1 型、多发内分泌肿瘤综合征 2 型、Von Hippel-Lidan 综合征	有内分泌癌家族史的个体和有内分泌癌个人史的个体
遗传性胃肠道癌症	家族性腺瘤性息肉病、幼年息肉综合征、林奇综合征	有胃肠道癌或存在家族史的个体
努南综合征	心面皮肤综合征、Costello 综合征和努南综合征	疑似努南综合征或相关疾病的个体
周期性发热综合征	家族性地中海热、Majeed 综合征和 Muckle-Wells 综合征	疑似周期性发热综合征的个体
X 连锁智力障碍	Rett 综合征、杜氏肌营养不良症、鸟氨酸转氨甲酰酶缺乏症	X 连锁遗传性智力缺陷个体

注：* 这是一份常见的疾病检测列表，并不全面。

全外显子组测序

全外显子测序（whole-exome sequencing, WES）是一种基于 MPS 的 DNA 测序方法，它专门针对人类基因组中已知的大约 20 000 个基因中的大多数的编码区即外显子和直接相邻的内含子区域进行检测。虽然外显子组只占人类基因组的大约 1%，但基因编码区的突变是大多数人类遗传性疾病的罪魁祸首。平均而言，WES 能够在 25%～50% 的患者中识别潜在的基因改变，但这取决于纳入标准[666-668]。这使得 WES 成为部分有表型的患者的有效诊断工具，这些患者的表型提示为某种遗传性疾病但临床特征不符合前面所描述的综合征[666, 669]。

目前在临床实验室中大多数外显子组测序是使用基于杂交的生物素标记探针的捕获方法而针对碎片化 DNA 模板的特定区域进行检测[670]。这些探针与磁珠结合，使目标 DNA 区域与过多无用的内含子 DNA 分离[670]。在这一富集过程之后，对准备好的 DNA 进行测序。市面上有几种外显子捕获试剂盒，这使得 WES 很容易在大多数分子诊断实验室中进行。通常，实施 WES 的限制因素是其产生的大量数据。因此，完善确定的生物信息学工作流程是能否及时提交 WES 结果报告至关重要的因素。市面上有几个数据分析程序可以帮助解读 WES 数据，当中包括了生物信息学工作流程[671]。

临床 WES 测序一般同时对有症状的先证者及其通常无症状的父母进行，通常称为三人组测序。对双亲进行测序有助于解读先证者的序列变异。例如，如果在先证者中发现了潜在的致病变异，假设是确认的亲子关系，但在父母样本中没有观察到，那么该变异很可能是新发变异，并且可能是致病的。同样，如果在一个基因中发现了一个潜在的致病变异，而该基因证实是显性遗传的，但也在无症状父母中发现，那么这就不太可能导致相关表型在患者身上出现。父母标本也可以用来判断常染色体隐性遗传基因的两个致病突变状态。使用家族成员样本来帮助解释 WES 结果是一种强大的工具，能够极大地提高检测的临床敏感性，应该在所有接受 WES 检测的患者中使用。

WES 已经在美国的临床诊断实验室得到了广泛的实施，成千上万的患者已经用这种方法进行了检测。当已知的单基因疾病被排除后，对于表型怀疑是由单基因突变引起的患者，应考虑使用 WES[669]。在确定 WES 是否合适特定表型的检测之前，应该仔细分析患者的临床表现。具体地说，在确定使用之前，建议先了解详细的家族史，系统地描述患者的表型，并仔细查阅文献[669]。收集这些信息可以帮助确定患者是否有先前所描述的、罕见的、具有已知遗传原因的综合征表型，在进行 WES 检测之前，应该排除这些综合征 [669]。在许多情况下，单基因检测或含有多个基因的大规模并行测序靶向基因包可以作为首选检测。为了帮助临床医师确定哪种分子检测方案最适合他们的患者，研究者已经开发了相关的检测程序 [672, 673]。这些检测程序提示，具有多个非特异性临床表现或具有显著遗传异质性，如智力残疾的个体是 WES 检测的良好候选者 [672, 673]。具有独特临床特征、特定疾病家族史，或特定疾病表型的个人应接受咨询，以进行单基因，或基于大规模并行测序的基因包检测 [672, 673]。使用这些检测指南，大约 50% 的患者接受"传统"诊断方法进行基因诊断 [673]。单基因检测不会因为 WES 的使用而过时，在许多临床病例中仍是合适的诊断工具。

WES 的咨询非常复杂，因为必须考虑与检测结果相关的问题。所有基于测序的基因检测中都存在识别意义不明变异的风险。然而，对于 WES 来说，检测到意义不明变异的风险大大增加。WES 的患者咨询应该总是包括对意义不明变异的讨论，因为这些很可能出现在任何 WES 报告中，即使这些发现的临床意义尚不清楚 [672]。应告知患者，意外发现可能包括与患者当前表型无关的临床可操作基因（如 BRCA1）的致病突变。在 WES 中，意外发现的报告是一个有争议的话题，ACMG 已经将需要告知患者的意外发现基因进行了建议 [674]。ACMG 指南提供了 56 个基因的列表，不管检测的临床指征是什么，这些基因代表了在确认致病变异时应向临床医师报告的"最少"偶然发现 [674]。ACMG 所建立的基因列表被进一步发展，包括可通过其他诊断方法检测

到与疾病相关的基因，以及外显率高的疾病的基因，从而可能使患者在对这些疾病的医疗干预中受益 [674]。ACMG 建议发布后饱受批评，因为无论患者偏好如何，表中所列的 56 个偶然发现基因都应该被报告时，一些人认为这些指南违反了现有的基因检测伦理规范和患者的自主权 [674, 675]。为了回应其成员的批评，ACMG 于 2014 年 4 月发布了一份声明，修改了其建议，允许患者选择不接受附带的检测发现。即使在这次修订之后，ACMG 成员和临床遗传学家之间关于应该如何把偶然发现基因反馈给患者的争论仍在继续 [676]。关于偶然发现基因反馈的建议可能会随着 WES 检测在临床上变得更加常见而被继续完善 [677]。

在过去的几年里，WES 已经被证明是发现许多潜在性孟德尔遗传疾病的遗传变异的宝贵研究工具 [678-680]。在某些情况下，这些发现确定了导致疾病发生的第一个已知的遗传原因，如 Miller 综合征、Kabuki 综合征；而在其他情况下，发现了导致已经明确表型疾病，如 RP、非综合征性听力损失、成骨不全、智力障碍和许多其他疾病等的额外致病基因 [681-687]。WES 研究还阐明了导致遗传疾病发生的已知基因突变能导致不同表型的发生 [688-690]。这些发现在对患者的临床诊断和治疗中的作用怎么强调也不为过。确定导致特定疾病的潜在分子改变和分子发病机制是研发治疗方案的第一步。由于 WES 使用的新发现，接下来 10 年许多遗传性疾病的治疗将会有巨大的进步。在接下来的 10 年内，随着 WES 技术的改进和 WES 成本的下降，可以弄清绝大多数遗传性疾病的致病原因。

细胞基因组学

细胞基因组学（cytogenomics）一词描述了分子技术在细胞遗传学中的应用。从广义上讲，包括 FISH。在 FISH 分析中，荧光标记的 DNA 分子充当"探针"，与中期细胞染色体或间期细胞核杂交，并用荧光显微镜观察荧光探针 [691]。在更狭义的意义上，细胞基因组学应用于染色体微阵列（chromosome microarray, CMA）技术，包括阵列比较

基因组杂交（array comparative genomic hybridization, aCGH）和 SNP 阵列 [692]。SNP 和 aCGH 阵列已经使细胞遗传学领域发生了革命性的变化，成为临床诊断和发现疾病的重要工具 [693]。但是，这些技术无法识别平衡易位或倒位，而这两者都需要常规的核型分析，FISH 分析或两者同时进行。

用于 aCGH 和 SNP 阵列的仪器和相关试剂

盒可以在市场上购买。平台和方法各不相同，包括探针大小、阵列上探针之间的间距、拷贝数分辨率和探针灵敏度[692, 694]。在 aCGH，患者和对照 DNA 用两种不同的荧光染料标记并与阵列共杂交，但是对于 SNP 阵列，不使用对照 DNA；而是对照参考序列测量荧光信号[692]。aCGH 和 SNP 阵列都可以检测拷贝数变异（copy number variants, CNV）。此外，SNP 阵列可以提供基因型，并确定患者是阵列上存在的每个 SNP 的纯合（AA、BB）还是杂合（AB）状态。SNP 基因型分析可以鉴定长片段的同源 DNA 序列，也被称为基因组纯合区域（regions of homozygosity, ROH）或杂合性缺失（absence of heterozygosity, AOH）区域。这些 DNA 片段的发现对于确定 UPD 对印记疾病的诊断很重要[695, 696]。然而，检测到 ROH 或 AOH 也可以意外发现父母之间的近

亲关系。根据纯合程度的不同，这些发现可能暗示近亲结婚。ACMG 已经制定了实验室报告有关提示血缘关系的偶然发现的标准和指南，临床医师在将这些结果传达给患者时必须谨慎[697, 698]。

CMA 的临床应用包括对多种先天性异常、发育迟缓或智力障碍及自闭症（ASD）的诊断和管理[699-701]。ACMG 建议将 CMA 作为对这一类患者的首选检测，并且已经为这些应用建立了实践标准和指南[702]。CMA 分析可以在多达 21% 的 ASD 患者中发现具有临床意义的 CNV[703]。ASD 常见的热点 CNV 已知，先前报道的与 ASD 相关的 CNV 已有数据库可供参考[703-705]。FISH、MLPA 或实时 PCR 分析可以用于对新发现的 CNV 进行确认，以防止假阳性结果（图 6.15）。使用公共数据库，如基因组变异数据库（Database of Genomic Variants）[706]、ENSEMBL[707]、美国国家生物技

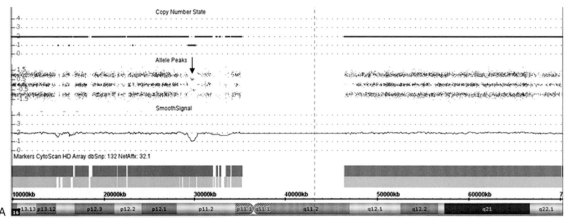

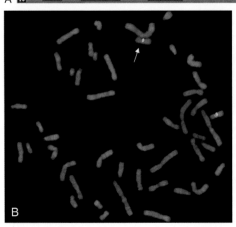

图 6.15　通过微阵列分析检测到 16p11.2 缺失，荧光原位杂交（FISH）进行验证。A. 使用 Affymetrix 细胞扫描平台对一名自闭症患者的 DNA 进行了分析。图中显示了拷贝数状态（上）、等位基因峰（中）和拷贝数的平滑信号模式（下）。图中将 16 号染色体上的数据定位到相应的染色体带。如图箭头所示，染色体 16p11.2 中核苷酸 29 427 215～30 177 916，缺失 751 kb。由于该位点只有 1 个拷贝的 DNA 序列，该区域的等位基因峰值单核苷酸多态性模式仅为两行（AA 和 BB），染色体其余部分为典型的三行模式（AA、AB 和 BB）。阵列中排除了位于 16 号染色体着丝粒区域的重复序列（无信号），因为它们并非只定位于 16 号染色体，可能与其他染色体交叉杂交。B. 通过使用针对 16p11.2 的包括核苷酸 29 776 142～29 961 746 红色探针（PR11-301D18）和 16 号染色体的浅绿色着丝粒对照探针（D16Z3）获得的 FISH 结果，以评估探针杂交效率并识别 16 号染色体。杂交后，分散型中期细胞的染色体上显示对照探针的正常模式，即每条 16 号染色体上有一个信号；而检测探针的异常模式，即结构正常的 16 号染色体上有一个探针信号，而在结构异常的 16 号染色体上没有观察到信号（箭头）。根据条带模式［反向 DAPI 和 GTG（未显示）］和染色体形态，这种缺失是由常规染色体核型分析未能检测到的间隙缺失 del（16）（p11.2p11.2）（PR11-301D18−，D16Z3−）（此图由 Dr. Colleen Jackson-Cook, Director Cytogenetics Laboratory, Department of Pathology, Virginia Commonwealth University Health System 提供）

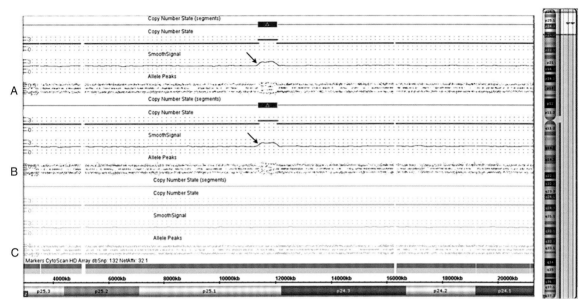

图 6.16 通过微阵列分析检测到在染色体区域 2p25.1 的拷贝数增加。使用 Affymetrix CytoScan 平台分析一位发育迟缓的 7 岁男性患者的 DNA。在患者 DNA 中鉴定出意义不明的拷贝数变异（CNV），表现为 654 kb 的拷贝数增加（3 个拷贝，涉及核苷酸 11 410 614～12 064 438）（A 行）。箭头表示 DNA 在平滑信号和拷贝数状态图中，DNA 增加了 1 个拷贝；等位基因峰型图中观察到四条带（AAA、AAB、ABB 和 BBB）。2 号染色体上的部分水平示意图显示在患者身上检测到的 CNV 的位置，垂直方向显示为 CNV 相对于整个 2 号染色体的位置。要求对母方（B 行）和父方（C 行）样本进行分析，以确定在从患者处观察到的 CNV 是遗传还是新发。检测结果表明，父亲的 DNA 中不存在 CNV，患者的 CNV 来自母亲。除此之外，母体样本中的 CNV 与患者中观察到的 CNV 相同，表明该 CNV 是遗传的，由此表明该 CNV 是良性。为每个家族成员显示的数据包括拷贝数状态（每种情况的顶部行）、拷贝数值的平滑信号（每种情况的中间行）和等位基因峰值（每种情况的较低行）（由 Dr. Colleen Jackson-Cook, Director Cytogenetics Laboratory, Department of Pathology, Virginia Commonwealth University Health System 提供）

术信息中心（National Center for Biotechnology Information）[708]，来确定 CNV 内可能包含的基因的缺失或重复。一般说来，CNV 越大，其所在的 DNA 区域里包含的基因越多，其变异导致临床异常的可能性就越大；与重复相比，缺失的致病性强[704]。经过各种数据库的仔细审核、经过同行评议的文献和患者的临床发现后，可以使用 ACMG 指南报告 CNV 的致病性[709]。结果可能是致病的或良性的，也可能是临床意义不明。临床意义不明的变异可以进一步分类为可能致病或可能良性[709]。应该提供相应的参考文献，并根据标准的 CNV 命名法将变异报告。为了确定临床意义不明的变异的重要性，应该同时检测患者父母的标本（图 6.16）。

染色体微阵列还适用于超声异常胎儿的产前检测，或在发现了没有预料的正常核型，但需要进一步检测其他可能的染色体微小异常时使用。在这种情况下，可对从经过培养的羊水细胞或绒毛细胞中提取的 DNA 进行 CMA 检测[710, 711]。然而，如果

发现了临床意义不明的变异，产前病例的 CMA 检测结果解读就特别具有挑战性，因为这可能很难预测胎儿出生后的表型[710]。此外，使用能代表胚胎的组织中提取的 DNA 进行 CMA 分析，对妊娠丢

记忆要点 分子检测方法的临床应用重点

- 靶向 PCR 扩增是确定常见致病性点突变最有用的方法之一。
- msPCR 能够确定 DNA 的甲基化状态，通常用于印记疾病的诊断。
- 基因 Sanger 测序通常用于相关疾病单个致病基因的致病性点突变及其小插入或缺失突变。
- MPS 是用于鉴定由多种基因中某种基因的突变引起的疾病的致病性点突变或小插入或缺失突变的理想技术。
- MLPA 在检测 3 个或更少致病基因中的大片段（外显子或更大水平）缺失或重复中最有用。
- 基于阵列的技术在同时检测众多基因中的大片段缺失或重复中最有用。

失的病因确定可能有用 [712]。

除了用于检测与疾病相关的体细胞或生殖细胞（胚系）遗传异常外，aCGH 和 SNP 阵列还用于血液肿瘤和实体肿瘤 [713, 714]。在体细胞组织中，拷贝数变化的检测可以确定 DNA 区域和参与肿瘤发病过程的特定基因。此外，SNP 阵列能确定基因型，且能检测到拷贝中性的杂合性丢失（loss of heterogeneity, LOH）。与在印记疾病所发现的体细胞 UPD 相似，拷贝中性 LOH 是一种体细胞异常，表示在某一段染色体区域，父母来源的两个拷贝序列一致。这可能涉及染色体的一部分或整个染色体；最常见的情况是，在所涉及区域里所含的特定基因存在"驱动"突变，而该突变能促进肿瘤的生长和增殖 [713]。

检测结果的报告

正如前文所示，遗传病的 DNA 检测是复杂的，所以正确解读基因检测结果很重要。各临床基因检测实验室必须提供完整和准确的检测结果，以及全面解读，以便临床医师及相关专业人员容易准确地理解。因为在许多情况下，送检医师等临床一线医务人员都需要直面患者，并解读临床基因检测报告，但他们可能缺少医学遗传学背景知识。随着临床对基因检测需求的增加，以及越来越多的实验室从事此类复杂检测，美国病理学家学会（College of American Pathologists, CAP）已对分子病理学实验室做了明确的规范要求。凡是合格的临床分子诊断实验室，都应该有能力将这些复杂的检测结果报告临床医师，而这些报告之间的准确性和全面解读的一致性尤其重要。如发现有不合格或不规范的报告，该实验室将在 CAP 的年检时被列在审核清单中要求整改 [715]。一份全面的检测报告应包括患者的姓名、病历编号或出生日期、患者的性别、患者与疾病相关的背景、收到的标本种类和日期、标本的实验室编号、所要求的实验室检测、进行检测的实验室的名称和地址、转诊的医疗保健专业人员或医院的名称和地址、报告日期、使用标准命名法对所有被发现的基因型进行分析解释、所用检测方法的详细描述（如果需要，可引用文献），以及检测方法的灵敏度和特异性（例如，所分析过的变异数量、不能检测到的变异的百分比、可能发生的基因异质性、基因重组的可能性）。把所有检测到的变异都分为以下几类：致病、可能致病、意义不明、可能良性或良性 [664, 716]。在计算机工具方面，如 PolyPhen2、SIFT 和 MutationTaster，如果使用它们来确定变异的意义，则应该把它们列出 [716]。如果适用，应该按照人类基因组变异学会（Human Genome Variation Society）的指南把 DNA 和蛋白质的改变列出 [717]。实验室应该包括对照序列和基因组构建版本，并提供变异的基因组坐标。检测报告还必须包括对检测结果的临床解释。虽然临床解释的准备可能是费时的，但这一部分内容对于大多数基因检测报告至关重要，并且对于描述结果的临床意义非常重要，因为这些结果对患者及其家人特别有用。其内容应包括患者的简要临床病史，注明检测原因，并可讨论复发风险、基因型临床表型的相关性或外显率、相关疾病或家族成员携带者风险计算，以及必要的文献引用。重要的是，必须包括为患者提供遗传咨询的说明。

此外，由于目前在临床 DNA 诊断实验室中进行的许多分析都是实验室自行开发的检测（laboratory-developed tests, LDT），或由实验室开发、设计或验证的实验室程序，但并没有经过 FDA 批准，因此检测报告中必须包括免责声明来说明这一事实。常用的 I 类分析物特异性试剂，可以从供应商处购买并用于特定的检测，也可以由实验室独立购买后组装成实验室设计的检测。免责声明的一个例子是："这项检测是由 ××× 实验室研发并决定其检测流程及特性。该检测还没有得到美国 FDA 的明确或批准。"CAP 则建议在报告中包括这些附加声明："FDA 不要求该检测通过 FDA 上市前审查。这项检测用于临床，而不应该被视为研究性质或用于研究。这一实验室是根据临床实验室改进修正案（Clinical

Laboratory Improvement Amendments, CLIA）而被认证，有资格进行高复杂性的临床实验室检测"[715]。最后，检测报告应由该临床实验室主任或指定的合格专业人员审核和签名。

实验室规章制度

加强对临床实验室的监管，这对于保持各检测中心之间的一致性至关重要。所有提供临床检测的分子遗传实验室都应获得 CLIA 认证，并积极参与 CAP 的实验室能力验收测试。在大多数情况下，分子实验室都是由 CAP 认证，这是同行公认的金标准。CAP 认证要求实验室使用特定的检查要求核对表，由外部实验室科学家团队进行 2 年一次的检查[715]。为维持认证，监管要求实验室对 CAP 检查过程中所发现的任何不足之处或不规范，在规定时间内完成整改。同时，分子诊断实验室必须定期进行由 CAP 提供的对检测技能熟练程度的测试，这些测试应涵盖实验室常规进行的测试技术和检测内容。CAP 会提供熟练测试样本，或者为一系列常用的检测技术（如 HD、Fragile X）样本包。CAP 还提供基于方法的能力测试，以验证实验室常用的技术方法的有效性和检测结果的准确性。例如，Sanger 测序的临床报告结果是否与其他临床实验室的检测结果一致。对于临床上提供但不在 CAP 能力测试范围内的测试，必须采用其他方法来确认测试的准确性。这可以是与提供类似临床测试的其他实验室交换样本，也可以是简单地进行内部能力测试，即随机选择一个样本，然后可以使用其他患者样本进行匿名重新测试，以确认得到相同的结果。无论使用哪种方法，都必须保存所验证的实验室检测能力和结果的记录，以及所分析和解决检测结果之间的任何差异的记录。有关 CAP 认证和水平测试过程的更多信息，请访问 http://www.cap.org。

在过去的几年里，基因检测的监管已经成为政府机构关注的焦点。在没有医疗专业人员或顾问参与的情况下而提供的直接面向消费者（DTC）的基因检测公司的崛起，引起了人们对一些基因检测的准确性和临床有效性的极大担忧。2006年，美国政府问责局调查了多家 DTC 基因检测公司，发现了许多与临床无关或者没有实际应用价值的检测。美国政府问责局的调查结果使之前曾对 DTC 基因检测和复杂基因检测结果提出疑问的许多机构产生进一步的担忧。2011 年，美国国立卫生研究院启动了在美国的基因检测的自愿登记。随后，FDA 宣布他们也将开始审查所有非 FDA 批准的实验室开发的检测。这些行动可能标志着政府加强对基因检测的监督迈出了第一步。

（陆国辉　谭跃球）

第7章·实体肿瘤基因组学

Elaine R. Mardis

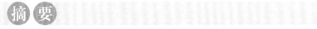

背景

自 2004 年首次报告完成人类基因组参考序列 [1] 以来，癌症遗传学研究一直聚焦于利用该参考序列作为模板，探寻对癌症发展具有临床意义的体细胞基因组变异特征和肿瘤易感性相关的胚系基因组变异特征。由于检测技术实现了从基于聚合酶链反应（polymerase chain reaction, PCR）的突变发现到基于 DNA 微阵列基因芯片的拷贝数检测，并发展到能提供体细胞基因组全景的大规模并行测序（massively parallel sequencing, MPS）检测，我们对癌症基因组改变的理解不仅越来越广泛，而且越来越精细 [2]。

内容

基于大规模癌症基因组学研究中累积的知识，现代的癌症诊断检测已实现多样化。这些横跨多种组织来源的数以万计肿瘤的研究，通过 MPS 检测对人类肿瘤基因组的全景进行了归纳，而且它们也常常包括了 RNA 表达和 DNA 甲基化的数据。本章概述了这些实体组织恶性肿瘤分子检测的各个方面，这些检测在过去近 20 年中已通过基于研究的发现工作而进入临床。

实体肿瘤基因组检测需考虑的问题

采样和保存方法

实体肿瘤可以通过各种方案取样，并产生不同数量的肿瘤细胞，从这些细胞中分离得到的 DNA 和 / 或 RNA 均可用于诊断分析。在理想情况下，肿瘤病理检测的项目数量将决定取样量，但是传统的取材方案只能取得有限的样本量，限制了大量检测的进行。这种情况随着将核酸检测引入诊断程序而变得更加常见，因为取样需要首先满足标准的显微镜病理学诊断；正如我们将要讨论的，在实体肿瘤基因组检测中越来越多地使用 MPS 在一定程度上可缓解这种困境。

简而言之，实体肿瘤组织可通过细针穿刺吸取或核心活检程序取得 [3]。这些通常是在手术前或通过影像确定的不可切除肿瘤的患者中进行的，为基于病理学的检查和诊断提供样本。细针穿刺采样（21～25 号针头）可获得最少量组织，肿瘤细胞混杂在吸入针头的液体中一并获取 [4,5]；核心活检（18～21 号针头）可以从肿瘤组织中获得完整

的实体核心。如果使用超声或计算机断层扫描等成像技术来引导活检针到肿瘤实质，多次穿刺可获得更好的采样。另一方面，对于没有新辅助治疗计划的可切除肿瘤患者，肿瘤块在手术时被移除，依据随后的临床步骤不同，肿瘤块既可以作为一个整体保存，也可以采用核心针头活检采样保存。

一旦获得肿瘤活检或切除肿瘤组织，就可以通过多种方法来保存。组织学上，实体肿瘤的病理学侧重于采用能够稳定蛋白质和细胞结构成分的保存方法，使之在进行特殊染色或免疫组化检测时具有显微镜下的可视性。由此，发展了将组织浸入福尔马林或甲醛进行固定的方法，用于稳定细胞蛋白；随后通过石蜡包埋形成一种不能穿透且在室温中稳定的产物。一旦石蜡包埋组织固定成块，可切成薄片通过染色和显微镜镜检来分析其特征并进行诊断。尽管这种方法简便灵活，且可长期室温保存组织，但福尔马林会导致 DNA 和 RNA 中的胞嘧啶核苷发生交联。接下来的氧

化反应会导致核糖-磷脂构成的 DNA 骨架断裂，进而导致核酸降解。但是这种降解是时间依赖的，一般地，在 3 年内经福尔马林固定石蜡包埋的组织可获得与新鲜冰冻组织等质量的 DNA。由于核酸检测如今已纳入实体肿瘤的分子检测，其他的保存剂和保存方法也已开始使用，包括-80℃快速冰冻组织（干冰丙酮浴）或浸入核酸稳定剂中。其中，保存在稳定剂中的样本包括包埋在最佳切割温度（optimal cutting temperature，OCT）化合物的组织和通过加入液体试剂（组织稳定剂，如 PAXgene 或 RNAlater）保存的组织[6]。

■ 肿瘤细胞的染色和选择

目前已发展了多种用于穿刺活检组织及来源于实体肿瘤组织切片的染色方法。其中最基础的检测方法即苏木素-伊红染色（Hematoxylin-Eosin staining, HE 染色），它可以迅速地在光镜下鉴定正常与肿瘤细胞（图 7.1）。HE 染色不仅用于诊断肿瘤，还可通过计算全片肿瘤细胞的数量对肿瘤细胞的核酸量进行估算。因实体肿瘤是肿瘤细胞和各种正常细胞组成的混合物，这种肿瘤"细胞学"的估计提示了该样本相对于其他活检组织或实体肿瘤块其他部位的肿瘤丰度。肿瘤的其他特征，如坏死面积，也可通过光镜检查得

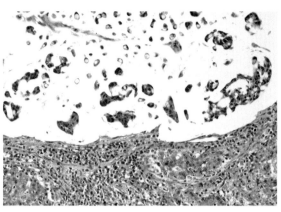

图7.1　HE 染色肿瘤切片（侵袭性结肠腺癌）。这种腺癌同时具有黏膜（顶部）和髓质（底部）的组织学特征。另外，组织浸润性淋巴细胞主要位于髓质部分。这些组织学特征在具有林奇综合征的结肠癌患者中常常发现。林奇综合征是由 DNA 错配修复基因缺陷引起的一种常染色体显性疾病（放大倍数 200×，HE 染色）

知。如果在切片中有明显的坏死，则需要采用显微切割的办法获得非坏死区域，进行核酸提取。某些肿瘤，如前列腺癌和胰腺癌，肿瘤细胞核的比例相对于其周围正常细胞（如基质细胞和免疫细胞）的更小。对于这些肿瘤类型，可使用激光捕获微切割（laser capture microdissection, LCM）设备先将肿瘤细胞从正常细胞中分离，再提取肿瘤核酸（图 7.2）。LCM 成像系统对肿瘤切片产

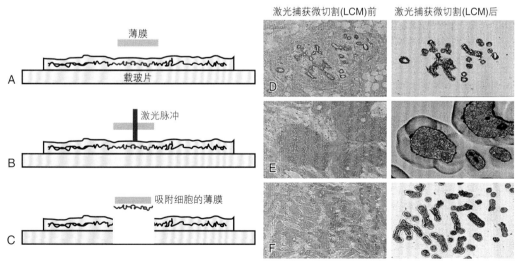

图7.2　激光捕获微切割（LCM）。A. 透明清晰的薄膜覆盖载玻片上的组织部分，通过显微镜观察定位感兴趣的细胞。B. 激光脉冲将薄膜粘贴到感兴趣的组织上（黑色部分），然后它们可以从载玻片上移除以便进一步处理。C. LCM 还可以从载玻片上删除不感兴趣的细胞。例如，可以选择残留正常（D）乳腺、（E）原位癌或（F）乳腺浸润性导管癌（显微图像照片经许可引自 Palmer-Toy DE, Sarracino DA, Sgroi D, LeVangie R, Leopold PE Direct acquisition of matrix-assisted laser desorption/ionization time-of-flight mass spectra from laser capture microdissected tissues. Clin Chem 2000; 46: 1513-1516.Copyright AACC Press）

生一个影像，操作者通过软件确定需获取的肿瘤细胞；将一张薄膜与肿瘤切片相贴合，LCM 对每个确定的肿瘤细胞产生激光脉冲，从而使它们吸附到膜上。随后细胞和薄膜经紫外激光处理，完成激光诱导的前向转移，实现细胞分离。一旦获得所需的足够量的细胞，薄膜经一系列的步骤进行处理，用以从捕获的细胞中分离 DNA 和 / 或 RNA。

另一种确定肿瘤特异性抗原的染色方法是免疫组化；在这种技术中，采用某种酶（如辣根过氧化物酶）结合的蛋白质或蛋白质表位特异性的抗体来确定肿瘤切片中是否存在表达该蛋白质的肿瘤细胞。常见的免疫组化实例包括雌激素和孕激素受体，细胞增殖标志 Ki-67 染色等。

实体肿瘤的基因组分析

■ 背景

尽管几十年前我们就知道肿瘤的发生在于细胞基因发生了变异，但是直到近期才有可用的技术来检测基因中的各种突变。20 世纪 80 年代初基因克隆方面的工作确定了人类基因组的染色体定位及原癌基因和抑癌基因的序列[7-9]。技术的进步和人类基因组的解码，为我们打开了肿瘤基因研究的大门。例如，对人类基因序列的学习使我们能够建立微阵列芯片技术以研究肿瘤的 RNA 表达（在第 4 章中描述）。通过使用先进的生物信息学方法（如聚类算法）[10]，同种类型（如肺腺癌）的各个肿瘤之间的相似性与差异得以展现[11]。基因表达聚类，当与其他病理分类方法相关时，可以提示特定组织来源肿瘤的亚型，如乳腺癌的内在亚型[12]。相似地，基于单核苷酸多态性的微列阵分析可以通过比较肿瘤和正常组织 DNA 的标化信号强度来确定总体的染色质变异[13]。如随后所要探讨的，采用这些工具对肿瘤基因组进行以研究为基础的检测为我们提供了一些手段，这些手段被证实对于临床（诊断、预后判断和决定治疗方案）分类具有价值，因此也使其成为转化为临床实验室检测方法的理由。最近，引入 MPS 平台和相关方法检测癌症基因、基因组和转录本（RNA 表达谱）已经取代了一些基础技术，如毛细管测序和微阵列基因芯片技术。MPS 方法具有能产生更多定量数据的能力，并能同时扩展体细胞变异的识别。首次运用 MPS 解码肿瘤基因组报道在 2008 年[14]，Ley 和他的同事们测定了一位 FAB M1（正常型）型急性髓系白血病（acute myeloid leukemia，AML）

患者的全基因组序列（whole genome sequence，WGS），并将其与正常的皮肤样本进行了比较。发表的第二个 WGS 案例同样来源于一个单一的 AML 病例[15]，它报道了一个出人预料的位于 IDH1 基因（一个参与糖酵解途径的代谢酶）的突变。在随后一个有 188 例患者的研究中，这个 IDH1 基因突变被发现多次重复出现，且与不良预后有关。在肿瘤基因组领域，从这个单一患者开始，至 2015 年已有数以万计的病例被研究。

> **记忆要点** 肿瘤基因组
>
> · 基因表达微列阵分析最初用于分析大量的人类癌症。
> · 对癌症基因的克隆和已完成的人类基因组序列使我们能使用 PCR 和测序来分析肿瘤突变类型。
> · MPS 使我们能在靶基因谱、全基因组水平确定体细胞突变。
> · 大规模并行测序使我们可以对实体组织恶性肿瘤的 DNA 和 RNA 进行大型研究。

■ 大规模发现工作

快速、高通量和价廉的测序的一个后果是产生了大型数据集，这些数据集能够解析代表人类主要癌症类型的数千种肿瘤的突变、转录和甲基化状态。大型肿瘤基因测序研究项目的例子包括癌症基因组图谱（http://cancergenome.nih.gov）、国际癌症基因组联合会（https://icgc.org）、儿童癌症基因组计划（http://www.pediatriccancergenomeproject.org/site），以及大量政府和私人资助的肿瘤基因组计划。由此产生的肿瘤类型特异性"组学"目录揭示了几个意想不到的发现，包括许多突变基因发生在多种肿瘤类型[16]，以及不同的组织部位有着广泛不同的突变负荷[17]。这些工作也确认了一些新的基因突变类型，它们以前并未被认为对肿瘤发展具有促进作用。这些新的基因类别中包括一些参与拼接体复合物（U2AF3、SF3B1）、细胞代谢（IDH1、IDH2）及有助于 DNA 组蛋白包装（H3.3、ARID1A 和 ARID1B）的蛋白质编码基因。毫不奇怪，这些大型项目所提供的大幅扩展的肿瘤突变全景特征表明，大多数已知的癌症相关基因都具有许多以前未知的突变，其中一些突变是反复出现的。由于这些工作是在相对较短的时间跨度下完成的，通过基因组检测方法发现的绝大多数突变尚未进行功能研究，以确定其对表达的蛋白质的影响。

肿瘤的个体化研究领域已取得明显的进步，如对这些归类的数据进行聚类分析或"泛癌"分析，通过整合各种"组学"数据集，可以进一步明确不同组织部位肿瘤之间的相似性和差异性。这些相似性尤其挑战了长期以来关于治疗方法组织部位特异性的概念，并引入了一个新的概念，即存在相似致癌"驱动因素"的不同组织来源的癌症可对类似的靶向干预治疗做出反应。整合分析进一步增强了肿瘤的复杂性，即每一种肿瘤都是由各种分子事件独特而复杂的相互作用产生的。尽管某些肿瘤比另一些肿瘤更为常见，但基因突变对蛋白质功能及表达水平的影响将最终表现为激活或抑制细胞通路。因此，肿瘤是一种细胞通路改变的疾病，而并不是一个特异基因和/或蛋白质的改变，应根据此框架来进行治疗决策。

大规模并行测序前对热点突变特征的研究方法

发现原癌基因和它们的活化突变（也被称作"热点"或"功能获得"突变）源于 20 世纪 80 年代至 90 年代基因克隆的工作。Kary Mullis 和 Fred Faloona[18] 对 PCR 方法的描述极大地方便了人们对来源于实体肿瘤块的 DNA 进行选择性的扩增和测序。与此同时，Leroy Hood 的工作小组[19] 开发了一种自动化荧光 Sanger 测序设备，并将之商业化，最终使得 PCR 能与测序结合，可在数日之内完成对这些热点突变的检测。通过自动化软件确定毛细管电泳中的变异进一步提升了分析

与测序结果解释的速度（见第 2 章的 Phred 质量评分部分内容）。临床通过热点突变特征来确定药物靶点始于 2004 年发表的关于肺腺癌的 3 项研究[20-22]。这些研究证实，对新型靶向药物酪氨酸激酶抑制剂具有反应的患者，都带有位于表皮生长因子受体（epidermal growth factor receptor，EGFR）酪氨酸激酶结构域的突变。这些突变与治疗反应的相关性开创了一种范例，即热点突变的临床检测成为靶向治疗的诊断指南。

基于 RNA 的研究方法

通过发展和使用微阵列技术用于基因表达研究，并将分析的数据与临床特征相关联，已在识别特定恶性肿瘤临床相关亚型的研究中被广泛使用。在相关数据类型，如转归（如总体生存期、疾病特异性生存期和无进展生存期）、治疗或两者皆涉及的背景下，对被归类为特定亚型的样本进行分析。相关基因表达分析可以将疾病分成不同亚型，并决定是否采用如临床试验中所测试的治疗方案。一个基因表达谱分析向临床转化的例子是美国 FDA 批准了 Agendia 公司的 Mammaprint microarray diagnostic，它来自荷兰的一项关于乳腺癌 70 个基因的分析[23]。其检测结果提示淋巴结阴性、雌激素受体阳性（ER+）或阴性（ER−）患者其肿瘤复发性是高还是低。与其他风险评估指标结合后，Mammaprint 分数有助于判断患者是否能从辅助化疗中获益。

以前确定用于预测转归或亚型特征的基因的表达也可以与逆转录定量 PCR（reverse transcriptase quantitative PCR，RT-qPCR）进行比较。该方法已在第 4 章中描述，从肿瘤细胞分离总 RNA 开始，逆转录为 cDNA，并在专用仪器中通过 PCR 进行基因特异性扩增，该仪器可在每个扩增周期获得荧光信号。随后，对每个基因的"实时"数据进行分析，从而计算出其相对于校准基因（参考基因）的相对表达水平。一般地，参考基因对组织和感兴趣的肿瘤而言是特异的，它们之所以被选择为参考基因，是因为它们在各个样本间的表达是恒定的。采用基于定量 PCR 基因表达分析法分析来自已知结果数据库样本的特异性肿瘤亚型决定基因，可以得到一个分类器计算程序，该程序

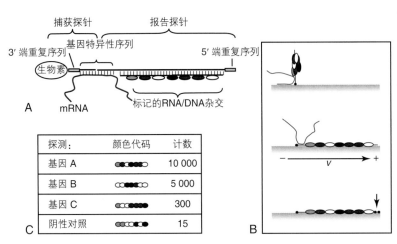

图7.3 mRNA 的单分子检测。A. 一对探针（一个捕获探针和一个报告探针）通过基因特异性探针序列杂交到溶液中的 RNA 靶点。报告探针有 7 个颜色段，每个颜色段由大约 900 个 RNA 碱基组成，标记有大约 10 000 个某类型荧光的信道。探针的标记部位是 DNA/RNA 的杂交部位，可观察到为近 3nm 的荧光点。B.（顶部）目标复合物通过捕获探针上生物素残基固定至链霉亲和素包被的玻璃片上。（中间）施加电流，使复合物伸展。（底部）报告探针通过生物素标记的与其 50 个重复序列互补的寡核苷酸，以扩展形式被固定。C. 探针荧光的色码由荧光显微镜读取，每个独特的探针被计算。通常，杂交溶液中存在许多阴性对照探针，以建立非特异性背景计数

可返回到复发风险（risk of recurrence，ROR）分数。肿瘤学家可以使用 ROR 评分结合其他病理检测结果，以确定患者将接受哪种治疗。这种分析方法的一个实例，即 Oncotype Dx 乳腺癌复发风险评分检测，它用于判断淋巴结阴性 ER+ 的女性乳癌患者的复发风险[24]。

RNA 定量的第三种形式是使用一种特殊的设备，该设备能够基于结合一种被标记的荧光信号（"条形码"）来检测和确定特异性基因转录本。如图 7.3 所示，在这种检测体系中，首先是一个杂交步骤：基因特异性"捕获"探针与肿瘤组织中抽提的 RNA 相杂交；第二个带有针对特定基因荧光条形码的荧光"报告"探针也同样杂交至捕获探针杂交位点的附近；将此得到的混合物置于一种链霉亲和素衍生的硅质底物上，随后生物素标记的捕获探针固定底物上每一个被标记的转录本；应用脉冲电流使基质上 RNA 线性化并将荧光基团排序；随后一个扫描步骤激发荧光染料并通过 x-y 坐标网格检测它们的发射波长；这一扫描步骤计数硅基质上的每一个条形码分子，从而定量，并通过软件解码，确定每一种感兴趣的转录本和它的绝对表达水平。Nanostring 公司商业化了这一方法，目前已成为临床检测乳癌复发风险（Prosigna）的基础检测方法。

实体肿瘤样本的大规模并行测序

发展采用 MPS 在多个基因（"基因包"）或全部注释基因（外显子）来检测实体肿瘤中的体细胞突变有很多原因，包括：① 大规模基于 MPS 的研究工作已确认在主要的成人和儿童恶性肿瘤中有突变的基因；② 特异性基因和/或突变已在临床已知样本库中被研究，并且它们的突变状态与疾病的结局（从而也与预后）有关；③ 新的以小分子和抗体为基础的靶向治疗已被发展用于特异性基因体细胞变异的肿瘤治疗。因此，患者体细胞基因的突变特征能够在预测基因-药物相互作用的基础上确定靶向治疗方案。

尽管通过组合评估个别基因和/或热点突变的单个临床检测可以实现从单一肿瘤 DNA 分离物中测定多个基因，但由于活检材料较小，且需要使用这些材料进行其他如 HE 染色和免疫组化等传统病理检测，导致肿瘤材料常常有限。因此，基于 MPS 的检测使用以前诊断过的材料比组合多个单基因检测更有效率，尤其是在有众多可能突变的基因能够对患者的治疗提供有益信息的时候。

借鉴基于 PCR 热点突变分析的设计，MPS 检测常常仅研究肿瘤组织来源的 DNA。这是一

个经济的决定，因为对匹配的正常组织（邻近的非恶性组织或外周血单个核细胞来源的 DNA）进行同样的检测会导致检测费用翻倍。但是，热点突变检测和 MPS 检测之间有根本的不同。正如其名字所示的，MPS 所检测的基因组范围更为广阔。因此，那些位于热点之外的变异将会被 MPS 确定，并仍有可能有助于患者的预后及治疗性诊断。此外，如集中和大规模的肿瘤基因组研究所显示的那样，已知的胚系敏感基因座位，如 BRAC1、BRAC2、TP53 和 APC，也同样在体细胞中发生突变。因此，比较肿瘤与正常组织基因序列对于理解变异是来源于体细胞还是胚系具有重要意义[25]。很明显，决定突变是体细胞变异还是来源于胚系非常重要，因为前者可能有助于治疗途径，而后者将使检测者在伦理上负责任地参与遗传咨询，并使进一步检测父母、孩子和兄弟姐妹成为可能。

由于实体肿瘤的异质性及基因中特定突变相关知识的不断增加，如果这些突变能早期预测靶向治疗的获得性耐受[26]，而它们在肿瘤细胞群中又处于较低水平，那么基于 MPS 的肿瘤检测必须提供一个高测序深度的测序数据以覆盖分析中的每个基因。覆盖率的定义是指在特定基因位点处唯一对齐的测序读取数，其中提供覆盖深度的每个读数都必须来自唯一的 DNA 片段。高覆盖率可以定义为 $300 \sim 1\,000 \times$ 的读数深度，当 MPS 文库构建自低量 DNA 样本时，这个深度比较难达到，因为在建库这一步时，可用于连接测序接头的单一分子较少[27]。由于使用 PCR 来扩增已建成的文库可能导致基于 PCR 的 "jackpotting"（特定序列的优先扩增），因此唯一性问题会被加剧。反过来，这又会偏倚建成文库的代表性。一般地，具有 $500 \times$ 或更高的覆盖度，即使样本中肿瘤细胞的百分率较低（$10\% \sim 20\%$），突变检测也能完成。但如果降低肿瘤细胞的百分率，不太可能检出低丰度的突变基因。高覆盖度对 DNA 捕获也很重要，因为不是所有探针捕获互补序列的亲和力都是一致的。当捕获不足与其下游 MPS 过程中的代表性偏倚同时发生时，就会发生特定位点的低覆盖率。因此，较高的覆盖率可减少或消除低和/或未覆盖位点，从而降低假阴性结果或 II 型错误的发生率，特别是对于因肿瘤或正常基因覆盖率不足而错过的突变。

■ 全基因组测序

理想情况下，应当追求应用基于 MPS 的方法获得每一个肿瘤样本最无偏倚的特征，使之尽可能地确定基因组中所有可用于药物治疗的靶点。采用 WGS 是最好的实现办法，通过对比肿瘤和正常基因组，它能得到所有的点突变、小的插入和缺失、结构变异（包括拷贝数变异）和其他大的染色质重排。进行 WGS 的不同技术已在第 4 章中涉及。然而，在现阶段，WGS 很少作为一种为实体肿瘤提供治疗干预信息的临床检测方法，这主要是因为以下几个限制。第一，基因组很大（3 gb），尽管新的 MPS 设备能快速产生数据（例如，Illumina HiSeq X 在 3 日内能产生深度为 $30 \times$ 的 16 个人类基因组的数据），但分析对比肿瘤组织及相匹配的正常组织的全基因组信息并编写临床报告与提供肿瘤学家决策过程所需信息的时间框架仍存在冲突。第二，由于需要对肿瘤基因组具有高覆盖率，产生必要的 $100 \times$ 或更高的 WGS 覆盖率所需的可信的变异检测仍具有费用限制性。第三，绝大多数体细胞变异在其对肿瘤进展的影响上都是没有解释的，因为它们位于基因非编码区。第四，编码区的许多变异对于那些驱动疾病进展的蛋白质的功能（获得或失去功能）也是无法解释的。然而，在解释变异的难度上，后一个问题也不仅局限在 WGS 检测，而是反映在所有 MPS 检测中。由于这些限制，目前（2015 年前后），还很少将肿瘤组织与正常组织进行全基因组比较的检测应用在临床诊断检测中。

■ 杂交捕获的选择性富集

基因座位选择或杂交捕获的方法已经被开发出来，作为从人类全部基因组文库中选择性分离序列的手段，该方法使用设计杂交感兴趣的基因座位和/或基因的合成探针。MPS 序列捕获后，比对读数信息与人类基因组参考序列，并应用浏览器可扩展数据格式文件（Browser Extensible Data format file）[28] 来确定突变分析感兴趣的位置，从而划定特定的基因组区域，通过与正常组织比较，检测肿瘤组织中这些区域的突变，并且报告所有确定的突变。依赖于这种方法，既可以捕获一系列选择的基因或热点，也可以捕获全部人类注释基因（外显子）。已有许多商用的外显子试剂，包括可提供只需 2～4 h 的增强杂交型（对比需要近 72 h 杂交时间的科研试剂）"临床"外显子试剂。

随着该方法测定的位点数量的增加，分析时间及突变特征的复杂性也随之增加。如果在检测中决定囊括那些带有新的、未经测试与药物相互作用的非经典突变的药物靶向基因，会在临床解释这些检测结果的过程中出现挑战。

尽管有愿望发展少量基因和/或热点座位的检测系统，可以保持较低的均次检测费、快速的数据解释，并且减少非经典突变的检测，但是通过基因选择性杂交捕获方法来精细设置待测基因组的方法具有较低拷贝数检测能力的限制。特别是当靶位点的总量少于 300 kb 左右时，无效选择性杂交捕获占主导地位，需要增加测序覆盖率，以实现目标基因的预期覆盖率。特别是，混合捕获的目标空间越低，所谓的"脱靶"读取的影响就越大。这些假的杂交事件导致捕获探针捕获非靶序列，并且严重地降低在靶读取数的整体覆盖率。

多重聚合酶链反应方法

因为杂交捕获的低拷贝数限制，在临床实体肿瘤检测中使用的一个替代方法是多重 PCR 法。在这种类型的建库方法中，通过仔细设计能靶向检测突变基因座位的 PCR 引物对，以实现在单管反应中同时扩增所有待检测基因座位。多重 PCR 具有明显的优势：① 选择性地扩增基因组中较小的目标区域优于选择性杂交捕获方法；② 仅需 5～10 ng DNA 用于 PCR；③ 是一个聚焦于基因组中较小部分突变检测的有效方式。这种方法同样操作起来也比较经济，在 PCR 后加上用于 MPS 测序分析的具有特定序列的 DNA 连接接头，所以可以在单次 MPS 分析中检测多个患者的样本。多重 PCR 方法也有明显的限制，包括：① 引物设计，设计的引物应具有相

似的 Tm 值，特异性，并且没有引物内互补以减少假扩增子（如引物二聚体、杂合扩增子）的产生；② 出现假基因或基因家族中高度保守的序列可能导致特定基因序列不能特异扩增。考虑到 FFPE-相关的降解问题，PCR 引物常常被设计成只能扩增小于 100 bp 的小片段，因此对于大基因，需要设计大量引物以达到全覆盖，这又会进一步增加引物设计过程的复杂性和/或从扩增产物获得全覆盖的基因序列的复杂性。尽管有这些限制，多重 PCR 还是广泛应用于临床实体肿瘤检测。克服这些限制的挑战可以通过从供应商那里购买已证实合格的多重 PCR 引物来规避，其中许多产品的检测范围通常囊括了针对不同类型临床问题的，经验证过的医学相关基因，也包括了癌症突变热点。

实体肿瘤提取物的 RNA 测序

来源于肿瘤样本分离得到的 RNA 可用 MPS 技术（RNA 测序）检测，只须在文库构建之前简单地将 RNA 逆转录为 cDNA。这里有几个细微差别需要进一步说明，如下所示。第一，如果起始量低，如分离自细针吸样或核心活检的 RNA 样本，RNA 须被可靠的扩增。第二，可以通过加 poly-A 的步骤从总 RNA 中选出编码 RNA。这种选择之所以有效，是因为 mRNA 在其 3′末端有多聚腺苷酸，因此它可以通过共价结合被杂交到包被有 poly-T 的超顺磁珠上。但如果总 RNA 的起始量低于 2 μg，事实上不建议进行 poly-A 选择。第三，由于在任何特定组织和/或肿瘤中基因转录的数量和范围均明显不同，因此 DNA 检测时覆盖率的概念通常不适用于 RNA-seq。如前面所讨论的，FFPE 保存会导致肿瘤组织 RNA 片段化，因此如果有足够量的 RNA 允许进行起始质量控制（quality control, QC）的话，通常建议首先对 RNA 的质量和完整性进行评估。使用多种敏感的设备，如带 RNA Picochip 的 Agilent Bioanalyzer 或 Agilent TapeStation，可以完成这种评价。一条基本准则是，RNA 如果降解到只有 300 bp 或更小，就很难进行 RNA-seq 的文库构建了。

在医疗机构有很多合理的理由对临床肿瘤样本进行转录基因的检测，这些理由包括：

① DNA 测序分析已不能反映更高层级的肿瘤基因组改变，如甲基化或染色质包装，它们会影响基因转录成 RNA 的量；② 对于高突变负荷肿瘤，如黑色素瘤和肺鳞癌或腺癌，RNA-seq 能提示在 DNA 测序中发现的那些数以千计的突变哪些会真正被转录，并因此能作为特异治疗的靶点；③ 不同拼接变异体（亚型）的表达只有在 RNA 水平才能被检测，它们可能对诊断、预后和相关治疗很重要；④ 从 DNA 检测中预测的基因融合可以在 RNA-seq 数据中证实是否出现了预测的融合转录本。尽管有这些优点，RNA-seq 仍因多种原因在临床中较少应用。增加另一项检测就增加了临床检测的费用，也延长了向申请医师反馈信息的时间。而且，RNA 是一个不稳定的分子，如 FFPE 之类的保存技术对 RNA 的降解更甚于 DNA，特别是当石蜡包埋池的温度超过 65℃ 时。当从临床样本中仅能获得有限量的 RNA 时，它须在测序前进行可靠的扩增。通过采用与 DNA 相同类型的中间选择性杂交捕获试剂来进行 MPS 建库[29]，可以对 FFPE 保存组织的有限数量的 RNA 或降解的 RNA 进行测序。也许 RNA-seq 中最令人生畏的是生物信息分析，一旦进行读取数据与人类标准参考序列进行比对，就有许多种不同的算法来评估数据，这取决于是否直接决定基因表达就是检测的目的，或是否需要确定融合转录本、拼接变异体的表达，或其他特别想要知道的问题[30]。尽管面临挑战，人们日益认识到，仅靠 DNA 检测并不能全面反映实体肿瘤的药物特异性弱点。

在体液中检测肿瘤突变

肿瘤细胞以其快速生长和增殖为特征，这提示它们能快速转化。在此过程中，细胞释放 DNA 至体液中，它们能够被测序和其他核酸检测技术所检测。第 9 章描述了从循环肿瘤细胞和循环肿瘤 DNA 中进行高敏的，基于血液的检测。这也被称为"液态活检"，这些体液来源的物质既可为诊断，又可为治疗反应监测提供肿瘤 DNA，它无需活检，只需要抽血和特殊的处理步骤来获得分析物。除了基于血液的检测，许多商品化的非侵袭性检测可使用粪便或尿液作为分析

物，检测单一的指标或少量的指标作为肿瘤特异性 DNA 或 RNA 的证据。因此，这些筛查和诊断检测最主要就是用于肿瘤检测。

一种商业化的这种筛查检测是 Exact Sciences 开发的 Cologuard 检测，它采用粪便 DNA 检测 11 个不同的结肠癌生物标志，组合了甲基化标志物（*NDRG4* 和 *BMP3*）、突变（如 *KRAS*）和血红蛋白免疫检测。这一检测方案在一项有 9 989 个受试者的临床试验中与标准粪免疫化学检测（FIT）进行了比较，这些受试者中，经结肠镜确认有 0.7% 的人被诊断为结肠癌，7.6% 的人有进展性癌前病变[31]。Cologuard 检测与 FIT 检测对结肠癌诊断的敏感度分别为 92.3% 和 73.8%，对进展性癌前病变诊断的敏感度分别为 42.4% 和 23.8%。但是在结肠镜检阴性患者中，这种多标志物粪便检测的特异性明显低于 FIT 检测（89.8% 相对于 FIT 的 96.4%）。因此，Cologuard 被 FDA 批准用于临床检测，其阳性结果提示患者随后需进行肠镜检查，以明确直肠或结肠是否存在癌症。

有两种基于尿液的非侵袭性测试用于检测前列腺癌，它们都是以特异性 RNA 作为检测对象。这些测试使用在前列腺进行数字直肠检查后获得的尿液，其机械刺激足以将前列腺癌细胞释放到尿液中。来自 Hologic 的 Progensa 检测于 2012 年获得 FDA 的批准。这是一种检测前列腺特异抗原 *PSA* 和 *PCA3* 两个基因表达的实时定量 PCR 方法，这两个基因在前列腺癌中都过表达。通过比较 *PCA3* 相对于 *PSA* 的表达计算得到一个 PCA3 分数，该分数有助于决定是否需要对

记忆要点 肿瘤基因检测

· 分离自肿瘤细胞的 DNA 和 RNA 可用于进一步研究。

· 有许多技术平台可用于突变和 RNA 表达水平的直接检测。

· DNA 的 MPS 检测适合基因变异的广谱筛查，并能同时检测胚系和体细胞突变。

· 对靶基因的检测可从 DNA 水平检测特定突变，或从 RNA 水平定量基因的表达及融合转录本。

以前前列腺活检阴性患者再次进行活检。在一项临床试验中，Progensa 检测的阴性预期值达到了 90%。对于 Progensa 检测阳性，有必要通过活检明确诊断。

Mi 前列腺分数检测是由密歇根大学开发的一项实验室检测，它同时定量 *PCA3* 和 *TMPRSS2:* *ERG* 融合转录本。*TMPRSS2:ERG* 基因融合作为一个肿瘤驱动事件在 47% 的前列腺癌中发生。这项检测在一个纳入 1 225 位无前列腺癌史患者的临床试验中进行了验证[32]，其结果显示它能增强血清 PSA 预测前列腺癌风险及在活检中发现临床相关肿瘤。

在临床上解释体细胞突变

无论是在商业还是学术上，所有实验室基于 MPS 的实体肿瘤诊断都在不断增加，这很大程度上归因于肿瘤中体细胞突变知识的不断增加，针对已知肿瘤相关突变设计的靶向治疗方案也越来越多，同时也归因于患者和肿瘤学家要求提供这些信息来作为决定患者相关治疗方案的依据。这一领域的进展被要求将体细胞突变与其他临床信息结合起来，如特定肿瘤类型或亚型的诊断，患者可能的结局范围及治疗反应性。另外，也常常需要研究体细胞突变对蛋白质功能的影响，包括这种功能影响如何有助于肿瘤的发生发展，或者基于候选药物-基因相互作用，这些影响如何或是否能与不同的潜在治疗发生相互作用。典型的药物研究一般要在细胞系或其他疾病模型中进行前临床实验，随后进行耗时 1 年或数年之久的临床试验，用于比较携带基因突变的患者接受特殊治疗的效果与接受标准治疗方案患者的效果有何不同。从本质上讲，一个体细胞突变基于研究的发现与其完全临床意义的建立之间常有明显的时间延迟。已有文献描述了临床测序的途径，如何决定肿瘤活检中已明确的哪些突变应进一步评估其预后、诊断或治疗的价值[33, 34]。目前也有公众可用的癌症突变数据库，可以查找其提供的已知癌症基因和突变及其相关的预后、诊断和治疗信息，这些数据库包括 TARGET 数据库和 CIViC 数据库。

▪ 预后解释

理解一个特定基因突变对疾病预后和结局相关的价值依赖于一系列因素，如疾病的流行程度、达到结局的时间、特定的结局判定方式和各组内患者治疗的一致性。达到结局的时间可能有非常大的差异。例如，肺鳞状细胞癌或恶性胶质细胞瘤的患者典型出现转移或进展的时间可能在初诊后 6～18 个月。而 ER+ 的乳癌患者可能要到 15～20 年后才会复发。所定义的疾病结局可能是整体生存期、疾病特异生存期、完全病理学反应或其他反应。预后突变和它们区分不同疾病亚型能力的例子在胶质瘤[35]、结肠癌[36]、子宫内膜癌[37]和卵巢癌[38]中都可见到。

▪ 诊断解释

检测胚系 DNA 中 *TP53*、*APC*、*BRCA1/2* 及其他已知肿瘤易感基因的多基因捕获组合可用于确认遗传性肿瘤易感性，这种检测已在第 6 章中讨论。由于突变与靶向治疗相对应，因此基于体细胞突变的肿瘤 DNA 的诊断性特征已变得越来越重要。在实体肿瘤中，如非小细胞肺癌，特别是腺癌，提供了基于测序诊断最丰富的样本和治疗选项指南。在 2012 年，已知的促进非小细胞肺腺癌发展的基因中的基因突变谱已覆盖了近 50% 的该种肿瘤，其中约 40% 是与靶向治疗有关的（图 7.4）[39]。越来越多的基因组合被用于这些基因或融合基因的检测，因为它们能够提示是否能使用那些代表着一线治疗的一种或多种靶向药物。从最初的预测针对酪氨酸激酶抑制剂反应性的肺腺癌突变开始，在过去 10 年间，这种范式的改变代表了临床实践的转变，而且为其他实体肿瘤的病理学诊断提示了发展方向。但是这种范式仍存在许多挑战，值得进一步探讨。

▪ 未明意义突变的挑战

由于体细胞基因组合检测扩大产生了跨越整个基因全长的测序数据，而不仅是聚焦的

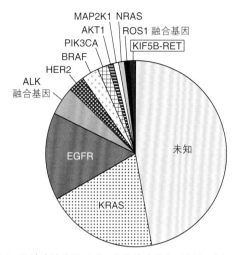

图7.4 肺腺癌的分子亚型。从肺腺癌的分子研究开始，已经确认了许多临床上重要的肿瘤驱动性突变和基因融合。每种驱动事件在楔形图上边界的宽度与它在疾病中所在的百分比分布相对应（经许可引自 Macmillan Publishers Ltd. From Pao W, Hutchinson KE. Chipping away at the lung cancer genome. Nat Med 2012; 18: 349−351）

热点，以至于大量突变被确认。特别是突变发现的广度使得对那些针对特定靶向治疗反应性没有明确提示意义的突变的检测成为可能。这种未明意义的突变（variants of unknown significance, VUS）提出了一个问题，即是否需要报告这些结果，因为它们的治疗提示作用不明，尽管基础科研实验将最终阐明所有癌症相关基因中突变的功能影响。但相反，绝大多数采用选择性杂交捕获探针建库检测的分子病理学小组目前正在建立本地基因突变的数据库，以将 VUS 进行归类，试图提供一个该突变在以前完成的检测中是否出现的记录。随着时间的推移，对患者突变、靶向治疗和反应性数据的电子医疗记录的数据挖掘记录可能使 VUS 向有治疗提示意义的转化。

非标记适应证的挑战

目前肿瘤新治疗方案的临床试验的过程须采用 FDA 批准的方式，即每一种针对特定肿瘤类型的新的治疗方案要与标准治疗方案进行比较。因此，肿瘤治疗以一种疾病位点特异性的方式通过测试并被批准。相反，肿瘤基因组学的工作已经证明已知的肿瘤起始基因突变会在多种疾病和/或组织中发生[16, 40]。反过来，这一事实使得一种靶向治疗对所有带有相同体细胞突变的实体肿瘤都有治疗效果具有了可能性。已有一些药物支持对多种组织位点的肿瘤具有治疗效果，包括 FDA 批准的激酶抑制剂格列威（伊玛替尼），它可以针对 ABL 激酶治疗慢性髓系白血病，也可以针对 KIT 用于胃肠道基质肿瘤治疗[41]。另一个例子是 FDA 批准 EGFR 靶向治疗可用于带有体细胞 EGFR 突变的肺腺癌、头颈部鳞状细胞癌和结肠癌[42-44]。这些所批准的不同组织部位肿瘤都进行了独立的一系列临床试验，才获得了 FDA 的批准。然而，采用基因组合对实体肿瘤进行检测时，由于多种组织类型之间肿瘤起始突变有相同的特征，可能导致出现非标记的临床适应证。当检测发现具有治疗适应证价值的某个基因有功能突变，但其所提示的治疗方案还没有被批准用于这种特定组织类型的肿瘤，就会发生非标记适应证的挑战。近期临床试验设计的改变就旨在解决这一问题，一是通过如国家癌症研究所的治疗选择分子分析（Molecular Analysis for Therapy Choice, MATCH）项目[45]那样的临床试验，它将带有药物相关突变和/或基因的患者依据特定治疗方式分组（篮式试验）；二是通过仅研究某种特定组织来源的肿瘤但允许根据确定的突变分配多种疗法（伞式试验）的实验设计[46]。

组织生物学的重要性

癌症起始突变的共同性质的进一步混淆可以打败看似明确的治疗适应证，即其伴随的组织生物学可能使治疗在特定的组织中无效。一个例子是，临床试验显示出现 BRAF 点突变的黑色素瘤可使用相对应的靶向治疗[47]。但另一项临床试验，对同样带有功能性 BRAF V600E 突变的结肠癌患者使用相同的治疗却因为患者无法获得治疗获益而被迫停止。随后来自 Bernard 的实验室的研究显示，结肠癌患者缺乏治疗获益的原因是其他酪氨酸激酶的上调补偿了药物对突变 BRAF 的抑制作用[48]。因此，在预计治疗反应性时必须考虑组织生物学。这一研究也非常重要地证实联合使用 EGFR 和 BRAF 抑制剂的方案预计会减少补偿效应，从而实现了治疗获益[49]。

总 结

基于实体肿瘤基因的检测正快速向多基因检测转化。其趋动因素有：① 越来越多地使用选择性杂交捕获或其他靶向方法结合 MPS；② 肿瘤细胞基因组内体细胞突变的发现；③ 针对特定癌症启动基因或基因家族的靶向疗法的新兴数量。多基因分析的综合性带来了特定的挑战，主要是由于癌症突变发现与那些改变的功能特征之间并不匹配，这些改变要么有助于癌症的发展和进展，要么不利于癌症的发展和进展。新的临床试验设计正在缓慢地解决加快验证跨多个组织部位的新疗法的需要，以确定对特定基因、改变和组织部位的最有效疗法。最终，多基因检测在癌症诊断、预后和治疗决策中能否广泛应用取决于其临床有用性的证明，它们已经在一些特定组织部位获得了证明，但迄今还没有在所有部位获得证明。

（蔡刚）

第8章 · 造血系统恶性肿瘤的遗传学

Todd W. Kelley and Jay L. Patel

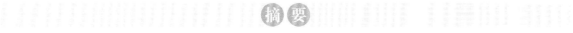

背景

血液学领域在使用基因检测改善临床结局方面始终走在前列。基因检测不仅可提高血液病患者诊断的准确性、改善预后分层，还可发现新的治疗靶点。多年来，分子检测方法如聚合酶链反应、双脱氧终止测序、荧光原位杂交等已成为血液学的常规检测方法。然而，和肿瘤学其他领域一样，在过去的几年里，由于新的测序技术的影响，人们对这些肿瘤的遗传学基础有了更深的认识。大规模并行测序的应用使得几年前不可想象的检测变成了常规测试。

内容

本章将介绍造血系统恶性肿瘤常见的基因异常，包括一些新的发现。将从实验室角度研究造血系统恶性肿瘤，从较大的染色体结构异常和易位到较小的单基因遗传异常，最后介绍表观遗传异常。比较了用于检测这些异常的各种实验室方法，并强调了新技术和平台的实用性，包括基于芯片和大规模并行测序的方法。最后讨论淋巴克隆性检测，淋巴克隆性检测是血液学检测的一个重要领域，也得益于现代测序技术的影响。

重现性易位与染色体结构异常

许多造血系统恶性肿瘤存在潜在的染色体异常，包括平衡和不平衡易位，以及大规模的结构变化，如缺失或重复。有些异常是某些疾病亚型的特征，在患有相同疾病的不同个体中反复出现或再现，在造血系统恶性肿瘤疾病谱中发现各种再现性遗传异常。本章将重新讨论这一主题。

染色体异常可通过传统的细胞遗传学或更特异的分子技术检测，这些异常的特异性和实用性是变化的，高度依赖患者整体情况。部分遗传学异常是疾病特征性的，大多数遗传病变对疾病的诊断、预后和临床治疗方面有实用价值。根据WHO分类标准，急性髓系白血病（AML）和急性淋巴细胞白血病（ALL）的准确诊断和分类需要进行核型和/或荧光原位杂交（FISH）检测，并结合形态学、免疫表型和临床表现[1]。髓系肿瘤如骨髓增生异常综合征（MDS）和骨髓增殖性肿瘤

（MPN）诊断也常常需要这些辅助检测。染色体分析要求使用易于行遗传学检测的骨髓样本[2]。

存在平衡易位是某些成熟 B 细胞淋巴增殖性疾病亚型的特征，如滤泡淋巴瘤中染色体 14q32 上的 *IGH* 和原癌基因 *BCL2* 发生平衡易位，后者位于 *IGH* 增强子之后，受影响表达失调导致淋巴细胞增殖。血液淋巴肿瘤重现性易位发生的机制仍是研究的焦点。

抗原受体基因重排和序列重塑的过程是正常的 B 细胞、T 细胞功能所必需的，但重排易发生错误。抗原受体重排按顺序发生，其中包括由一个酶复合介导的 *IGH-V*、*IGH-D* 和 *IGH-J* 基因片段重组，重组过程中酶复合物中 RAG1 和 RAG2 在特定重组信号序列附近诱导 DNA 双链断裂（"造血系统恶性肿瘤单克隆检测"部分将详细介绍）。滤泡淋巴瘤中 *IGH-BCL2* 断裂点附

近存在重组信号序列，为 *IGH* 易位过程中发生 VDJ 重组失败提供了证据 [3]。癌基因位点 DNA 断裂的确切机制尚不清楚，但大多涉及 RAG1 和 RAG2 蛋白作为转座酶的功能，通过酶切和随后的酯交换反应并将 DNA 片段整合到另一个分子中 [4]。然而，异常的 VDJ 重组相关事件并不能完全解释导致淋巴瘤发生的致癌性易位，因为虽然人体内 B 细胞、T 细胞数量大致相同，并且都发生 VDJ 重排，但淋巴肿瘤的发生还是以 B 细胞为主。这种差异的部分原因是 B 细胞迁移到外周淋巴组织生发中心后，需经历体细胞超突变和类型转换重组获得第二次抗体多样化；这些过程本身涉及高突变率，增加了 B 细胞发育过程中致病事件的出现机会。例如，在大多数散发的 Burkitt 淋巴瘤病例中，*IGH* 断点发生在 μ 链恒定段（C_μ）附近转换区的 3′ 端，这与涉及异常转换重组的机制一致 [5]。相比之下，T 细胞的发育不会经历类似的突变过程。

近年来，对 B 细胞的体细胞超突变和类别转换重组的研究主要集中在诱导激活的胞苷脱氨酶（AID）酶促反应。AID 在生发中心微环境中高度表达，它通常将突变引入免疫球蛋白基因的可变和转换区，以促进免疫球蛋白抗原结合库的多样性。AID 是转录依赖性的，在单链 DNA 靶标中，将胞嘧啶核苷脱氨形成尿嘧啶，以尿嘧啶−鸟嘌呤错配方式传播，并以胞嘧啶−胸腺嘧啶转换方式复制；或者，尿嘧啶 DNA 糖基化酶可能通过去除尿嘧啶残基形成一个碱基位点，碱基位点可被核酸酶或校对 DNA 聚合酶识别 [6]。AID 在基因组水平上的异常靶向有助于 B 细胞基因组的不稳定性，这种异常靶向优先发生在高转录的超级增强子区域，这些区域与其他启动子和增强子连接，形成一个调控簇 [7]。此外，AID 的起始与靶基因的正义和反义转录聚合的焦点区域有关 [8]。这些最新发现为理解 AID 在非免疫球蛋白基因（包括 *MYC*、*BCL6* 和 *PAX5*）中的作用提供了一个框架。AID 异常激活易导致突变和染色体畸变的发生，这在大部分 B 细胞淋巴瘤中都可见到。

淋系疾病

前体淋系肿瘤主要发生在儿童和青少年，由具有 B 细胞或 T 细胞免疫表型特征的淋巴母细胞构成。急性 B 淋巴母细胞白血病（B−ALL）比急性 T 淋巴母细胞白血病（T−ALL）常见，通常伴有血细胞减少症、外周血和骨髓病变。T 淋巴母细胞白血病 / 淋巴瘤可表现为淋巴结病变，常伴有纵隔肿块，易骨髓不同程度受累。B 淋巴母细胞白血病的分类部分基于某些重现性遗传学异常，这些异常通常具有特异的临床病理表型和预后意义（表 8.1）。对于异常染色体的检测，大多数实验室采用常规核型和 FISH 分析方法。虽然 T 淋巴母细胞白血病 / 淋巴瘤目前没有根据遗传学进行亚分类，但在大多数病例中仍可发现异常核型。

表 8.1 淋系重现性遗传学异常

遗 传 异 常	疾病	发病率	预后	临 床 表 现
t（v；11q23）；*KMT2A* 重排	B−ALL	5%	差	婴儿 ALL 最常见的类型
t（9；22）（q34；q11.2）；*BCR−ABL1*	B−ALL	5%（儿童）25%（成人）	差	儿童中典型的 p190 亚型成人中 p210 最常见
t（12；21）（p13；q22）；*ETV6−RUNX1*	B−ALL	25%（儿童）3%（成人）	很好	平衡隐匿易位，检测需 FISH
t（5；14）（q31；q32）；*IL3−IGH*	B−ALL	1%	中等	嗜酸性粒细胞增多症
t（1；19）（q23；p13.3）；*TCF3−PBX1*	B−ALL	5%	中等	——
超二倍体（>50 染色体）	B−ALL	25%	很好	4，10，特别是 17 号染色体中形成的"三倍体"
超二倍体（24−44 染色体）	B−ALL	1%	不一定	预后主要看染色体缺失的程度
iAMP21	B−ALL	2%	差	利用 FISH 可检测 21 号染色体上的 RUNX1

（续表）

遗 传 异 常	疾 病	发病率	预后	临 床 表 现
t（1；14）(p32；q11)；*TRD-TAL1*	T-ALL	3%	中等	由于 1p32 的隐匿缺失，很难检测
t（1；7）(p32q35)；*TRB-TAL1*	T-ALL	1%	中等	——
t（10；14）(q24；q11)；*TRD-TLX1*	T-ALL	4%	好	——
t（8；14）(q24；q32)；*IGH-MYC*	BL	75%	好	侵袭性疾病，但可治愈，DLBCL 中 *IGH-MYC* 罕见
t（2；8）(p12；q24)；*IGK-MYC*	BL	15%	好	侵袭性疾病，但可治愈
t（8；22）(q24；q11)；*IGL-MYC*	BL	10%	好	侵袭性疾病，但可治愈
t（14；18）(q32；q21)；*IGH-BCL2*	FL, DLBCL	90%（FL）20%～30%（DLBCL）	不一定	FL 预后主要看疾病分级和临床阶段，与 *MYC* 重排并发时具有侵袭性——"二次打击"
t（v；3q27）；*BCL6* 重排	FL, DLBCL	5%～10%（FL）30%（DLBCL）	不一定	与 *MYC* 重排并发时具有侵袭性——"二次打击"
t（v；8q24）；*MYC* 重排	DLBCL	10%	差	浆母细胞性淋巴瘤中常见
t（11；14）(q13；q32)；*IGH-CCND1*	MCL, MM	100%	差	优先采用 FISH 进行检测，与 MM 中淋巴细胞形态有关
t（11；18）(q21；q21)；*BIRC3-MALT1*	EMZL	40%（肺）30%（胃）	好	对抗幽门螺杆菌治疗无反应，DLBCL 转换可能性低
del17p13；*TP53* 缺失	MM	10% to 15%	差	与疾病进展有关
t（2；5）(p23；q35.1)；*NPM1-ALK*	ALK+ALCL	85%	好	免疫组化提供间接的证据
6p25.3；*DUSP22* 重排	ALK-ALCL	30%	好	与 ALK+ALCL 的预后相似，可用 FISH 检测
3q27；*TP63* 重排	ALK-ALCL	8%	非常差	可用 FISH 检测

注：发病率按疾病分类估计。B-ALL，B 淋巴母细胞白血病；T-ALL，T 淋巴母细胞白血病；BL，伯基特淋巴瘤；DLBCL，弥漫大 B 细胞淋巴瘤；FL，滤泡细胞淋巴瘤；MCL，套细胞淋巴瘤；MM，多发性骨髓瘤；WMZL，结外边缘区淋巴瘤；ALCL，间变性大细胞淋巴瘤。

成熟淋系肿瘤的诊断主要依据形态学和免疫表型特征。由于标志物的替代使用，通常大多数病例不需要进行细胞遗传学和 / 或 FISH 检测进行诊断和分类。例如，在总体特征符合的情况下，套细胞淋巴瘤中免疫组化 cyclin D1 的过表达常被作为存在 t（11；14）(q13；q32)；*IGH-CCND1* 的证据。

B 淋巴母细胞白血病 / 淋巴瘤

伴有 t（v；11q23）；*KMT2A*（又称 MLL）重排（异常染色体的表示形式图 8.1）的 B 淋巴母细胞白血病，主要特征是 11q23 上的 *KMT2A* 与许多潜在伙伴基因发生融合，其中最常见的是 4q21 上的 *AFF1* 基因。这些易位导致表观遗传调控因子 *KMT2A* 的异常表达，预示疾病高危。*KMT2A* 重排是婴幼儿 B 淋巴母细胞白血病最常见的重现性

染色体异常，甚至可发生在子宫内[9]。患者年龄一般小于 2 岁，典型表现为白细胞明显增多，以

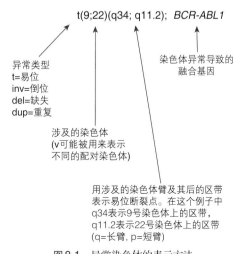

图8.1　异常染色体的表示方法

及中枢神经系统受累。通常使用 FISH 的方法，采用横跨 11q23 区域的分离探针检测淋巴母细胞白血病中的 KMT2A 重排，这种方法是在断裂点附近区域设计特定位置的探针，当存在易位时，探针分离，只观察到原色（如红色和绿色），而正常细胞则显示出叠加后的颜色（如黄色）。

伴有 t（9；22）（q34；q11.2）的 B 淋巴母细胞白血病是一种高危疾病，其特征是表达具有组成性 ABL1 酪氨酸激酶活性的融合蛋白（BCR-ABL1，又称费城染色体），是成人 B 淋巴母细胞白血病患者最常见的重现性遗传异常，所有年龄段患者均预后不良。除了传统的大剂量化疗外，患者可从酪氨酸激酶抑制剂（TKI）治疗获益。虽然 FISH 能够可靠的检测 t（9；22）（q34；q11.2），但 BCR-ABL1 融合的类型应通过 qRT-PCR 进行确证，以便在治疗过程中进行持续的微小残留疾病监测。p190 kDa 融合蛋白（e1a2 转录本）在儿童疾病中常见，而成人可能表现为 p190 kDa 或 p210 kDa［e13a2（b2a2）或 e14a2（b3a2）转录本］，后者也见于几乎所有的慢性粒细胞白血病（CML）患者。本节后面将详细地介绍 BCR-ABL1 融合转录本。

隐性的平衡易位（常规核型分析无法鉴别）t（12；21）（p13；q22），对应融合基因 ETV6-RUNX1 需要 FISH 检测，是儿童 B 淋巴母细胞白血病最常见的重现性异常，约占儿童 B-ALL 的 25%，发生率随着年龄的增长而下降，在成人 B 淋巴母细胞白血病中少见。在白血病发生早期，转录因子 ETV6 和 RUNX1 的 DNA 结合区异常融合，其产物融合蛋白干扰造血细胞分化关键因子 RUNX1 的正常功能，伴有 ETV6-RUNX1 阳性 B 淋巴母细胞白血病患者预后较好，90% 以上病例可治愈。

与成熟 B 细胞恶性肿瘤相比，B 淋巴母细胞白血病很少发生涉及免疫球蛋白位点的易位，但伴有 t（5，14）（q31；q32）；IL3-IGH 的 B 淋巴母细胞白血病除外。细胞因子白介素-3（IL-3）在 IGH 增强子的调控下存在组成性过表达，结果可能导致继发性嗜酸性粒细胞增多，进而引起敏感组织如心肌等终末器官损伤。此外，这种罕见疾病的临床特征和预后与一般的 B 淋巴母细胞白血病相似。

伴有 t（1；19）（q23；p13.3）；TCF3-PBX1 B 淋巴母细胞白血病约占儿童急性白血病的 6%，成人急性白血病不到 5%。转录因子 TCF3 和 PBX1 之间的易位使得 PBX1 的 DNA 结合域取代了 TCF3 的 DNA 结合域，产生了白血病融合基因，这导致了由 PBX 蛋白家族调控的基因组成性转录激活。TCF3-PBX1 阳性 B 淋巴母细胞白血病的预后与其他亚型具有相似的危险因素。

染色体数目异常在 B 淋巴母细胞白血病中相对常见，也定义了其他疾病亚型。染色体具体数目可有不同，但是通常染色体超过 50 称为超二倍体，而染色体少于 45 称为亚二倍体，也可同时发生重现性结构异常，但不常见。25% 儿童 B 淋巴母细胞白血病中可见超二倍体，并且随着年龄的增长发生率下降，多倍体型 B 淋巴母细胞白血病预后较好，采用标准方案有可能治愈。染色体的数目可能没有具有特征性的染色体重要，同时伴有 3 条 4 号染色体、3 条 1 号染色体和 3 条 17 号染色体的 B 淋巴母细胞白血病患者，称为"三-三倍体急性白血病"，预后较好。总体上，不到 5% B 淋巴母细胞白血病患者可伴亚二倍体，预后较差，并与染色体丢失程度相关。近二倍体（44 条染色体）和高亚二倍体（40～43 条染色体）患者预后相对较好，低亚二倍体（32～39 条染色体）的病例中，TP53 突变的频率较高（通常胚系），并伴有 IKZF2 和 RB1 异常[10]。近单倍体（24～31 条染色体）B 淋巴母细胞白血病与 RAS 基因突变及其他影响酪氨酸激酶受体信号的改变有关。

约 2% 儿童 B 淋巴母细胞白血病发生 21 号染色体内扩增（iAMP21），其原因是潜在的数百个相关基因的拷贝数发生改变而导致的"基因剂量"效应，属于原发性基因改变。B 淋巴母细胞白血病 iAMP21 异常与发病时年龄较晚（中位年龄为 9 岁）、白细胞减少有关，用 RUNX1 探针进行 FISH 检测，发现在一条染色体上存在至少 5 个信号。近期研究显示，标准方案治疗伴 iAMP21 B 淋巴母细胞白血病患者疗效不佳，但可从高危急性白血病治疗方案中获益[11]。

T 淋巴母细胞白血病 / 淋巴瘤

T 淋巴母细胞白血病 / 淋巴瘤中，最常见的非随机细胞遗传学异常是 7 号染色体（TRA 和 TRD）和 14 号染色体（TRB 和 TRG）上 T 细胞受体（TCR）位点与各种伙伴基因的易位，重排可使 T 细胞特异性转录因子失调，导致细胞发育成熟障碍或增殖失控。TAL1 基因是常见的遗传靶点，接近 60% 的 T 淋巴母细胞白血病病例可发生 TAL1 重排，其他涉及 T 淋巴母细胞白血病易位的相关基因还包括 TLX1、TLX3、MYC、LMO1、LMO2 和 LYL1[12]，这些重排的预后意义尚不明确，但 TLX1 异常似乎与预后良好相关，而 LYL1 和 TAL1 重排似乎预后不佳。费城染色体 t（9；22）（q34；q11.2）在 T 淋巴母细胞白血病较少见，但预后较差[13]。T 淋巴母细胞白血病也可伴有染色体缺失，其中最常见的是 9 号染色体短臂缺失，见于约 30% 的 T 淋巴母细胞白血病患者；这将导致 CDKN2A 这一重要的抑癌基因的缺失和细胞周期控制的减弱。值得注意的是，T 淋巴母细胞白血病中经常发生隐性异常。NOTCH1 基因编码一种对 T 细胞早期发育至关重要的蛋白质，其在大多数 T 淋巴母细胞白血病患者中呈现激活性突变，且似乎与良好的预后相关。NOTCH1 信号的增强可由点突变、插入、缺失或（很少）易位引起，并在白血病发生中发挥重要作用[14]。

Burkitt 淋巴瘤

Burkitt 淋巴瘤是第一种被发现伴有重现性遗传学异常的淋巴瘤，在许多方面它是 B 细胞非霍奇金淋巴瘤研究的原型[15]。大多数 Burkit 淋巴瘤主要基因异常是免疫球蛋白基因位点与位于 8q24 上癌基因 MYC 的易位。经典的易位如 t（8；14）（q24；q32），形成了 14 号衍生染色体，使得 MYC 基因位于 IGH 基因下游并受之调控，导致 MYC 基因的持续性表达。5%～10% 的病例中可发现涉及 MYC 和免疫球蛋白轻链位点 2p12（IGK）及 22q11（IGL）的不同易位。MYC 的过度表达可通过多种机制导致基因组不稳定，包括 DNA 双链断裂修复途径的破坏，以及转录活性的激活和抑制。IG-MYC 易位在 Burkitt 淋

巴瘤中并不特异，其他侵袭性 B 细胞非霍奇金淋巴瘤的亚类中也可作为二次打击事件发生；在骨髓瘤和 B 淋巴母细胞白血病中也有发生，但比较少。基因表达谱是 Burkitt 淋巴瘤与弥漫大 B 细胞淋巴瘤的区别最可靠指标，但这种检测在大多数临床环境中尚未实现[16]。

滤泡淋巴瘤

90% 滤泡淋巴瘤存在 IGH（14q32）和 BCL2（18q21）易位，BCL2 在 IGH 启动子的影响下，导致其抗凋亡蛋白 BCL-2 的过度表达。在 20%～30% 弥漫大 B 细胞淋巴瘤（DLBCL）中也存在 IGH-BCL2 易位。令人惊讶的是，t（14；18）有时可以在良性淋巴结或扁桃体中检测到（通常水平较低），因此其不能单独作为淋巴瘤确诊的证据[17]。大多数滤泡性淋巴瘤的病例中存在额外的遗传学异常，包括各种染色体的增加和缺失[18]，值得注意的是，10%～15% 的滤泡性淋巴瘤，特别是高级别的患者，一般无 t（14；18）异常。对于 18q21 上的断裂位点而言，80%～90% 均位于 BCL2 基因 3 号外显子 3′ 端非翻译区的主要断裂点区域（MBR），或者 3 号外显子 3′ 端更远处的次要聚集区（MCR）；它们可以采用通用引物组通过多重 PCR 检测（图 8.2）。少数（约 10%）断裂点位于 BCL2 基因 1 号外显子上游，经典的 PCR 检测难以覆盖[19]，因此常用 FISH 检测 t（14；18）。

弥漫大 B 细胞淋巴瘤

弥漫大 B 细胞淋巴瘤（DLBCL）是一组遗传异质性的大 B 细胞淋巴瘤，表现出多种潜在的染色体异常，包括 t（14；18）（q32；q21）。除了 IGH-BCL2 重排，染色体 3q27 上转录调节因子 BCL6 重排在 DLBCL 中也比较常见。BCL6 体细

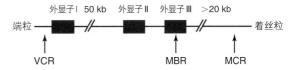

图 8.2　18q21 号染色体上 BCL2 结构示意图，外显子为矩形。IGH-BCL2 易位断点最常发生在主要断点集群区域（MBR，50%～60%）或次要断点集群区域（MCR，20%～25%），在大约 10% 的易位中，BCL2 断点发生在 1 号外显子上游的可变区（VCR），大多数 PCR 方法无法检测到

胞突变和易位较为常见，可以解释为 *BCL6* 是生发中心经历体细胞超突变的数个表达基因之一，*IGH* 可变区域也是如此[20]。约 10% 的 DLBCL 患者会伴有 *MYC* 基因重排，如果同时伴有 *MYC* 与 *BCL2* 或 *BCL6* 重排的高级别 B 细胞淋巴瘤，这种现象称为"双打击"淋巴瘤[21]，如果同时伴有 3 个异常，称为"三打击"B 细胞淋巴瘤，这种现象比较少见。这两种情况，临床表现都特别具有侵袭性，易发生中枢神经系统累及，为了治疗选择和预后分层，初诊时应该进行 FISH 检测，对这些患者的基因异常及时明确。

套细胞淋巴瘤

套细胞淋巴瘤几乎都伴有 t（11；14）（q13；q32）；*IGH-CCND1* 这一遗传学特征。编码 cyclin D1 的 *CCND1* 基因与 *IGH* 增强子重组并列是初次基因事件，导致 cyclin D1 蛋白的过表达，从而影响细胞周期，引起疾病进展[22]。cyclin D1 蛋白可通过免疫组化检测，因而大多数情况下不需要进行 *IGH-CCND1* 分子检测。但是，临床上有时候需要进行套细胞淋巴瘤的鉴别诊断，但标本的局限性（如外周血）不能进行 cyclin D1 免疫组化检测。在这些情况下，需要进行其他检测。FISH 是最敏感的检测方法，异常信号超过诊断阈值均判为携带易位，几乎可检测到 100% 的易位[23]。值得注意的是，5%～10% 骨髓瘤患者也伴有 t（11；14）（q13；q32）。许多涉及 *CCND1* 位点的断裂都可能发生在套细胞淋巴瘤，跨越 11q13 上 350 kb 的区域，接近 40% 的这些断点聚集在 1 kb 的片段中，这个片段被称为主要易位簇（MTC），位于 *CCND1* 位点下游 110 kb（图 8.3）。大多数基于 PCR 的检测不涉及 MTC 以外的 *CCND1* 断裂点，因此该区域以外断裂点易位检测不到，这种方法的灵敏度只有 40%～50%。

结外边缘区淋巴瘤

结外边缘区淋巴瘤（MALT 淋巴瘤）中的重现性易位与疾病发生的解剖部位有关，在胃和肺 MALT 淋巴瘤中主要发生 t（11；18）（q21；q21），导致 *BIRC3-MALT1* 基因融合[24]。这一检测很重要，因为阳性患者对针对幽门螺杆菌的抗生素治疗反应不佳，而且较少进展为大细胞

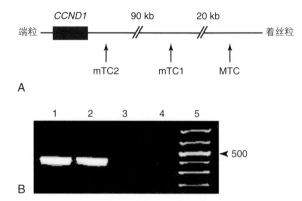

图8.3　A. 11q13 上 *CCND1* 和在 *IGH-CCND1* 易位过程中观察到的断裂点范围示意图。矩形代表 *CCND1* 基因。可观察到各种断裂点，大约 40% 的断裂点聚集在主要易位簇（MTC），这是 PCR 检测的目标，其余的断裂点大都发生在次要易位簇 1 或 2 区（mTC1 或 mTC2）。注意所涉及的范围相对较大，因为易位断裂点可能跨越 *CCND1* 位点下游 350 kb 以上的区域。B. 以 PCR 检测 *IGH-CCND1* 为例，用靶向 MTC 的引物，然后琼脂糖凝胶电泳。泳道 1 为阳性对照，泳道 2 为患者样本，泳道 3 为阴性对照，泳道 4 为无模板对照，泳道 5 为分子大小标记。患者样本显示在大约 450 bp 处有一个强条带，与阳性对照相当，注意，PCR 产物的大小可能会根据所涉及的特定 *CCND1* 断裂点而有所不同

淋巴瘤[25]。t（14；18）（p14；q32）、t（1；14）（p22；q32）和 t（3；14）（p22q32）的发生率相对较低，但 B 细胞增殖性疾病中，在 IGH 增强子复合物调控下，可增强原癌基因（*MALT1*、*BCL10* 和 *FOXP1*）的功能。

多发性骨髓瘤

多发性骨髓瘤是一种分化末期浆细胞，在临床和遗传学上具有异质性的克隆性疾病，临床病理、影像学检查及骨髓评估是其确诊的必要条件，多数病例中核型和/或 FISH 可检测到各种异常。最常见的异常表现为早期事件，包括各种染色体三体形成的超二倍体或涉及 14q32 *IGH* 位点的易位。*IGH* 易位的伙伴基因包括 *CCND1*（11q13）、*FGFR3/MMSET*（4p16.3）、*C-MAF*（16q23）、*CCND3*（6p21）和 *MAFB*（20q11），频率依次降低。40% 骨髓瘤可规律性发生 13 号染色体单体或 13q14 缺失，尤其是白血病期（70%）。疾病进展与获得性附加遗传学异常有关，其中最重要的可能是 17p13 上抑癌基因 *TP53* 的缺失[26]，*TP53* 缺失是疾病的高危因素，患者总生存率显著降低，而且其缺失可能是髓外受累的一个标志[27]。

间变性大细胞淋巴瘤

成熟 T 细胞淋巴瘤中很少发生重现性染色体异常，但由酪氨酸激酶受体 ALK 易位导致的 ALK 阳性间变性大细胞淋巴瘤（ALCL）是个例外。t（2；5）（p23；q35.1）是其最常见的易位（85%），涉及 ALK 与核磷酸酶（NPM1）融合，导致 ALK 在胞核和胞质中表达。此外，还有多种低频变异伙伴基因的易位。ALK 重排不具有疾病特异性，也可见于非小细胞肺癌亚型。采用 FISH 和其他方法可检测到 NPM1-ALK 以及其他变异融合，但通常是不需要的，因为出生后的人体正常组织，除了少量的中枢神经系统组分外，均缺少 ALK 的表达。因此，通过免疫组化检测肿瘤细胞中 ALK 蛋白的表达，可以经济而快速地判断 ALK 是否存在易位。需要注意的是，ALK 抑制剂治疗正在研发，这些药物可能会导致获得性 ALK 激酶区耐药突变[28]。

ALK 阴性 ALCL 与 ALK 阳性 ALCL 具有基本相同的形态学和免疫组化特征，都属于 T 细胞淋巴瘤，但前者主要发生在老年患者，同时缺乏 ALK 重排及其蛋白的表达。ALK 阴性 ALCL 较 ALK 阳性 ALCL 预后更差，应采取更积极的治疗方法。但最近的研究揭示了这些病例的遗传异质性，伴有 6p25.3 上的 DUSP22 重排（FISH 检测）的 ALK 阴性 ALCL 患者预后相对较好，总生存与 ALK 阳性 ALCL 相似[29]。存在 3q27 上的 TP63 重排与 DUSP22 重排互斥，这类患者预后极差。

髓系疾病

髓系恶性肿瘤是一组由多种遗传异常引起的相对多样化的疾病，根据 WHO 分类，通常分为骨髓增殖性肿瘤（MPN）、骨髓增生异常综合征（MDS）、骨髓增生异常/骨髓增殖性肿瘤（MDS/MPN）和急性髓系白血病（AML）。结合细胞学、形态学、临床表现和遗传学，可对它们进一步分类（表 8.2）。多种实验室检测手段对遗传学评估非常重要，如核型分析、FISH、基于芯片的基因分型（如单核苷酸多态性芯片）和分子技术 PCR，以及测序，包括双脱氧终止（Sanger）测序和大规模并行测序。基因突变只能通过分子技术检测，"造血系统恶性肿瘤基因突变"部分将重点阐述基因突变及其相关检测技术。

表8.2 髓系恶性肿瘤重现性遗传学异常

遗 传 异 常	疾病	发病率	预后	临 床 特 征
t（8；21）（q22；q22）；RUNX1-RUNX1T1	AML	10%	好	核心结合因子相关性白血病，好的预后可能因 KIT 合并突变（20%～25%）而受部分影响
inv（16）（q13.1；q22）；CBFB-MYH11	AML	10%	好	核心结合因子相关性白血病，好的预后可能因 KIT 合并突变（30%）而受部分影响
t（15；17）（q24；q12）；PML-RARA	AML	7%	好	血液系统急症（如 DIC 风险），FISH 可用于疾病诊断，对 ATRA 有反应，可用 RT-PCR 监测
t（9；11）（p22；q23）；MLLT3-KMT2A	AML	5%	差	多见于儿童 AML（12%），单核细胞分化，牙龈肥大，DIC 风险
t（6；9）（p23q34）；DEK-NUP214	AML, MDS	1%	很差	嗜碱性粒细胞增多，可能是新发或继发于 MDS，常伴有 FLT3 ITD（70%）
inv3（q21；q26.2）；RPN1-EVI1	AML, MDS	2%	很差	血小板计数正常或增加，可能是新发或继发于 MDS，常伴有 FLT3（13%）
t（1；22）（p13；q13）；RBM15-MKL1	AML	<1%	好	与唐氏综合征相关的儿科疾病，巨核母细胞分化，体细胞 GATA1 突变
del（5q）或 5 号染色单体	MDS	10%	好	当 del（5）是唯一突变时，对来那度胺反应良好，TP53 突变后变差
del（7q）或 7 号染色单体	MDS	10%	不一定	7 号染色单体预后不良
del（11q）	MDS	3%	很好	——

（续表）

遗 传 异 常	疾 病	发病率	预后	临 床 特 征
del（12p）	MDS	12%	好	——
del（20q）	MDS	8%	好	单个异常时不足以诊断 MDS
i（17q）or t（17p）；*TP53* 缺失	MDS	5%	不一定	获得性 Pelger-Huet 异常
8 号染色三体	MDS	10%	不一定	常见但不特异性，见于其他髓系肿瘤
正常	MDS	50%	好	大规模平行测序检测体细胞突变
复杂核型（>3 个不相关的染色体异常）	MDS	7%	很差	高风险向 AML 转化
t（9；22）（q34；q11.2）；*BCR-ABL1*	CML	100%	好	通过定量 RT-PCR 监测对 TKI 治疗的反应，可能发生在髓系或 B 淋巴母细胞
del（4q12）；*FIP1L1-PDGFRA*	CEL	Rare	未知	可能表现为 AML 或 T-LBL，通过 FISH 检测 *CHIC2* 隐匿缺失，对 TKI 有反应
t（5；12）（q33；p12）；*ETV6-PDGFRB*	CMML	Rare	未知	嗜酸性粒细胞增多，对 TKI 有反应
t（v；8p11）；*FGFR1* 重排	Variable	Rare	很差	有淋巴瘤表现的干细胞疾病常见，对 TKI 无反应

注：发病率根据疾病种类估计。AML，急性髓系白血病；MDS，骨髓增生异常综合征；CML，慢性髓系白血病；CEL，慢性嗜酸性粒细胞白血病；CMML，慢性粒单细胞白血病；T-LBL，T 淋巴母细胞淋巴瘤；DIC，弥散性血管内凝血；ATRA，全反式维甲酸；ITD，短串联重复序列；TKI，酪氨酸激酶抑制剂。

急性髓系白血病

核结合因子（CBF）相关的急性髓系白血病（acute myeloid leukemias, AML）是指伴有 t（8；21）（q22；q22）；*RUNX1-RUNX1T1* 或 inv（16）（q13.1；q22）；*CBFB-MYH11* 遗传学异常的 AML。核结合因子是一种异二聚体蛋白，由 *RUNX1* 和 *CBFB* 编码的 α 和 β 亚单位组成，正常参与造血调控；而 *RUNX1-RUNX1T1* 和 *CBFB-MYH11* 异常破坏了这一调控功能，导致血细胞分化障碍和未成熟髓系母细胞的积累。无论细胞计数结果如何，只要检测到 t（8；21）（q22；q22）；*RUNX1-RUNX1T1* 或 inv（16）（q13.1；q22）；*CBFB-MYH11* 即可诊断急性白血病。这两种亚型的 AML 患者对以阿糖胞苷为基础的巩固化疗具有良好反应[30]，重要的是，约 30% 患者伴有 *KIT* 基因 8 号或 17 号外显子激活突变，其预后相对较差[31]。FISH 是 CBF-AML 初诊时的首选方法，而定量 PCR 敏感性较高，适合疾病疗效监测。微小残留疾病监测对 CBF-AML 患者具有明确的预后意义[32]。由于 *RUNX1-RUNX1T1* 在内含子上断裂点的数量有限且聚集，因此使用相对简单的引物，采用 RT-PCR 的方法即可检测 *RUNX1-RUNX1T1* 融合转录本[33]。

95% 以上 inv（16）阳性 AML，其 *CBFB-MYH11* 主要对应 3 个不同断点的转录本（A、D、E 型），也适用于 RT-PCR 检测。

存在平衡易位 t（15；17）（q24；q12）；*PML-RARA* 是急性早幼粒细胞白血病（APL）的诊断依据，易位产生的融合蛋白将细胞髓系分化阻滞在早幼粒细胞阶段。由于这些患者存在高风险的弥散性血管内凝血（DIC）及相关的严重临床后果，因此需要迅速诊断，及时预防 DIC，否则可能致命。在大多数情况下形态学和流式细胞术检测可拟诊 APL，但需进行 *PML-RARA* 融合基因确认，FISH 是 APL 诊断时的可选检测方法，因为它灵敏度高，而且速度快，已报道少数隐匿性 *PML-RARA* 融合基因，常规核型分析无法检测出[34]。APL 对全反式维甲酸具有较好的治疗反应，因为其可促进肿瘤细胞的分化，与蒽环类药物或三氧化二砷联合使用，可使 80%～90% 的患者获得持久缓解[35]。变异型 *RARA* 融合其他伙伴基因偶有发生，最重要的是 11q23 上的 *ZBTB16* 基因，这种融合基因对全反式维甲酸不敏感，因此正确识别非常重要[36]。基于 RT-PCR 的监测方法已成为 APL 治疗反应的标准评估操作，改善了临床结局[37]。RARA 与 15q24 上 PML 不同区域断裂点融合可产生 3 个 PML-RARA 转录本（bcr1、bcr2 和 bcr3）（图 8.4），RARA 断裂点聚集在 17q12 上 2 号内含子中一个 15 kb 区域。bcr3 融合形成相对较短的转录本，可能与 FLT3 突变有关。

涉及 KMT2A 与各种伙伴基因的易位在 AML 中有一定的发生率，常见于儿童，已报道 80 个以上 KMT2A 易位伙伴基因，在 AML 中，最常检出的是 t（9；11）（p22；q23）；MLLT3-KMT2A，易位可采用 FISH 常规检测。这种疾病通常有髓外表现，典型患者表现为白血病细胞浸润引起的牙龈增生或皮肤损伤。由于易位断裂点的异质性，很难设计出一种广泛适用的 RT-PCR 检测方法用于疾病监测，但可以对常见的断裂点易位进行检测[38]。

部分 AML 可继发于骨髓增生异常综合征（MDS），因此这两种疾病存在一些共同的遗传特征，如 t（6；9）（p23q34）；DEK-NUP214 和 inv（3）（q21；q26.2）；RPN1-EVI1[39, 40]；这两种异常与多系发育不良有关，在 AML 患者中发生率为 1%～2%，其预后较差。DEK-NUP214 阳性 AML 患者常伴有 FLT3 突变，这种突变可能会影响年轻的成人和儿童 AML 预后，目前尚不清楚 DEK-NUP214 对预后的不良影响是否

独立于 FLT3 突变。存在 inv（3）的 AML 中，RPN1 作为致癌基因 EVI1 的增强子驱动细胞增殖，该过程可能与 RAS 通路突变有协同作用，这类患者 FLT3 突变相对少见[41]。

一种特别罕见的 AML 发生在唐氏综合征的婴幼儿中，通常伴有 t（1；22）（p13；q13）导致的 RBM15-MKL1 基因融合，其融合基因在白血病发生中的确切作用尚不清楚，转录激活和染色质重塑可能是其机制[42]。GATA1 体细胞性的 N 末端突变在唐氏综合征相关 AML 患者中很常见，但不影响预后。GATA1 突变也见于出现短暂骨髓造血异常（TAM）的唐氏综合征患者，这种疾病类似 AML 表现，但通常出生后 6 个月会消退。这两种情况很难区分，尤其是在婴儿早期，必须仔细观察临床表现。

慢性髓系白血病

1960 年，Peter Nowell 和 David Hungerford 在当时称为慢性粒细胞白血病的患者细胞中观察到了一种重现性染色体异常，这是一项具有里程碑意义的发现。13 年后，Janet Rowley 证明几乎所有慢性髓系白血病（chronic myelogenous leukemia, CML）病例 9q34 和 22q11.2 之间均存在相互易位，形成了一个 der（22q）（现称为费城染色体）[44, 45]。又过 10 年，通过精确断裂点的克隆表明，9q34 上原癌基因 ABL1 与 22q11.2

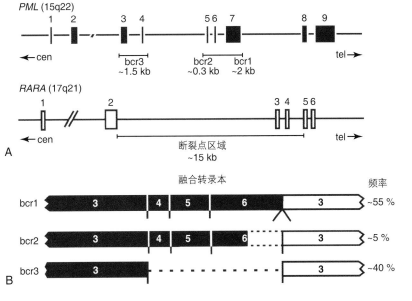

图8.4 伴有 t（15；17）（q24；q12）急性早幼粒细胞白血病的 PML 和 RARA 基因及典型断裂点示意图。A. PML 外显子为红色矩形，RARA 外显子为白色矩形，PML 断裂点位于 bcr1、bcr2 或 bcr3 中的一个，而 RARA 断裂点则集中在单个内含子区域。B. 不同 PML 断裂点聚集区域对应的 PML-RARA 融合转录本的构型及其相对频率。cen：着丝粒；tel：端粒

上的 BCR 基因并列形成一个新的 BCR-ABL1 融合基因[46]，导致 ABL1 酪氨酸激酶组成型激活和细胞增殖失调。证实 t（9；22）（q34；q11.2）；BCR-ABL1 融合基因是 CML 诊断所必需的，且较容易通过分裂中期细胞核型分析、FISH 和/或 RT-PCR 检出。

易位断裂点不同，产生 BCR-ABL1 不同转录本，对应于大小不同的融合蛋白（图 8.5）。ABL1 断点位于 2 号外显子上游，其位置基本上是保守的。ABL1 片段与 BCR 融合并保留了 ABL1 激酶区，CML 中 BCR 的大多数断裂点位于主要断裂点聚集区（M-bcr），成人 Ph⁺ B-ALL 有高达一半的 BCR 断裂点发生在 M-bcr。MBR 断裂点是发生在 13 号或 15 号外显子之间，形成 e13a2（b2a2）或 e14a2（b3a2）融合转录本，两者都编码 CML 典型异构体的 p210 kDa BCR-ABL1。

发生在 BCR 第 1 和 2 号外显子间次要断裂点聚集区（m-bcr）的断裂点相对少见，形成较短的

e1a2 融合转录本，编码 p190 kDa 融合蛋白。这在 CML 很少见，但常见于儿童 Ph⁺ B-ALL。CML 初诊时，除了 M-bcr 转录本外，RT-PCR 也可能检测到低水平的 e1a2 转录本。出现这种现象可能是由于选择性剪接引起的，此时需要注意的是，只需通过 RT-PCR 检测 M-bcr 转录本进行疾病监测。偶然情况下，在 CML 中只检测到转录本 e1a2，常与单核细胞增殖相关，类似于慢性粒-单细胞白血病。极少部分 CML 患者出现 19 号外显子（c3）mu 断裂点聚集区（μ-BCR）BCR 断裂点，形成的 e19a2（c3a2）转录本，产生更大的 BCR-ABL1（p230 kDa）蛋白，常见特征性表现为显著的中性粒细胞成熟，类似于慢性中性粒细胞白血病。值得注意的是，大多数 RT-PCR 方法并不检测 e19a2 转录本，因此如果临床高度疑似 CML，RT-PCR 结果阴性，应进行 FISH 检测。

尽管 TKI 显著提高了 CML 患者生存，但通常不能治愈。达到主要分子学缓解的患者，其体

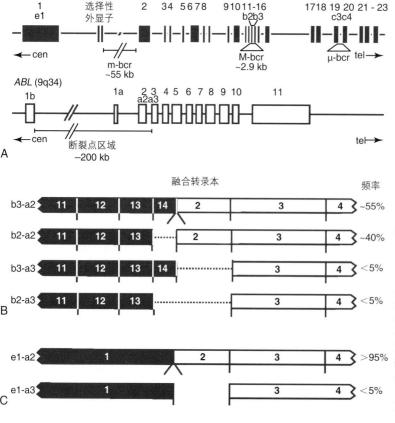

图 8.5 慢性粒细胞白血病（CML）和伴有 t（9；22）（q34；q11.2）阳性的 B 淋巴母细胞白血病 BCR 和 ABL1 基因断裂点示意图。A. BCR 外显子为红色矩形，ABL 外显子为白色矩形。BCR 断裂点位于主要断点簇区域（M-bcr）、次要断点簇区域或 mu 断点簇区域（μ-bcr），ABL 断点集中在外显子 a2 上游的一个保守区域（或罕见情况下外显子 a3）；B. CML 中 BCR-ABL1（M-bcr）融合转录本的结构和发生频率，e13a2（b2a2）或 e14a2（b3a2）转录本编码 p210 kDa 蛋白，见于大多数 CML 和部分成人 B-ALL；C. B-ALL 中 BCR-ABL1（m-bcr）融合转录本的结构和发生频率，e1a2 转录编码 p190 kDa 蛋白，CML 中很少见，常见于儿童 B-ALL。cen：着丝粒；tel：端粒

内依然持续存在低水平 BCR-ABL1 可以证明这点。随着用药时间的延长，部分患者可能出现 BCR-ABL1 激酶区点突变，对 TKI 产生耐药 [47]，这种耐药可以通过更换不同的 TKI 来克服。因此，对于一线 TKI 治疗反应不佳或失败的患者，需进行 BCR-ABL1 激酶区突变检测，可以通过 Sanger 测序或并行测序来完成，后一种方法具有更多的检测优势 [48]，本章 "造血恶性肿瘤中的基因突变" 一节将进行介绍。

骨髓增生异常综合征

骨髓增生异常综合征 (myelodysplastic syndrome, MDS) 最常见的染色体异常表现为不平衡结构性染色体的缺失或重复 (表 8.2)。5 号或 7 号染色体长臂 (q 臂) 缺失，或者完全缺失相对常见。平衡性异常在 MDS 中很少见，但也可发生并与 AML 中的重现性易位有部分重叠。这些发现提供了其克隆性的证据，尤其适用于血细胞减少患者的鉴别诊断。事实上，对于持续性细胞减少的患者，即便是在缺乏足够形态学发育不良证据的情况下，一些染色体异常可以提供 MDS 诊断证据 [1]。此外，这些细胞遗传学异常中有许多已有明确的预后意义，是 MDS 国际预后评分系统的重要组成部分 [49]，如复杂细胞遗传学特征 (多于 3 个不相关的缺陷) 极易进展为 AML，预示着预后较差。MDS 也可发生拷贝数改变或拷贝数中性杂合性缺失 (如 TP53)，可利用芯片方法检测 [50, 51]。

伴嗜酸性粒细胞增多和 PDGFRA、PDGFRB 或 FGFR1 异常的髓系和淋系肿瘤

这是一组罕见且独特的髓系和淋系肿瘤，其临床表现不一但均有嗜酸性粒细胞增多，以及涉及受体蛋白酪氨酸激酶 PDGFRA、PDGFRB 或 FGFR1 基因融合 (见表 8.2) [52]。PDGFRA 相关疾病的患者最常出现类似慢性嗜酸性粒细胞综合征的骨髓增殖性肿瘤，但也有可能出现包括急性髓系白血病和 T 淋巴细胞白血病 / 淋巴瘤的表现。FIP1L1-PDGFRA 融合是由于染色体 4q12 的隐匿性缺失而形成，FISH 比较适合检测这种异常，通常使用 FIP1L1、PDGFRA 和 CHIC2 (位于染色体 4q12) 探针。FIP1L1 和 PDGFRA 位点融合常会导致 CHIC2 位点丢失，并产生可用 FISH 检测的信号模式。由 t (5；12)(q33；p12) 导致的 ETV6-PDGRFB 是 PDGFRB 最常见的融合基因，通常与慢性粒-单细胞样白血病表现类似，并伴有嗜酸性粒细胞增多。常规核型可检测到 PDGFRB 相关易位。对这些疾病快速诊断非常关键，因为嗜酸性粒细胞增多可能会引起严重的终末器官损伤。此外，大多数 PDGFRA 和 PDGRFB 异常患者对 TKI 伊马替尼具有较高敏感性 [53]。FGFR1 相关的髓系和淋系肿瘤具有特征性的异质性，可表现为慢性嗜酸细胞性白血病、急性髓系白血病或 T/B 淋巴细胞性白血病 / 淋巴瘤等。已有多个伙伴基因被报道，特别是 BCR，但是 8p11 上 FGFR1 的重排也经常发生，这很容易通过核型分析检测到。伴有这种异常的患者预后较差，而且对 TKI 不敏感。

■ 检测应用

细胞遗传学

传统的细胞遗传学指的是对分裂中期染色体通过 Giemsa 染色 (G 显带) 进行的核型可视化分析。G 显带突出了染色体中富含 A-T 和 G-C 区域相对应的亮区和暗区，这项已有数十年历史的技术对急性白血病或骨髓增生异常综合征患者的骨髓综合评估非常重要。G 显带核型分析使我们能够发现许多特定血液病的重现性易位。核型分析提供了基因组层面视角，非常适合揭示较大的染色体畸变 (分辨大于 5 Mb)，包括相互易位、大片段缺失和非整倍体。传统的核型分析可能会遗漏隐性重排和小的插入或缺失，因此需要更灵敏的检测技术。核型分析是一个需要相当多的专业知识且操作耗时费力，由于细胞需要 3~7 日的培养，这使得该技术不适用于检测 t (15；17)(q24；q12)；PML-RARA 等需临床紧急处理疾病的诊断。

荧光原位杂交

荧光原位杂交 (FISH) 能够克服传统 G 显带核型分析的一些限制，是目前细胞遗传学实验室中非常有力的检测工具。该技术是利用设计的荧光标记 DNA 探针与制备的中期或间期染色体特定序列杂交，分辨率可提高到 2 Mb。FISH 可检测常规核型分析无法检出的隐匿性染色体异常，如易位或缺失。针对多种重现性异常探

针库的商业化，促进了 FISH 检测的普及。由于 FISH 分析不需要活细胞，可使用包括石蜡包埋福尔马林固定的各种样本，FISH 分离探针可在不知道多种可能异常染色体的情况下识别基因重排。例如，跨越 11q23 适当区域的 *MLL* 分离探针（*KMT2A* 基因）可以有效地识别或排除 *MLL* 重排，而无需明确多个潜在的 *MLL* 易位的伙伴基因。由于可用的探针数量限制，FISH 无法对拷贝数变化进行全面评估。

单核苷酸多态性芯片

基因扩增见于多种血液淋巴肿瘤，可能参与了疾病的病理过程[54]，基于芯片的方法可以检测出传统核型分析或 FISH 无法检测的重要的基因拷贝数变化，这类芯片使用从肿瘤和正常参考样本中制备的基因组 DNA 对常见单核苷酸多态性（SNP）进行全基因组分析，这种方法可以检测到拷贝数的变化和拷贝中性杂合性缺失，但不能检测到平衡易位。因此，该技术作为辅助工具最好与传统细胞遗传学和/或 FISH 联合使用。

聚合酶链反应

针对存在特定融合基因（如 *IGH-BCL2*）的重现性易位，传统聚合酶链反应（PCR）分析也可用于造血系恶性肿瘤的诊断。根据具体情况，由于易位断裂点存在明显的异质性，以及异常 mRNA 转录本可能不会翻译特定异常产物（如 IGH-BCL2），检测敏感性可能受到限制。基于这个原因，FISH 通常是检测涉及淋巴瘤 IGH 位点相关易位的首选替代方法；另一方面，RT-PCR 适当条件下可检测异常的 mRNA 转录本，如 AML 相关易位 t（8；21）（q22；q22）；*RUNX1-RUNX1T1*，t（15；17）（q22；q12）；*PML-RARA*，inv（16）（p13.1；q22）；*CBFB-MYH11*，或 t（9；22）（q34；q11.2）；*BCR-ABL1* 阳性白血病。在 RT-PCR 检测中，mRNA 反转录成互补 DNA（cDNA），作为 PCR 反应的模板，这些反应使用跨越断裂点的特异性引物，因此在存在异常转录本时只产生一种 PCR 产物。

实时定量 PCR 技术的出现极大地促进了对特定疾病中病理基因转录本的定量分析，虽然有几种技术可用（见第 4 章），但寡核苷酸水解探针通常用于定量 RT-PCR 分析。定量 RT-PCR 最重要的临床应用是微小残留病的检测或监测，最典型的是慢性髓系白血病的临床诊断和管理（图 8.6）。常规分子学监测 CML 对 TKI 治疗反

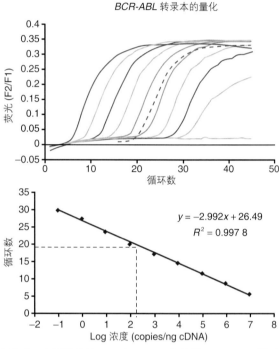

图 8.6 定量逆转录 PCR（RT-PCR）检测 *BCR-ABL1* 转录本。上图显示 *BCR-ABL1* 融合转录本连续稀释的标准曲线，范围从 $10^0 \sim 10^9$（实线），以及未知的患者样本（虚线）。下图显示了反应的标准曲线，该曲线反应的是循环数与模板浓度对数的关系，用阈值对患者样本中的 *BCR-ABL1* 转录本拷贝数（CN）进行量化；为了标准化的目的，*ABL1* 转录本可以用相同的方式分析，算出 *BCR-ABL1*（CN）/*ABL1*（CN）的值，称为标准化拷贝数（NCN）。患者的 NCN 可以转换为国际标准化数值（IS）

记忆要点 重现性易位和结构染色体异常

· 重现性遗传异常是指在患有相同或相似疾病的不同患者中反复发现的异常。

· 重现性易位在成熟 B 细胞非霍奇金淋巴瘤中很常见，多涉及免疫球蛋白基因位点。

· 检测平衡易位和其他异常对于急性白血病和成熟髓系恶性肿瘤的诊断和预后至关重要。

· 优选的检测方法取决于具体的遗传异常和临床情况（如 FISH 用于诊断，定量 RT-PCR 用于疾病监测）。

· 大规模并行测序可以更有效地检测多个易位或大规模基因组改变，但存在技术挑战。

应是诊疗标准。应在诊断时即进行检测，并在治疗过程中定期监测。治疗开始后 18 个月内，*BCR-ABL1* 转录水平降低 3 个对数或更多，认为达到主要分子反应（MMR），预示具有良好的长期生存[55]。因此，定量 PCR 检测的设计和验证应考虑临床相关重要的敏感性水平。

造血系统恶性肿瘤的基因突变

本章包括遗传机制（易位、单基因突变）和检测方法学，如细胞遗传学和 FISH 用于易位和拷贝数的改变、SNP 芯片揭示更多隐蔽的细胞遗学异常，包括拷贝中性杂合性缺失和用于异常融合基因和单基因异常靶向检测的分子研究。然而，在生物学和病理生理学方面，这种区别是人为的。肿瘤中可能存在许多不同类型的遗传学异常，在多数情况下，它们协同作用，促进疾病的发生发展。本节介绍基因突变，包括插入、缺失和单核苷酸变异（SNV），这些基因突变发生在造血系统恶性肿瘤进展过程中，不能通过核型分析或基于 FISH 的方法检测，而是需要通过 PCR 和测序等分子学技术检测。在一些疾病中，这类突变可能是唯一可检测到的基因异常，并且可能本身就足以促进肿瘤的发展（如 *BRAF* Val600Glu 和毛细胞白血病）。在其他疾病中可能存在多个单基因突变，并可能伴有结构性染色体异常和/或易位（如骨髓增生异常综合征和急性髓白血病）和表观遗传变化，必须借助其他方法进行检测。此外，还可能会出现拷贝数变化，通常需要基于芯片的检测技术。造血系统肿瘤基因结构性和局灶性遗传异常的常用检测策略的比较与总结见表 8.3。

■ 机制

突变可能是细胞分裂的 DNA 复制过程中在诱变剂作用下（如电离辐射或化疗药物）或随机产生的。因此，任何特定位置核苷酸突变取决于多种因素，包括基因组环境（如聚合物或重复序列）或化学修饰（如甲基化）导致的核苷酸稳定性变化、DNA 合成错误率，以及 DNA 修复机制的准确性和有效性。因此，突变可能会留下最初导致基因异常的机制线索[56]。

与年龄密切相关的突变包括由 5-甲基胞嘧啶脱氨基生成胸腺嘧啶过程中导致 CPG 二核苷酸中出现 C-T 转变突变，事实上这种突变的数量与肿瘤诊断时患者的年龄呈正相关[56]。化学药物烷基化剂，如环磷酰胺，也涉及 C-T 的特征性突变[57]。有趣而且可能意想不到的是，正常

表 8.3 造血系统肿瘤遗传学异常的常用检测方法

检测方法	泛基因组或靶向	敏感性	单核苷酸多态性（SNV）	小的插入片段和缺失检测	拷贝数变异检测（< 100 碱基对）	平衡易位检测	CN-LOH检测	花费
中期细胞遗传学核型分析	泛基因组	低	否	否	是	是	否	适中
FISH	靶向	低	否	否	是	是	否	低
SNP 排列	泛基因组	低	否	否	是	否	是	适中
定量 PCR 技术	靶向	高	是	否	否	是	否	低
Sanger 测序	靶向	低	是	是	否	否	否	低
大规模并行测序突变	靶向	高	是	是	是 / 否 *	是 / 否 *	是 / 否 *	适中
全基因组测序	泛基因组	低	是	是 / 否 *	是 / 否 *	是 / 否 *	是 / 否 *	高

注：* 如果设计合适，生物信息学可以检测拷贝数的变化和染色体重排。CN-LOH：拷贝中性杂合性缺失（修改自 Nybakken GE, Bagg A. The genetic basis and expanding role of molecular analysis in the diagnosis, prognosis, and therapeutic design for myelodysplastic syndromes. J Mol Diagn 2014; 16: 145-158）。

组织干细胞的分裂次数和不同组织类型恶性肿瘤的发生率之间也呈正相关[58]。这一发现表明包括造血系统在内的大多数肿瘤恶变过程，都源自DNA复制过程中突变的发生，而不是环境或有毒物质造成的。干细胞中的某些突变可能对恶性转化过程没有作用，但是它们仍然是恶性克隆的组成部分；如果采用合适的方法进行检测，如全基因组测序，就可以检测出这些突变。这些突变被称为"信使"突变，有时可与发生在编码区、剪接位点或 RNA 基因中真正的疾病"驱动"突变区别开来，因为它们在大规模特定疾病患者群中不会重复出现。随着产生的数据越多，"信使"和"驱动"突变之间的区别就越容易。

髓系疾病

2014 年底两项非常相似发现的里程碑式的研究，为髓系恶性肿瘤的发生发展提供了重要的新认识[59, 60]，这两项研究都描述了在没有造血恶性肿瘤证据的老年人中，发现年龄相关、在血液肿瘤中出现过的基因突变的发生率，主要发生在 ASXL1、TET2 和 DNMT3A 三个基因上。发生突变的人群随后发生血液肿瘤的风险较高[59]。C-T 突变是最常见的与衰老相关的体细胞变异[59]。长期以来都知道老年人群有一个特点是存在可检测的克隆性造血，这些研究为这一现象提供了依据。这些研究的意义在于这些突变是克隆的一部分，它们本身不足以促进血液恶性肿瘤的发生，但更容易获得额外的遗传学异常，最终导致临床疾病的发生。

在髓系肿瘤中，重现性驱动突变往往影响细胞信号通路及其调节机制。虽然在特定的髓系肿瘤中许多基因会出现重现性突变，但不同疾病之间存在很大程度的重叠，并且很少存在真正的可以"定义"疾病的突变（表 8.4）。通常受影响的信号通路可分为以下几类，信号转导（如 JAK2、KIT、CSF3R、MPL、FLT3、CALR、PTPN11、NRAS/KRAS），表观遗传修饰（如 TET2、IDH1、IDH2、EZH2、DNMT3A），RNA 剪接复合物（也叫剪接体 SF3B1、SRSF2、ZRSR2），涉及姐妹染色单体分离减数分裂和有丝分裂的黏附复合物（STAG2、RAD21），髓系转录因子（CEBPA、

RUNX1）和染色质修饰（EZH2、ASXL1）等。其中有些基因与组织学定义的特定的髓系恶性肿瘤相关，如 AML 中的 FLT3 突变或骨髓增殖性肿瘤如真性红细胞增多症中的 JAK2 突变；而其他一些基因突变可发生在更多的髓系肿瘤，如 TET2 突变。突变发生的顺序似乎也对疾病的总的病理生理特征和临床产生影响，如 JAK2 突变发生在 TET2 突变之前比发生在 TET2 突变之后的骨髓增殖性肿瘤患者，更容易发生红细胞增多症，对 JAK2 抑制剂治疗的敏感性也更高[61]。

表 8.4　髓系恶性肿瘤重现性突变

基因	MPN	MDS	MDS/MPN	新发AML	继发AML	影响*
JAK2	++	−	+	−	−	增加
MPL	+	−	+	−	−	增加
CALR	++	−	+	−	−	增加
FLT3	−	−	−	++	−	增加
NPM1	−	−	−	++	−	增加
CEBPA	−	−	−	+	−	减少
RUNX1	−	+	++	+	−	减少
KIT	+	−	−	+	−	增加
CSF3R	+	−	+	−	−	增加
DNMT3A	+	+	+	++	−	减少
TET2	+	++	++	+	−	减少
IDH1/2	+	+	+	++	−	增加
SF3B1	−	+	+	−	+	未知
SRSF2	+	+	+	−	+	未知
STAG2	−	+	−	−	++	减少
ASXL1	++	++	++	+	−	未知
EZH2	+	+	+	−	++	减少
TP53	−	+	−	+	−	减少

注：* 增加，功能获得；减少，功能缺失；−，罕见（< 2%～3%）；+，中等突变频率或某些小的疾病中高频率（如 KIT 突变和全身肥大细胞增多症）；++，高频突变（> 15%）。

信号转导通路：疾病特异性信号突变

信号转导通路构成了细胞表面受体与其他细胞和细胞外环境进行细胞信号交互的网络，这些受体通常与酪氨酸和丝氨酸 / 苏氨酸激酶连接

用于信息传导，最终到达细胞核；通过调控细胞核中基因的表达，从而影响细胞功能。髓系恶性肿瘤的重要通路，包括与 JAK-STAT 相关的生长因子信号通路和与 RAS-ERK（丝裂原激活蛋白激酶；MAPK）相关的细胞表面受体信号通路等。因此，信号通路中发生的突变往往影响酪氨酸激酶介导的信号转导，并导致酪氨酸激酶活性持续性活化。像这样的激活性突变往往是由于这些重要信号分子的调控区或酶区（如酪氨酸激酶）中所谓重现性"热点"突变所致。

JAK2

JAK2 是常在 MPN 中发生突变的酪氨酸激酶，包括几乎所有真性红细胞增多症和半数的原发性血小板增多症及原发性骨髓纤维化。JAK2 最常见的突变是位于其具有调节激酶活性的自抑假激酶（JH2）结构域的 c.1849G > T，p.Val617Phe。JAK2 蛋白是 JAK-STAT 依赖性生长因子信号通路的重要组成部分，包括促红细胞生成素（EPO）受体（EPOR）的下游。在 MPN 中，这种异常导致 JAK2 突变祖细胞具有异常的 EPO 非依赖性。在发现 JAK2 突变之前许多年，真性红细胞增多症患者祖细胞这种 EPO 非依赖现象就已经被广泛认知[62]。MPN 肿瘤细胞中常发生纯合子 JAK2 突变，通常是有丝分裂重组导致的杂合性（LOH）缺失的结果[63]。实际上，发现 JAK2 突变之前，在染色体 9p 的 JAK2 位点已观察到 LOH，9p 染色体上这种重现性 LOH 的发现，促使了对该区域基因包括 JAK2 的初始分析[64]。JAK2 p.Val617Phe 突变的检测在疑似骨髓增殖性肿瘤的患者的诊断流程中非常重要，鉴别诊断时有助于区分肿瘤增生与良性反应型疾病。

发现 JAK2 p.Val617Phe 突变时，最初的希望是 JAK2 抑制剂能产生类似于 ABL1 激酶抑制剂伊马替尼在 CML 患者中的疗效。然而，JAK2 抑制剂并没达到预期的疗效。美国批准的第一个 JAK2 抑制剂是 ruxolitinib，它是 JAK1 和 JAK2 的选择性口服抑制剂。一系列针对骨髓纤维化患者的临床试验，包括原发性骨髓纤维化、原发性血小板增多症和真性红细胞增多后的骨髓纤维化，试验表明 ruxolitinib 可缩小患者的脾脏，改善临床症状，但对生存获益尚不清楚[65]。在最近的一项研究中，针对羟基脲治疗反应不佳的真性红细胞增多症患者，采用 ruxolitinib 治疗，缓解疾病症状方面可使患者获益，治疗 32 周后，JAK2 p.Val617Phe 突变负荷平均降低 12.2%[66]。总的来说，JAK2 抑制剂明显提高了 MPN 患者的生活质量，但与 imatinib 及其他 TKI 在 CML 患者中的疗效相比，JAK2 抑制剂可能并不能提高 MPN 患者的总体生存。

KIT

KIT 是一种由造血祖细胞表达的受体蛋白酪氨酸激酶，其突变主要发生在酪氨酸激酶区，可在大多数肥大细胞增多症（一种主要表现为肥大细胞增殖的 MPN）中检出。由于肥大细胞及其相关分泌产物增多，患者会出现潮红和腹泻等症状。核结合因子异常 AML（CBF-AML）患者中也发现伴有 KIT 突变，包括 t（8；21）（q22；q22）；RUNX1-RUNX1T1 或 inv（16）（p13.1；q22）；CBFB-MYH11 亚型，两者均涉及相同的转录因子复合物。在 AML 和肥大细胞增多症中，最常见的 KIT 突变是 c.2447A > T，p.Asp816Val，导致酪氨酸激酶活性持续性存在。KIT 突变也可在胞外区 8 号外显子发生，这些突变通常是阅读框内插入或缺失，也可导致 KIT 受体信号的激活。伴有 KIT 突变的 CBF-AML 患者复发风险较高，属中危组；无 KIT 突变的 CBF-AML 患者，属于低危组[31]，因此 KIT 突变的检测是 inv（16）（p13.1；q22）；CBFB-MYH11 或者 t（8；21）（q22；q22）；RUNX1-RUNX1T1 异常的 CBF-AML 患者标准处理流程。非造血恶性肿瘤也可伴有 KIT 突变，如黑色素瘤和胃肠道间质瘤（GIST）等。某些 KIT 突变的肿瘤患者，如胃肠道间质瘤，对 TKI 伊马替尼的疗效较好[67]。少数缺乏 KIT p.Asp816Val 突变的肥大细胞增多症患者也可能对伊马替尼有治疗反应，而具有突变的患者对伊马替尼耐药[68]。

CSF3R

集落刺激因子 3（CSF3R）受体的激活突变存在于大多数慢性中性粒细胞白血病中，这是一种少见的、BCR-ABL1 阴性、不伴有发育异常、外周血和骨髓中成熟中性粒细胞增殖的血液系统疾病[69, 70]。不典型慢性髓系白血病患者也会伴有 CSF3R 突变，这是一种 MDS/MPN 肿瘤，其形态学特征与慢性中性粒细胞白血病不同。关于不典型慢性髓系白血病中的 CSF3R 突变存在一定的争议，如果采用 WHO 分类体系的严格标准，CSF3R 突变对慢性中性粒细胞白血病的特异性似乎要高很多[70]。大多数 CSF3R 的突变都发生在位于细胞膜近端胞外区第 618 位密码子（p.Thr618Ile，有时注释为 p.Thr595Ile），并通过 JAK-STAT 通路导致信号异常激活。近膜端也会发生其他低频突变，也有部分患者的 CSF3R 胞质区发生移码或无义突变，导致 CSF3R 蛋白截断，并通过其他通路（如涉及 SRC 激酶的通路）增强了信号。这些突变和严重先天性中性粒细胞减少患者中检测到的 CSF3R 截断突变类似。这种综合征通常是由于 ELANE 胚系突变引起的，这些患者随后获得的体细胞 CSF3R 突变预示着具有进展为 MDS 或 AML 的风险。近膜端 CSF3R 突变导致 JAK-STAT 信号通路高活性，患者可能对 ruxolitinib 等 JAK 抑制剂有最佳疗效；而那些截断突变的患者可能对如达沙替尼等 SRC 激酶抑制剂的治疗反应最佳[71]。部分慢性中性粒细胞白血病和非典型慢性髓系白血病中，CSF3R 突变可能与癌基因 SETBP1 突变协同促进疾病的进展，而且 SETBP1 突变和 ASXL1 突变之间存在较强的相关性，常见于 MDS/MPN[72]。在髓系恶性肿瘤的突变谱系中，已鉴定出成对重现性协同突变，这可能给肿瘤细胞病理生理学的深入了解提供依据。

FLT3

FLT3 编码一种参与造血调控的受体蛋白酪氨酸激酶，FLT3 与 NPM1、DNMT3A 是成人初发 AML 中最常见的突变基因，通常患者表现为正常核型 AML（CN-AML）[73]。在初发 AML 中，25%～30% 的病例伴有 FLT3 突变[73]。FLT3 突变也常发生在伴有（15；17）（q22；q12）；PML-RARA 或 t（6；9）（p23；q34）；DEK-NUP214 的 AML 患者中[74]。最常见的 FLT3 突变是内部串联重复（FLT3-ITD）突变，即近膜区（外显子 14）从 3 到数百个碱基对的阅读框内插入，导致持续性的受体激活。FLT3 第 20 号外显子酪氨酸激酶区（FLT3-TKD）也会发生点突变，它们常见于 D835 位点（D835Y > D835H/V/E），同样导致受体持续性激活。尽管 FLT3-ITD 和 FLT3-TKD 突变在生物学上有明显的相似性，但它们的临床意义并不相同，FLT3-ITD 突变与预后不良有关，首次缓解后复发的可能性非常高。此外，FLT3-ITD 突变等位基因负荷较高的患者（通常被称为 FLT3-ITD 等位基因比值）比水平较低的患者表现更差，因此可以设计评估突变等位基因频率的检测策略。通常跨区域 PCR 产物毛细管电泳可获得 FLT 等位基因比值，这是通过比较野生型和突变产物的相对荧光强度实现的（图 8.7）。FLT3-TKD 突变发生在约 10% 的 AML 中，且不影响预后[75]。但是，FLT3-TKD 突变可能是 TKI 耐药的一个来源，因为某些点突变会干扰 TKI 结合。FLT3 突变具有不稳定性，诊断时不伴有 FLT3-ITD 突变的患者，其复发可能携带 FLT3-ITD 突变克隆，反之亦然，这就说明复发

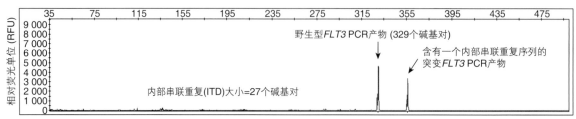

图8.7　FLT3 内部串联重复（ITD）突变检测案例。使用 14 号外显子插入位点区域的一侧的引物对 DNA 样本进行 PCR 扩增，产物通过毛细管电泳分析。在此样本中，野生型 FLT3（329 个碱基对）PCR 明显扩增，伴有异常 FLT3 扩增（356 个碱基对），表示存在 27 个碱基对的框内插入（内部串联重复），阴性检测结果仅显示 329 个碱基对的野生型 PCR 片段

时出现的白血病克隆可能不同于初诊时出现的克隆。AML 中 FLT3 突变的不稳定性使其不太适合作为微小残留疾病监测靶标。

FLT3 抑制剂作为单药在 AML 患者的早期临床试验中仅显示出有限的疗效,因此当前的策略主要集中在常规化疗方案联合 FLT3 抑制剂。目前正在探索使用 FLT3 抑制剂 midostaurin、quizartinib 和其他一些药物,早期结果相当有前景[76]。但是,到目前为止,FLT3-ITD 突变 AML 的最佳治疗选择,仍然是首次缓解后,在几乎不可避免的复发之前进行异基因造血干细胞移植。

CALR

2013 年底发表的两项具有里程碑意义的研究表明,大多数缺少 JAK2 p.Val617Phe 突变的原发性血小板增多症或原发性骨髓纤维化患者伴有 CALR 突变[77, 78]。在这些患者中,CALR 和 JAK2 突变是相互排斥的。不伴有 JAK2 或 CALR 突变的原发性血小板增多症或原发性骨髓纤维化的这些患者中,大多有 MPL 的突变。MPL 是编码血小板生成素受体(TPO)的基因。缺少 JAK2、CALR 和 MPL 突变的 MPN 患者被称为"三阴性"患者。真性红细胞增多症患者中无 CALR 突变,这使得 CALR 突变可用于疾病的分类。

CALR 编码一种多功能的钙网蛋白,作为钙结合内质网(ER)伴侣。钙网蛋白具有钙结合基序和 ER 保留基序(氨基酸序列为 Lys-Asp-Glu-Leu)的 C 端酸性结构域。CALR 基因有 9 个外显子,主要在 9 号外显子发生重现性移码突变,最常见的是 52 个碱基对缺失(称为 1 型突变)或 5 个碱基对插入(称为 2 型突变)。所有 CALR 突变均表现出相同的 1 个碱基对阅读框移位,这些突变可产生一种 C 端缺乏 ER 保留基序的异常蛋白,并获得一个带有碱性(而非酸性)电荷新的 36 个氨基酸序列[77, 79]。据报道 CALR 突变的骨髓纤维化患者对 JAK2 抑制剂有治疗反应,这表明 JAK-STAT 信号在 CALR 突变的患者中也很重要[80]。伴有 CALR 突变的原发性骨髓纤维化患者的预后要好于伴有 JAK2 p. Val617Phe 突变或 MPL 突变的患者,而"三阴性"(CALR、JAK2 和 MPL 突变阴性)原发性骨髓纤维化患者预后最差[81]。

表观遗传调控突变

参与基因表达调控的表观遗传调控通路基因突变极为普遍,这在髓系恶性肿瘤中非常重要。突变可导致表观遗传调控相关机制功能异常,包括 DNA 甲基化、DNA 羟甲基化、组蛋白的甲基化和乙酰化的修饰、代谢途径等[82]。最终导致表观遗传调控异常和伴随的基因表达模式改变,引起细胞分化异常,最终出现疾病的临床表现。

在 CpG 二核苷酸区,胞嘧啶 C-5 位的 DNA 甲基化形成 5-甲基胞嘧啶,是基因表达调控的重要机制。这样的 CpG 模体在基因组启动子区聚集成所谓的 CpG 岛,启动子 CpG 岛的甲基化可导致下游相关基因的表达抑制。在髓系恶性肿瘤中,会出现重现性的异常甲基化模式,主要是参与甲基化的基因功能异常所致[83, 84]。正常情况下,CpG 岛是相对低甲基化的;相反,在发生肿瘤的情况下,包括髓系恶性肿瘤,CpG 岛经常是高度甲基化,特别是那些与肿瘤抑制基因相关的 CpG 岛,通过这种机制可抑制基因的表达。表观遗传调控因子的突变常见于 AML、MDS 和 MDS/MPN,但偶尔也见于 MPN 患者。髓系恶性肿瘤中最常见的参与表观遗传调控的 4 种突变基因是 DNMT3A、TET2、IDH1 和 IDH2。

DNMT3A

DNMT3A 基因编码 DNA 甲基转移酶,参与 CpG 二核苷酸内胞嘧啶的初次甲基化,其他密切相关的基因包括稳定甲基化的 DNMT1 和甲基转移酶 DNMT3B。大约 10% 的 MDS 患者和 20%~25% 核型正常的 AML(CN-AML)患者存在 DNMT3A 突变,且大多数突变发生在 C 端甲基转移酶结构域 Arg882 位点(约 60%)。与基因失活相关的读码框移位、无义突变和剪接位点突变是其余突变的主要方式[84]。与野生型蛋白相比,Arg882 位点突变可导致 DNA 去甲基化[85],最常见的突变 p.Arg882His 以显性负效应的方式结合和抑制野生型 DNMT3A[86],因此在 DNMT3A 中发现的大多数抑制甲基转移酶活性的突变是通过减少功能性 DNMT3A 表达,或通过显性负效应形式结合野生型 DNMT3A 并使之失活。在预后意义方面,DNMT3A 突变是不明确的,但是多数研究发

现 *DNMT3A* 突变的 AML 患者预后相对较差[84, 87]。

TET2

TET2（10-11 转位基因 2）基因编码的是一种依赖酮戊二酸的 5-甲基胞嘧啶双加氧酶，在 5-甲基胞嘧啶的去甲基化过程中起重要作用。在髓系肿瘤中，*TET2* 获得性体细胞突变，包括整个编码区的移码、无义和错义突变常常导致 TET2 蛋白功能的丧失[88]。体细胞 *TET2* 突变常发生在 MPN、AML 和 MDS/MPN 等血液肿瘤，如慢性粒单细胞白血病[83]。野生型 TET2 蛋白的活性可使 5-甲基胞嘧啶转化为 5-羟甲基胞嘧啶，后者随后转化为未经修饰的胞嘧啶。在 *TET2* 功能丧失的突变髓细胞基因组 DNA 中可检测到 5-羟甲基胞嘧啶丢失，这支持 *TET2* 可通过形成 5-羟甲基胞嘧啶从而在总的基因的表达调控中起着关键作用[89]。经常有报道染色体 4q24 上发生 *TET2* 基因杂合性缺失，包括拷贝数中性杂合性丢失及缺失，这可能导致纯合或杂合子突变[88]。有证据表明髓系肿瘤患者存在多重（双等位基因）*TET2* 突变，这表明在肿瘤克隆中，当发生 *TET2* 双等位基因突变并失活时，存在选择优势[83]。*TET2* 双等位基因功能缺失突变和 4q24 号染色体杂合性丢失的结果表明，*TET2* 是一种经典的抑癌基因。

IDH1 和 IDH2

IDH1（异柠檬酸脱氢酶 1）基因突变最初是在对一组 AML 患者进行的全基因组测序研究中发现的[90]。在随后的研究中，*IDH1* 线粒体同源物 *IDH2*（异柠檬酸脱氢酶 2）突变也在其他髓系恶性肿瘤中发现[91]。突变主要发生在 *IDH1*（Arg132）和 *IDH2*（Arg140 和 Arg172）关键催化位点的精氨酸。在三羧酸循环中，异柠檬酸脱氢酶将异柠檬酸转化为 α-酮戊二酸。*IDH1* 中 Arg132 的突变或 *IDH2* 中 Arg140/Arg172 的突变产生了新的酶促活性，产生肿瘤代谢产物 2-羟基戊二酸而不是 α-酮戊二酸（图 8.8 为-酮戊二酸和 2-羟基戊二酸结构）[92, 93]。受累患者中 2-羟基戊二酸积累并竞争性抑制包括 TET2 的 α-酮戊二酸依赖双加氧酶[94]。因此，*IDH1/IDH2* 突变可影响 TET2 的酶促功能。在髓系恶性肿瘤中，*IDH1/IDH2* 和 *TET2* 的突变往往是相互排斥的。

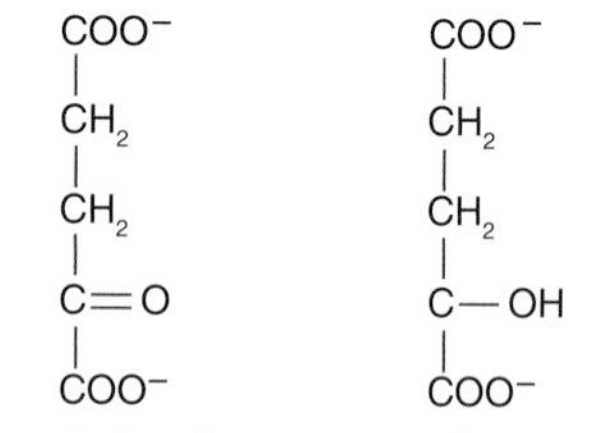

图 8.8　α-酮戊二酸和 2-羟基戊二酸的结构

伴有 *TET2* 或 *IDH1/IDH2* 突变的病例常表现出类似的表观遗传学异常，其特征是组蛋白和 DNA 高度甲基化[94]。*IDH1/IDH2* 突变常发生在核型正常的 AML 患者，但在 MDS 和 MDS/MPN 肿瘤中也可发现低频的 *IDH1/IDH2* 突变[95]。选择性地抑制 *IDH1/IDH2* 突变可以逆转组蛋白和 DNA 高度甲基化，因此抑制异柠檬酸脱氢酶突变可能是一种有前景的药物治疗策略[96]。*IDH2* 突变的 AML 患者中，一种口服的突变型 IDH2 抑制剂对于诱导细胞分化和清除白血病细胞表现尤其有效，并可能使患者摆脱毒副作用较大的化疗方案[96]。在非髓系造血恶性肿瘤中也发现了 *IDH1* 和 *IDH2* 的突变，包括 T 细胞淋巴瘤和非造血系统肿瘤，如胶质瘤。

RNA 剪接体突变

RNA 剪接体是一种较大的多聚体蛋白/RNA 复合物，其功能是去除未成熟前体信使 RNA（mRNA）中的内含子并连接外显子，从而形成成熟的 mRNA 转录本。许多基因，可能会产生多个正常剪接突变体，有时候功能有不同。剪接体突变常见于髓系恶性肿瘤，尤其是由 MDS 或 MPN 进展的 AML（所谓继发性 AML），其突变在原发 AML 和尚未进展到 AML 的 MPN 中并不常见。剪接体突变也可见于淋系恶性肿瘤，主要在慢性淋巴细胞白血病中，且突变几乎总是发生在 *SF3B1* 基因。在髓系肿瘤中，最常见的剪接体突变包括 *SF3B1*、*SRSF2*、*U2AF1* 和 *ZRSR2*[97]。大多数伴有环形铁粒幼细胞的 MDS 中可发现 *SF3B1* 突变[98, 99]。环形铁粒幼细胞是一种异常幼红细胞，骨髓标本通过铁染色，在幼红细胞中观察到含铁线粒体排列成环形，这个现象强调了基因型与表型的关系。虽然目前尚不清楚 *SF3B1* 突变患者体内环形铁粒幼细胞存在的机制，但它可能与 *SF3B1* 单倍体功能不全有关[100]。与不伴有 *SF3B1* 突变的 MDS 患者相比，*SF3B1* 突变的 MDS 患者预后较好，进展为 AML 风险较低[99]；相反，*SRSF2* 突变的 MDS 患者表现出不良预后，并很快进展为 AML[101]。几乎半数的慢性粒单细胞白血病患者存在 *SRSF2* 突变，部分患者有 *ZRSR2* 突变[102, 103]。最常见的 *SRSF2* 突变是 Pro95 密码子的错义突变，包括 p.Pro95His、p.Pro95Leu 和 p.Pro95Arg[102]，而 *SF3B1* 最常见突变是影响密码子 Lys700（p.Lys700Glu）、Glu622、Arg625、His662 和 Lys666 的错义突变[98]。

以上突变模式表明，剪接体突变并不表现为简单的功能缺失突变，而是改变所产生的剪接变异体的特性。Pre-mRNA 的错接会改变生理性剪接变异体的比例，或者可能导致缺乏特定外显子的新的、异常剪接变异体的产生，这种过程称为外显子跳跃。在伴有 *U2AF1* 突变的髓系肿瘤中，功能相关基因汇总发现多种错误剪接模式，包括那些参与细胞周期调控的功能基因[104]。但是，由剪接体突变引起的大多数剪接变异体的特点和性质目前尚不清楚。剪接体突变通常不成对出现，但可与非剪接体突变如 *TET2* 突变共存[105]。

粘连蛋白复合体突变

粘连蛋白复合体是一种多聚体蛋白结构，参与重要的遗传调控机制，包括细胞分裂过程中姐妹染色单体的分离和基因表达的调控。它由 *SMC1*、*SMC3*、*STAG2* 和 *RAD21* 基因编码 4 个核心亚基组成。总的来说，约 12% 髓系恶性肿瘤患者存在体细胞内黏附因子突变，且最常见于 AML[106, 107]。粘连蛋白复合体突变相互排斥，也可能与 AML 中常见的其他突变（包括 *NPM1*、*RUNX1* 和 *RAS*）同时发生[107]。*STAG2* 突变通常是无义或移码变异，导致其功能丧失，而错义突变则是其他粘连蛋白的典型特征[108]。粘连蛋白复合体突变在白血病发生中的功能尚不清楚，但可能涉及基因表达模式的改变，发生粘连蛋白突变的 MDS 患者总体生存率较无突变的患者差[107]。

髓系转录因子与染色质修饰因子突变

转录因子 CCAAT/ 增强子结合蛋白（CEBPA）对髓系特异性基因的表达和抑制增殖至关重要，而这两者对髓系细胞分化也是必需的。CEBPA 在分化的髓细胞中高表达，在造血祖细胞中低表达[109]。CEBPA 是一个长度约为 1 kb 无内含子基因，具有一个基于亮氨酸可结合启动子区 DNA 的拉链结构域（bZIP）和两个能够结合蛋白质的 N 端反式活化（TAD）结构域。CEBPA 可以选择性地转录成长异构体（p42）和缺少两个 N 端反活化域的短异构体（p30），这两种亚型可被翻译成功能略有不同的蛋白质[110]。在 AML 患者中，CEBPA 通常表现为双等位基因突变，在一个等位基因的 TAD 结构域上表现为 N 端突变，在另一个等位基因上表现为第二个 bZIP 结构域突变[111]。*CEBPA* 突变在正常核型 AML 患者中最为常见，双等位基因突变的患者预后良好，约占 5%[112]。胚系 *CEBPA* 突变是 AML 先天形成的原因之一，当具有单一胚系突变的个体获得体细胞 *CEBPA* 突变时，就会出现 AML[113]。

RUNX1（runt 相关转录因子-1）是一种异二聚体转录因子，对造血细胞的分化和维持具有重要作用。*RUNX1* 基因易位在髓系恶性肿瘤中较为常见，包括 t（8；21）（q22；q22）；*RUNX1-RUNX1T1* 和 t（3；21）（q26；q22）；*EVI1-RUNX1*，但 ALL 可伴有 t（12；21）（p13；q22）；*ETV6-RUNX1* 易位。*RUNX1* 拷贝数的改变和基因突变也是造血系统恶性肿瘤的发病机制之一。RUNX1 蛋白含有一个发育保守、对 DNA 结合和异二聚化非常重要的 runt 区域。涉及 *RUNX1* 的突变主要发生在 runt 区，包括移码、无义和错义变异，破坏了 *RUNX1* 功能。*RUNX1* 突变常见于 AML、MDS 和慢性粒单细胞白血病患者；发生 *RUNX1* 突变的 AML 患者生存期较短，且易表现出对化疗的耐药性[114]。

多梳家族蛋白是一种关键的、保守的表观遗传调节因子，其首次在果蝇中发现。该家族成员参与组蛋白修饰和染色质重构，其活性可导致基因沉默。它们在多蛋白转录抑制复合物中发挥作用，其中两种主要复合物称为多梳抑制复合物 1 和 2（PRC1 和 PRC2）；PRC1 和 PRC2 同时发挥作用但具有不同的生化功能。*ASXL1* 是常在髓系恶性肿瘤中发生突变的一个多梳家族基因。各种髓系肿瘤中均存在 *ASXL1* 基因 12 号外显子的突变，其突变发生率从初发 AML 的约 5% 到慢性粒单细胞白血病的近 40%[115]。ASXL1 突变在原发性骨髓纤维化患者中也很常见，并且与预后不良有关[116]，事实上，ASXL1 突变是所有髓系肿瘤预后不良的标记[115, 117, 118]。ASXL1 的确切生物学功能尚不清楚，但它可能通过调节组蛋白 H3 赖氨酸 27（H3K27）的甲基化状态，从而影响染色质结构。它还可与其他多种多梳复合蛋白相互作用，包括 EZH2 和 SUZ12。ASXL1 可能负责招募和定位这种复合物到基因组的某些重要区域，如 HOXA 基因[119]。ASXL1 突变主要发生在最后一个外显子（12 号外显子）上，并产生异常的截短蛋白。目前还不清楚这些突变是单纯的功能缺失突变，还是显性负效应突变，或者是 C 端缺失产生的截短蛋白获得了新功能。ASXL1 最常见的突变是包含 8 个碱基对的鸟嘌呤重复（c.1943dupG）组成的均聚物核苷酸的复制，导致移码变异[120]。该变异曾被认为是 PCR 反应的人为产物，但现在认为它是位于突变热点的真实的体细胞突变。在 MDS/MPN 患者中，ASXL1 突变常与 SETBP1 突变同时发生[72]。

EZH2 和 SUZ12 是多梳抑制复合物 2（PRC2）的一部分，其活性可被 ASXL1 修饰。PRC2 通过组蛋白 H3K27 的三甲基化抑制基因表达。EZH2 是一种 H3K27 组蛋白甲基转移酶，常被发现在髓系恶性肿瘤中存在突变。EZH2 突变似乎是真正的功能丧失性突变，由缺失、无义和移码引起；这种突变导致受 EZH2 表观遗传调控的基因表达增强[121]。EZH2 突变在原发性骨髓纤维化患者中最为常见[122, 123]，伴有 EZH2 突变的原发性骨髓纤维化患者白细胞总数和原始细胞数较高、脾较大，总体生存率较低[124]。髓系肿瘤中 EZH2 突变的结果与 B 细胞淋巴瘤中 EZH2 突变的结果相反，后者主要是获得性功能变异（见下文），这种对比强调了谱系背景在这些复杂的遗传调控通路的病理生理学中的重要性。

TP53

抑癌基因 p53 调控多种重要抗肿瘤功能，被称为"基因组的守护者"。其功能包括调节细胞周期在各个关键点的进出、维持细胞衰老、调节自噬及控制细胞凋亡[125]。伴有胚系 TP53 突变（Li-Fraumeni 综合征）的患者有很高的患癌风险，通常是肉瘤或乳腺癌。一般来说，p53 依赖的信号网络失调是恶性肿瘤的一个共同特征，包括造血系统肿瘤。导致 p53 活性缺失的遗传学异常包括 17 号染色体（17p）上 TP53 基因位点染色体缺失、TP53 功能缺失突变及 TP53 表达的表观遗传学抑制。在肿瘤患者中，存在 del17p 或 TP53 突变与预后不良密切相关。

在髓系恶性肿瘤中，TP53 突变最常见于 AML、MDS 和原发性骨髓纤维化患者。TP53 突变是功能丧失性突变，包括插入、缺失、无义突变和剪接位点突变，这些突变可导致截短蛋白质产生。在 AML 中，TP53 突变通常与复杂（3 种或 3 种以上）核型相关，同时伴有复杂核型和 TP53 突变的 AML 患者预后极差[126]。TP53 突变在那些因其他肿瘤而采用细胞毒药物化疗后患者中常见，称为治疗相关 AML 或 MDS 患者，差别在于诊断时的原始细胞数量，但是这种差别对预后较差几乎没有影响。伴随化疗出现的髓系克隆性的扩增主要来源于少量携带年龄相关的 TP53 突变的造血干祖细胞，并非化疗诱导产生的新的 TP53 突变克隆[127]。

NPM1

NPM1（核仁磷酸蛋白）是一种多功能核磷蛋白，穿梭于细胞核和细胞质之间。NPM1 突变常见于 AML 患者，在正常核型 AML 患者中可达 50%～60%，这使其成为该疾病中最常见的基因异常。NPM1 突变发生在 11 号外显子（以前认为是外显子 12），其特征是四核苷酸插入，最常见的插入是 TCTG 的复制，称为 A 型。突变导致异常的 NPM1 蛋白在胞质中异常积累。因此，用免疫组化检测福尔马林固定、石蜡包埋组织中 NPM1 异常胞质表达，可作为 NPM1 突变的替代方法[128]。NPM1 的突变几乎都是杂合子，并且表现为显性负效应的致病方式。NPM1 突变通常是复发稳定的（如果在诊断时存在，则在复发时也存在），可作为治疗后微小残留病监测[129]。不同时伴有 FLT3 内部串联重复突变时，NPM1 突变与 AML 患者的良好预后相关[130]。

淋系疾病

髓系肿瘤通常伴有重叠的突变谱，很少突变具有疾病特异性；虽然淋系疾病中也存在明显的突变重叠，但其体细胞突变具有稍高的疾病特异性，尤其是 T 淋巴细胞增殖性疾病。因此，淋巴肿瘤突变的讨论是按疾病而不是通路来分类的。此外，特定淋巴增殖性疾病的病理生理学，更多地是由特定易位的存在而不是单基因突变驱动的，如滤泡淋巴瘤和 t（14；18）（q32；q21）；IGH-BCL2 易位。本节的重点是有助于明确淋系疾病诊断、治疗和/或预后的单基因突变，而非平衡易位。

成熟 B 淋巴细胞增殖性疾病

B 淋巴细胞增殖性疾病的范围非常广泛，包括那些相对惰性而又不可治愈的，如慢性淋巴细胞白血病（CLL），那些具有高增殖性和侵袭性但在某些情况下也可能被治愈的，如弥漫大 B 细胞淋巴瘤（DLBCL）和伯基特淋巴瘤。这些疾病大部分需要新的治疗选择，这里讨论的体细胞突变大多可能成为治疗靶标。不详细讨论这些疾病的形态学和组织病理学亚型。

涉及多种类型 B 淋巴细胞增殖性疾病的一个共同话题是 B 细胞受体（BCR）信号通路的失调激活，因而对 BCR 信号抑制剂敏感，包括那些靶向布鲁顿酪氨酸激酶（BTK）或磷脂酰肌醇 3-激酶（PI3K）的抑制剂。除体细胞突变外，其他机制可能促进错误的 BCR 信号转导，包括某些微生物的慢性抗原刺激，如幽门螺杆菌感染和黏膜相关淋巴组织胃结外边缘区 B 细胞淋巴瘤（MALT 淋巴瘤）。因此，BCR 通路的内源性和外源性激活因子都可能促进这些疾病的发生。

毛细胞白血病

毛细胞白血病是一种惰性的 B 淋巴细胞增生性疾病，通常根据流式细胞术和/或免疫组化的免疫表型，以及具有"毛细胞"胞质突出的特征性肿瘤细胞来诊断。虽然根据临床和实验室检测，诊断通常很简单，但偶尔也会遇到诊断困难的案例。对于这些病例，检测 BRAF p.Val600Glu 突变在诊断上很重要。BRAF p.Val600Glu 突变存在于几乎所有典型的毛细胞白血病中，而其他 B 淋巴细胞增生性疾病中则不存在，包括那些可能

与毛细胞白血病诊断混淆的疾病[131]。该突变可促使 RAS 下游的 MEK-ERK 信号通路持续活化，表现为白血病细胞中高水平的磷酸化（激活）ERK[132]。BRAF 抑制剂已被应用在 BRAF-激活的突变肿瘤如黑色素瘤中并取得了一定的疗效。在毛细胞白血病患者中，BRAF 和 MEK 抑制剂联合使用似乎在诱导白血病细胞凋亡方面有效，从而为目前治疗方案失败或不能耐受的毛细胞白血病患者提供了另一种治疗选择[133]。

淋巴浆细胞淋巴瘤

淋巴浆细胞淋巴瘤是一种低级别 B 淋巴细胞增殖性疾病，形态学上具有浆细胞样结构，通常伴随免疫球蛋白 M（IgM）单克隆蛋白及血清蛋白水平升高所致的高血液黏度。IgM 单克隆和血液高黏度构成了其以华氏巨球蛋白血症为症状的临床表现。大多数淋巴浆细胞淋巴瘤（约 90%）伴有 MYD88（髓样分化因子 88）激活突变（通常为 p.Leu265Pro）。MYD88 编码 Toll 样受体（TLR）信号通路中的接头蛋白，其突变将影响机体对致病菌的先天免疫应答[134]。野生型 MYD88 蛋白促进丝氨酸-苏氨酸激酶白介素-1 受体相关激酶 4（IRAK-4）多聚体复合物的组装，该复合物激活 IRAK-1 和 IRAK-2，最终导致 NF-κβ 的激活。MYD88 p.Leu265Pro 突变发生在 Toll-Interleukin 1 受体（TIR）区域，在其和其他 TIR 结构域的低聚/同二聚反应中起作用。MYD88 p.Leu265Pro 突变导致 MYD88 依赖信号复合物的形成，从而导致 NF-κβ 信号异常激活，这需要 BTK 信号通路参与。BTK（ibrutinib）抑制剂可体外诱导淋巴浆细胞淋巴瘤细胞的死亡，这支持 BTK 在 MYD88 p.Leu265Pro 信号中起着一定的作用[135]，这一现象为 ibrutinib 治疗淋巴浆细胞淋巴瘤患者提供了依据，初期结果也令人鼓舞[136]。

弥漫大 B 细胞淋巴瘤

弥漫大 B 细胞淋巴瘤（DLBCL）是一种侵袭性大 B 细胞淋巴瘤，根据病理组织学和临床表现可分为多种亚型，包括中枢神经系统原发性 DLBCL、T 细胞/组织细胞丰富的大 B 细胞淋巴瘤、EB 病毒（EBV）阳性 DLBCL 和非特指型（NOS）DLBCL。非特指型 DLBCL 可根据基因表

达谱进一步分为活化 B 细胞型（ABC）和生发中心 B 细胞型（GCB），但临床实践中更常用的是通过免疫组化检测标志物进行分类[137]。BCR 信号通路可能在疾病中发挥重要作用，BCR 信号通路突变尤其与 ABC-DLBCL 的发病机制相关。B 细胞受体包括表面免疫球蛋白（Ig）相关的 CD79a 和 CD79b 信号分子，CD79a 和 CD79b 信号分子细胞内结构域的信号模体中含有基于免疫受体酪氨酸的激活基序（ITAM）。ITAM 是被 6～8 个氨基酸分开的成对含酪氨酸经典序列（YXXL/I，其中 X 是任何氨基酸）。在 ABC-DLBCL 细胞系和患者样本中发现了影响 CD79a 和 CD79b-ITAM 的体细胞突变，这些突变增加了 B 细胞表面受体的表达，减弱了负向调控机制，从而增强了 BCR 信号[138]。发生在 ITAM 第一个酪氨酸残基中的突变导致 B 细胞表面受体的持续表达，即使是在慢性激活性刺激条件下；在正常细胞中，这些慢性刺激会导致受体表达的下调，并伴随着细胞活化下调[138]。CD79B 突变伴随 MYD88 突变常见于 ABC 型 DLBCL，而 EZH2 突变在 GCB 型 DLBCL 中更为常见[139]。在 DLBCL 中，EZH2 突变（主要发生在密码子 Y641 和 A677 处）可增强其功能，伴有 EZH2 突变的样本中组蛋白 H3K27 三甲基化水平升高[140, 141]。如前所述，这与髓系恶性肿瘤中观察到的 EZH2 功能缺失性突变形成对比。EZH2 抑制剂正在 EZH2 突变的 B 细胞淋巴瘤患者中进行早期临床试验。

慢性淋巴细胞白血病

慢性淋巴细胞白血病（CLL）是一种以成熟小 B 淋巴细胞为主的淋巴细胞增殖性疾病，其免疫表型除了包括 CD23 在内的 B 细胞特征外，还伴有 CD5 的异常表达，以及免疫球蛋白轻链限制性表达。多数预后指标已被描述，在这里就不加以详细讨论。有些更重要的预后指标，包括 IGH 可变区体细胞超突变状态（未突变与预后不良相关）、ZAP70 蛋白表达（阳性与预后不良相关）和细胞遗传学的异常（del17p 和 del11q 与预后不良相关）。最近在慢性淋巴细胞白血病中发现了大量的单基因突变，其中一些具有重要的预后意义，包括 NOTCH1、MYD88、BIRC3、TP53

和 SF3B1。就预后意义而言，TP53 和 SF3B1 突变是预后不良独立因素[142]。在 SF3B1 突变的 CLL 患者中观察到的不良预后与 SF3B1 突变的 MDS 患者不同，MDS 伴 SF3B1 突变预后较好。SF3B1 突变在 CLL 中的作用机制尚不清楚，但可能涉及异常的 mRNA 剪接变异体的产生。

成熟 NK/T 淋巴细胞增殖性疾病

与成熟的 B 淋巴细胞增殖性疾病类似，NK/T 淋巴细胞增殖性疾病包括惰性疾病，如 T 细胞大颗粒淋巴细胞白血病（large granular lymphocyte, LGL）；以及可能难以鉴别的反应性或侵袭性疾病，如外周 T 细胞淋巴瘤。还有一些病毒感染相关的肿瘤，包括人类 T 细胞白血病病毒 1 型（HTLV-1）感染引起的成人 T 细胞白血病 / 淋巴瘤；以及结外 NK/T 细胞淋巴瘤，这种淋巴瘤细胞内常见 EBV 病毒整合。在体细胞单基因突变和相关通路方面，JAK-STAT 通路异常信号转导是其常见发病机制。

T 细胞 LGL 白血病是一种罕见的细胞毒性 T 细胞克隆性疾病，通常不会进展，但可与致死性的细胞减少有关。约 40% 的患者表现出获得性 STAT3 体细胞突变。STAT3 编码的转录因子对 JAK 激酶下游通路中各种细胞因子和生长因子信号传递非常重要[143]。STAT3 突变位于 src 同源性 2（SH2）区的重要信号域，通过介导与酪氨酸磷酸化 STAT3 单体的结合来促进同源二聚体形成。STAT3 突变导致错误的 STAT3 二聚化、磷酸化、转位到胞核，增加了白血病细胞中 STAT3 基因调节基因的转录。STAT3 野生型的 LGL 白血病患者可能发生 STAT5 中类似的 SH2 域的突变，或影响 STAT 介导的信号通路的其他基因突变[144, 145]。JAK-STAT 信号通路失调在 T 淋巴细胞增殖性疾病中非常重要。在血管免疫母细胞性 T 细胞淋巴瘤中已经发现 JAK2 和 STAT3 获得性功能突变，这是一种主要见于老年人的侵袭性外周 T 细胞淋巴瘤[146]。类似地，在侵袭性 T 细胞幼淋巴细胞白血病（T-PLL）中发现 JAK1、JAK3 和 STAT5B 相互排斥的获得性功能突变。T-PLL 经常发生涉及 TCL1 或 MTCP1 的易位[147]。T-PLL 也可伴有 IL2RG 基因突变，该基因编码对 IL2 和其他细胞因子受体信号传递均非常重要的 γ 链。T-PLL 中 *IL2RG* 突变也可增强白血病细胞中 JAK-STAT 信号[147]。因此，T-PLL 可能是由易位与基因突变共同作用以激活 JAK-STAT 信号的结果。

B/T 淋巴母细胞白血病 / 淋巴瘤

淋巴母细胞白血病是一种未成熟淋巴祖细胞肿瘤，具有 B/T 淋巴细胞分化的典型表现。如前所述，B 淋巴母细胞白血病的亚型是基于重现性细胞遗传学异常分类，如易位、低二倍体或高二倍体。正如"重现性易位和结构染色体异常"一节所述，检测这些异常具有预后意义。在部分淋巴母细胞白血病患者中也存在核型或 FISH 检测不到，但可能提供重要额外的临床信息的拷贝数变化和基因突变。常见涉及的包括 *IKZF1*、*NOTCH1*、*PAX5* 和 *PTEN1*，这些是淋巴细胞分化、成熟和信号转导十分重要的基因。然而，相较于基因突变，这些位点的拷贝数变化似乎是最常见的致病机制。*IKZF1* 编码的转录因子对淋巴细胞发育过程中起着非常重要的作用，也是在 B 淋巴母细胞白血病中经常缺失的肿瘤抑制因子，包括大多数伴有 t（9；22）（q34；q11.2）；*BCR-ABL1* 的 B 淋巴母细胞白血病。*IKZF* 缺失包括 7 号染色体结构异常导致的完全缺失（该基因位于 7p 染色体）、大规模碱基缺失（通常是 4～7 号外显子），以及移码、错义和无义突变[148]。影响 *IKZF* 的各种基因异常的类型强调了分析所需检测方法的复杂性，*IKZF* 不同类型的异常检测，总结起来需要分裂中期核型、FISH 及基于芯片的拷贝数分析和分子技术的全面覆盖。*IKZF* 异常具有重要的临床意义，因为 *IKZF* 异常与 B 淋巴母细胞白血病患者预后不良有关。

获得性耐药突变

用于治疗 CML 或 Ph⁺ ALL 患者的酪氨酸激酶抑制剂（TKI），包括一代 TKI（imatinib）、二代 TKI（dasatinib 和 nilotinib）或三代 TKI（bosutinib 和 ponatinib），用药过程中部分患者可能会在 ABL1 酪氨酸激酶区发生获得性突变，从而阻碍药物结合。当这种情况发生时，患者将表现出 *BCR-ABL1* 转录本水平升高的耐药性表现。在接受 TKI 治疗的患者中已经鉴定出许多突

变，且有数十个突变是重现性的。明确一个或多个突变对临床治疗非常重要，因为伴有不同突变的 *BCR-ABL1* 对 TKI 的敏感性不同，例如，伴有 *ABL1* p.Tyr253His 的克隆对伊马替尼耐药，对二代 TKI 尼洛替尼也具有相对耐药性，但对二代 TKI 达沙替尼敏感。但是，发生在所谓门控残基 Thr315 的突变，最常见的是 p.Thr315Ile，除博纳替尼（ponatinib）外，对所有 TKI 耐药。

在一些患者中，特别是那些先后接受了多种 TKI 治疗的患者，同一克隆（即同一 *BCR-ABL1* 等位基因）可能出现多个突变，这些通常被称为复合突变，它们可能表现出与单突变时明显不同的抗药谱。某些复合突变，如 p.Glu255Val 和 p.Thr315Ile 同时突变表现出对博纳替尼耐药，而单独突变时对博纳替尼不会耐药。复合突变往往集中在大约十几个关键的经常发生单突变的残基上[149]。因此，在大多数患者中，这种复合突变发生的典型顺序可能具有相似性。首先，在关键残基中发生获得性初始单突变（X），接着在已存在 X 突变的克隆发生第二个突变（Y），从而生成新的具有两个突变（X+Y）的克隆。这时患者同时存在克隆 X 和克隆 X+Y，但是克隆 X+Y 增强了耐药性可能很快成为主要克隆。分析和评估已经产生抗药突变的 *BCR-ABL1* 阳性白血病患者的复杂克隆结构策略尚不完善。Sanger 测序通常不用于复杂克隆的分析，因为产生的数据包含混合序列，克隆相关性几乎全部丢失。其他技术，如大规模并行测序，提供了更多的希望，因为序列数据包含单分子序列，而且不混合，克隆架构因此得以保留[48]。

获得性耐药突变也可发生在接受 BTK 抑制剂（ibrutinib）治疗的 CLL 患者中，*BTK* p.Cys481Ser 突变已在多数患者中发现，这种突变降低了 ibrutinib 对 BTK 的亲和力及其抑制 BTK 酪氨酸激酶活性的能力。*BTK* 突变还可逆转 ibrutinib 抑制，野生型 *BTK* 不能逆转[150]。*BTK* 下游效应因子 PLCγ2（*PLCG2*）也可发生突变。这些功能获得性突变及 *BTK* 非依赖的 B 细胞受体信号通路激活，规避了 ibrutinib 诱导的 BTK 抑制，引起 PLCγ2 组成性激活；激活突变包括 *PLCG2* 的

p.Arg665Trp 和 p.Leu845Phe 突变[150]。

单基因变异体检测技术

本节概述的临床重要变异包括高度重现性单核苷酸变异，如 JAK2 c.1849 G > T，p.Val617Phe 或 IDH1 c.394 C > T，p.Arg132Cys，以及可能导致移码和功能丧失的非重现性且更为复杂但不常见的插入或缺失。当决定对特定基因采用哪种检测方法时，必须考虑多种因素（表 8.3），包括要检测的变异的性质（即单核苷酸变异 vs. 插入和缺失）、检测性能包括灵敏度和准确性、成本、通量、易于解释，以及期望的结果类型（定性与定量）。例如，检测作为靶向治疗反应性标志的重现性单核苷酸变异时，最好采用一种高度敏感和偏倚非常小的定量方法，如等位基因特异性 PCR。这种方法能够检测到变异频率低至 1% 的特定等位基因单核苷酸。另一方面，检测一个基因单个外显子或多个外显子中发生的各种插入或缺失所导致的功能缺失突变的方法可能相对不敏感，但其覆盖范围更广。例如 Sanger 测序，其敏感性较差，通常只能检测至少具有 10%～20% 频率的等位基因变异。敏感性对造血功能障碍的体细胞突变检测至关重要，因为总是存在一定的正常多克隆造血细胞作为背景稀释了异常变异的信号。某些常见的、重现性的错义突变会产生异常蛋白，针对这些蛋白质的研发的某些特异性抗体，在合适的情况下使用时，也具有非常好的特异性。例如，已开发出针对 IDH1 p.Arg132His 的抗体，并比分子学方法更便宜[151]。

造血系统恶性肿瘤大规模并行测序

大规模并行测序（也称为新一代测序或 NGS）作为一种检测方法，在临床血液学实验室变得越来越普遍，相对于传统技术也具有许多优势。目前，临床实验室使用最多的是基于基因包（Panel）的检测，而不是全外显子组或全基因组测序。与全基因组或全外显子测序覆盖的宽度相比，Panel 组合只包含相对较少的靶基因。Panel 是由特定的疾病或者一类疾病中具有重现性突变的基因组成。例如，目前在髓系恶性肿瘤中，许多临床实验室常采用由几十个经常突变的基因组成的 Panel。为了提高特定基因靶向测序的检出率，通常采用基于 PCR 或

杂交捕获等方法富集后测序。最终结果是对临床重要靶基因的覆盖深度非常高（通常超过 1 000×），这种覆盖深度产生的检测灵敏度可能达到 1%～2% 的变异等位基因频率，明显高于 Sanger 测序的检测灵敏度，但与靶向等位基因特异性 PCR 或数字液滴 PCR 检测相比，灵敏度相对较低。

一般来说，不管使用是什么方法或平台，不同 Panel 的大规模并行测序工作流程是相似的（见第 2 章和第 4 章）。简单来说包括：① DNA 抽提；② 制备测序文库；③ PCR 或杂交捕获富集；④ 将文库片段杂交至固体表面（如流动小室）；⑤ 文库片段克隆扩增；⑥ 大规模并行测序；⑦ 数据分析，包括突变的识别和注释；⑧ 突变的解释。突变的识别和注释步骤是计算密集型的过程，需要使用数据分析算法的生物信息学流程来对生成的序列数据（reads）进行分类，并将其与参考序列比对，以识别突变（见第 2 章）。突变是测序生成的序列与参考序列一个或多个位置的不同。通常，大多数鉴定的突变与疾病过程无关，是良性的胚系多态性。然而，其中部分可能是真正临床相关的重要体细胞突变，仅存在于肿瘤细胞和/或有肿瘤发生倾向的临床重要胚系异常。最后，有些突变可能是测序错误引起的，这些需要验证。

目前，关于将同一患者同时获得的肿瘤组织与配对"正常"组织的大规模并行测序结果进行比较的必要性存在争议。其合理性在于，这有助于区分正常组织中没有的、真正体细胞性（致病性）突变和正常组织与肿瘤组织中都存在的胚系（可能非致病性）突变。这种比较还有助于辨别在检测过程各个阶段可能引入的系统误差。例如，PCR 或测序错误往往发生在高度重复的序列，这也可能是所谓的"热点"体细胞突变。对于实体肿瘤患者，正常皮肤、咽拭子或外周血白细胞中可作为配对的正常组织。然而，在造血系统恶性肿瘤患者中，特别是骨髓内髓系或淋巴系统疾病，很难获得不受来自异常克隆粒细胞或淋巴细胞污染的正常组织。为了获得不伴有恶性克隆的细胞群，可能有必要采用其他策略，如荧光标记细胞分选（FACS）。在 B 细胞恶性肿瘤中，如慢性淋巴细胞白血病，已将分选的 T 淋巴细

胞群作为配对正常对照[152]。正常组织和肿瘤组织配对 DNA 测序，降低了功能基因的临床假阳性的发生率，否则可能导致无效的靶向治疗[153]。但是，配对正常组织的测序实际上增加了 2 倍的成本和工作量。全面的检测验证以确定测序的系统误差，以及一个仔细、可衡量的循证方法来解释突变，包括将具有临床意义和无临床意义的变异进行单独分类（称为 "VUS"），可能会减少对配对正常组织检测的需要。这个问题仍然没有解决，是否需要配对仍存在争论。

造血系统恶性肿瘤遗传学调控机制的功能

基因表达调控涉及许多相互作用的通路。在造血系统恶性肿瘤中，多数通路受遗传学异常的影响，包括淋系和髓系的分化。如前所述，这些异常包括 DNA 甲基转移酶作用下 CpG 岛胞嘧啶碱基甲基化、转录增强子和抑制因子活性的调控，包括甲基化、乙酰化、磷酸化和泛素化等引起的组蛋白化学修饰，以及由此导致的染色质结构改变。由染色体结构异常或表观遗传学改变导致的某些 miRNA 表达方式的异常，是基因表达调控的另一种机制，在包括各种造血恶性肿瘤在内的肿瘤病理生理学中显得十分重要[154]。表观遗传学异常的最终结果是基因表达模式的异常，常常使肿瘤早期细胞保持干细胞样的状态和分化障碍。基因的异常表达模式可以检测，其本身可能具有一定的诊断或预后意义。

甲基化模式

甲基化受 DNA 甲基转移酶的调控，包括 *DNMT1*、*DNMT3A* 和 *DNMT3B*。如上所述，*DNMT3A* 在髓系恶性肿瘤中经常发生突变。尽管重现性 *DNMT3A* 错义突变似乎破坏了酶的功能[85]，但 *DNMT3A* 突变不一定与整体甲基化状态的变化相关[84]。更多灶性甲基化改变所导致的基因表达局部改变，可能是 *DNMT3A* 突变 AML 的病理生理机制。实际上，CpG 岛高度甲基化在肿瘤细胞中很常见。通过抑制甲基转移酶（所谓的去甲基化试剂）降低甲基化的药物，如 5-阿扎胞苷，在某些髓系恶性肿瘤（如 MDS）中可能有

效。DNA 高度甲基化与较差预后以及 MDS 易向 AML 转化相关[155]。

DNA 甲基化状态的检测可以使用色谱法，如高效液相色谱法（HPLC），可以非常精确地检测甲基化总体水平和非甲基化的胞嘧啶。但是，这种方法不能检测局部 CpG 甲基化。为了检测到更多可能含有更多的信息的局部甲基化，往往采用亚硫酸氢盐测序。亚硫酸氢盐将未甲基化的胞嘧啶转化为尿嘧啶，但不转化甲基胞嘧啶。当 PCR 扩增时，尿嘧啶转化为胸腺嘧啶，这样就可以通过测序（通常是焦磷酸测序）评估单个胞嘧啶的甲基化状态。

miRNA 表达

小分子非编码调控 RNA（miRNA）发现为基因表达调控提供了一种全新的、尚未被认知的模式。成熟的、经过处理的 miRNA 与靶 mRNA 序列 3′ 非翻译区结合，该区域存在足够但通常不完善的互补序列。miRNA 与靶 mRNA 序列结合，通过抑制、灭活或降解 mRNA 介导的各种通路降低其翻译功能。多种 miRNA 与血液系统恶性肿瘤的病理生理学有关，可能为预后提供更多信息，但目前还不作为血液病患者的常规检查。

基因表达谱

基因表达谱是利用芯片技术检测一系列 mRNA 转录本的表达水平，并将其与标准进行对比；目前该技术在临床血液学实验室中的应用越来越广泛，但不是一种常用的检测手段。临床实

验室基因表达谱的一个应用是确定弥漫大 B 细胞淋巴瘤"细胞起源"，即活化 B 细胞型还是生发中心 B 细胞型。与生发中心弥漫大 B 细胞淋巴瘤患者相比，活化型弥漫大 B 细胞淋巴瘤患者在使用利妥昔单抗、环磷酰胺、阿霉素、长春新碱和泼尼松（即 R-CHOP 方案）的一线治疗临床疗效更差[156]。将来这一区别在临床上可能变得更加重要，因为这两种不同起源的弥漫大 B 淋巴瘤，对于激酶抑制剂伊布替尼和蛋白酶体抑制剂硼替佐米的联合治疗会有不同的治疗反应[157, 158]，在临床实践中，大多数检测采用的是免疫组化的方法，但基因表达谱被认为是区分这一差异的金标准。大量的病例可能被免疫组化错误分类，进而导致不恰当的治疗选择[156]。基因表达谱检测是使用贝叶斯算法进行的，根据统计概率基因表达谱分为两个类别中的一个，或者归为不可分类[159]。活化型弥漫大 B 细胞淋巴瘤表现为浆细胞分化相关基因的过表达，而生发中心型则高表达正常生发中心 B 细胞相关基因。

在造血恶性肿瘤，已经公布了一些与预后相关的基因表达谱。但是，大多数都没有在临床实践中使用。多发性骨髓瘤是一种由克隆性浆细胞增殖和免疫球蛋白重链和/或轻链过度产生的全身性疾病，这个领域内基因表达谱有希望给临床提供用信息。一个包含 70 个基因的 Panel 已经在许多研究中进行了应用，基于纯化骨髓浆细胞的基因表达谱的评分可预测疾病预后，该方法分析重现性高、变异性低[160]。

造血系统恶性肿瘤克隆性检测

■ 淋系克隆检测

癌症，包括那些造血来源的癌症，是由一群来自由亲代、经过肿瘤转化的细胞组成。因此，子细胞定义为"单克隆的"，具有重要的生物学特性，可以通过分子遗传学方法检测。由于淋巴细胞在免疫中的作用性质和它们可表达抗原受体，淋巴增殖性疾病特别适合通过分子学方法进行克隆性检测。在适应性免疫功能方面，B 细胞通过免疫球蛋白的产生介导体液免疫反应，而 T 淋巴细胞介导细胞免疫反应。这些过程的特异性要求淋巴细胞能够产生大量的抗原受体。这很大程度上是通过生发中心 B 细胞、T 细胞中免疫球蛋白（Ig）和 T 细胞受体（TCR）基因片段重组实现的，形成 Ig 和 TCR 抗原结合库高度多样化（图 8.9 与图 8.10）[161, 162]。在髓系恶性肿瘤中以往一直不太容易检测克隆性异常，但在女性患者中，通过研究 X 染色体编码基因的失活模式，可以间接地发现克隆性。然而，随着现代基因检测技术的发展，在髓系恶性肿瘤中现已较容易检测到克隆性遗传异常，而不是仅依赖克隆性的替代标记，如 X-失活模式。

尽管大多数情况下不需要检测克隆性，但对于一些具有不常见临床或形态学特征的血液系统恶性肿瘤疑难病例，单克隆的证据可能有助于其诊断。然而，克隆性分析具有一定的错误率，只能作为辅助诊断工具。在健康个体外周血中也发现了髓系和淋系来源较小的克隆造血细胞群，这进一步强调了综合诊断的必要性[59, 163]。

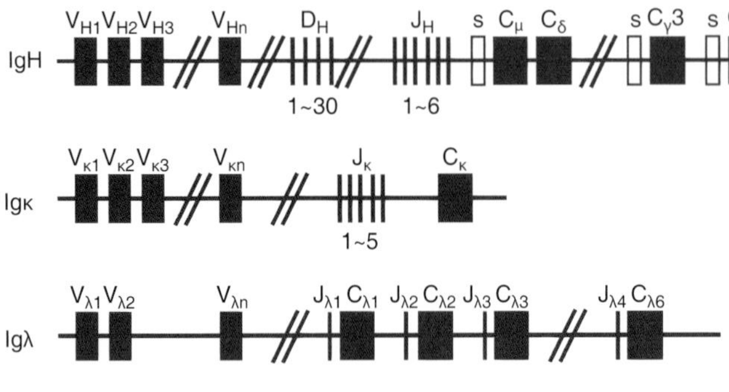

图8.9 在胚系结构中免疫球蛋白重链（*IGH*）、κ 轻链（*IGK*）和 λ 轻链（*IGL*）基因位点的示意图。*IGH* 包含多样性基因片段，而 *IGK* 和 *IGL* 不包含。参与基因重排的基因片段包括：恒定区（C）、可变区（V）、多变区（D）和连接区（J）

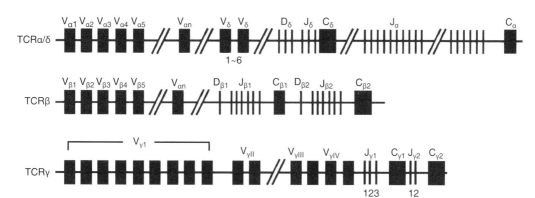

图 8.10 胚系结构中 T 细胞抗原受体基因 *TRA*、*TRD*、*TRB* 和 *TRG* 的示意图。*TRB* 和 *TRD* 位点包含多样性基因片段（D），而 *TRA* 和 *TRG* 不包含，注意 *TRD* 位于 *TRA* 的 V 片段和 J 片段之间，在发生 *TRA* 重排过程中被删除。V，可变区；D，多变区；J，连接区；C，恒定区；TCR α/δ，TRA/TRD；TCRβ，TRB；TCRγ，TRG

表 8.5　免疫球蛋白和 T 细胞受体 V、D 和 J 片段位点的染色体定位及数量

基因位点	重组结构						
	B 细胞 →			T 细胞 →			
	IGH	*IGK*	*IGL*	*TRD*	*TRG*	*TRB*	*TRA*
染色体位置	14q32.33	2p11.2	22q11.2	14q11.2	7p14	7q34	14q11.2
V 基因片段	123 ～ 129	76	73 ～ 74	8	12 ～ 15	67	54
D 基因片段	27	—	—	3	—	2	—
J 基因片段	9	—	7 ～ 11	4	5	14	61

注：数据来自 Lefranc MP, Giudicelli V, Duroux P, Jabado-Michaloud J, Folch G, Aouinti S, et al. IMGT, the international ImMunoGeneTics information system 25 years on. Nucleic Acids Res 2015; 43: D413−422。

正常 B、T 淋巴细胞 V（D）J 重排

编码免疫球蛋白（Ig）和 TCR 的 DNA 是淋巴细胞克隆性检测的靶标。除个别位点外，*Ig* 和 *TCR* 基因均由一系列可变区（V）、多变区（D）、连接区（J）和恒定区（C）组成（表 8.5）。淋巴细胞早期发育 V（D）J 段重组过程中发生 V、D、J 重排（图 8.11）。B 细胞重组一般发生在骨髓中，而 T 细胞的成熟主要在胸腺中。这将使得每个 B 细胞或 T 细胞都有一个特定序列和长度的 V（D）J 重排产物。大多数情况下，来源于单一祖细胞的单克隆淋巴群，应该表现出相同的重排，这为克隆型检测提供依据。

重组事件由核酶 RAG1 和 RAG2 复合物编排，在重组信号序列附近诱导双链 DNA 断裂[164]。重排信号序列在 V 基因片段下游、D 基因片段两侧、J 基因片段上游。D 到 J 的重排之后是 V 到 D-J 的重排。免疫球蛋白轻链 κ（*IGK*）和 λ（*IGL*），以及

TCRα（*TRA*）和 TCRγ（*TRG*）因缺乏多样性片段，将直接进行 V 到 J 重排。V（D）J 重排连接反应的不精确性，可能导致核苷酸的缺失和随机插入，也

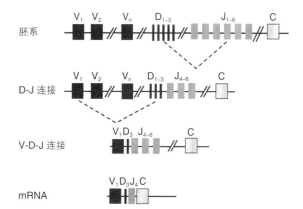

图 8.11　免疫球蛋白重链（IGH）V（D）J 重排示意图。这个过程由首先是 D 与 J 片段连接，然后 V 到 DJ 段片段重排。缺乏多样性片段的抗原受体可直接进行 V-J 重排，RNA 剪接后，将 IGH V（D）J 转录与恒定（C）区基因并置，形成 V（D）JC 转录本。T 细胞抗原受体基因位点通过类似的过程进行重排

会引起功能性重排的多样性。通过这些机制，实现了 Ig 和 TCR 分子表现的多样性（＞10¹²）。在淋巴结生发中心，B 细胞通过体细胞超突变，可进一步丰富重排抗原受体分子的多样性。

抗原受体重排通常按层次顺序进行。在 B 细胞中，首先是 IGH 重排，然后是 IGK。如果 IGK 重组不能产生有效的重排产物，位于恒定区附近的 κ 缺失原件将进行重排并导致其删除。IGL 是最后一个参与重组的免疫球蛋白基因，是一个不太理想的克隆性检测靶点。由于 IGH 和 / 或 IGK 单克隆重排在恶性 B 淋巴细胞增殖性疾病中的检出率＞95%，IGL 的分析需求较小。

T 细胞重排从编码 TCRδ（TRD）的基因开始，然后是 TCRγ（TRG）、TCRβ（TRB），最后是 TCRα（TRA）。TRD 重排的产生导致 γ-δTCR 的表达，定义了一小群首先在黏膜发现的 T 细胞亚群。在大多数 T 细胞中，TRA 的 VJ 重排常导致 TRD 的缺失，因为它位于 TRA V 和 J 基因片段之间，表达 α-βTCR T 细胞通常都如此。无论 TCR 的表达类型如何，T 细胞中普遍存在 TRG 重排，这将有助于克隆型分析。

恶性淋巴瘤克隆性重排的鉴定

恶性淋巴瘤的诊断需要对临床表现、病史、组织病理和免疫表型进行综合分析。据此，淋巴细胞增殖可有效地分为良性和恶性两类。然而，有少数病例（5%～10%）的明确诊断比较困难，在这种情况下，克隆性分析可能提供辅助诊断。了解淋巴细胞基础生物学和正常成熟模式对于解释克隆性结果至关重要。发现单克隆免疫球蛋白或 T 细胞受体基因重排可为淋巴瘤的诊断提供支持，特别是有些微妙或者是有挑战性的形态学及免疫组化不典型的淋巴细胞增殖。95% 以上的成熟 B 细胞和 T 细胞肿瘤中可检测到单克隆免疫球蛋白或 T 细胞受体基因重排[165]。

Ig 和 TCR 基因的单克隆重排也可能在某些反应性过程被识别。例如，T 细胞克隆偶尔出现在病毒感染、免疫功能障碍、移植后，甚至某些正常个体中[166, 167]；在组织学反应性淋巴结（特别是 HIV 感染或儿童患者）和类风湿关节炎等自身免疫性疾病中可发现明显的 B 细胞克隆[168]。在其他方面均健康的成人，也可发现一定比例的少量单克隆 B 细胞，称为单克隆 B 细胞淋巴细胞增多症[169]，因此，克隆性的证据并不等同于恶性肿瘤。此外，由于谱系具有不保真性，抗原受体重排对谱系的确定帮助不大，这一现象在淋巴前体细胞恶性肿瘤中得到了很好的说明[170]。在多达 15% 的 T 淋巴细胞白血病病例中可检测到 Ig 重排，而在多达 40% 的 B 淋巴细胞白血病病例中可检测到单克隆 TCR 重排。谱系不保真性在成熟的 T 细胞和 B 细胞淋巴瘤中不太常见，但也可能会发生。B 细胞克隆性检测不能在临床上区分浆母细胞性淋巴瘤和浆细胞骨髓瘤，因为两个肿瘤都可能伴有单克隆 Ig 重排。在血管免疫母细胞性 T 细胞淋巴瘤患者中经常遇到同时存在克隆 Ig 和 TCR 重排[171]。这种局限性要求克隆性结果需要结合临床进行分析。

相反，缺乏克隆证据并不一定意味着良性。例如，阴性的 TCR 基因重排并不能排除 NK 细胞来源的恶性肿瘤的可能性，其中肿瘤细胞可能表现为胚系 TCR 重排。淋巴细胞克隆性检测的局限性，取决于给定样本中所含克隆细胞的比例，随检测方法的不同而变化，范围从 1%～10%。肿瘤细胞的缺乏，往往与旺盛的细胞因子驱动的反应性细胞增多有关，是某些 B 细胞恶性肿瘤的一个标志，包括霍奇金淋巴瘤和富含 T 细胞 / 组织细胞的大 B 细胞淋巴瘤。除非使用专门技术来富集肿瘤细胞（如激光显微切割），否则在这种情况下进行 B 细胞克隆性检测很可能产生假阴性结果。

■ 髓系克隆检测

从血液学发展的历史角度来看，由于缺乏特定的遗传标记，髓细胞增殖的克隆性检测比较困难。为此，X 染色体失活分析可以为大多数女性患者的克隆性评估提供一种间接的方法。女性通常有两个 X 染色拷贝，一个来自母亲，另一个来自父亲。其中一个拷贝在胚胎发育过程中被随机灭活，这一过程被称为里昂化（lyonization）。当母亲或父亲的 X 染色体优先失活时，非随机或倾向性的失活模式通常是可检测的，并可能作为克隆性的证据。

人雄激素受体基因（AR）是 X 染色体失活检测中最常用的靶基因。AR 位点包含一个高变 CAG 短串联重复序列，通常（但不总是）是杂合的，并且接近甲基化敏感限制性内切酶（如 Hpa Ⅱ 和

Hha I）的裂解位点[172]。由于 X 染色体失活与胞嘧啶残基的高甲基化有关，具有活性的（未甲基化）等位基因被酶消化，可以通过 PCR 和随后的片段分析与未被切断的活性（甲基化）等位基因区分开来。然后评估甲基化等位基因和非甲基化等位基因的比例，并根据偏离理论上预期的正常分布（50∶50）来确定克隆。这种分析也可以确定 NK 细胞增殖中的克隆性，与骨髓细胞增殖一样，NK 细胞增殖缺乏免疫球蛋白或 T 细胞受体重排[173]。

虽然 X 染色体失活检测能够为部分患者提供克隆性的证据，但在当今的临床实验室中很少进行 X 染色体失活检测。除了患者性别方面的明显限制外，该方法还受到其他可能使解释复杂化的重要限制。其中一个限制是非随机 X 染色体失活，这种情况在老年女性中时有发生，并导致里昂化比率的偏倚，类似于克隆[174]。髓系肿瘤的诊断通常需综合临床与形态学评估并选择性结合分子学和细胞遗传学 /FISH。例如，在绝大多数骨髓增殖性肿瘤中发现了 JAK2、CALR 和 MPL 相互排斥的基因异常，这使得基于 X 染色体失活的克隆性检测在诊断这些恶性肿瘤方面已经过时。大规模并行测序技术可对基因 Panel 中的突变进行有效分析，除了提供预后和/或预测信息，还可能为形态学上不明确或诊断上困难的髓系肿瘤患者提供克隆性证据。

检测方法应用

DNA 印迹杂交技术（Southern blot）

基于 Southern blot 的淋巴克隆性检测方法一度被认为是特异性的"金标准"。但是，这种方法存在许多使用局限性，并导致了它逐渐被弃用。基于 Southern blot 的克隆性检测方法，是利用多种仔细选定的限制性内切酶（如 EcoR I、BamH I 和 Hind III），按顺序消化相应抗原受体基因内特定位点的 DNA。每个酶切消化产生的片段经过凝胶电泳分离，然后转移和固定到膜上；使用 IGH 或 TRG J 段互补标记探针，杂交到膜上。单克隆重排的标志是检测到不同的、新的片段（Southern blot 上显示不同条带）。这些片段与胚系中所见的模式不同，与对照相比存在显性（克隆）重排。在正常 T/B 细胞群中多克隆重排表现为涂抹状，没有

明显的条带，表明不存在显性重排。

Southern blot 进行克隆性评估的主要缺点是耗时、费力、敏感性有限且样本要求高。福尔马林固定石蜡包埋组织是淋巴瘤诊断中常见的临床样本类型，由于 DNA 降解和交联致质量不佳，不适合 Southern blot 的检测。而基于 PCR 的克隆性检测在很大程度上克服了这些局限性，并且在检测性能上没有损失。

聚合酶链反应

基于 PCR 的克隆性检测方法是试图扩增横跨 Ig 和 TCR 重排座位 VDJ 连接点的 DNA，以获得独特的重组序列。通过毛细管电泳分析，PCR 产物的长度因连接点的不均一而呈高斯（Gaussian）分布。B 细胞或 T 细胞的单克隆群导致独特的 VDJ 连接序列的过度表达，在以多克隆片段为背景的高斯分布中会出现尖峰（图 8.12）。通常，峰值必须至少比高斯背景高 2 倍才能称为单克隆。为了扩增一个基因位点的所有可能的 V 和 J 组合，多采用多重 PCR 的方法以限制所需 PCR 反应的数量[19]。此外，V 片段一致性引物针对的是定义 Ig 域结构的框架序列，并且在 V 片段之间

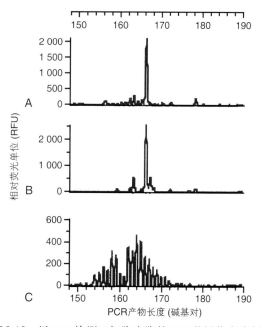

图8.12   以 PCR 检测 T 细胞克隆性 TRG 基因位点为例。PCR 产物经毛细管电泳分析，A 和 B 各有一个优势峰，其振幅至少为背景的 5 倍，表示存在大小相同（166 bp）的单克隆重排。C 为典型的多克隆模式，重排呈高斯分布

是保守的。尽管做出了这些努力，假阴性和假阳性仍然存在。在一些 B 细胞淋巴瘤亚型如滤泡性淋巴瘤中，观察到的高水平的体细胞超突变，可能会导致 V 基因片段的改变，这可能会削弱一致性引物的识别。不同序列的多个 VDJ 片段长度相同，通过毛细管电泳可导致假克隆峰，特别是在检测如 TRG 等不太复杂的基因座位时[175]。

大规模并行测序

大规模并行测序可对 *Ig* 或 *TCR* 位点的所有连接序列进行测序。在比较典型的临床样本中，通常可以从 15 000～30 000 个特定的重排中获取 100 000～400 000 个读长[176]。对于特定的 VDJ

重排获得的测序读长的数量，与包含该特定重排的克隆的相对大小成正比。与毛细管电泳类似，分析基于 PCR 扩增的重排序列库。然而，为了保持原序列中不同 V 和 J 片段的相对丰度，采用单管多重 PCR 扩增策略是非常需要的[176]。克隆性是根据特定序列相对于多克隆序列背景的相对丰度来确定的。使用大规模并行测序（图 8.13），可以根据序列数据解决 PCR 产物长度相同的不同重排的问题，从而降低假阳性率。此外，鉴定出肿瘤细胞中的连接序列，获得一个非常敏感的标记，可用于治疗过程中微小残留病的监测（0.1%～0.01%），预测疾病早期复发[176]。

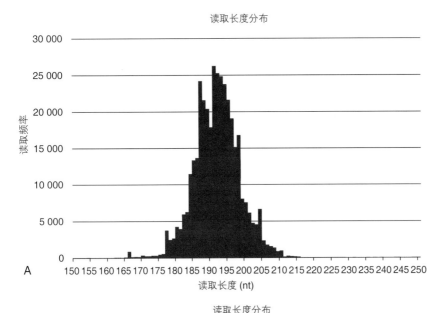

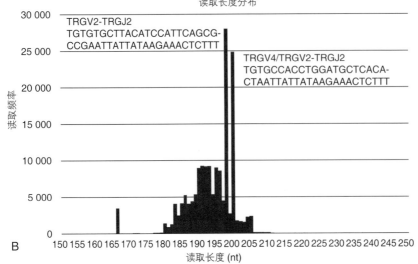

图8.13 以 *TRG* 重排的大规模并行测序分析 T 细胞克隆为例。A. 多克隆（正常）模式：单个读长代表不同的重排，每个读长占总读长的 1% 或更少，表明不存在显著的克隆性重排。当读频率按长度绘制时，直方图呈现高斯分布（总读长：499 238）。B. 单克隆模式。图示两个最高的读长，包括 VJ 片段和完整的 TRG 连接序列，分别占总读长的 12.1% 和 10.5%，比背景上显示出了 6 倍的差异。直方图显示了按长度绘制的读长频率的非高斯分布，说明了单克隆重排的双等位性（总读长：358 674）。nt，核苷酸

记忆要点 造血系统恶性肿瘤的克隆性检测

· B 细胞和 T 细胞抗原受体基因重排的独特生物学，允许对克隆性进行分子遗传学评估。

· 未能在适当的临床病理学背景下解释克隆性检测结果可能导致诊断错误。

· 良性临床病变中可能会出现单克隆 T 细胞受体和免疫球蛋白基因重排。

· 采用大规模并行测序的克隆性测定对于监测先前记录的克隆可能特别有用。

总　结

造血系统恶性肿瘤的遗传学异常谱，需要使用多种复杂的检测手段来进行综合检测。这些检测策略包括检测易位、拷贝数变化、基因突变和表观遗传学异常。随着临床有功能基因变异的数量和类型不断增加，对这些患者的实验室评估可能会成为多学科参与的工作。但是，传统的临床、实验室和病理方法仍然是患者诊断和管理的核心，短时间内不太可能被基因检测取代。

（程辉　唐古生）

第9章 · 循环肿瘤细胞和循环肿瘤 DNA

Evi Lianidou and Dave Hoon*

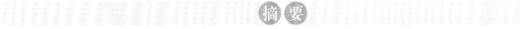

背景

传统的组织活检或手术切除是侵入性的操作过程，仅捕获了在癌症的进化过程中的某个阶段。相比之下，基于血液的检测或"液态活检"有可能通过从循环肿瘤细胞（CTC）、循环肿瘤 DNA（ctDNA）、循环 miRNA 或外泌体中提取的分子信息来实时表征实体肿瘤的进化。CTC 和 ctDNA 的分子特征有望确定治疗目标和耐药机制，并实时监测全身治疗的疗效。CTC 和 ctDNA 分析的主要潜在优势在于它们具有微创性并且可以连续检测。

内容

本章侧重于 CTC 和 ctDNA 在癌症患者中的诊断、预后和预测价值。它包括对不同癌症的研究，并结合了 ctDNA 全基因组分析的最新进展。重点包括：① CTC 分离、计数和检测系统；② CTC 的临床应用；③ 不同形式的 ctDNA；④ ctDNA 分离和检测系统；⑤ ctDNA 的临床应用；⑥ 液态活检项目的质量控制和标准化；⑦ 临床实验室液态活检的可能性；⑧ CTC 和 ctDNA 分子表征作为个体化治疗的液态活检的潜力。就临床实验室而言，开发靶向分子检测作为伴随诊断，用于疾病监测，甚至早期癌症检测，在肿瘤的各个发展阶段都具有潜在的可能性。

癌症基因组并不是一成不变的，而是在治疗过程中发生变化。术语液态活检是指基于血液的癌症测试，并且通常涉及来自外周血中肿瘤相关的循环遗传物质的详细分子分析。该遗传信息主要来源于循环肿瘤细胞（CTC）、循环肿瘤 DNA（ctDNA）、循环 miRNA 和外泌体（图 9.1）。液态活检对患者的癌症提供了简单而无创的探查。基于血液的靶向分子检测具有作为伴随诊断、疾病监测甚至早期癌症检测的潜在用途[1-3]。

目前，液态活检最有希望和最容易应用的领域是将 CTC 或 ctDNA 的分析作为在治疗过程中监测患者的一种方式，特别是通过使用新技术来更好或更早地指示对特定治疗的反应或出现的治疗抵抗。下一个合乎逻辑的步骤是将这种能力与 CTC 或 ctDNA 基因组谱分析结合起来，以更好地了解进化抗性的机制，并希望指导治疗策略以克服抗性。液态活检不仅可作为组织活检的验证，也是一种潜在的工具，可以检测到患者癌症中组织检测不能识别的一些独特而有影响的信息。就在几年前，液态活检方法仅限于研究，但现在它进入前瞻性临床试验作为评估的伴随诊断。它可用于难以获得的肿瘤或原发肿瘤部位未知的患者。在未来特定药物治疗方案治疗失败的患者中，它可能决定激活基因组靶向治疗（图 9.2）。

液态活检也可能有助于研究亚克隆癌细胞群的进化。液态活检可以是用于确定主导地位的癌

* 这项工作得到了 CANCER-ID 项目（E. L.）、Miriam 博士和 Sheldon G. Adelson 医学研究基金会（AMRF，D. H.）、Weil 家族基金会和 Gonda 基金会（D. H.）支持。感谢 Anupam Singh 女士（理学硕士学生）和 Nousha Javanmardi 女士的编辑帮助。感谢 Cleo Parisi 女士（博士生）在组织参考书方面的协助，以及 Ilias Agelidis 先生（理科硕士学生）在设计图 9.1 和图 9.6 中的协助。

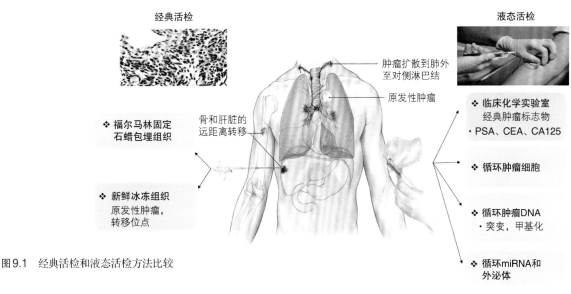

图9.1 经典活检和液态活检方法比较

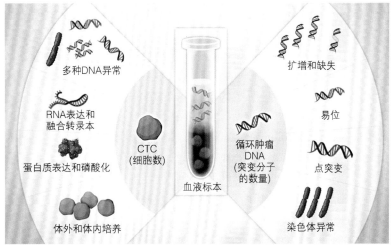

图9.2 循环肿瘤细胞（CTC）和循环肿瘤 DNA（ctDNA）。液态活检用于评估和管理癌症患者的潜力包括 CTC 的核酸分析、蛋白质表达和磷酸化，以及体内和体外培养。ctDNA 的分析仅限于 DNA（引自 Haber DA，Velculescu VE。Blood-based analyses of cancer: circulating tumor cells and circulating tumor DNA. Cancer Discov 2014; 4: 650–661.Copyright 2014 American Association for Cancer Research）

细胞克隆以指导靶向治疗的微创方法。这种方法有望启发结合影响显性突变群体的药物并抑制其他亚克隆群体扩增的策略。这种方法可能会影响微小残留病的定义，因为它可以改变临床医师预测已经手术切除的早期癌症患者肿瘤复发风险的能力。基于血液的癌症检测最令人兴奋的潜在临床应用是早期癌症检测。

液态活检作为诊断、预后和治疗诊断工具具有吸引力，因为它具有微创性并且易于以连续方式进行检测。然而，液态活检的常规临床应用存在一些障碍：① 有许多技术可用于检测循环癌症生物标志物；② 需要越来越多的生物标志物用于评估 CTC 和 ctDNA；③ 仍然需要液态活检（CTC 和/或 ctDNA）与常规活检样本之间的设计良好的比较研究；④ 仍然难以控制分析前阶段以获得稳定和可重复的结果；⑤ 目前可用的技术成本高昂；⑥ 对于最大临床效用而言，目前周转时间太慢。

记忆要点 液态活检

· 液态活检方法通过详细分析血液中循环肿瘤细胞来源的遗传物质，从而提取肿瘤的分子信息。这种物质的来源是循环肿瘤细胞（CTC）、循环肿瘤 DNA（ctDNA）、循环 miRNA 和外泌体。

· 液态活检可通过常规外周血采样提供肿瘤基因组随时间演变的详细信息，可用于对患者进行连续监测。

循环肿瘤细胞

■ 循环肿瘤细胞：历史背景

阿什沃思（Thomas Ashworth）于 1869 年首次报道了循环肿瘤细胞（CTC）的存在（图 9.3）[4]。2005 年，乳腺癌患者骨髓中弥散性肿瘤细胞（DTC）显示了其临床重要性[5]。然而，对骨髓中 DTC 的分析是侵入性的，因此难以重复。CTC 是源自原发性和转移性肿瘤的稀有细胞，已经进入循环并且可能渗透到不同器官。只有一小部分 CTC 会发展成转移灶[6]。CTC 是液态活检方法的主要组成，可以提供患者疾病状态的实时信息。癌症转移是癌症相关死亡的主要原因，并且肿瘤细胞通过血液循环传播是重要的中间步骤，也证实了肿瘤从局灶性疾病向全身性疾病转变[7]。

在 CTC 的检测和分子表征方面已经取得了许多进展。外周血中 CTC 的存在与各种类型的实体癌的预后较差和早期复发有关[8]。FDA 根据 CTC 在癌症转移性扩散中发挥的关键作用，已经批准通过了 CellSearch 系统在乳腺癌（2004 年）、结肠直肠癌（2008 年）和前列腺癌（2008 年）中的应用[9]。CTC 的检出与可手术治疗的乳腺癌和转移性乳腺癌中无进展生存期（PFS）和总生存期（OS）的降低相关。

CTC 是了解人类肿瘤生物学和肿瘤细胞传播的靶标。它们的分子表征提供了一种令人期待的方法来理解对既定疗法的抗性，并阐明转移的复杂生物学[10]。进一步研究 CTC 的分子特征应有助于更好地了解癌症患者的转移性发展的生物学和新的治疗靶点的鉴定，特别是在阐明 CTC 与癌症干细胞

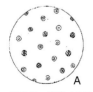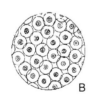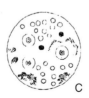

图9.3 来自 1869 年的 Thomas Ashworth 的历史医学期刊文章描述了循环肿瘤细胞来自正常供体的血液涂片（A）、患者的肿瘤切片（B）和患者的血涂片（C）。患者的血涂片中较大的细胞是循环肿瘤细胞（引自 Ashworth TR. A case of cancer in which cells similar to those in the tumours were seen in the blood after death. Med J Australia 1869; 14: 146–147）

的关系之后。该方法可以提供个体化的靶向治疗并使乳腺癌患者免于不必要和无效的治疗[11]。

CTC 数量稀少，可用样品量有限，在分析和技术层面都存在严峻的挑战。CTC 检测和表征的最新技术进步包括多重逆转录定量 PCR（RT-qPCR）方法，基于图像的方法，以及用于其分离的微过滤器和微芯片装置。然而，直接比较用于检测乳腺癌患者血液中 CTC 的不同方法，已经揭示了方法间检测率的显著变化[12, 13]。参考材料缺乏标准化，这阻碍了 CTC 检测在临床常规实践中的应用。尽管仍存在许多挑战，但 CTC 分析的潜力现已得到广泛认可（图 9.4）[14]。

■ 循环肿瘤细胞：分析技术

总体概述

高纯度 CTC 的分离和进一步分析是困难的，因为这些细胞在外周血中非常稀少[15]。通常，分离时 CTC 与外周血单核细胞的背景共同存在。高通量和自动化 CTC 分离技术与普遍公认和已验证的下游分子检测相结合，对于癌症患者临床管理中常规使用基于 CTC 的诊断是必要的。

CTC 分析包括分离/富集、检测、计数和分子表征。使用的主要分析系统如下所述，概述如图 9.5 所示。如最近发表的评论中所述，该领域的最新进展可以进一步补充这些信息[7, 16-19]。

CTC 分离/富集的主要策略是基于密度、大小和/或电荷的分离，或通过细胞表面上特定蛋白质的免疫磁性分离。已经开发了多种微流体和过滤装置，并且目前正在对 CTC 的分离和富集进行评估，包括体内捕获和分离活的单个 CTC。尽管现在对核酸的分子测定越来越多，用于 CTC 分析的检测系统通常是基于蛋白质和图像的。可靠的单个 CTC 分离，然后进行大规模并行测序（见第 4 章和第 7 章）可能为患者的治疗开辟新的前沿。

CellSearch 系统

CellSearch 系统（Janssen Diagnostics, Raritan, N.J）被认为是在临床环境中检测 CTC 的金标准，因为它被用于许多与 CTC 计数和预后相关的临床

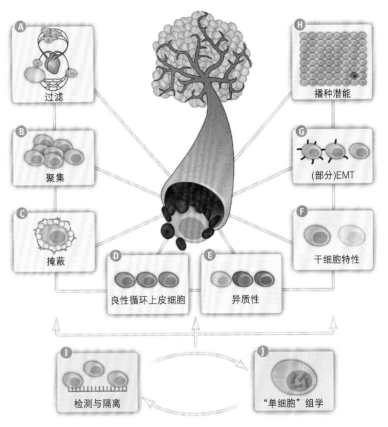

图9.4 CTC 研究中的挑战。可能减少 CTC 检测的生物物理因素包括在较小的毛细血管中过滤大的 CTC（A）、聚集在毛细血管中的肿瘤细胞（B）和通过血小板或凝血因子掩盖 CTC（C）。使依赖于上皮标志物的临床相关 CTC 群体的检测和分离变得复杂的生物因素包括良性循环上皮细胞的存在（D）、CTC 之间的大的异质性（E）、CTC 亚群的可能的干细胞特性（F）、一些 CTC 在传播过程中经历的（部分）上皮细胞间充质转化（EMT）（G），以及检测到的 CTC 的不明显的播种潜力（H）。未来的研究应该使用专注于（I）改进 CTC 的检测和分离的技术和（J）单细胞 "组学"（引自 Plaks V, Koopman D, Werb Z. Circulating tumor cells. Science 2013; 341: 1186–1188. Copyright 2013 American Association for the Advancement of Science）

研究中。在数百万白细胞的背景下，在血液中检测和计数上皮 CTC，并依赖于基于上皮细胞黏附分子（EpCAM）的免疫磁性分离。该系统已被美国 FDA 批准用于转移性乳腺癌（2004）、结肠癌（2008）和前列腺癌（2008）癌症患者的预后和疾病监测，并且仍然是 FDA 批准的唯一在转移癌中用于临床 CTC 测检的系统[20]。

在 CellSearch 中，免疫荧光用于基于 CTC 的特异性标志物进行 CTC 检测，如细胞质上皮细胞角蛋白（8、18 和 19）、表达 CD45 的白细胞和 4′，6-二脒基-2-苯基吲哚所示（DAPI）染色所显示的细胞活力。该系统基于 CTC 的阳性免疫磁性富集和自动数字显微镜的组合。更具体地说（图 9.6），CTC 计数步骤是：① CTC 用包被有抗 EpCAM 抗体的磁珠标记，EpCAM 是由大多数（但不是全部）CTC 的细胞膜表达的上皮标志物。② CTC 被免疫磁性捕获并聚集。③ 用藻红蛋白（PE）标记的抗 CK 抗体（CK-PE）染色 CTC。然后用 DAPI 荧光染色细胞核。另

外，用藻蓝蛋白（APC）标记的抗 CD45 抗体（CD45-APC）染色白细胞，并进行细胞固定。④ 通过荧光显微镜检查富集并染色的肿瘤细胞，以评估 PE、DAPI 和 APC 的标记，从而区分肿瘤细胞和白细胞（图 9.7）。通过使用这些荧光标记，CD45-APC 荧光表明存在白细胞，而 CK-PE 表明存在上皮细胞。CellSearch 的子组件是 Cell-Spotter Analyzer 半自动荧光显微镜，用于计数免疫磁性选择和比对的荧光标记细胞。该系统还允许检测第四种选择的蛋白质生物标志物，这取决于所研究的癌症的类型，如乳腺癌中的人表皮生长因子受体 2（HER-2）。此外，因为 DNA 可以从细胞搜索盒中捕获的细胞中分离出来[21]，也可以进行 CTC 的下游分子鉴定。然而，CellSeach 的这种应用未经 FDA 批准。

CellSearch 系统的主要优点是易于使用和高重复性。该系统中的分析前阶段通过在含有细胞保存剂的特殊管中收集血液来控制质量，能够使样品便于运输和维持稳定。所有分析步骤均得到

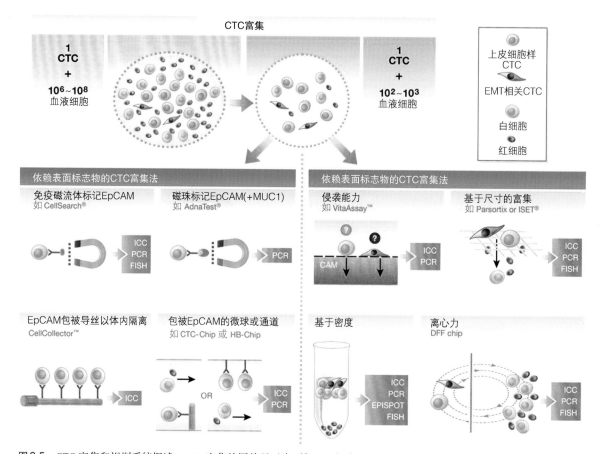

图9.5 CTC 富集和识别系统概述。CTC 富集的图片显示在顶部，红细胞和白细胞耗尽，主要留下上皮样 CTC 和上皮间质转换（EMT）相关的 CTC。可以实现 $10^4 \sim 10^5$ 的富集。可以将 CTC 的富集策略分为标记依赖性和标记非依赖性技术。在依赖标记的技术中，靶向 EpCAM（上皮细胞黏附分子）和有时 MUC-1（细胞表面糖蛋白）的免疫磁性测定是最常见的。抗体可附着于铁磁流体（CellSearch, Janssen Diagnostics, Raritan, NJ）、磁性涂层珠（AdnaTest, Qiagen Hanover, 德国 ）、电线（CellCollector, Gilupi GmbH, Potsdam, Germany）、微柱（CTC-Chip）[82] 或人字形通道（HB-Chip）[467]。独立于标记的方法包括侵入细胞黏附基质（CAM）（Vita-Assay, Vitatex, Stony Brook, NY），按大小富集（Parsortix, ANGLE, Guildford, UK）和 ISET[72] 密度富集（Ficoll 梯度）和曲线通道中的涡流称为迪恩流分级（DFF）[468]。不同富集策略的组合也是可行的。捕获的肿瘤细胞可通过免疫细胞化学（ICC）进行分子鉴定，使用抗体作为肿瘤特异性标记物，或通过靶向肿瘤特异性 mRNA 或 DNA 序列的 PCR 方法。此外，FISH 可用于检测肿瘤特异性基因畸变，或通过用固定化膜上的标记抗体"上皮免疫 SPOT"测定法（EPISPOT）检测 CTC 释放的肿瘤特异性蛋白[469]（修改自 Joosse SA, Gorges TM, Pantel K. Biology, detection, and clinical implications of circulating tumor cells. EMBO Mol Med 2014; 7: 1–11. Copyright 2014 Wiley-VCH Verlag）

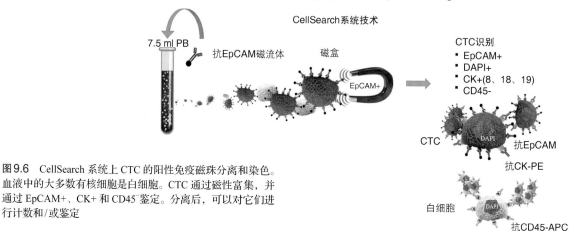

图9.6 CellSearch 系统上 CTC 的阳性免疫磁珠分离和染色。血液中的大多数有核细胞是白细胞。CTC 通过磁性富集，并通过 EpCAM+、CK+ 和 CD45⁻ 鉴定。分离后，可以对它们进行计数和/或鉴定

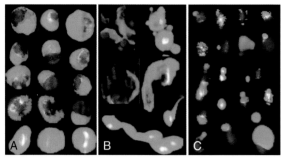

图9.7 来自癌症患者的 7.5 ml 血液的 CellSearch 系统的 CellSpotter 分析仪的 CTC 图像库。EpCAM 染成浅灰色，核 DNA 染成深灰色。没有核 DNA 的图像不是活细胞，也不计算在内。图 A 显示了典型的完整 CTC 的实例，图 B 显示了作为簇存在的完整 CTC 或具有较不频繁存在的奇怪形状的实例，并且图 C 提供了 CTC 片段和凋亡 CTC 的实例。图 C 中呈现的图像不包括在 CTC 计数中，但经常在癌症患者的 CTC 分析中观察到（此图的全彩版本由 ExpertConsult.com 提供）

良好控制和自动化，类似于标准化生化分析仪。将血液管置于自动化样品制备系统中，该系统使用载有抗 EpCAM 抗体的含铁微粒液来捕获 CTC（图 9.8）。CellSearch 系统可以计算 7.5 ml 外周血中的 CTC，可以检测精确到一个细胞。该系统的分析准确度、精密度、线性和诊断特异性于 2004 年首次得到验证[21]。三个独立实验室的前瞻性多中心验证研究表明，采集血样后，即使在室温下，CTC 计数仍保持稳定 72 h[22]。对于 299 个分析的对照样品的组间分析误差低于 5%，并且在 4 个和 12 个细胞水平上加入正常血液的肿瘤细胞的平均回收率分别为 82% 和 80%。通过相同样品的 8 个重复，在两个不同的中心评估批内精密度，对于低细胞数，CV 为 18.4% ～ 26%，对于大量细胞，CV 为 2.1% ～ 11.6%。

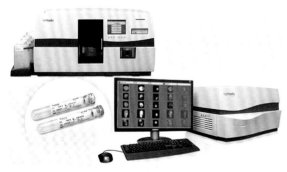

图9.8 CellSearch CTC 检测和计数系统。请参阅文本以供讨论（图片经 Janssen Diagnostics LLC 许可引自 https://www.cellsearchctc.com/product-systems-overview/cellsearchsystem-overview ）

支持在临床决策中使用 CTC 的大多数证据与使用 CellSearch 系统的上皮 CTC 计数有关。但是，该系统有几个局限性。CellSearch 的主要缺点是它完全取决于 CTC 上皮标志物 EpCAM 的表达。这意味着没有检测到由于上皮间质转化（EMT）而不表达 EpCAM 的 CTC，如高度侵袭性乳腺癌干细胞亚群的情况[23]。另一个限制是基因表达不能在分离的 CTC 上进行。因为 CellSearch 使用的细胞保护剂抑制下游 RNA 分析。

Leon Terstappen 的小组开发了 CellSearch 系统，评估了表达 CTC 技术的变化对总体生存期的影响。他们发现连续监测患者的 CTC 检测结果可能显示 CTC 呈下降趋势。然而，对于 CTC 数量低的患者，这种下降可能是由于患者血液中 CTC 数量的真正下降，或者可能是由泊松采样误差引起的。他们提出静态 CTC 截断值是确定治疗是否有效的最佳方法，它们提供了一个查找表，从中可以推导出 CTC 变化的重要性[24]。

在前列腺癌、乳腺癌和结肠直肠癌 CTC 图像上已经验证了自动 CTC 计数算法可用于消除 CTC 手动计数的可变性。通过使用这种方法，识别 CTC 并从 CellSearch 系统存储的图像中提取形态特征。自动 CTC 计数与转移性乳腺癌、结肠直肠癌和前列腺癌的临床结果密切相关[25]。近期的文献对 CellSearch 系统捕获的 CTC 分类及其特征和数量的影响进行了回顾[26]。

自推出以来，CellSearch 已被广泛应用于全球许多临床实验室，并进行了大量临床研究[27]。CTC 的计数在指导乳腺癌患者的治疗决策方面仍然具有很大的前景。然而，关于如何在原发性和转移性乳腺癌的临床决策中使用 CellSearch 进行 CTC 计数的指南仍然缺乏[28]。

用于 CTC 分析的分离 / 富集系统

CTC 数量可能很少，具体取决于癌症阶段。$10^6 \sim 10^8$ 个外周血细胞中可存在一个 CTC。因此，外周血的 CTC 分离和富集非常具有挑战性且非常苛刻。这些细胞不仅以非常低的数量循环，而且即使在同一患者体内也是异质的。高度标准化和稳定的分离方案是下游 CTC 分析和分子鉴定所必需的。为实现这一目标，许多努力都集中在开发用于从外周血中分离和富集 CTC 的新技术。这些可以分为两个主要系统，基于 CTC 的不同特性，将它们与周围的正常造血细胞区分开来：① 基于物理特性的非标记系统，如大小、密度、电荷和可采用微流体检测的可变形性；② 基于 CTC 的生物学特性的标记系统，如在其细胞表面上表达特定蛋白质。这些包括具有阳性和/或阴性选择的免疫磁珠分离系统。使用物理和生物学特性的方法很常见。用于增加 CTC 得率的体内分选方法也已开发。

最重要的 CTC 分离 / 富集系统将在下文中讨论。在许多情况下，这些技术彼此互补，因为它们针对 CTC 的不同特性并且可以明确独特的 CTC 群体。

依赖于标记的 CTC 分离 / 富集系统

·阳性选择：阳性选择是最广泛使用的 CTC 分离 / 富集系统。该方法通过针对上皮细胞表面标志物的特异性单克隆抗体捕获 CTC，该上皮细胞表面标志物在 CTC 上表达但在正常白细胞中不存在。可以使用结合特定表面抗原的抗体结合的磁性微珠（直径：$0.5 \sim 5 \mu m$）或纳米颗粒（直径：$50 \sim 250 nm$）标记 CTC。细胞角蛋白等细胞内抗原也可用作靶标[29, 30]。免疫磁性试验需要短暂孵育（$\sim 30 min$）以便抗原 / 抗体结合，将细胞偶联到磁珠上，然后用磁场分离细胞（见图 9.5）。

已经开发了各种抗原用于 CTC 的阳性免疫磁性分离。其中，EpCAM 是最常见的。就捕获细胞的临床意义而言，这种方法已经很成熟了。然而，使用 EpCAM 捕获的缺点是遗漏一些正在进行 EMT 的细胞。我们现在也知道 CTC 是高度异质的，但是部分克服这个问题的一种方法是使用针对多种抗原的抗体"鸡尾酒"[29, 31-33]。沿着这些方向，有几种器官或肿瘤特异性标记，如癌胚抗原（CEA）、表皮生长因子受体（EGFR）、前列腺特异性抗原、HER-2、细胞表面相关黏蛋白 1（MUC-1）、肝配蛋白受体 B4（EphB4）、胰岛素样生长因子 1 受体等（IGF-1R）、钙黏蛋白-11（CAD11）和肿瘤相关糖蛋白 72（TAG-72）已被用于分离 CTC[34, 35]。CTC 上的细胞表面 vimentin 是经历 EMT 的上皮癌的良好标志物。通过使用针对 vimentin 的特异性单克隆抗体，在接受针对转移性结肠癌的术后辅助化疗的患者中检测到 EMT-CTC。这些分离的 EMT-CTC 使用 EMT 特异性标记，荧光原位杂交和单细胞突变进一步鉴定分析。该抗体对不同的上皮癌细胞表现出高特异性和敏感性，并用于检测和计数来自患者的 EMT-CTC。检测到的 EMT-CTC 的数量与疾病的治疗结果相关。根据这些结果，细胞表面 vimentin 是有望成为从多种肿瘤类型中分离 EMT-CTC 的标志物[36]。

阳性选择的另一个例子是 MagSweeper，一种免疫磁性细胞分离器[37, 38]。在该装置中，磁珠包被有靶向上皮细胞表面标记的抗体。将这些免疫磁珠加入血液样品中，并将癌细胞附着在珠子上。该装置通过使用离心力轻柔地富集靶细胞并消除未与磁性颗粒结合的细胞。分离的细胞很容易接近，可以根据它们的物理特性单独提取，以消耗任何非特异性结合珠子的细胞[37, 38]。同一研究小组最近开发了磁性筛子，一种微型微流体芯片，具有密集的磁孔阵列；肿瘤细胞用磁性纳米粒子标记，并从全血中高效捕获[39]。利用磁场的隔离技术可能使癌症患者的液态活检的常规制备和鉴定得以实现。

·阴性选择：这种分离方法完全独立于 CTC 的表型，并且基于通过首先裂解红细胞（RBC）并进一步使用 CD45 或 CD61 等白细胞（WBC）的特异性标记来磁性去除来自样品的 WBC[40-42]。通过阴性选择富集 CTC 的另一种变化是商业使用的 RosetteSep 系统（StemCell technologies, Canada），其使用将 RBC 彼此连接并连接至 WBC 的抗体混合物。以这种方式，外周血样品中的大部分红细胞和白细胞被去除，从而使样品中可能存在的肿瘤细胞阴性富集。这种方法不依赖于 EpCAM 在 CTC 上的表达，并且具有比常规密度梯度方法更好的回收率，用于从血液中的正常白细胞中分离 CTC[43]。

·基于流式细胞仪的技术：多参数流式细胞仪首次用于检测实验性乳腺癌小鼠模型中人肿瘤细胞的检测[44]。该方法结合激光扫描细胞仪检测，后来用于分析肿瘤向骨髓和淋巴结的传播[45]。

通过荧光激活细胞分选从外周血中高纯度分离CTC 是可行的，并通过其下游基因表达分析[46-48]。最近，细胞分选被用于从 CellSearch 分离物中分离 CTC 并在下游进行单细胞水平的高分辨率基因组分析[49]。

非依赖于标记的 CTC 分离 / 富集系统

·基于密度的系统：使用市售试剂（如 Ficoll, GE Healthcare Life Sciences, Pittsburgh, Penn）的密度梯度离心是最广泛使用的 CTC 富集方法[50, 51]。它基于单核细胞（包括 CTC）与红细胞和多形核白细胞相比较密度较低[52]。OncoQuick 系统（Greiner Bio-One，德国）是这种方法的改进版本，使用放置在梯度介质顶部的多孔膜来防止混合[53]。在细胞系中进行的实验表明 CTC 回收率为 70%～90%[54]。虽然简单且便宜，但与CellSearch 系统相比，OncoQuick 系统的产量和富集率相对较低，因为在同一组的 61 名患者中，23% 的患者通过 OncoQuick 检出至少 1 个 CTC，54% 的患者 CellSearch 检出至少 1 个 CTC[55]。

·基于 CTC 大小的系统：基于大小的分离系统不依赖于肿瘤标志物，可从较小的白细胞中分出 CTC（通常较大）。已经开发了几种不同尺寸的系统，包括膜过滤器、微流体芯片和流体动力学方法[56, 57]。Vona 及其同事在 2000 年描述了第一台 CTC 过滤装置[58]。从那以后，过滤装置得到了改进，许多下游应用已经发展起来。用于 CTC分离 / 富集的过滤器通常是一次性多孔膜（通常是聚碳酸酯），包含许多随机分布的 7～8 mm 直径的孔，允许血液成分交叉但捕获较大的 CTC[58, 59]。已应用特定的微加工技术制造具有可控孔分布、尺寸和几何形状的微过滤器[60-62] 和不同材料（如聚碳酸酯[58, 59, 63-66]、聚对二甲苯 C[67]、镍[60] 和最近的硅[68]）已经过测试制造这些膜。以这种方式分离的活 CTC 可以在体外进一步培养用于下游研究。

专门设计的聚碳酸酯膜过滤器套件通常配有特定的注射器或泵，因此过滤器上的压力得到优化，以保持脆弱的 CTC 完好无损。用于 CTC 分离的市售过滤装置包括 ScreenCell（ScreenCell Inc., France）、ISET 系统（通过上皮肿瘤细胞的大小分离，RareCells, France）和 CellSieve 系统

（CREATV MicroTech, Potomac, MD）。另一种基于过滤器的微型装置既是能够进行多重成像、遗传分析的捕获和分析平台，也有可能在临床环境中进行常规 CTC 分析[67]。

ScreenCell 过滤器可以分离活的，加标的癌细胞或多聚甲醛固定的 CTC[59]。这项技术用于CTC 捕获的性能在 76 名患者中进行了评估，并且具有作为肺癌诊断血液检测的潜力[69]。ISET过滤系统允许对 CTC 的细胞形态学、免疫细胞学和遗传特征进行表征。这种分离方法很敏感，可以检测到 1 ml 血液中添加的单个肿瘤细胞。它也简单快速，仅由一个过滤步骤组成[58]。此外，ISET 分离的肿瘤细胞可以随后从过滤器中回收并通过免疫组织化学和/或分子遗传分析进行评估[70]。在非小细胞肺癌中，该系统可以检测具有杂交（上皮 / 间充质）表型的 CTC，分离间变性淋巴瘤受体酪氨酸激酶（ALK）阳性 CTC[71]，并分离 ROS 重排的 CTC[72]。通过使用 CellSieve 过滤系统，最近在癌症患者的外周血中发现了一种非常大的细胞（25～300 μm）叫癌相关的巨噬细胞样细胞[73]。

通过尺寸过滤进行 CTC 分离简单可靠；过滤和染色容易进行，方法快速。可以使用经典的细胞病理学标准鉴定 CTC，无需复杂的仪器或特定培训。然而，通过使用过滤装置可以获得假阳性结果。这是由于存在正常的上皮细胞，其由皮内注射针收集并且可能被误解为 CTC。此外，过滤器上也可存在内皮细胞或稀有的血液细胞如巨核细胞。因此，下游细胞形态学、免疫细胞化学和分子鉴定对于排除不是 CTC 的细胞非常重要[74]。

·基于 CTC 电荷的分离：在形态学和介电性质方面，CTC 与外周血单核细胞不同。介电电泳（DEP）是一种基于癌细胞电特性的 CTC 分离技术。细胞的介电特性（极化率）取决于细胞直径、膜面积、密度、电导率和体积。根据它们的表型和形态，不同的细胞具有不同的介电特性，这是用于 CTC 的电动力学分离的原理[75]。

DEP 可以精确地操纵和收集单个细胞。DEPArray（Silicon Biosystems, Menarini group, IT）是一种微流体装置，由 320×320 阵列电极组成，

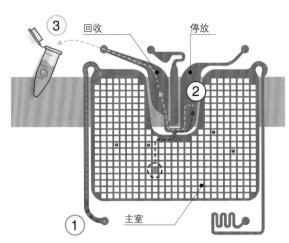

图9.9 用于分离单个 CTC 的 DEPArray 盒（Menarini Silicon Biosystems）。该系统基于介电电泳。顺序步骤是：① 注入、捕获和摄像细胞；② 将感兴趣的细胞移入停放室；③ 将单个或多个细胞移入回收室（图片经 Menarini Silicon Biosystems 许可，引自 http://cdn2.hubspot.net/hubfs/304284/Brochures/Silicon_Biosystems_DEPArray_Brochure_2015.pdf?t1/41466668511037）

产生超过 10 000 个球形 DEP 笼，可将单个 CTC 引导至预定的空间坐标。这种芯片实验室平台完全独立于细胞表面抗体的表达，可用于快速且排列完好由软件引导结合单个 CTC。该系统已在临床环境中进行了评估，目的是在单细胞 CTC 分析中显示出优异的性能（图 9.9）[76]。从富含血液的样本中实现了介电泳操作和 100% 纯度的单个 CTC 的分离[77]。一次性微流体盒包含一系列可单独控制的电极，每个电极都带有嵌入式传感器。该电路可以在细胞周围创建 DEP 笼。成像后，将感兴趣的单个细胞轻轻移动到盒上的特定位置，例如，进行细胞间相互作用研究，进入保留室进行分离和回收[77, 78]。该系统可与其他 CTC 平台结合使用，如 CellSearch，用于下游单一 CTC 分子表征[77, 79, 80]。

· 用于 CTC 分离 / 富集的微流体系统：与传统的基于亲和力的 CTC 分离技术不同，它的主要优点是简单性和完全自动化的潜力。到目前为止主要缺点是运行每个样品需要很长时间，并且就可处理的外周血体积而言，容量较低。这些系统基于微观结构（管路）的精确定义的地形与微通道中的层流的组合[7, 81]。

用于 CTC 分离的第一个特定微流体装置在

2007 年问世。该"CTC-芯片"是用 78 000 个微柱蚀刻的硅室，涂覆有抗-EpCAM 抗体[82]。通过用针对细胞角蛋白或组织特异性标志物的抗体染色来观察附着于微柱的捕获的 CTC。使用这种设计，从加标的全血样品中回收了大约 60% 的癌细胞。由于密集的微柱阵列所实现的高碰撞率，靶细胞的不同 EpCAM 表达不会影响回收率。然而，在第一个装置中，在健康个体的血液中检测到许多假阳性结果[82]。同一研究小组进一步开发了一种更简单的装置，即"HB 芯片"，其特点是具有人字形结构和可靠的内表面抗体涂层。此外，腔室由透明材料制成，增强了高分辨率成像，包括使用透射光显微镜[83]。该组的最新研究进展是"CTC-iChip"，这是另一种微流体 CTC 捕获平台，能够以 10^7 cells/s 速度分类来自全血的罕见 CTC（图 9.10）。该装置可以使用标记依赖性或标记非依赖性的策略来分离 CTC，因此几乎适用于所有癌症。CTC-iChip 最近在一组扩展的上皮癌和非上皮癌中进行了评估，包括

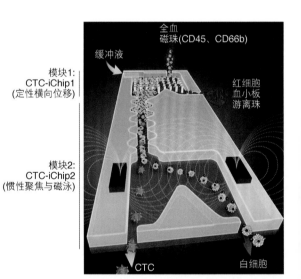

图9.10 CTC-iChip 原理图。CTC-iChip 由 2 个独立的微流体装置组成，其中包含 3 个不同的微流体组件，专为管路内操作而设计：使用 CTC-iChip1 中特殊设计的柱阵列，通过基于尺寸的确定性侧向位移从全血中去除有核细胞，在 CTC-iChip2 中进行惯性聚焦以排列细胞准备精确的磁性分离，进行磁泳以灵敏分离磁珠标记的白细胞和未标记的 CTC（引自 Karabacak NM, Spuhler PS, Fachin F, Lim EJ, Pai V, Ozkumur E, et al. Microfluidic, marker-free isolation of circulating tumor cells from blood samples. Nat Protoc 2014; 9: 694-710. Copyright 2014 Nature Publishing Group）

肺癌、前列腺癌、胰腺癌、乳腺癌和黑色素瘤。CTC 在溶液中的分选可以做到高质量、临床标准化、形态学和免疫组化分析,以及基于 RNA 的单细胞分子鉴定[84]。

大多数微流体装置依赖于三维结构限制芯片上细胞特征。最近,Nagrath 的研究小组通过在图案化的金表面上使用功能化的氧化石墨烯纳米片,从胰腺癌、乳腺癌和肺癌患者的血液样本中分离出 CTC[85]。这种方法可以高灵敏度地捕获 CTC。该组已经开发了各种高度复杂的微流体装置[86, 87],其中一些已经能够在芯片上进一步培养分离的细胞。最近,该小组还开发了一种原位捕获和培养方法,用于使用三维共培养模型离体扩增 CTC,模拟肿瘤微环境以支持肿瘤发展。其成

功地扩增了从早期肺癌患者中分离的 CTC,并通过 Sanger 测序和大规模并行测序进一步鉴定它们,如图 9.11 所示[88]。

最近开发了一种多重微流控芯片,并在临床上验证了 CTC 的超高通量、低成本和无标记富集[89]。找到的细胞无标记且具有细胞活力,使用大规模并行测序或蛋白质组学分析实现潜在的扩增和实时下游分析(图 9.12)[89]。在一项新型微流体装置单独的研究中,采用 HER-2 代替 EpCAM 用于从表达 HER-2 的实体瘤患者的外周血中分离 CTC[90]。总之,用于 CTC 分离的微流体装置已经被报道,并且数量还在不断增加[57, 91-98]。

·用于 CTC 分离/富集的体内系统:用于从全血中分离 CTC 的体内系统的最新发展为 CTC

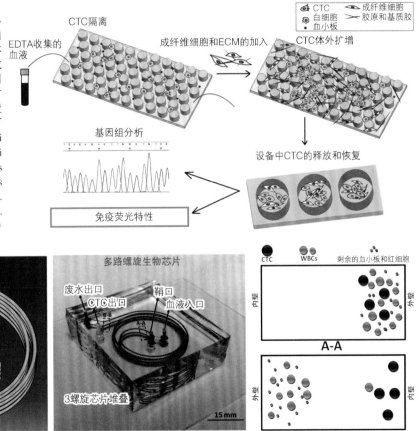

图9.11 使用微流体扩增来自早期肺癌患者的 CTC。第一步是通过 CTC 捕获芯片从患者血液样本的流动中捕获 CTC。第二步是将成纤维细胞和细胞外基质(ECM)引入同一芯片,以建立 CTC 离体扩增的共培养环境。第三步是从装置中释放和回收 CTC。第四步是下游鉴定(引自 Zhang Z, Shiratsuchi H, Lin J, Chen G, Reddy RM, Azizi E, Fouladdel et al. Expansion of CTCs from early stage lung cancer patients using a microfluidic co-culture model. Oncotarget 2014; 5: 12383-12397. Copyright 2014 Impact Journals, LLC)

图9.12 用于分离 CTC 的平行螺旋微流体装置设计(左)和照片(中间)。使用两个单独的注射泵将血液样品和鞘液泵送通过该装置。在流体流动中惯性升力和 Dean 推力的作用下,CTC 聚焦在微通道内壁附近,而白细胞和血小板经过一个 Dean 循环并向外壁迁移,从而实现分离。ExpertConsult.com 在线提供此图的全彩版本(修改自 Khoo BL, Warkiani ME, Tan DS, et al. Clinical validation of an ultra high-throughput spiral microfluidics for the detection and enrichment of viable circulating tumor cells. PLoS One 2014; 9: e99409)

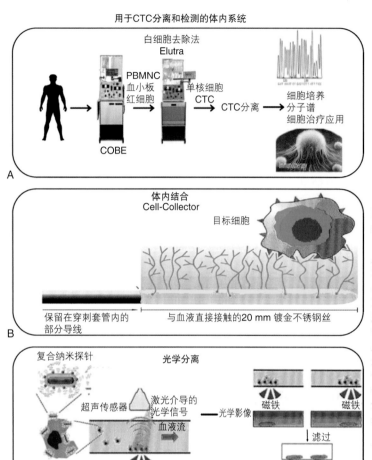

图9.13　用于 CTC 分离和检测的体内系统。A. 通过单采血液成分术收获的血细胞可以通过白细胞电泳进一步处理以分离单核细胞和 CTC（COBE 和 Elutra，均来自 Terumo BCT，Lakewood，Colo）。分离 CTC 的额外处理允许分子谱分析和潜在的免疫疗法。B. 可以将涂有 EpCAM 抗体的纳米线插入静脉中以进行 CTC 的体内结合（Cell-Collector，Gilupi GmbH，Germany）。C. 使用超声波和脉冲红外激光的光声流式细胞术可以计算深达 3 mm 的血管中的 CTC。使用磁性纳米探针可以实现 CTC 的光学分离（A 图修改自 Greene BT, Hughes AD, King MR. Circulating tumor cells: the substrate of personalized medicine? Front Oncol 2012; 2: 69。B 图修改自 From GILUPI NanoMedizin。C 图修改自 Wei CW, Xia JJ, Pelivanov I, et al. Magnetomotive photoacoustic imaging spots circulating tumor cells. Biophotonics 2013; 20: 34-36）

分离领域增加了另一个选择（图 9.13）。这些系统旨在克服先前描述的离体 CTC 分离技术固有的小血液样品体积的限制。

　　白细胞分离术是一种实验室方法，其中白细胞或外周血干细胞与血液分离。在白细胞分离术期间，患者的血液通过机器移除白细胞或外周血干细胞，然后将血液平衡返回患者（图 9.13A）。Eifler 及其同事首次表明，通过白细胞分离法分离 CTC 是可行的[99]。最近一项筛查每名患者血液中 25 L 处理血液产生的白细胞分离产物的研究表明，超过 90% 的非转移性乳腺癌患者可检测出 CTC[100]。

　　另一种新型体内 CTC 分离系统是 CellCollector（Gilupi GmbH，Germany）（图 9.13B）。CellCollector 是一种纳米线，其尖端（2 cm 长）涂有纯金，针对 EpCAM 的嵌合抗体与其共价连接。CellCollector

被放置在癌症患者的肘前静脉中，用于体内结合来自患者数升的整个循环血池的稀有 CTC[101]。与传统的体外方法相比，在 7～15 ml 血液样本中，可以获得更多的 CTC 以支持多个下游分析。这种方法增加了分离罕见肿瘤细胞的机会，特别是在疾病的早期阶段。

　　光声流式细胞仪也可以在体内检测 CTC（图 9.13C）。高脉冲重复率二极管激光器通过皮肤将光线照射到深达 3 mm 的血管中，以检测由目标纳米粒子吸收激光引起的声振动[102]。通过使用该技术，在血液中检测到循环黑色素瘤细胞[103]。目前正在许多中心评估用于 CTC 检测的体内分离技术，他们未来的使用将取决于这些临床评估研究的结果。

CTC 分析：检测和分子鉴定

　　通过免疫荧光、分子核酸分析，包括 RT-

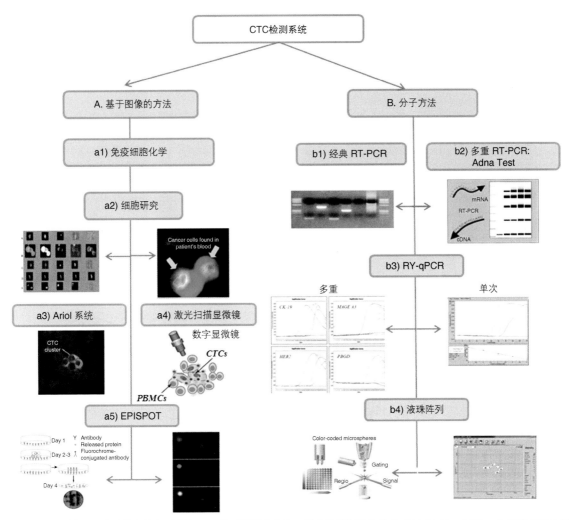

图 9.14　CTC 检测和分子鉴定的主要方法。A. 基于图像的方法：经典免疫细胞化学（ICC）（A1）、CellSearch 系统（FDA 批准）（A2）、数字图像捕获和分析（Ariol 系统，Leica Biosystems, Buffalo Grove, IL）（A3）、激光扫描细胞仪（A4）和 EPISPOT 测定（检测 CTC 释放的肿瘤特异性蛋白质）（A5）。B. 基于核酸分析的分子测定：经典逆转录酶 PCR（RT-PCR）（B1）、多重 RT-PCR，如针对乳腺癌的 AdnaTest（德国 Qiagen Hannover）（B2）、单重或多重 RT-qPCR（B3）和液态微球阵列（B4）（经许可引自 Lianidou ES, Markou A. Circulating tumor cells in breast cancer: detection systems, molecular characterization, and future challenges. Clin Chem 2011; 57: 1242-1255. Copyright 2011 American Association of Clinical Chemistry）

qPCR、多重 RT-qPCR 和检测 CTC 释放的肿瘤特异性蛋白质实现 CTC 检测和分子鉴定。图 9.14 给出了 CTC 检测的主要方法概述。

　　基于图像的方法·使用抗 CK 抗体通过免疫荧光检测上皮 CTC 是目前最有效和标准化的方法，并且还可以对阳性细胞的形态学进行解读。然而，通过经典免疫荧光检测 CTC，通常由训练有素的病理学家通过目视观察染色的细胞角蛋白阳性上皮 CTC 来进行，这非常耗时，并且如果要分析许多样品可能需要数日。其他基于图像的方

式包括检测具有多种抗体的 CTC（例如，针对细胞角蛋白、Her-2 和干细胞抗原 ALDH1、CD44 和 CD24），用不同的荧光染料标记（DyLight Technology, ThermoFisher）和光谱图像分析以分离不同的发射光谱[104]。另一项技术是激光扫描细胞仪，这是一种快速定量的自动化显微镜检查程序，可进行高达 10 000 倍的浓缩筛选。然而，即使在健康供体中也检测到大量明显的 CTC，可能是因为抗体的非特异性结合[105]。图像分析方法的第三个例子是 Ariol 高通量自动图像分析系

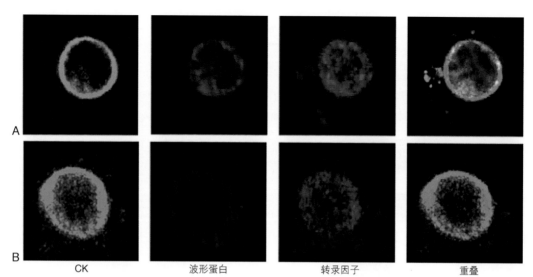

图9.15　CTC 的数字图像捕获和分析。在患有转移性乳腺癌的患者中，免疫磁性负性分离后 CTC 细胞离心涂片，代表性共聚焦激光扫描显微照片显示 CK，Twist 和 Vimentin 的共表达（Ariol 系统，Leica Biosystems，Buffalo Grove, IL）。对 CK、Vimentin 和 Twist 进行细胞三重染色。原始放大倍数为 600。A. 表达 CK、Twist 和 Vimentin 的一个 CTC。B. CTC 表达 CK 和 Twist，但不表达 Vimentin。ExpertConsult.com 在线提供此图的全彩版本（引自 Kallergi G, Papadaki MA, Politaki E, et al. Epithelial to mesenchymal transition markers expressed in circulating tumour cells of early and metastatic breast cancer patients. Breast Cancer Res 2011; 13: R59）

统（Leica Biosystems，德国）广泛用于 CTC 的高清成像（图 9.15）。高清晰度循环肿瘤细胞分析是一种流体相活检方法，通过高清成像识别 CTC，无需任何基于表面蛋白的富集，其清晰度足以满足诊断病理图像质量要求。该系统已经在各种类型的癌症中进行了评估，如肺癌、结肠直肠癌和前列腺癌[106-109]。

　　分子检测·利用 PCR 的灵敏度和特异性，以及大规模并行测序（MPS）的高通量，用于 CTC 检测和分子表征的分子检测。分子检测已广泛应用于 CTC 检测和鉴定，并可在单细胞水平上检测 CTC。CTC 分子测定包括 RT-qPCR、多重 RT-qPCR、甲基化特异性 PCR、等位基因特异性 PCR、荧光原位杂交、阵列比较基因组杂交（arrayCGH）和 MPS 技术。

　　PCR 检测非常灵敏，可以分析 RNA 和 DNA。PCR 检测可以通过计算机设计或自动化处理，并可以进行内部和外部质量控制[19, 110]。使用数据库和特定软件程序进行 PCR 检测的计算机设计可以避免与非目标基因的交叉反应。分子检测可以是定量的、高通量并且易于执行，通常需要非常少的样品量用于分析。特别是当使用多重 PCR 时，

可以从同一样品中评估许多靶标，从而为通常有限的 CTC 样品实现多参数方法。与成像方法相比，通过分子检测获得的测量是客观和可量化的。分子检测相对低本低，高通量和易于进行量化的质量控制。另一个优点是许多分子方法可以自动化。用于 RNA 和 DNA 分离及下游 PCR 分析的全自动系统已经用于常规分子体外诊断实验室。

　　分子检测的主要缺点是有关样品运输和储存过程中 CTC 稳定性的分析前问题，CellSearch 为其捕获、染色和图像分析已经解决了该问题。然而，分子检测需要立即处理血液样本以进行 CTC 分离和下游分析，这就限制了异地样本的检测。此外，PCR 检测需要专门设计的实验室区域，以避免最终产品污染。RNA/DNA 分离、建立反应、扩增和分析通常需要单独的区域。除非进行单细胞分析，否则分子检测仅提供样品的大批量信息。例如，在 mRNA 分析中，不知道转录物是在同一细胞中共表达还是来自不同细胞群。

　　·基于 PCR 的分析：基于 PCR 的测定可以是高度特异性和敏感性的。针对癌细胞而非外周血单核细胞中基因特异性表达的 RT-qPCR 检测特别敏感，能够在超过 10^6 个白细胞的存在下检

测到一个癌细胞[111]。然而，这需要检测在 CTC 中特异性表达的 mRNA 标记，它们不在白细胞中表达。在所有情况下，应根据大量健康供体样本中这些标志物的表达值来估计截断值，这些样本应以与患者样本完全相同的方式进行分析。RT-qPCR 分析具有高通量和易于操作的特点，因为它们从活 CTC 中分离出总 RNA 并随后对肿瘤或上皮特异性靶标进行 RT-PCR 扩增。

细胞角蛋白不仅用作成像检测中的生物标志物，还用作 RT-PCR 中的生物标志物。KRT19（CK-19 的基因）是 CTC 的特异性和敏感性标志物，条件是所使用的引物设计良好以避免由于 CK-19 假基因的存在而导致的假阳性结果。使用高度特异性不依赖 EpCAM 的 RT-qPCR 测定[112,113]，KRT19 是早期乳腺癌化疗前、化疗中和化疗后 OS 和 PFS 预后预测的分子标志物[141-116]。

其他靶标也可用于 CTC 检测。Smirnov 及其同事研究了许多基因在 CTC 上的表达谱，并观察到 AGR2、S100A14、S100A16、FABP1 和其他特定基因可用于检测晚期癌症患者外周血中的 CTC[117]。此后，许多研究小组已经描述了使用 RT-PCR 来鉴定癌症患者 CTC 的单个或多个靶标。

RT-qPCR 的另一个优点是它提供的灵活性，特别是在多重检测中。多重检测可最大限度地减少时间、成本并节省可用的核酸。只有少数转录本可以单独提供足够的灵敏度，但转录本的组合可以为 CTC 检测提供更好的灵敏度。AdnaGen（汉堡 Qiagen）正在商业化基于 RT-PCR 的不同类型癌症的许多分子诊断试剂盒。这些试剂盒使用 CTC 的阳性免疫磁珠分离，然后进行 RT-PCR 和使用生物分析仪（Agilent Technologies）进行电泳检测[118,119]。基于 RT-qPCR 的定量基因表达谱分析方法仅需要一个乳腺癌 CTC 并扩增一组基因，白细胞不表达或仅有轻微表达[120]。几种 mRNA 标记可用于基于 RT-PCR 的 CTC 检测。这些 mRNA 的定量对于区分血细胞中的正常表达和由于 CTC 的存在而表达是必不可少的。最近报道了一种技术方案，可用于测量与 EpCAM 和癌相关黏蛋白 MUC-1 连接的磁珠捕获的 CTC 中数千个基因表达。表达谱具有可重复的，并且该技

术适用于前瞻性研究以评估 CTC 的临床效用[121]。

使用多重 PCR 的另一种方法是液体微球阵列（luminex），它已经自动化并且经常存在于临床实验室中，适用于各种应用[122]。使用与液体微球阵列偶联的多重 PCR 进行检测是一种敏感和特异的 CTC 基因表达测定方法，已被开发和验证[123]。通过使用来自 CTC 的 1 μl cDNA 对已确定的 5 个 CTC 基因 HER-2 基因 ERRB2、乳房珠蛋白 A 基因 SCGB2A2、CK-19 基因 KRT19、黑色素瘤抗原家族 A1 基因 MAGEA1、扭转碱性螺旋-环-螺旋家族 1 基因 TWIST1 和 1 个参考基因（HMBS），在同一反应体系中同时扩增和检测。可以研究 CTC 中多达 100 个基因[123]。

· 荧光原位杂交和 RNA 原位杂交：荧光原位杂交（FISH）广泛用于 CTC 领域以验证 HER-2 扩增状态并检测基因组重排的存在，如肺癌中的 ALK 和前列腺癌中的雄激素受体。在大多数情况下，FISH 分析在 CellSearch 选择和染色之后进行。在计数细胞角蛋白+、CD45-、有核细胞后，将细胞固定在盒中以维持其原始位置并与 FISH 探针杂交。接下来，获取 FISH 探针的荧光图像。在不同患者的 CTC 和同一患者的 CTC 之间观察到染色体异常的异质性[124,125]。

RNA 原位杂交也用于 CTC 检测。一个名为 CTCscope 的系统检测来自单个 CTC 的多种肿瘤特异性标志物。已经评估了 8 种上皮标志物和 3 种 EMT 标志物的乳腺癌 CTC 转录物[126]。RNA 原位杂交还可以表征用微流体技术分离的胶质母细胞瘤患者的单细胞水平的循环脑肿瘤细胞[127]。这两种技术都主要用于研究。

阵列比较基因组杂交（arrayCGH）也已用于检测单个 CTC 中的 DNA 拷贝数变化。多重 FISH 与阵列 CGH 组合显示，隐匿性播散细胞的特征在于非常复杂的数值上和结构上畸变。微转移细胞中的阵列 CGH 允许高分辨率评估拷贝数变化，精确定位通常获得或丢失的区域以缩小与转移相关的关键区域范围[128]。使用全基因组扩增（WGA）技术和高分辨率寡核苷酸阵列-CGH 的组合，在单个细胞中可靠检测小至 0.1 Mb 的数值基因组改变是可能的。对来自充分表征的细

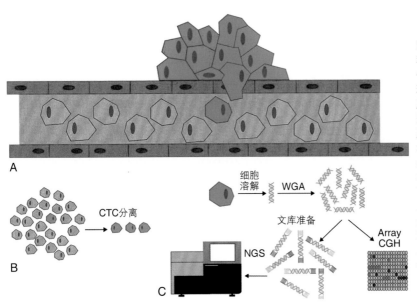

图9.16 通过阵列比较基因组杂交和大规模并行测序的 CTC 分析的工作流程。A. CTC（浅蓝细胞）是循环中的稀有细胞，绝大多数有核细胞是正常的血细胞（橙色）。B. CTC 通过许多方法之一进行分离。C. 细胞裂解后，DNA 可用于全基因组扩增（WGA）。可以通过比较基因组杂交（arrayCGH）分析 WGA 产物在阵列平台上的拷贝数变化。或者，可以制备文库并进行大规模并行测序（也称为下一代测序或 NGS）。通过 NGS，可以检测拷贝数变化和基因内的突变（引自 Heitzer E, Auer M, Ulz P, Geigl JB, Speicher MR. Circulating tumor cells and DNA as liquid biopsies. Genome Med 2013; 5: 73. Copyright 2013 BioMed Central）

胞系和单个正常细胞的单细胞的分析证实了扩增和杂交方案的严格定量性质（图 9.16）[129]。通过组合阵列 CGH 和 MPS 技术可以实现 CTC 的全面基因组谱分析。对 CTC 的整个外显子组进行分离、定量和测序的整合过程表明，大于99.995 5 的 CTC 外显子组的定位是可能的[130]，表明未来 CTC 基因组学的临床应用潜力。

对 CTC 的蛋白质分析（EPISPOT 分析）·开发上皮免疫 SPOT（EPISPOT，特定类型的 ELISPOT 或酶联免疫 SPOT）测定以检测由活 CTC 释放的肿瘤特异性蛋白质。该测定检测从单个上皮癌细胞分泌/释放/脱落的蛋白质。将细胞在涂有抗体的膜上培养一段时间，所述抗体捕获分泌/释放/脱落的蛋白质，随后通过用荧光染料标记的二抗进行检测。该试验已用于许多类型的实体癌症，如乳腺癌、结肠直肠癌、前列腺癌等[75]。

CTC 的单细胞分析·CTC 是高度异质的，即使在同一个体内也是如此[131]。通过使用可靠的单个 CTC 分离，然后用 MPS 清楚地揭示 CTC 之间的差异，已经证实了这一点。这种强大的组合为 CTC 分子表征提供了新的维度。使用 DEPArray 系统（图 9.9）分离单个 CTC，Peeters 及其同事从单个细胞和多达 10 个细胞的组中获得了可靠的基因表达谱[77]。

MPS 技术揭示肿瘤内异质性可能反映肿瘤的进化和适应，影响从单次肿瘤活检样本的结果发展而来的个体医学策略[132, 133]。CTC 分析降低了这种复杂性，因为 CTC 以低细胞数存在于血液中，更好地为个体化治疗提供了肿瘤情况，因为它们代表从原发性肿瘤中播散的细胞和来自继发性转移灶的细胞。Heitzer 及其同事使用阵列 CGH 和 MPS 对 IV 期结直肠癌患者进行了首次 CTC 全基因组分析。在相应的 CTC 中也检测到原发性肿瘤和转移灶的驱动基因突变。通过额外的深度测序，后来在同一患者的转移灶中发现了仅在 CTC 中出现的突变[134]。

表征单个 CTC 以研究其分子异质性的重要性是显而易见的。Polzer 及其同事将纯 CTC 的富集和分离与 WGA 方法结合用于单细胞[135]。针对转移性乳腺癌，确定了单个 CTC 之间和 CTC 与原发性肿瘤之间的分子异质性。一些单独的 CTC 对 HER2 靶向治疗具有抗性，表明在晚期疾病中持续的微进化与个体化治疗决策和获得性耐药相关[135]。朝着这个方向，最近有研究通过结合 CellSearch 和 DEPArray 技术，从单个转移性乳腺癌患者中分离出单个 CTC，对其 PIK3CA 突变状态的异质性进行了研究[80]。使用该方法在单个 CTC 中也发现了 TP53 的突变[79]。

■ CTC：“转移的窗口”

1889 年，在第一期《柳叶刀》杂志上，Steve

Paget 介绍了"种子和土壤假说",其中他提到"转移取决于所选癌细胞(种子)与特定器官微环境(土壤)之间的交叉关系"。许多年后,Fidler 重新审视了这一假设[136],详细描述转移的机制仍然是当今癌症研究中一个非常热门的话题[14, 137]。根据 Klein 最近提出的平行进展模型[6, 138],早期播散的肿瘤细胞可能产生平行的独立转移(图 9.17)。对原发性和播散性肿瘤细胞的病程、肿瘤生长率、尸检研究、临床试验和分子遗传学的分析都有助于我们对系统性癌症的理解[6, 138]。CTC 的分子特征提供了以前不可能的细节水平,可能是我们进一步了解转移进展的关键。

CTC 生物学可被视为"转移的窗口",因为 CTC 在癌症的转移性扩散中起关键作用(图 9.17 和图 9.18)[7, 8]。如果 CTC 被有效靶向或保持在休眠状态,可以防止癌症进展为转移性疾病。来自患者的 CTC 的分子表征可能是确定患者复发的时间及确定靶向这些细胞的特定机制的最短途径。也有研究用以识别患有休眠疾病的个体的休眠基因特征[139, 140]。相比之下,具有干性和 EMT 特征的 CTC 显示出增强的恶性和转移潜力。CTC 在治疗失败和疾病进展中的作用可能通过其生物学过程来解释,如 EMT、干性特征、休眠和异质性[141]。

CTC 的上皮和间充质转化

上皮-间充质转化(EMT)是转移性级联中的一个重要过程[23, 142-144]。这种生物学过程与侵袭性表型高度相关,并使肿瘤细胞从原发部位脱离和迁移。当 CTC 播种远处器官并建立转移时,间充质上皮转换(MET)的逆转过程可能在转移的进一步步骤中起关键作用(图 9.18)。已经深入研究了 EMT 和 MET 的机制和相互作用,但只有有限的数据表明在 CTC 中存在 EMT 过程。现在清楚的是,来自转移性乳腺癌患者的 CTC 表现出异质的上皮和间充质表型,并且显示出比原发性肿瘤内的癌细胞更高频率的部分或完整的间充质表型。对于难以治疗的患者,间充质样 CTC 也升高[142]。

目前,大多数检测 CTC 的系统,包括 CellSearch 系统,都是基于上皮标志物 EpCAM 的表达,并没有特异性地鉴定具有 EMT 的 CTC 亚型。直到最近,EMT 相关标志物才被应用于 CTC 研究中。通过多重 RT-PCR 检测在 502 名原发性乳腺癌患者的 CTC 中评估了 3 种 EMT 标志物(TWIST1、AKT2 和 PI3Ka)和干细胞标志

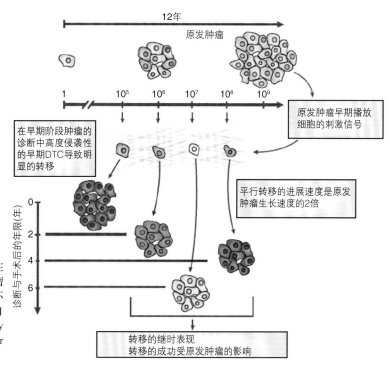

图9.17 肿瘤转移的平行进展模型。在平行进展模型中,几波被隔离的肿瘤细胞可以在诊断之前起源并且可以在不同器官中以不同的速率平行进展(引自 Klein CA. Parallel progression of primary tumours and metastases. Nat Rev Cancer 2009; 9: 302–312)

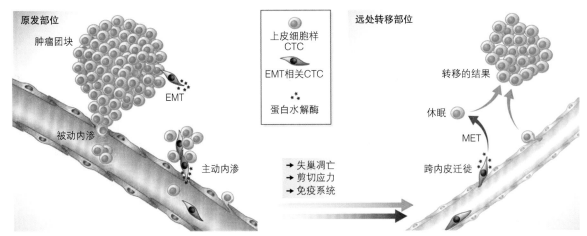

图9.18　转移级联。肿瘤细胞可以通过上皮间充质转换或中心体扩增引起的生物学事件被动地或主动地进入血流。播散肿瘤细胞必须克服几个障碍，包括血流中的剪切应力，血液内部和外部的免疫系统，以及失巢凋亡（由细胞外基质分离的细胞诱导的程序性细胞死亡）。一旦到达一个位点，肿瘤细胞可能会渗出，经历间充质上皮细胞转变，并在局部生长成为转移灶或保持休眠状态（引自Joosse SA, Gorges TM, Pantel K. Biology, detection, and clinical implications of circulating tumor cells. EMBO Mol Med 2014; 7: 1-11）

物 ALDH1[145]。CTC 的一个子集显示了 EMT 和干细胞特征。在原发性乳腺癌患者的 CTC 中也测定了诱导 EMT 的转录因子（TWIST1、SNAIL1、SLUG、ZEB1 和 FOXC2）的表达水平[146]。在另一项研究中，罕见的原发性肿瘤细胞同时表达间充质和上皮标志物，但间充质细胞在 CTC 中高度富集，并且连续监测表明充质 CTC 与疾病进展有关[147]。间充质 CTC 同时发生于单细胞和多细胞簇，表达已知的 EMT 调节因子，包括转化生长因子（TGF）-β 途径组分和 FOXC1 转录因子。这些数据支持 EMT 在人类乳腺癌血液传播中的作用[147]。在非转移性乳腺癌患者的细胞角蛋白阴性的 CTC 中，通过两个重要的 EMT 连接基因 *VIM* 和 *SNAIL* 的表达研究 CTC 的 EMT 表型时，同时检测 EGFR 和 EMT 标记可以改善预后或预测信息[148]。基于三重免疫荧光的新检测方法检测乳腺癌患者单个 CTC 的 ALDH1（干性标志物）和 TWIST（EMT 标志物）的共表达。在早期和转移性疾病中均观察到 CTC 中这些标志物的差异表达模式。在患有转移性乳腺癌的患者中更频繁地发现高表达 ALDH1 和核 TWIST 的 CTC，表明经历 EMT 的 CTC 可能在疾病进展期间占优势[149]。

Gorges 及其同事报道晚期转移癌患者的 CTC 数量较低[150]。这些结果促使人们寻找新的

标志物，包括间充质样亚群的标志物。Plastin-3 是结直肠癌中 CTC 的 EMT 标记。Plastin-3 的异常表达与结直肠癌中 CTC 增加和预后不良有关，可能参与 EMT 的调节[151]。细胞表面波形蛋白在经历 EMT 的上皮癌的 CTC 表面特异性表达，并且发生 EMT 的 CTC 数量与疾病预后相关。

细胞角蛋白广泛用于通过细胞免疫组化鉴定 CTC，但即使这些已建立的标志物也可能在 EMT 期间被调节。乳腺癌细胞显示出细胞角蛋白表达的复杂模式，具有潜在的生物相关性。单个细胞角蛋白抗体可能仅识别某些细胞角蛋白，并且可能会遗漏癌症患者中生物学相关 CTC 的重要亚组[152]。EMT 和 MET 转换是 CTC 转移潜能的核心，可以通过单细胞中的 CTC 分析来阐明它们在癌症患者的临床预后中的作用。

CTC 和癌症干细胞

细胞干性是细胞自我更新和分化成癌细胞的能力[153]。有大量证据表明许多癌症是由一群显示干细胞特性的细胞驱动的。这些细胞称为癌症干细胞（CSC）或肿瘤起始细胞，不仅可以促进肿瘤的发生和生长，还可以介导肿瘤转移和治疗抵抗。有体外和临床证据表明 CSC 介导乳腺癌的转移和治疗抵抗。已经开发出用于分离含有 CSC 的 CTC 的新策略及在临床前乳腺癌研究中使用患

者衍生的异种移植模型来研究 CSC 的生物学[154]。导致肿瘤复发的治疗抗性及转移性疾病中缺乏治愈性治疗手段提出了一个关于常规抗癌疗法是否针对正确细胞的问题。实际上，这些治疗方法可能会错过对目前许多癌症治疗有抵抗力的 CSC，包括化疗和放射治疗[155]。新兴的数据表明，HER-2 靶向药物的显著临床疗效可能与其靶向乳腺 CSC 群体的能力有关。在不显示 HER-2 基因扩增的乳腺癌中，HER-2 在 CSC 群体中选择性表达。这种表达受肿瘤微环境的调节，表明新的有效的辅助治疗可能需要针对 CSC 群[156, 157]。

EMT 诱导不仅允许癌细胞从原发肿瘤中播散，而且还促进其自我更新能力[158]。乳腺 CSC 具有转移性生长所需的升高的致瘤性，而 EMT 可促进 CSC 特征并赋予乳腺癌细胞增强的侵袭性和迁移性[159]。新近证据表明，CSC 和 EMT 合作产生具有高度转移能力的 CTC[160]。在转移性疾病患者的外周血中已经鉴定出具有 CSC 和 EMT 特征的 CTC[118, 145]。此外，CTC 中的干性和 EMT 标志物的表达与常规抗癌疗法的抗性和治疗失败相关[158]。一些 CTC 亚群可能具有乳腺癌干细胞表型并表达 EMT 标志物。早期乳腺癌患者骨髓中弥散性乳腺癌细胞中存在这种假定的干样表型的第一个证据显示于 2006 年[160]。分子检测[118]和成像[161]均显示癌症干细胞标志物如 CD44、CD24 或 ALDH1 也已在 CTC[118, 161, 162]中表达。

CTC：临床意义、分子特征及其对癌症患者个体化治疗的影响

乳腺癌

CTC 的临床意义已经在乳腺癌患者中得到广泛评估。许多临床研究表明 CTC 检测与早期和转移性乳腺癌中的 OS 和 PFS 相关。对已发表的关于 CTC 预后相关性的文献的全面荟萃分析清楚地表明，CTC 的检测是早期和转移性乳腺癌患者的可靠预后因素[163]。

目前，许多临床研究正在评估 CTC 检测在乳腺癌患者常规管理中的潜力[164]。一些前瞻性干预研究旨在证明 CTC 计数 / 表征可以改善乳腺癌患者的管理并旨在评估 CTC 指导 M1C 患者的激素治疗与化疗决定，转移患者治疗期间 CTC 计数的变化，以及基于 CTC 检测 / 表征选择的 HER-2 阴性乳腺癌患者的抗 HER-2 治疗。这些试验的结果对于 CTC 在乳腺癌患者常规治疗中的实施非常重要[165]。

CTC 在转移性乳腺癌中的临床意义 · 在 2004 年的一篇开创性论文中，Cristofanilli 及其同事证明，CTC 是转移性乳腺癌（MBC）患者 PFS 和 OS 的独立预后因素[9]。CellSearch 系统使用外周血的临界值 5 个 CTC/7.5 ml。这篇论文使得美国 FDA 批准了 MBC 适用的 CellSearch 检测。许多临床研究已经证实了 CTC 计数在 MBC[162, 166-170]中的重要性。现在已很清楚，基础计数为 5 个 CTC/7.5 ml 血液或更高的 MBC 患者的预后不良，治疗期间 CTC 的计数可以比传统的影像学检查更早地预测疾病进展[162]。改变化疗和转换为替代细胞毒治疗对于 CTC 持续增加的患者 OS 无效[171]。在 17 个欧洲中心的 20 项研究中，包括 1 944 名符合条件的患者，进一步证实了通过 CellSearch 进行 CTC 计数对 PFS 和 OS 独立预后的影响[172]。CTC 分析可以比成像更早地预测治疗效果[173-175]。CTC 检测的预后意义也在 CellSearch 以外的系统上进行的大量临床研究得到支持。RT-PCR 检测，特别是上皮标志物细胞角蛋白 19（CK-19）单独或与其他转录物组合，可以鉴定 MBC 中的 CTC[12]。在 MBC 患者开始一线治疗之前，CK-19 mRNA 阳性的患者与阴性患者相比，中位 PFS 和 OS 显著缩短[176]。基因 CK-19 mRNA 阳性 CTC 的存在与预后不良相关，CTC 中的乳腺珠蛋白 mRNA 降低与治疗应答相关[177]。使用 EPISPOT 试验检测分泌 CK-19 的活 CTC 与 OS 相关[178]。

CTC 在早期乳腺癌中的临床意义 · 在早期乳腺癌中，CTC 数量较低，分子检测最为成功。2002 年，在淋巴结阴性乳腺癌患者的外周血中，巢式 RT-PCR 检测 CK-19 的表达首次显示具有预后价值[179]。利用 EpCAM 非依赖性 RT-qPCR 检测早期乳腺癌患者[112, 113]外周血中 CK-19 转录本是化疗前[114]、中[115]、后[116]期的无症状生存期（DFS）和 OS 的独立预后因素。在给予辅助化疗之前，RT-qPCR 基于 CK-19 阳性的 CTC 检测，在 ER 阴性、三阴性和 HER-2 阳性早期

乳腺癌患者 [180] 中可以预测不良的临床结果。使用相同的 EpCAM 非依赖性的检测，随访前 5 年持续的 CTC 检出显示对化疗和激素治疗有抗药性，并预测可手术乳腺癌患者的晚期复发 [181]。在辅助化疗期间消除这些 CK-19 mRNA 阳性 CTC 反映治疗成功 [182]。

CellSearch 也被用于早期疾病阶段，但它需要超过 7.5 ml 的血液。通过使用 CellSearch，在新辅助化疗之前检测 7.5 ml 血液中的一种或多种 CTC 可以准确预测 OS[183]。在另一项 CellSearch 研究中，对确定性手术时未行化疗的非转移性乳腺癌患者进行了研究。中位随访 35 个月后，一个或多个 CTC 的存在预测早期复发和 OS 降低 [184]。REMAGUS02 新辅助研究首次报道了 CellSearch CTC 检测对远处无转移生存和 OS 的重要性。CTC 的检测与显著更差的结果独立相关，但主要是在随访的前 3～4 年 [185]。在德国 SUCCESS 试验中，CTC 的存在与较差的 DFS、远端 DFS、乳腺癌特异性存活和 OS 相关，并且至少有 5 个 CTC/30 ml 血液的患者的预后更差。通过对 DFS 和 OS 的多变量分析证实 CTC 是独立的预后标志物 [186]。这些发现可能改变早期乳腺癌的临床治疗，因为它们清楚地表明了疾病早期 CTC 的转移潜能。

乳腺癌中 CTC 的分子特征及其对个体化治疗的影响·辅助治疗的主要目标是通过靶向残留的播散性肿瘤细胞来预防远处复发。然而，早期乳腺癌患者中近 70% 的死亡发生在 5 年后，表明残留的疾病可能在很长一段时间内处于休眠状态。原发性肿瘤和 CTC 之间的差异对于治疗决策可能至关重要。在乳腺癌中，CTC 的分子特征可能有助于确定治疗靶点和耐药机制，并对乳腺癌患者进行分层 [11, 187-189]。CTC 的分子特征可能有助于确定 MBC 患者的新药物靶点 [162]。极其强大的 MPS 技术应用于单个 CTC 可能在患者治疗中占有一席之地。然而，对于临床实验室来说，在标准化条件下定期采用具有稳定且认可的方法对 CTC 进行检测是当前的技术挑战。

·HER-2：在乳腺癌中，通过免疫组织化学或 FISH 评估，根据原发性肿瘤的 HER-2 状态进行 anti-HER-2 疗法。然而，不断有证据表明 CTC 的 HER-2 状态可能与相应的原发肿瘤不同。此外，CTC HER-2 状态可能随时间而改变，特别是在疾病复发或进展期间 [10, 119, 190-194]。通过使用 CellSearch 和自动算法来评估 CTC HER-2 表达，即使在同一患者中也存在异质性，这是规律 [25]。研究小组已经证明在 HER-2 阴性原发性肿瘤患者中可以检测 HER-2 阳性的 CTC[190, 193-197]。

在 2012 年完成的第一次"液体活检试验"中，CTC 的 HER-2 状态与 HER-2 靶向治疗的临床效果相关。Georgoulias 及其同事研究了曲妥珠单抗对少数在原发肿瘤中 HER-2 阴性，但通过免疫荧光评估 CTC 中 CK（+）/HER2（+）阳性的患者的影响。这些患者被随机分为两组，一组接受曲妥珠单抗，另一组接受安慰剂。曲妥珠单抗给药后，75% 的女性患者 CK-19 mRNA 转为阴性，疾病复发风险降低，中位 DFS 延长 [198]。同样地，多中心 II 期临床试验评估了拉帕替尼治疗 MBC 患者的活性，这些患者原发肿瘤 HER-2 阴性，使用 CellSearch 检测 CTC 为 HER-2 阳性 [199]。2012 年开始的 TREAT-CTC 试验是针对原发性肿瘤为 HER-2 阴性但 CTC 为 HER-2 阳性的乳腺癌患者的随机 II 期试验。该试验专门用于检测曲妥珠单抗在 HER-2 阴性早期乳腺癌中的疗效。

·内分泌治疗：在雌激素受体（ER）阳性的原发性肿瘤或转移性病变的 MBC 患者中，内分泌治疗是优选的系统性治疗。然而，这些患者中有 20% 没有从这种疗法中受益，并证明了进一步的转移进展。内分泌治疗失败的可能解释是 CTC 中 ER 表达的异质性。与 HER-2 相似，越来越多的证据表明激素受体状态会随着时间的推移而改变，特别是在乳腺癌患者的疾病复发或进展过程中 [110, 119, 190-194]。在此背景下，通过对 CTC 分子特征鉴定重新评估激素受体状态是一种具有潜在临床应用的策略。可以通过表征 CTC 中的 ER 状态并将其与原发肿瘤进行比较来选择最佳个体化治疗 [200]。商品化的 AdnaTest 乳腺癌试剂盒（AdnaGen，Qiagen，Germany）可以检测 CTC 中的 EpCAM、MUC-1 和 HER-2 转录子。结果发现，MBC 患者中 CTC 的主要部分显示出 EMT 和肿瘤干细胞特征 [118]。有趣的是，当通过

RT-PCR 评估 CTC 中 ER 和孕酮受体（PR）表达时，无论原发肿瘤的 ER、PR 和 HER-2 状态如何，CTC 大多为三阴性[119]。在原发性肿瘤中 ER 阳性的 MBC 患者，CTC 经常缺乏 ER 表达，并显示出相当大的患者内异质性，这可能反映了肿瘤逃避内分泌治疗的机制。基于 WGA 和 MPS 的单细胞分析不支持 *ESR1* 突变的作用[201]。在非转移性乳腺癌患者中，免疫荧光试验表明雌激素、孕酮和表皮生长因子受体（EGFR）的表达揭示了在同一患者的单个 CTC 中，这些激素受体呈异质性表达[202]。

· CTC 上的 EMT 和干细胞标记：在转移性乳腺癌患者的 CTC 中检测到 EMT 和肿瘤干细胞特征[18]。在转移性和早期乳腺癌患者中鉴定出表达 TWIST 和 Vimentin 的 CTC[203]。通过三标记免疫荧光显微镜检查，显示 MBC 患者中具有假定的干细胞祖细胞表型的 CTC 亚群[161]。乳腺癌患者 CTC 的连续监测揭示了间充质和上皮标志物的同时表达。间充质细胞表达已知的 EMT 调节因子，包括转化生长因子（TGF）-B 途径成分和 FOXC1 转录因子，与疾病进展相关[147]。

· CTC 细胞凋亡与临床休眠：CTC 和 DTC 可进入休眠状态并对靶向或常规治疗产生抗性[139]。我们目前对休眠的 DTC 和 CTC 的生物学还理解有限。辅助化疗降低了每位患者的 CTC 数量和增殖 CTC 的数量[146]。乳腺癌患者无论其临床状态如何，均检测到凋亡 CTC，但是在早期癌症与转移癌相比检测到更多[204]。随访期间，与随后晚期复发的患者相比，维持无疾病状态的患者中凋亡的 CTC 更常见[205]。这些结果表明检测到辅助治疗后仍存活的 CTC，意味着应该尝试使用针对其独特分子特征的药物来消除 CTC。

· CTC 中的 DNA 甲基化：最近的研究表明，DNA 甲基化使 CTC 中的许多关键肿瘤和转移抑制基因沉默，包括抑制生长和增殖、侵袭性、上皮分化和干性的基因，如 *CST6*、*BRMS1* 和 *SOX17*[206-208]。

总体而言，CTC 分析与乳腺癌患者的全身性疾病传播和疾病结果高度相关。监测 CTC 可预测早期亚临床转移复发并监测治疗期间和治疗后

的进展。许多临床研究支持 CTC 检测在乳腺癌中的潜在用途。

前列腺癌

在前列腺癌中，CTC 已被广泛研究和验证作为预后工具[209]。在晚期前列腺癌中，CellSearch 系统上的 CTC 计数被 FDA 批准作为基线和治疗后存活的预后测试。将其纳入常规临床实践中的流程正在进行中[211]。在晚期和局限性前列腺癌中的主要 CTC 研究强调了各种方法所带来的重要收益和挑战及其对推进前列腺癌治疗的影响[210, 211]。

CTC 在转移性前列腺癌中的临床意义·2001 年，首先在转移性前列腺癌患者的外周循环中量化了 CTC 数量。CTC 数量的这种变化对预后判断有意义[212]。后来发现，治疗前的 CTC 计数也与预后有关。CTC 进入血液循环是肿瘤的内在特性，与疾病的程度不同[213]。2008 年，FDA 根据 de Bono 及其同事[214]提出的数据批准了 CellSearch 检测用于去势抵抗前列腺癌（CRPC）中 CTC 的计数。他们证明 CTC 计数具有预后价值，可作为 CRPC 中 OS 的独立预测因子。许多其他研究随后进行，证实 CTC 计数可用于监测疾病状态[215, 216]。对于转移性激素敏感性前列腺癌患者，前列腺特异性抗原，Gleason 评分和 TNM 分期与 CTC 计数的相关性显示 CTC 可用于对前列腺癌分期和评估预后[217, 218]。根据前瞻性 III 期试验的结果，基线 CTC 计数是预后因素，可用作早期指标，以帮助重新定向和优化治疗[219]。

CTC 在早期前列腺癌中的临床意义·在早期前列腺癌中，CTC 的治疗后减少可能表明放疗应答[220]，并可协助决定全身或局部治疗[221]。最近在 CRPC 患者中进行的试验综合了 CTC 检测、影像和患者报告的结果，以改善未来的药物开发和患者治疗[222]。

前列腺癌 CTC 的分子特征及其对个体化治疗的影响·对前列腺癌信号传导途径的理解的进展已促成多种新疗法的开发和随后的问世，特别是对于转移性去势抵抗的前列腺癌。雄激素受体（AR）是前列腺癌的关键靶标，并且许多目前用于转移性 CRPC 的疗法靶向 AR 信号传导。例如，阿比特龙和恩杂鲁胺是新的内分泌治疗药

物，可抑制 CRPC 中的 AR 信号传导，但是对这些治疗的抗性也是常见的。临床进展后的 CRPC 治疗干预可以通过 AR 活性的鉴定来实现。骨转移的活组织检查也可以评估 AR 活性，但是具有高度侵入性。另一方面，CTC 的分子表征提供了一种研究晚期疾病的微创方法。然而，患者的益处随这些药物而变化，因此其他预测性生物标志物的开发非常重要。除了 CellSearch 的 CTC 计数之外，分子谱分析可以更好地反映全身治疗压力期间个体的肿瘤进展[223]。

来自 CRPC 患者的 CTC 中雄激素受体剪接变体-7（AR-V7）的在治疗前检测与恩杂鲁胺和阿比特龙的治疗抵抗相关[224]。这种雄激素阻断法诱导活性 AR 剪接变体的表达，驱动疾病进展。最近，同一研究小组通过在基线，治疗期间和进展时进行基于 CTC 的 AR-V7 分析证实了这些结果[225]。最近使用 CellSearch 系统和用于鉴定 CTC 的自动算法实时评估了用恩杂鲁胺和阿比特龙治疗的 CRPC 患者的 CTC 中的核 AR 表达[226]。观察到 CTC 的 AR 表达患者内异质性较大，包括 AR 阳性 CD45 阴性的 CTC，它们是 CK 阴性的。这些 CK-19 阴性细胞的数量与传统 CTC 相关，并且在单变量分析中，与疗效更差相关。这很重要，因为使用标准 CellSearch 方法不能检测到[226]。最近的一项基于荧光激活细胞分选用于 CTC 分离和 AR 表达的下游分子表征的研究，揭示了 AR 的表达和定位的存在非常高的患者间和患者内异质性。增加的 AR 表达和核定位与增殖标志物 Ki-67 的共表达升高相关，这与 AR 表达在去势抵抗疾病中的持续作用一致。然而，尽管存在这种异质性，但显然先前接触阿比特龙的患者的 CTC 与未接触过阿比特龙的患者的 CTC 相比，AR 表达增加。因此，对 CTC 中 AR 表达的评估对于晚期前列腺癌患者的管理是至关重要的[227]。

紫杉烷是 CRPC 的治疗标准。根据最近的一项研究，两种临床相关的 AR 剪接变体 ARV567 和 AR-V7 与微管和动力蛋白相关，导致体外和体内紫杉烷的敏感性不同。在 CRPC 细胞中积累的雄激素受体变体利用不同的核输入途径影响紫杉烷的抗肿瘤功效，这表明为 CRPC 患者定制可能改善结果的治疗的机制原理[228]。

评估 CRPC 中药物疗效的临床试验需要新的临床终点，这些终点是有效的生存替代指标。在一项针对转移性 CRPC 患者的阿比特龙加泼尼松相比较于泼尼松单独使用的临床试验中，Scher 及其同事评估了 CTC 计数作为替代治疗效果。他们开发了一种生物标志物谱，其中包括 CTC 数量和 LDH 浓度，作为个体患者生存的替代指标[229]。

尽管这些发现需要在常规临床实践之前进行大规模的前瞻性验证，但它们确实显示出 CTC 分析在治疗前列腺癌方面的巨大潜力。连续 CTC AR-V7 表达测试可能很快在临床实践中实施。这也应该为肿瘤的进化提供进一步的见解。

总体而言，CTC 分析与前列腺癌患者的全身性疾病传播和疾病结果高度相关。最近的临床研究支持 CTC 分子表征的潜在效用，特别是在雄激素受体突变、剪接变体和对前列腺癌靶向治疗的应答方面。

结直肠癌

对 12 项研究的荟萃分析揭示了 CTC 和 DTC 对转移性结直肠癌患者的预后价值[230]。有关术后 CRC 患者 CTC 的 9 项研究中的 6 项研究表明，CTC 数量是癌症复发的独立预测因子[231]。最近有研究回顾了 CTC 在结直肠癌中的预后意义[232]。

CTC 在转移性结直肠癌中的临床意义·2008 年，FDA 批准了 CellSearch 用于转移性 CRC 检测[233]。在晚期结直肠癌中，治疗前和治疗期间的 CTC 计数独立预测 PFS 和 OS，并提供 CT 成像以外的额外信息[234-236]，而转移瘤的手术切除会立即降低 CTC 水平[237]。CRC 患者的肠系膜静脉隔区的 CTC 数量较高，并且活的 CTC 被困在肝脏中，这一发现可能解释了这类癌症中肝转移的高发率[238]。在转移性 CRC 患者中使用的 6 种 CTC 标志物（组织特异性和 EMT 转录本）鉴定了标准图像技术未发现的治疗复发患者。即使通过计算机断层扫描分类为治疗应答者，CTC 数量增加的患者显示存活时间显著缩短[239]。通过端粒酶逆转录酶、CK-19、CK-20 和 CEA 转录本测定，在接受根治性切除术后接受 mFOLFOX 化疗的 III 期结肠癌患者中 CTC 的存在是治疗后复发的独立预测因子，并且与 DFS 和 OS 密切相关[240]。

早期结直肠癌 CTC 的临床意义 · CTC 的数量非常少，因此与转移性 CRC 相比，非转移性 CRC 的 CTC 研究更为有限。结果显示，术前 CTC 检测是非转移性 CRC 的独立预后标志物[241]，CTC 的存在与非转移性 CRC 患者的 DFS 降低相关[242]。CTC 检测可能有助于选择高风险 II 期 CRC 辅助化疗候选者[243]。在治疗性手术后的结直肠癌患者中，CEA、CK 和 CD133 表达用于评估 CTC 作为 OS 和 DFS 的预后评估因素的临床意义。在需要辅助化疗的 Duke B 期和 C 期 CRC 患者中，CTC 中 CEA、CK、CD133 mRNA 的检测预测了复发风险和预后不良[244]。

结直肠癌中 CTC 的分子特征及其对个体化治疗的影响 · 具有结肠良性炎性疾病的患者可以携带活的循环上皮细胞，其在 CellSearch 系统上被检测为 "CTC"，因为它们是上皮起源的并且 CD45 阴性[245]。因此，CTC 的进一步分子鉴定在结肠直肠癌中是重要的。相当一部分活的 CTC 被困在肝脏中，正如它们在外周血和肠系膜血液中的计数所示，使用 CellSearch 和 EPISPOT 分析[246]，可以解释了结肠癌中肝转移的高发病率。抗 EGFR 治疗可以选择用于 KRAS 和 BRAF 突变的转移性结直肠癌中[247, 248]。然而，转移性结直肠癌中这些突变的发生可能在原发性肿瘤、CTC 和转移性肿瘤之间不同。使用 CellSearch 系统，在转移性结直肠癌患者的单个 CTC 中评估 EGFR，EGFR 基因扩增，KRAS、BRAF 和 PIK3CA 突变的表达[249]，并且 CTC 和原发性肿瘤中 KRAS 突变之间的一致性为 50%[78]。在 CTC 中发现的 APC、KRAS 和 PIK3CA 突变也存在于来自相同患者的原发性肿瘤和转移瘤中的亚克隆水平[134]。当在整个疾病过程中从患有转移性 CRC 的患者的 CTC 中研究 KRAS 突变并且与相应的原发性肿瘤相比时，CTC 在治疗期间表现出不同的 KRAS 突变[250]。Plastin-3 是 CTC 经历 EMT 的标志物，特别是在患有 Duke B 和 C 期肿瘤的患者中，与结直肠癌预后相关[251]。与没有 CTC 的患者相比，基线时 CTC 阳性患者的中位 PFS 较短，治疗期间 CTC

检测与 6 个月 X 线检查结果之间也存在显著相关性[236]。CTC 有望成为评估和预测直肠癌患者治疗应答的标志物，并且优于 CEA。CTC 数量与治疗结果相关，但与血清 CEA 无关[252]。

总之，CTC 分析与结直肠癌患者的全身性疾病传播和疾病结果高度相关。许多临床研究支持 CTC 检测在结直肠癌中的潜在用途。

肺癌

肺癌活组织检查很难获得，而 CTC 的液体活检相对容易。然而，肺癌中的 CTC 难以检测，因为它们很少具有上皮特征。依赖上皮标志物鉴定 CTC 的检测方法可能无效。即便如此，有证据表明在肺癌中 CTC 数量是提示预后的，并且 CTC 计数在治疗前后反映了治疗应答情况。在具有分子定义的非小细胞肺癌亚型的患者中，CTC 显示出与肿瘤的癌细胞相同的分子变化[253]。慢性阻塞性肺病是肺癌的危险因素，监测这些患者的 CTC 可能有助于早期诊断[254]。

CTC 在非小细胞肺癌中的临床意义 · 术前和术后非小细胞肺癌（NSCLC）患者中 EpCAM/MUC-1 mRNA 阳性 CTC 的存在显示 DFS 和 OS 缩短[255]。在接受手术的 NSCLC 患者中，CTC 的存在和数量与较差的存活率相关[256]。通过使用 ISET 过滤系统和免疫荧光，检测具有 EMT 表型的杂交 CTC[257]。根据另一项单中心前瞻性研究，CTC 可在未治疗的 III 期或 IV 期 NSCLC 患者中检测到并且具有预后提示作用[258]。具有升高的 CEA 的晚期 NSCLC 患者具有更高数量的 CTC[259]。使用 ISET 过滤系统和过滤器适应的荧光原位杂交，在 CTC 中测定了酪氨酸激酶癌基因的遗传改变。具体来说，在用 ROS1-抑制剂克唑替尼治疗期间，随访了来自 4 个 ROS1 重排的 NSCLC 患者的 CTC[72]。

CTC 在小细胞肺癌中的临床意义 · 小细胞肺癌（SCLC）占肺癌病例的 15%～20%。它具有很强的侵袭性，其特点是早期传播和预后不良。在大多数情况下，SCLC 不可手术，并且难以获得活组织检查以研究其生物学和治疗选择。在这种类型的癌症中，CTC 数量较多并且通过单次抽血容易获得，随着时间的推移可重复进行以方便随访。

由 Dive 领导的一个研究小组表明，SCLC 中的 CTC 在免疫受损小鼠中具有致瘤性；获取的基于 CTC 的外植体反映了患者对铂类和依托泊苷化疗的反应，可用于选择合适的治疗方法[260]。同一小组的研究显示，在接受标准治疗的 SCLC 患者中，CTC 和 CTC 簇［称为循环肿瘤微栓子（CTM）］可被检测到并且是独立的预后因素[261]。根据临床和影像学数据评估 CTM 的存在还提高了 NSCLC 患者的诊断准确性[262]。通过使用 CellSearch 系统评估化疗第一周期后 CTC 计数的变化，为 SCLC 提供了有用的预后信息[263]，是化疗应答和生存的最强预测因子[261]。

肺癌 CTC 的分子特征及其对个体化治疗的影响·从早期肺癌患者中分离的 CTC 已通过细胞培养成功扩增。在用原位捕获和培养方法分离 CTC 后，使用三维共培养模型进行 CTC 的离体扩增。这些扩增的肺 CTC 携带的 TP53 突变与匹配的原发性肿瘤中观察到的突变相同[264]。2008 年首次在 NSCLC 患者的 CTC 中检测到突变[265]。在该研究中，携带 EGFR 突变的 EpCAM 阳性 CTC 的 NSCLC 患者的疾病进展比缺乏突变的 CTC 携带患者更快。在另一项研究中，6 个基因（EGFR、KRAS、BRAF、NRAS、AKT1 和 PIK3CA）的突变组合在所分析的 38 个患者样本中仅显示一个 EGFR 突变（外显子 19 缺失）[266]。在其中一些研究中，分析灵敏度可能不足以检测所有变异。与 MPS 结合的 CellSearch 系统可能是用于 CTC 评估的最敏感和特异性的诊断工具[267]。克唑替尼是 ALK 重排阳性 NSCLC 的有效分子治疗药物。用于克唑替尼治疗的 NSCLC 中 ALK 重排的伴随诊断测试目前通过肿瘤活检或细针抽吸进行。通过使用过滤技术和 FISH，Pailler 及其同事成功地检测了 NSCLC 患者 CTC 中的 ALK 重排，从而实现了对克唑替尼治疗的诊断测试和监测[268]。CellSearch 技术最近被用于鉴定恶性胸腔积液中的肿瘤细胞。胸腔积液 CellSearch 检测可以作为对传统细胞学的补充诊断恶性胸腔积液[269]。

皮肤黑色素瘤

皮肤黑色素瘤是源自黑色素细胞转化的皮肤癌。黑色素瘤主要是发达国家的疾病，在澳大利亚、北美和欧洲发病率最高[270]。不幸的是，黑色素瘤是西方社会中增长最快的癌症。原发性黑色素瘤的一个独特特征是，与其他癌症的类似肿瘤相比，超过 2.5 mm 深的小病灶可以高度转移，预后非常差，因此早期检测 CTC 非常重要。黑色素瘤经常转移到区域淋巴结和远处器官[270, 271]。几乎所有器官都可能发生黑色素瘤转移，脑、肝和肺是最常见的，CTC 因其具有全身转移的侵袭能力而引人注意。最近，BRAF 突变抑制剂（vemurafenib, dabrafenib）、MEK 抑制剂 trametinib 和免疫检查点抑制剂 PDL-1（pembrolizumab）、PD1（nivolumab）和 ipilimumab 等单独和组合的靶向治疗的问世较大程度上改善了 OS 和 DFS[272-274]。

皮肤黑色素瘤中 CTC 的临床意义·通过 CTC 观察到的黑色素瘤的系统性扩散实质上反映了对转移发生时的实时监测[275, 276]。美国联合癌症委员会对 III、IV 期患者唯一批准的黑色素瘤血液生物标志物是 LDH。由于黑色素瘤是高度恶性的，因此研究发现 CTC 分析在临床上非常重要并不奇怪。黑色素瘤患者的 CTC 分析始于 20 世纪 90 年代初，并且随着分子检测的进步，多年来一直在发展[277-279]。循环黑色素瘤细胞具有在外周血白细胞中未发现的分化谱系和肿瘤相关基因表达模式。在裂解红细胞和单核细胞制备后，可以对血液进行 RT-qPCR。与大多数其他 RT-qPCR 的 CTC 测定不同，黑色素瘤细胞的分析不需要通过抗体捕获细胞表面抗原。只有少数细胞表面黑色素瘤相关抗原可用于靶向抗体[280-282]。因此，经常使用靶向黑色素瘤转录子的分子测定法，包括 MART-1、MAGE-A3、PAX3 和神经节苷脂 GM2/GD2 糖基转移酶（GalNAc-T）[278, 283-285]。

黑色素瘤在基因组畸变和转录组表达方面具有较高异质性。因此，使用多种标记来评估 CTC 以提高灵敏度非常重要[281, 283, 286-288]。检测 CTC 的新方法包括 Clear-Cell FX 系统中的惯性聚焦螺旋微流体 CTChip（Clearbridge BioMedics, Singapore）。它可以按大小和质量分离 CTC，然后进行 RT-qPCR 或免疫组织化学。该系统速度快，并且外周血白细胞中分离 CTC 得率高于其他方法[98]。

多标记 RT-qPCR 检测可以在治疗期间监测早期和晚期患者，已经发表了几项经过长期随访的注释良好的研究[284, 285, 287, 289, 290]。在手术切除的无疾病Ⅲ、Ⅳ期患者中，治疗后和治疗前的 CTC 监测也可预测患者的 OS。最近的一项多中心国际Ⅲ期临床试验证明，CTC 分析可预测手术切除无疾病状态后黑色素瘤患者前哨淋巴结阳性的结果[290]。多标记 RT-qPCR 分析可能有助于识别手术或治疗后具有高度全身性疾病进展风险的患者。

黑色素瘤患者离体 CTC 的分子特征·黑色素瘤 CTC 在其相关抗原、mRNA 表达模式和基因组畸变方面是独特的[280, 281, 286, 291-293]。最近有研究对原发性肿瘤和相应的 CTC 进行了深入的基因组分析，从而分析了拷贝数异常和杂合性缺失。通过几种抗神经节苷脂细胞表面人 IgM 单克隆抗体捕获 CTC，然后经过全基因组 SNP 阵列检测（Array 6.0, Affymetrix, Santa Clara, CA）[282]。IgM 比 IgG 提供更好的 CTC 捕获。大于 90% 的 SNP 在原发性肿瘤和分离的 CTC 之间是一致的。在一组独立的晚期黑色素瘤患者中鉴定并验证了几种常见的拷贝数变异。这些研究表明，CTC 中存在许多未探索的关键拷贝数变异，可用于监测患者的进展。其他研究组报道了使用分离的黑色素瘤 CTC 检测到 *BRAF* 和 *KIT* 中已知的基因组水平的突变[294, 295]。

总体 CTC 分析与黑色素瘤患者的疾病全身性播散和疾病结果高度相关。随着新的和改良的黑色素瘤治疗的使用，CTC 的监测对于评估治疗期间和治疗后的早期亚临床复发和进展可能是重要的。Ⅱ期和Ⅲ期临床试验支持黑色素瘤患者 CTC 检测和分析的潜在效用。

卵巢癌

分子检测最常用于表征卵巢癌中的 CTC。一组 6 个基因用于基于 PCR 检测子宫内膜癌、宫颈癌和卵巢癌中的 CTC 发现，在 44% 的宫颈癌、64% 的子宫内膜癌和 19% 的卵巢癌中检测到 CTC[296]。同一小组后来确定了上皮性卵巢癌患者 CTC 的其他标志物，并评估了它们对临床预后的影响[297]。Aktas 及其同事通过使用免疫磁性富集和多重 RT-PCR（AdnaTest, Qiagen, 德国）研

究了 122 名卵巢癌患者在初步诊断和铂类化疗后血液中的 CTC。他们报道 CTC 与手术前和化疗后较短的 OS 相关[298]。当在 CellSearch 系统上研究卵巢癌时，一些研究表明，升高的 CTC 提示预后不良[299]，而其他人则没有发现相关性[300]。即使 CTC 与卵巢癌的不良预后相关，临床实施也需要统一的方法和前瞻性验证[301]。通过使用细胞黏附基质进行功能富集和鉴定，CTC 的存在与较短的 OS 和 PFS 相关，并且具有比 CA125 更好的阳性预测值[302]。

铂类抗性是卵巢癌公认的临床挑战。卵巢癌的分子 CTC 分析与铂类耐药性相关。尽管原发性肿瘤中 ERCC1 蛋白的免疫组织化学不能预测铂类耐药，但 ERCC1（+）CTC 确实可在卵巢癌初步诊断时预测铂类耐药性[303]。最近对包括 1 184 名患者在内的 8 项研究进行的荟萃分析显示，ERCC1（+）CTC 患者的 OS 和 DFS 明显短于 ERCC1（-）CTC 患者[304]。

胰腺癌

胰腺癌经常扩散到肝、肺和骨骼系统，这表明胰腺肿瘤细胞必须能够通过血管内渗透并通过循环到达远处器官。CTC 的存在与胰腺癌的不利预后相关[305, 306]。然而，正如 Gall 及其同事所述，CTC 在胰腺癌中很少见，目前尚不清楚 CTC 是否真的有助于肿瘤侵袭并在这种侵袭性癌症中传播[307]。最近的一项荟萃分析包括 9 项共 623 名胰腺癌患者的研究显示，与 CTC 阴性患者相比，268 名 CTC 阳性患者的 PFS 和 OS 较差[308]。为了进一步了解 CTC 分析在胰腺癌中的临床意义，需要进行更大规模的研究及 CTC 群的表征。

头颈部癌

头颈部鳞状细胞癌（HNSCC）是第六常见的癌症，由于缺乏早期检测而导致高发病率。最近的综合评论详细介绍了过去 5 年中 HNSCC 中 CTC 检测的研究[309]。对晚期的局限性 HNSCC 使用 CellSearch 系统富集并检测 CTC 时，仅在为数不多的病例中检测到 CTC[310]。对 8 项研究和 433 名 HNSCC 患者进行的荟萃分析得出结论，与没有 CTC 的患者相比，CTC 的存在预示着预后不良[311]。在接受外科手术的 HNSCC 患

者中，没有检测到 CTC 的患者 DFS 较长的概率较高[312, 313]。在这两项研究中，均仅通过负性富集分离 CTC，不依赖于表面上皮标志物的表达。另一项前瞻性多中心研究评估了 CTC 检测在晚期局限性头颈癌中的作用，CTC 数量的减少或整个治疗期间 CTC 缺乏与非进展性疾病有关[314]。目前需要改进口腔鳞状细胞癌的分期方法以预测个体患者的风险。这可以通过计算预测复发的骨髓 DTC 和外周血 CTC 来实现，其灵敏度高于常规分期程序[315]。前期肿瘤手术后 CTC 的持续存在可能有助于鉴别从晚期局限性 HNSCC 强化治疗中获益的患者[316]。

肝细胞癌

肝细胞癌（HCC）的 CTC 分析是一个新领域[163]。在患者组中观察到具有上皮、间充质、肝特异性和混合特征（包括不同大小范围）的大量 CTC 并且与治疗结果相关[317]。中期或晚期 HCC 中频繁可见 EpCAM + CTC[318]。在接受根治性切除的 HCC 患者中，在 EpCAM + CTC 中观察到干细胞样表型。术前 CTC 数据可预测手术后 HCC 患者的肿瘤复发，尤其是甲胎蛋白浓度高达 400 ng/ml 的患者亚组[319]。

膀胱癌

CTC 可用作非侵入性实时工具，用于根据个体进展风险对早期膀胱癌患者进行分层[320]。最近的临床研究显示 CTC 对晚期非转移性尿路上皮癌患者的潜在预后价值，其中 CTC 阳性患者具有显著更高的疾病复发风险，以及癌症特异性和总体死亡率[321]。CellSearch 还用于前瞻性地检测和评估 CTC 在非转移性晚期膀胱癌患者中的生物学意义；根据这项研究，CTC 的存在可能预示早期全身性疾病，因为在 30% 的非转移性疾病患者中检测到 CTC[322]。T1G3 膀胱癌的预后是高度可变的，并且不可预测临床和病理预后因素。当在患有 T1G3 膀胱肿瘤的患者中评估表达 survivin 的 CTC 时，CTC 的存在是 DFS 的独立预后因素[323]。然而，在转移性尿路上皮癌中，CTC 无法预测膀胱外疾病，并且不是指导治疗决策的临床有用参数[324]。

记忆要点 循环肿瘤细胞

· FDA 批准了转移性乳腺癌、结肠直肠癌和前列腺癌的 CTC 计数检测。
· 有大批分析系统可用于 CTC 分离、检测和分子鉴定，目前正在分析和临床评估中。
· CTC 分子鉴定可以转化为个体化靶向治疗。
· CTC 的单细胞分析对于鉴定 CTC 中的治疗靶标和抗性机制，以及实时监测全身治疗的功效具有相当大的前景。
· 将 CTC 分析纳入常规临床实验室实践需要对 CTC 的分离、检测和分子鉴定进行质量控制和建立标准化。

循环肿瘤 DNA

在过去的 20 年中，循环肿瘤 DNA（ctDNA）的分离、检测和分析得到了显著提升。已发表数篇相关综述[325-331]。本章回顾重点研究，并阐述数种肿瘤类型中不同形式的 ctDNA 及其在临床肿瘤学中的作用。

■ ctDNA 的来源和功能

游离循环 DNA 能够在癌症患者和非癌症患者中发现，后者通常包括创伤，炎症性疾病和自身免疫性疾病。本章重点介绍癌症患者血浆或血清中的循环 DNA（ctDNA）。多数 ctDNA 来自肿瘤细胞，部分可能由肿瘤微环境产生。ctDNA 可以被肿瘤细胞主动或被动释放，进入身体的不同液体区域，如淋巴、尿液、血液、精液、唾液和脑脊液[332, 333]。ctDNA 也可能来自血管中被破坏的 CTC。ctDNA 可能具有影响正常细胞的生理功能，特别是癌旁细胞。单链和双链 DNA 可与肿瘤细胞和肿瘤浸润细胞表面上表达的 Toll 样受体（TLR）结合[344]。ctDNA 可与白细胞上的 TLR 结合，激活各种特异性信号转导通路以改变宿主对肿瘤微环境中肿瘤细胞的免疫反应。TLR 的激活可以启动信号转导途径，进而引起细胞因子释放和靶向结合细胞的其他功能改变。ctDNA 的释放可能对肿瘤微环境中及远处器官部位的免疫细胞具有直接影响。这可能是 ctDNA 对宿主所产生的重要生理影响。ctDNA 也可通过水平基因转染结合于肿瘤微环境中的正常细胞[337]。而细胞转化和肿瘤发生与包含原癌基因的 DNA 在体内转染相关 [366-338]。

■ ctDNA 的种类

癌症患者的血液中存在多种形式的 ctDNA（图 9.19 和图 9.20）。已知最常见是的 ctDNA 突变。在临床肿瘤学中，FDA 批准了各种靶向治疗手段，某些癌症中的肿瘤突变已引起更多关注。然而，除了突变（单核苷酸变异，插入和缺失），在具有潜在效用的个体癌症中还存在其他类型的变异[339]。这些潜在靶标包括编码和非编码基因组序列的启动子区域的甲基化、微卫星杂合性缺失、DNA 完整性、基因融合、拷贝数变异和癌病毒 DNA[339]。

这些 ctDNA 在个体癌症类型中不尽相同，尽管一些基因组变异可能相同，特别是具有相似胚胎或致癌起源的癌症。一种类型的 ctDNA 在特定癌症中的临床效用可能与在其他癌症中不同。例如，在几种癌症中发现 *BRAF* 突变，包括黑色素瘤、结直肠癌和肺癌，但对治疗，它们只会部分产生有限的长期反应。黑色素瘤中的 *BRAF* 抑制剂总体上具有最高的治疗后反应。因此，ctDNA 的 *BRAF* 突变可能对几种类型的实体肿瘤有用。某些实体肿瘤的发生与病毒相关，其中病毒特异性 ctDNA 可用于检测（更多细节见下文的病毒部分）。

■ ctDNA 的分离

ctDNA 的数量和质量对于可重复和准确的分析非常重要。已有许多技术用来分离 ctDNA，包括实验室开发的方法和商业试剂盒。然而，目前没有针对分离或定量的固定标准。理论上，ctDNA 的分离耗费人力，并且在运行期间和运行中存在重复性问题[340]。需要更准确、稳定和一致性的 ctDNA 分离方式，特别是对于少量血清/血浆样本。此外，这些操作步骤必须标准化，以简化多个中心的实际操作，并符合已有的实验室规则。用于 ctDNA 分离的商业试剂盒和实验室方法都可能涉及需要离心、磁珠杂交和/或柱分离的专用化学品和试剂。不同测定方法的效率可以有很大差异。

■ ctDNA 的定量

现有许多用于定量测定 ctDNA 片段的方法。通常，使用包含水解或其他类型的探针、肽或锁核酸钳制的 qPCR 和数字 PCR 方法。然而，由于从血浆或血清中仅可提取到少量的 ctDNA，所以定量实验难以重复，导致准确度可能较低，产生假阴性结果。于是问题就变成了在个体检测中需要使用多少 ctDNA，以及需要对 ctDNA 进行全面定量。纯化的 ctDNA 的定量方法包括紫外分光光度法、电泳、双链（如 PicoGreen）或单链（如 OligoGreen）DNA 测定（Thermo Fisher）、qPCR 和数字 PCR。分离的 ctDNA 在纯度上会有变化，可能是双链或单链的，并且它可以与组蛋白复合，所有这些都会影响定量结果。紫外分光光度法可以评估蛋白质污染，但通常对 ctDNA 定量不够敏感。电泳灵敏度也较低，并且难以量化结果。如

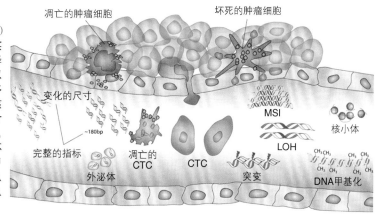

图9.19 体循环中循环肿瘤 DNA（ctDNA）的示意图。ctDNA 来自原位和转移性实体肿瘤的细胞凋亡或坏死以及 CTC 的降解。在循环中，ctDNA 长短不定，可以通过完整性指数来定量，并且通常富含多条 180 bp 的片段，这些片段通常缠绕在核小体周围。在循环中，ctDNA 可以被包含在囊泡内，附于核小体或游离于溶液中。ctDNA 分析可以识别肿瘤突变、微卫星不稳定性（MSI）、杂合性缺失（LOH）和甲基化模式。正常细胞凋亡也会导致 ctDNA 的产生，而这部分 DNA 会稀释异常 DNA 的突变组分

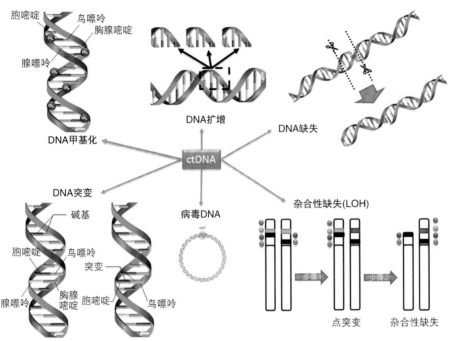

图9.20 通过分析血液中的 ctDNA 揭示基因组变异的实例。变异包括异常的 DNA 甲基化、拷贝数变异（扩增、缺失、插入）、点突变和杂合性缺失。非人类 DNA，包括病毒和细菌 DNA，也存在于循环中

果获得足够的 ctDNA，可进行多次测定以增加置信度，如数字 PCR、qPCR 和/或 PicoGreen 测定。对于下游检测而言，ctDNA 定量方法仍需改进。

大规模并行测序（MPS）

MPS 可以同时分析多个基因的完整序列。MPS 通过验证 ctDNA 检测准确度，提供更广泛的基因覆盖及其突变。ctDNA 的 MPS 分析不断改进[341-345]，但对于特定基因靶点的检测不如 qPCR 敏感，因为后者对低拷贝检测进行了很好的优化。尽管如此，开发更灵敏的 MPS 技术和低成本的 qPCR 将继续使 ctDNA 在辅助诊断中更加有效。

MPS 提供比特定 qPCR 检测更宽的基因组覆盖。例如，在 ctDNA 的外显子分析中，分析了可能存在的全序列变异的数千个 DNA 基因。MPS 可分析许多基因组变异，包括缺失、拷贝数变化和突变，提供 ctDNA 的全面概况。尽管 MPS 需要优化，但仅一个基因组合可以覆盖多种肿瘤，这与多重 qPCR 相反，后者针对特定基因并且必须对每种肿瘤类型都需进行优化。随着 MPS 变得更具成本效益，靶向基因组和 ctDNA 的全外显子测序可揭示许多特定变异以指导临床试验中的靶向治疗。

目前 MPS 的问题是高成本以及从血清或血浆中提取的少量 DNA 的复杂准备过程。生物信息学仍然是一个问题，有许多不同的方法可用于分析和报告结果。结果报告需要更好地标准化，以便于临床解释。使用数字信息学进行数字单分子测序是一种新方法，可以对 ctDNA 进行高灵敏度和特异性的靶向基因测序分析[346-350]。

血浆和血清 ctDNA

已在癌症患者的血浆和血清中评估了 ctDNA。胎儿循环 DNA 检测采用血浆，使用 CLIA 批准的稳定 DNA 血液管（细胞游离 DNA BCT, Streck, Omaha, Neb），以便采集管可用于保存，且抽提前室温保存能长达 72 h。通常，血清中 ctDNA 的含量高于血浆，并可免受防腐剂影响。然而，血浆更适合检测，因为血清中的凝块会导致被捕获的白细胞释放 DNA，而干扰 ctDNA 的检测。收集 ctDNA 的血浆需要在冷冻保存之前进行离心和过滤污染细胞如白细胞和 CTC，以防止细胞破裂和释放 DNA。

ctDNA 分析有利于为肿瘤组织设计完善的分析。然而，ctDNA 的提取量非常低，并且根据测定方式的不同，可能检测不到低拷贝数的 ctDNA。不确切的检测限制了 ctDNA 分析。而当

需要亚硫酸氢盐处理时，低拷贝数 ctDNA 在甲基化测定中尤成问题。另一方面，由于肿瘤衍生的 DNA 背景有限，ctDNA 测定可能比肿瘤测定更容易解释结果。

初期检测方法需要大量血液，从 0.5～10 ml 不等，但灵敏度和检测效率的提高已经降低了所需的血液量。由于方法和实验室的提取效率提高，目前大多数 ctDNA 检测所需血浆或血清体积少于 2 ml。由于癌症患者需要进行各种临床项目的血液检测，较低的血液需求更加适用并且也使患者容易接受。

ctDNA 也存在于血液以外的体液中。尿液是检测泌尿生殖系统癌症 ctDNA 的重要液体[351-353]。然而，尿液中 DNA 的降解是一个问题。脑脊液（CSF）也是检测脑部肿瘤 ctDNA 突变的潜在来源[322]。与血液相比，脑脊液内蛋白质、脂质和细胞较少，这使 ctDNA 的提取更加容易。然而，脑脊液中 ctDNA 的含量远低于血液中的含量。还可以在通过检测胸膜和腹膜液中的 ctDNA 以监测癌症相关进展。这些体液可以提供大量细胞游离 DNA 用来综合分析治疗前后的基因组变化。

肿瘤特异性 ctDNA 突变

ctDNA 的肿瘤特异性突变在癌症患者中最常被进行研究。当突变已经批准靶向治疗作为辅助诊断并且与治疗反应相关时，ctDNA 的肿瘤突变检测变得越来越重要[354-376]。通过 qPCR 或 MPS 可以很容易地检测 ctDNA 突变，并具有高灵敏度和特异性[346, 377]。表 9.1 列出了在不同肿瘤中检测到的 ctDNA 突变。现在可以在 ctDNA 及肿瘤组织中检测到大多数突变。利用数字测序（Guardent Health, Redwood City, Calif），已经报道了用于 ctDNA 突变和扩增的全外显子基因[350, 366, 378]。

在非小细胞肺癌中，EGFR 突变包括外显子 19 的缺失，影响氨基酸模体 ELREA（delE746-A750）和外显子 21 中的氨基酸取代（L858R）[379-383]。这些基因组突变导致组成激活的 EGFR 酪氨酸激酶。如多项研究所示，在高达 78% 的患者中，这些 EGFR 激活改变对 EGFR 酪氨酸激酶抑制剂（TKI）疗法（吉非替尼、厄洛替尼）有反应。最近，ctDNA 中 EGFR 突变的检测可反映相关肺癌

表9.1 不同肿瘤中循环肿瘤 DNA（ctDNA）突变的检测

肿 瘤	基 因	参考文献
乳腺癌	PIK3CA、BMI1、SMC4、FANCD2、MED1、ATM、PDGFRA、GAS6、TP53、ESR1、PTEN、AKT1、IDH2、SMAD4	355、356、358、364、366、369、370、458
卵巢癌	RB1、ZEB2、MTOR、CES4A、BUB1、PARP8	458
非小细胞肺癌	KRAS、EGFR、TP53、NFKB1	359、364、366、368、376、379-385、458
黑色素瘤	BRAFV600、TP53、E2H2	346、358、371
胰腺癌	KRAS、TP53、APC、SMAD4、FBXW7	349、357
肝细胞癌	TP53	459
结直肠癌和其他胃肠道肿瘤	KRAS、WTKRAS、NRAS、BRAF、EGFR、cKIT、PIK3CA	347、354、356、363、365、372-375、378
宫颈癌	KRAS、TP53	460

中 EGFR 突变状态[378, 384]。在用厄洛替尼治疗的肺癌患者中，EGFR L858R ctDNA 的存在与总生存率降低相关；然而，在 ctDNA 中检测到的外显子 19 缺失与总生存率增加有关。当通过连续外周血样本评估 ctDNA 时，获得性耐药与 EGFR T790M 的出现相关[366]。通过评估不同的 ctDNA 突变，可以监测抗 EGFR 药物治疗情况[385]。目前，这些辅助的 ctDNA 诊断正在进行临床验证。在治疗和随访期间评估血液中的 ctDNA 突变可以使临床医师了解最初肿瘤中并不存在的新突变。基于 ctDNA 分析启动靶向治疗的新策略（图 9.21）可能会取代转移部位的活检，以检测随访期间出现的新基因突变。

ctDNA 的基因扩增

已经在各种癌症中观察到 ERBB2、BRAF 和 MET 的扩增现象[386-389]。更多类型的肿瘤中存在这种扩增现象。同时在不同肿瘤中还存在更多的扩增类型。也许从中能找到合适的方法以评估 ctDNA 发展时的基因扩增程度。例如，前列腺癌中的雄激素受体扩增可以从 ctDNA 中检测到，并且可能是患者对恩杂鲁胺和阿比特龙产生耐药的原因[389]。表 9.2 列出了在不同癌症中检测到的

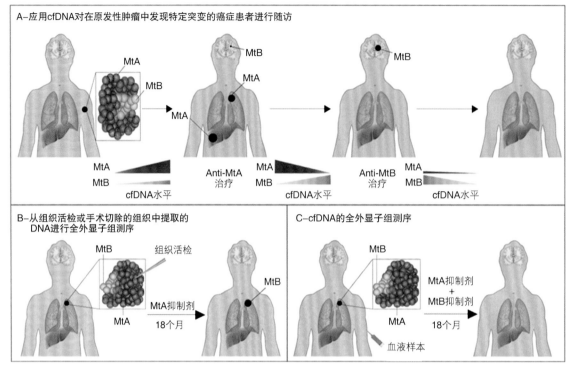

图9.21 具有多种突变的肿瘤患者的 ctDNA 分析示例。A. 一位黑色素瘤患者呈现具有突变谱 A（MtA）和突变谱 B（MtB）的异质性原发肿瘤。早期循环游离 DNA（cfDNA）检测提示较高水平的 MtA，认为它是肿瘤亚克隆的主要结果。在开始抗 MtA 治疗后，MtA 克隆减少，而 MtB 克隆会增加。如果 MtB 负荷增加，可以启动抗 MtB 治疗，通过个性化治疗可能会清除两个克隆。B. 一位非小细胞肺癌患者的切除肿瘤的分析，揭示 *EGFR* 中可靶向突变 L858R 但忽视携带 *BRAF* V600E 突变的少数克隆。在抗 *EGFR* 治疗 1 年后，患者肿瘤复发，且肿瘤中存在 *BRAF* V600E 突变。C. cfDNA 的全基因组测序鉴定了同时具有 L858 *EGFR* 突变和 V600E *BRAF* 突变的非代表性的亚克隆。在该诊断设置中，考虑将两种可靶向突变都用于治疗选择和预后监测

扩增现象。随着 MPS 对基因扩增检测更加敏感，从 ctDNA 检测中检测扩增将变得更容易。

表9.2 不同肿瘤中细胞游离 DNA
拷贝数变异（CNV）和扩增

肿 瘤	CNV	参考文献
前列腺癌	*AR*、*CYP17A1* CNVv	342、387
乳腺癌	*HER2 amp*、*ERBB2*、*CDK6*	384、387
食管癌	*CCND1 amp*	386
肝 癌	Multiple chromosomes	390
结直肠癌	*ERBB2*、*CDK6*、*EGFR*、*BRAF*、*MYC*、*SMO*	347、387

■ **ctDNA 的拷贝数变异**

MPS 可以测量 ctDNA 中的拷贝数变异（CNV）[344, 359, 390-392]。目前而言，这种新的 ctDNA 分析策略非常昂贵。特定染色体臂上存在多种

CNV，而这些 CNV 常见于各种类型的癌症。CNV 可以涵盖多个基因或非编码序列，并且可作为评估肿瘤进展的有价值的生物标志物。例如，在黑色素瘤和其他实体肿瘤中经常发现 9p1q 缺失。同样的，这种技术主要问题是 ctDNA 通常浓度低和生物信息学分析复杂。

■ **ctDNA 的微卫星不稳定性和杂合性缺失**

许多肿瘤中常见微卫星不稳定性，通常表现为杂合性缺失（LOH），并发生在特定的染色体区域[393-400]。由 ctDNA 揭示的肿瘤杂合性缺失与临床结果有关。然而，评估特定染色体位点的 LOH 的技术困境是可能使得某些测定结果难以解释，而另一些分析却缺乏信息。为了评估 LOH，必须运行针对特定基因座的多个引物组以获得准确的图谱。通常可用不同灵敏度的凝胶电泳检测 PCR 产物。最近，研究发现可通过毛细管电泳阵列进行更精确的测定，该技术可区分低

至几对碱基的差异。ctDNA 杂合性缺失分析现在在许多不同癌症类型中具有很强的预后和诊断意义（表 9.3）。而是否可以通过 MPS 评估 ctDNA 杂合性缺失仍有待观察。

表9.3　不同肿瘤中循环肿瘤 DNA（ctDNA）的杂合性缺失（LOH）位点

肿　瘤	LOH Site	参考文献
非小细胞肺癌	D9S286、D9S942、GATA49D12、D13S170	461
乳腺癌	D8S321、D1S228、D14S51、D14S62、D17S855	395、397、399、400
黑色素瘤	12q22–23	393、396、398
结直肠癌	D18S59、D18S1140、D18S976	462
卵巢癌	D10S1765、D13S218	463
前列腺癌	D9S171、D10S591、D8S261、D6S286、D8S262、D18S70	408

■ ctDNA 甲基化

可在癌症患者中检测到 ctDNA 甲基化，并且在早期检测和治疗监测中都有指导意义。通常，基因启动子区域含有高甲基化或低甲基化的 CpG 位点以控制转录。在癌症中，抑癌基因的启动子区域会被高度甲基化以限制转录，而原癌基因则通过低甲基化而增加转录。在癌症患者的血液中，ctDNA 甲基化的 CpG 位点可被检出，并可作为预后和疗效监测的标志物[208, 285, 401-427]。已知由甲基化调控的癌症基因列于表 9.4 中。然而，一些启动子 CpG 位点是非特异性高甲基化并不参与基因转录。因此，必须仔细选择启动子区域中的具有调节功能的 CpG 位点进行分析。不止一个位点可以是调节因子，并且甲基化可发生在整个启动子中。这会导致 ctDNA 甲基化结果难以解释。在肿瘤发展中，启动子通常为高甲基化。ctDNA 中明显的低甲基化 CpG 位点可能是由低甲基化 DNA 的正常细胞脱落引起的。正常细胞调节基因也会发生甲基化状态变化，也可用于 ctDNA 甲基化分析。例如，在晚期黑色素瘤患者中，雌激素受体（ER）甲基化增加，并可在 ctDNA 中检测到[403]。

表9.4　不同肿瘤中循环肿瘤 DNA（ctDNA）甲基化基因

肿　瘤	甲基化基因	参考文献
结直肠癌	MGMT、P16、RAR-β2、RASSFIA、APC、SOX17、SEPT9	208、405–407、416
乳腺癌	APC、RASSF1、DAPESR1、SOX17、PCDH10、PAX5、RARb2、GSTP1	411、417、418、424、427
胃　癌	XAF1、CKIT、PDGFRA	363、412
黑色素瘤	AIM1、LINE1、MGMT、ESR1、RAR-β2、RASF1	285、401–405
肺　癌	RAR-β2、PAX5、MGMT、DCC、BRMS1	415、420、422–424
前列腺癌	RASSF1A、GSTP1、RAR-β2、ARHGAP6	408、410、422、426
甲状腺癌（乳头状甲状腺癌）	BRAF（V600E）	369
肝　癌	LINE1、RASSF1	409、428
卵巢癌	KRAS、RASSF1、CALCA、EP300、H1C1、PAX5	420、421、460
脑肿瘤	MGMT	425

最近，在早期结肠癌中检测到甲基化的 SEPT9 ctDNA，特别是在接受筛查无症状但处于平均风险个体中[405-407]。这些研究包括多个结直肠癌患者和健康人群，并提示 ctDNA 分析也许可以识别早期癌症并作为癌症初筛手段。在广泛临床使用之前，该测定方法仍需要改进，因为它需要高达 15 ml 的血液，并且对区分早期结直肠癌和癌前腺瘤的敏感性较低。有趣的是，在晚期 CRC 中检测 SEPT9 ctDNA，则敏感性并不准确[405, 406]。

一些 ctDNA 甲基化生物标志物出现在一种以上肿瘤中。在多种类型的肿瘤中发现的一些常见的 ctDNA 甲基化分子包括 RASSF1、ESR1、CDKN2A、RARB 和 MGMT（表 9.4）。这限制了 ctDNA 甲基化生物标志物在非肿瘤患者中进行早期检测的特异性。然而，ctDNA 甲基化生物标志物在特定类型癌症的患者中具有潜在用途。鉴定启动子区域中的特异功能性高甲基化 CpG 位点可以获得更好的特异性。ctDNA 甲基化测定的缺点之一是启动子区域的高度甲基化在良恶性肿瘤中皆可发生。

有多种方法可检测 ctDNA 甲基化。这些方法包括定量甲基化特异性 PCR、质谱、焦磷酸测序和阵列杂交。每种技术都有利有弊，但都需要亚硫酸氢盐转化，这一步骤耗费人力并会破坏大部分极低浓度的 ctDNA。对亚硫酸氢盐处理的依赖限制了 ctDNA 甲基化分析的灵敏度，除非开发出新的甲基化检测方法。通常，实时定量 PCR 技术比其他方法更加灵敏且定量准确。

非编码 ctDNA

通过全基因组测序发现，重复的非编码序列，如长散布核苷酸元件（LINE）和短散布核苷酸元件（SINE）也是多种癌症的潜在生物标志物[331, 339, 402, 428, 429]。LINE 家族中有许多变异体，如由 6～8 kb 富含 CpG 的 DNA 元件组成的 *LINE1* 亚家族。它们的功能尚不完全被阐明，但部分作为反转录转座子，当发生低甲基化时，会增加肿瘤基因组的不稳定性。人类基因组包含超过 500 万个 *LINE1* 拷贝，占整个基因组的近 17%，常见于 ctDNA。肿瘤组织中的低甲基化 *LINE1* 状态可以评估为低甲基化的 ctDNA。在正常组织中，*LINE1* 亚家族通常是高甲基化的。但在肿瘤中，如黑色素瘤、乳腺癌、肝细胞癌、结直肠癌和前列腺癌，*LINE1* 元件处于低甲基化并被激活。下文中将详细描述通过 DNA 完整性指数在 ctDNA 中评估主要由 *ALU* 序列构成的 SINE。

■ **病毒性 ctDNA**

某些肿瘤的病因与病毒 DNA 整合密切相关。在这些肿瘤中，可以检测特定细胞游离病毒 DNA 的 ctDNA（表 9.5）。由于独特的病毒序列，检测病毒 ctDNA 的优点是高特异性和检测灵敏度。最著名和广泛应用于临床的病毒 ctDNA 检测是鼻咽癌（NPC）中的 EB 病毒（EBV）检测[430, 431]。NPC 是中国南方和东南亚最常见的恶性肿瘤。发生转移的患者预后较差。NPC 患者的血浆 EBV DNA 检测是一种成熟的 ctDNA 生物标志物。研究表明它可用于评估治疗性放疗后临床上隐藏的 NPC 残留灶。此外，EBV ctDNA 与疗效结果预测有关[432]。血浆 EBV ctDNA 可用于 NPC 的筛查早期，且费用相对较低[433]。放疗和

联合放化疗是 NPC 的主要治疗方式，因此在这些治疗方案中，血浆 EBV ctDNA 水平可以帮助评估治疗反应和结果[434]。EBV ctDNA 是 ctDNA 生物标志物临床应用的最佳实例。

表9.5　不同肿瘤中的病毒性循环肿瘤 DNA（ctDNA）

肿　瘤	病　毒	参考文献
鼻咽癌	EBV	430～434
肝　癌	HBV	437、459
头颈癌	HPV	435、436、438

病毒 ctDNA 的其他实例包括用于头颈癌和宫颈癌的人乳头瘤病毒（HPV）[435, 436]，以及用于肝细胞癌的乙型肝炎病毒[437]。在宫颈癌患者中，通过分析个体的细胞病毒 DNA 结合序列可提高 HPV ctDNA 检测的特异性[438]。这涉及检测病毒 DNA 整合的特定细胞基因座。虽然目前大多数病毒 ctDNA 检测都基于定量 PCR，但鉴于 MPS 的结果可以覆盖更大的 DNA 或 RNA 序列，MPS 检测在未来具有很大的潜力。在未来，随着癌症与病毒病原学的新关联被发现，可以开发新的 ctDNA 检测项目以改进对这些病毒相关癌症的监测。

ctDNA 完整性

评估 ctDNA 的另一种方法是检测其大小，通常称为"完整性"。DNA 片段大小可用于确定细胞游离 DNA 的来源是凋亡或坏死细胞[439-441]。在生理条件下的程序性细胞死亡会伴随发生 DNA 的有机降解，这将产生短而均匀的 DNA 片段（140～200 bp）。相反，在实体肿瘤中常见的细胞坏死会产生长短不一的 DNA 片段，包括消化后大于 200 bp 的片段。不同癌症中细胞游离 DNA 的 DNA 完整性增加[442]可以量化为完整性指数，用于比较不同长度的细胞游离 DNA。

可以通过不同方式计算 DNA 完整性指数。AC 电动力学按片段大小分离细胞游离 DNA（Biological Dynamics, Calif）。然而，ctDNA 完整性一般通过不同片段大小的 qPCR 来评估，通常使用非编码重复序列，如 *ALU*[331, 429, 443]。*ALU* 序列长约 300 bp，存在于所有人类染色体上，是人类基因组中含量最高的转座因子。Umetani 及其同

事开发了一种无需纯化 DNA 直接测定细胞游离 DNA 完整性的 qPCR 方法[441]。完整性指数则通过计算 *ALU* 的 115 bp（小）扩增子与 247 bp（大）扩增子的比值而得。除此，DNA 完整性指数可区分淋巴结阴性和淋巴结阳性乳腺癌患[444]。在这项乳腺癌研究中，完整性指数来自定量 qPCR 两个扩增子（400 bp 和 100 bp）的循环数。通过计算 400 bp 片段与总 DNA 的比值得到完整性指数，可用于乳腺癌进展的临床监测。

完整性指数已成功应用于检测多种恶性肿瘤，包括乳腺癌、结直肠癌、食管癌、头颈癌、肾癌、黑色素瘤、鼻咽癌、壶腹周围癌和前列腺癌（表 9.6）[444-452]。放疗之后持续存在高 DNA 完整性指数与鼻咽癌患者的预后不良有关[453]。DNA 完整性指数也与直肠癌患者术前化疗的反应有关[454]。

表9.6 不同肿瘤中循环肿瘤 DNA（ctDNA）完整性

肿瘤	位点	参考文献
乳腺癌	ALU	441、449
黑色素瘤	非特异性	450
结直肠癌	ALU、LINE1	429、441、452、454
食管癌	非特异性	451
头颈癌	非特异性	445、448
肾 癌	非特异性	446
膀胱癌	非特异性	464
脑肿瘤	ALU	465
前列腺癌	非特异性	447
卵巢癌	非特异性	466
肝 癌	非特异性	409

DNA 完整性分析是一种 ctDNA 生物标志物，可用于许多肿瘤，但具体的计算方式和 cutoff 值可能因肿瘤类型而异。分离方法不同，富集得到的片段大小可能也会不同。随着新方法可用于定量更长片段范围的 ctDNA，这些测定技术可能会效果更好。

ctDNA 的半衰期

ctDNA 的半衰期对癌症患者的评估很重要。临床需要了解循环中快速清除和/或降解机制来解释患者的结果。然而，很难确定癌症患者中 ctDNA 的实际的半衰期。在胎儿细胞游离 DNA 分析中，通常在 30 min 内可从母体血液中被清除[455]。然而，在癌症患者中，笔者不清楚 ctDNA 在循环中存活多长时间或是它的清除的动力学的信息。长片段 ctDNA（> 250 bp）较短片段清除得更快。重要因素可包括血液中酶的降解，与血脂/蛋白质的结合，与核蛋白的结合，血液和组织中白细胞的摄取，以及肝脏和肾脏中正常生理机制的清除。位于血管丰富的器官或具有活跃血管生成的肿瘤将更快进入并释放到体循环中。此外，ctDNA 可被周围微环境中的细胞摄取，也会进入癌细胞的囊泡中并以外泌体的形式被释放[456,457]。虽然不是严格意义上的游离 ctDNA，但外泌体是 ctDNA 的另一来源。这个问题（ctDNA 的半衰期）很难在患者中加以阐明，因为许多生理事件可以影响血液中的 ctDNA 的半衰期。因此，需要进一步研究经手术切除后无疾病进展的患者，测定他们在术前及术后几年中的 ctDNA 水平。

单点标记与多点标记方法检测 ctDNA

多点标志物与单点标志物测定法在多数癌症中都十分重要。由于肿瘤异质性和肿瘤进展期间持续的基因组/表观基因组学变化，多点标志物测定通常是诊断和监测所必需的。此外，治疗药物可以改变肿瘤的分子特征，特别是当出现耐药时。大多数远处转移患者在临床和亚临床转移之间存在分子异质性。可能需要多个分子标记和平台来研究一种变异内不同基因组/表观基因组变异和/或多个靶点。通常需要联合药物治疗，因为许多晚期癌症中的单一疗法不足以控制长期的肿瘤进展，如在黑色素瘤、乳腺癌和结直肠癌中。需要收集更多关于治疗前、中和后发生的不同事件的相关信息。因为信号通路可以在肿瘤进展和耐药期间发生改变，所以可能需要更完整的特定基因突变的分析（例如，靶向酪氨酸激酶活化的治疗中患者经常会产生耐药）。癌症基因组变化很复杂。毫无疑问，需要多种标志物和分析手段来进行充分的研究和理解[339]。现有研究表明，多点标志物比单点标志物效果更好，特别是在黑色素瘤中。众所周知，肿瘤是异质性的，因此在基因组变化中，建立一组可有效检测的标志物就变得更为重要。毕竟，极少数肿瘤中会发生频率高于 50% 的单个突变。

临床试验中的 ctDNA

ctDNA 检测现已纳入许多 II 期和 III 期临床试验，特别是针对突变和融合的靶向治疗。迄今报道最多的 ctDNA 辅助诊断是 ctDNA 中的 *EGFR* 突变分析，特别是在 NSCLC 中[368]。许多临床试验提示 ctDNA 的 *EGFR* 突变在监测疗效中的潜在用途。随着越来越多针对特定突变或融合的靶向治疗的发展，更多的 ctDNA 辅助检测可能会被纳入临床试验。ctDNA 辅助诊断对靶基因或与患者反应相关的其他肿瘤标志物有一定的特异性。使用 MPS 对 ctDNA 分析的优点是可以实时监测不断突变并与耐药产生相关的肿瘤异质性。该方法鉴定了在治疗或随访期间肿瘤中出现的新突变，可为决定停止治疗和/或启动新的靶向药物提供指导。无创 ctDNA 检测是一个受欢迎的技术，可用于替代需通过核心组织活检或细针穿刺以重复肿瘤取样的现有方法。

ctDNA 分析的未来挑战

ctDNA 的未来掌握取决于学术界、制药与生物技术行业的研究人员的共同努力，使之通过 CLIA 的验证和 FDA 批准，成为可用于临床诊断的分析方法。ctDNA 检测有助于在基因靶向治疗中更好地监测肿瘤患者的情况。然而，必须通过符合的多中心临床试验进行持续的验证。其技术成功取决于在少量血液中稳定，一致，简便和有效地分离 ctDNA。

除了技术改进，定量和报告结果的方法也很重要，因为后者有助于肿瘤学家决定患者的治疗方式。ctDNA 测定的标准对于不同实验室之间的质量控制设置，定量一致性和结果报告至关重要。在监管机构开始实施这些标准之前，不同实验室之间无法达成一致。鉴于癌症固有的复杂性，现存在许多 ctDNA 的测量方法。MPS 也将为 ctDNA 分析带来新的挑战和机遇。

> **记忆要点** ctDNA
>
> · ctDNA 可以识别原发肿瘤中的 DNA 变化，包括突变、微卫星杂合性缺失、基因启动子区域甲基化、DNA 完整性、扩增、拷贝数变异和病毒 DNA 的存在。
> · 可以对血清和血浆进行 ctDNA 检测。
> · ctDNA 有多种检测方法。有些方法高度依赖于 ctDNA 的形式。大多数方法基于定量 PCR。
> · 近年来，MPS 提高了 ctDNA 分析水平，包括突变和拷贝数变异的全基因组分析。
> · ctDNA 突变分析可成为靶向治疗的有效辅助诊断（如 NSCLC 治疗中的 *EGFR* 突变）。

联合讨论 CTC 和 ctDNA

CTC 和 ctDNA 的比较

在过去 10 年中，CTC 和 ctDNA 技术和应用都有很大进步。因为癌症患者的液体活检可以评估 CTC 或 ctDNA 水平，那这两者的优点是什么？两种测定都可对特定肿瘤提供一些重叠信息及独特信息。CTC 检测提供肿瘤扩散的实时信息。如果在数日至数周内重复采样的 CTC 定量结果不断上升，这提示肿瘤可能正在生长并发生转移。在治疗前、中、后评估血液中 CTC 的含量可能至关重要，因为它们的存在表明在远处可能发生转移和定植。继续开发可用于预测存活和转移的 CTC 的标志物也十分关键。除定量结果外，CTC 的分子特征将为治疗决策提供更多指导。由 CTC 表达的标志物可预测会被肿瘤定植的器官部位。

ctDNA 检出表明存在肿瘤，但与 CTC 不同，它并不表明它是否通过体循环进行转移。随着时间推移，测定结果一致或浓度增加就提示肿瘤是活跃的（进展中或细胞快速更新中）。ctDNA 检测需要较少的血液，通常少于 2 ml，而大多数 CTC 检测需要 7～10 ml。当其他血液检测项目需血量较高时，CTC 检测所需的额外血量可能会无法被满足。需要较少血液的检测将获得更好的患者依从性，特别是对于治疗和随访期间的重复静脉采血而言。表 9.7 比较了 CTC 和 ctDNA 分析的各自优点。

表9.7　循环肿瘤 DNA（ctDNA）和循环肿瘤细胞（CTC）的比较

ctDNA	CTC
血量最少（< 2 ml）	抽血量更大（> 7 ml）
由于 ctDNA 的纯度，更易分析	由于细胞的数量少和纯度，很难分析
信息量大	使用的样本信息量少
由于高灵敏度分子检测技术，可轻松量化	由于异质性和细胞复苏，分析很难量化
易于评估肿瘤异质性	肿瘤异质性难以评估
识别肿瘤的存在	识别肿瘤的存在
无法识别转移发生	可识别转移发生
诊断效果好	诊断在临床上不可靠
预后	预后
可识别肿瘤在治疗期间的耐药性	很难识别肿瘤在治疗期间的耐药性

CTC 和 ctDNA 检测的质量控制和问题

CTC 和 ctDNA 检测需要更好的质量控制和标准化，以提供更一致的结果报告和比较。有许多不同的方法可检测和获得 CTC，对应有不同的下游检测方法。在过去 5 年，CTC 领域吸引了许多新公司。这对于支持持续发展非常重要，但每家公司都倾向于对其特定技术和报告进行注册取得商标，从而导致公司之间的混乱和标准化不佳。需要制定质量控制和报告标准，以便进行比较并确定临床效用。随着更好的分离方法的发展，下游分析已得到改进并变得更具信息性。血液 CTC 分析相对于肿瘤活检的不可避免的采样误差可能是一个巨大的优势。然而，由于 CTC 的异质性，所有检测到的 CTC 可能与评估转移潜力无关。CTC 的另一个问题是准确评估 CTC 所需的血液量（> 5 ml），特别是对于早期肿瘤患者而言，不易轻易取得。

在推向临床应用之前，必须改进 ctDNA 中的质控问题。采血管收集，到参考或医院实验室的运送过程，ctDNA 参考标准、分离、重复性、稳定性、准确性和报告格式都是需要解决的问题。目前，肿瘤学家已经可以使用几种经临床验证的 ctDNA 检测方法。

产前血浆细胞游离 DNA 检测已经处在循环核酸检测领域的前沿，并展示了这种检测手段的效率和效用（详见第 10 章）。ctDNA 分析需要对这种方法进行建模，以便对不同方法进行交叉验证比较。与目前常用的血液肿瘤标志物类似，必须在 ctDNA 广泛应用之前进行多中心验证和报告。

液体活检与肿瘤活检

该领域的主要目标是确定 CTC 和 ctDNA 分析是否可以取代肿瘤活检。液体活检是微创的并且可以重复进行而不会产生肿瘤活检的并发症。鉴于肿瘤部位不同，不是所有肿瘤都能进行肿瘤活检，且重复采集的样本可能不足以取代肿瘤或不够有代表性。由于肿瘤取样误差，重复 ctDNA 分析可能比肿瘤活检一致性更好。基因组变异的 CTC 分析现可与肿瘤活检（如细针穿刺）取得相同的标本质量。虽然最初的诊断倾向基于肿瘤活检和常规组织病理学的结果，但液体活检一旦经过验证，在将来就可用于靶向治疗分层和患者疗效监测。随着 MPS 的出现，ctDNA 和 CTC 检测已经变得更具信息性并且提供比实体肿瘤更好的同源性用于测序分析。随着液体活检技术得到更好的验证，它们可能会取代一些肿瘤活检方法。ctDNA 和 CTC 分析可以在治疗期间更快地决定治疗分层和方案修改（表 9.8）。新成立的欧洲联合体 CANCER-ID（http://www.cancer-id.eu/）由来自 13 个国家的 33 个合作伙伴组成，旨在建立液体活检生物标志物临床验证的标准程序并评估临床效用 ctDNA 和 CTC 在几种类型的癌症中的应用，

表9.8　循环肿瘤（ctDNA）和实体肿瘤组织活检的比较

ctDNA	肿瘤活检
重复分析	可获得的最小活检材料
微创	高度侵入性
更具代表性的基因组信息	活检取样误差的变化
可以根据需要重复	很难重复
可以从少量血液中评估	无法用于所有解剖部位
可以监测肿瘤异质性	有限评估肿瘤异质性
更好的患者依从性	患者依从性差
性价比高	费用昂贵

包括乳腺癌和肺癌。CANCER-ID 联盟的目标是进行多中心前瞻性试验，以评估 CTC 和 ctDNA 技术在不同实验室中对不同来源标本的检测效能。

■ **CTC 和 ctDNA 联用以作为辅助的血液生物标志物**

CTC 和 ctDNA 联用作为液体活检手段可以更加准确地评估癌症患者的病情。两者可同时给患者提供详细的结果信息[285]。此外，液体活检（CTC 和 / 或 ctDNA）可与影像学和血液肿瘤标志物联合使用，以更全面地评估患者状态。真正的挑战是将所有信息组合成临床医师的可解释结果，以便做出治疗决策。

总　结

CTC 和 ctDNA 液体活检的发展为未来 5 年的临床实施提供了许多新的机会。经验证，这些测定可以给治疗监测提供更好的临床治疗，并便于理解许多不同类型的肿瘤发生进展的机制。随着新的生物传感器，分子程序和分子装置在 CTC 和 ctDNA 分析中的发展，灵敏度和特异性将得到改善。利用癌症基因图谱的资源，有大量的不同肿瘤类型的测序数据可以在未来转化为新的 CTC 和 ctDNA 靶点。

（周韵斓　翁文浩）

第10章 · 产前诊断中的循环核酸

Rossa W. K. Chiu and Y. M. Dennis Lo

背景

产前诊断是许多孕妇妊娠期检查的一个重要的部分。既往通过如绒毛膜抽取术（CVS）、羊膜腔穿刺术等获取胎儿遗传物质进行产前诊断的方法是侵入性的，有使胎儿流产的风险。孕妇血液循环中胎儿游离 DNA（cffDNA）的发现使得通过采集孕妇外周血对胎儿进行无创性的基因和染色体检测成为可能。自从 cffDNA 应用于临床，侵入性手术的数量在全球大幅度减少。

内容

本章节介绍了 cffDNA 的生物学特性、临床应用等，并重点介绍部分需要特别关注的特点。cffDNA 来源于凋亡的胎盘细胞，并且高度片段化，大部分片段长度小于 200 bp，且存在于大量孕母 DNA 背景中。cffDNA 在妊娠早期即可检测到，并在分娩后迅速从母体血液循环中消失。cffDNA 的分析目前在临床上主要用于性连锁疾病、母胎血型不合、胎儿染色体非整倍体和一些单基因疾病的检测。检测方案通过降低母体 DNA 污染和保留短片段 DNA 分子的浓度以增加胎儿 DNA 浓度。胎儿 DNA 存在与否和片段大小评估的内参阳性对照都是重要的质量控制参数。

产前遗传诊断的早期进展

产前诊断是许多孕妇妊娠期检查的重要组成部分。它包括检测或排除胎儿形态、结构、功能、染色体和分子异常的筛查和诊断试验[1]。1952 年首次引入羊膜腔穿刺术用于胎儿溶血病的产前评估[2]。在 1966 年进行了羊水细胞的核型分析[3]，到了 20 世纪 70 年代，开始用超声筛查胎儿结构异常[4, 5]。随后孕妇血清生化指标检测在神经管缺陷[6, 7]和胎儿非整倍体筛查[8]有重要价值。20 世纪 80 年代初，作为羊膜腔穿刺术的替代选择，绒毛膜取样术也用于产前遗传学检测。时至今日，这两种穿刺术已经成为获得胎儿遗传物质的关键途径。

羊膜腔穿刺术和绒毛膜抽取术的主要缺点是胎儿流产风险与其操作有关系，约为 0.5%[10]。因此，人们一直致力于开发无创的方法以筛查出高危孕妇。

降低侵入性产前诊断风险的策略

唐氏综合征的发病率高达为 1/800，成为产前诊断的主要原因之一[11]。目前已经有通过对产妇年龄、血清生化指标和超声检查结果的综合评估来筛查高危孕妇，这项综合评估策略的目的是筛查出胎儿异常的风险高于有创检查所致手术流产风险的高危孕妇，选择不同的筛选策略组合，其特异性和敏感性也会不同[12]。

孕妇年龄

随着母亲年龄的增加，生育唐氏综合征患儿的概率也会增加[13]。据估计，29 岁及以下的孕妇分娩唐氏儿的风险低于 1/1 000，然而在 35 岁时增加到 1/385[14]。因此，在准确性更高的产前检查方法出来之前，35 岁及以上的孕妇建议产前诊断。然而，由于大部分孕妇年龄小于 35 岁，若仅以母亲年龄为产前诊断的单一指标，只能检出 51% 怀有唐氏综合征患儿的孕妇，假阳性率高达 14%[15]。

■ 血清生化筛查

在妊娠 15～22 周，结合孕妇年龄与各种血清学指标筛查高危孕妇的方案为中孕期筛查方法，被称为"三联筛查"，血清生物标志物包括甲胎蛋白、人绒毛膜促性腺激素和游离雌三醇。当截断值设定为 5% 假阳性率时，唐氏综合征的筛查灵敏度为 70%[16]。在妊娠中期检测孕妇血清抑制素 α 和以上三种标志物，称为"四联筛查"，在同样的假阳性率截断值中灵敏度达到 75%[15]。

■ 妊娠早期筛查

三联筛查适用于妊娠中期，而在妊娠早期，有利用游离 β-hCG 和妊娠相关血浆蛋白 A（PAPP-A）进行唐氏综合征筛查[17, 18]。妊娠早期超声发现胎儿颈项透明层厚度增加与唐氏综合征有关[19]。随后，妊娠早期生化指标、胎儿颈项透明层厚度和孕妇年龄的联合评估被称为"妊娠早期联合筛查"，当假阳性率截断值为 5% 时，这项筛查方案可检出 95% 的唐氏综合征胎儿[20]。

以上妊娠期筛查方案仍一直用于临床，然而这些筛查假阳性率高，为了筛选出高危人群假阳性率截断值往往设为 5%。这意味着每 20 名女性中就有 1 名被列为高危人群，需要决定是否接受侵入性诊断。由于唐氏综合征的平均风险为 1/1 800，表明接受侵入性产前诊断的大部分孕妇的胎儿并没有受累。因此，临床上需要假阳性率低、检出率高的新筛查方法。

无创胎儿 DNA 检测

上述产前筛查方法是基于与唐氏综合征有关的筛查指标，为了提高产前筛查的敏感性和特异性，有必要开展针对性的检查方法，如怀疑唐氏综合征应检测是否有 21 三体，怀疑单基因遗传病时应检测胎儿基因突变。为了解决这类问题，发明了无创检测胎儿 DNA 的方法。

■ 孕妇血液中的胎儿细胞

一个多世纪前，德国病理学家 Schmorl[21] 观察到死于先兆子痫的孕妇肺组织中存在滋养层细胞。随后，利用分子手段在怀有男性胎儿的孕妇血液中检测到 Y 染色体序列证明了母体血循环中存在胎儿细胞[22]，基于母体血液的无创性产前诊断的想法开始萌生。然而随后的研究发现，完整的胎儿细胞在母体血循环中极为罕见，每毫升血液中仅有一个细胞[23]。此后，分离和富集这些稀有胎儿细胞的方法成为研究重点，包括荧光细胞分类[24]和磁珠细胞分类[25]。到目前为止，从母体血液中区分并在分离完整的胎儿细胞依旧是难题[26]，但一旦分离出来，就可以进行单细胞全基因组分析，判断胎儿的染色体和基因组的异常[27]。随着技术进步，基于孕妇外周血中胎儿细胞进行无创性产前诊断有望成为未来临床一个可行的选择。

■ 孕妇血浆胎儿游离 DNA

卢煜明及其团队[28]在孕妇血液即血浆和血清中寻找胎儿游离 DNA，而不是完整的细胞。他们在怀有男胎的孕妇血浆和血清中检测到 Y 染色体 DNA，而怀女胎的孕妇中则无。自 1997 年首次报道以来，大多研究都针对 cffDNA 的特性和应用潜能。cffDNA 检测目前已用于常规产前检查。

孕妇血浆中游离胎儿核酸的生物学研究

孕妇每毫升血浆中含有数千游离 DNA 基因当量，大部分来源于母体，胎儿仅占很小的比例[29]。cffDNA 在母体血浆中占总 DNA 比例的中位数，称为"胎儿分数"，在妊娠早、中期约为 10%，妊娠晚期达到 20%[30]。cffDNA 的绝对浓度随孕龄增加而增加，可能是胎盘组织质量增加的结果。尽管如此，其在母体循环中的含量远远超过完整的胎儿细胞。

记忆要点 cffDNA 的生物学特性

· cffDNA 是胎盘细胞代谢的产物。

· cffDNA 存在于以母源 DNA 为主的孕妇血浆中。

· cffDNA 高度片段化，通常小于 200 bp。

· cffDNA 代谢快，半衰期约为 1 h。

· cffDNA 可在妊娠早期检测到，越接近妊娠中期准确性越高。

妊娠早期即可在孕妇血浆中检测到胎儿 DNA 分子，根据所使用的检测平台，从妊娠 10 周左右开始检测到，在分娩后很快消失[31]。用敏感度高的方法在分娩后连续测定 cffDNA，发现 cffDNA 的半衰期约为 1 h。[32] 分娩后一日，母体血浆中就不能再检测到 cffDNA。这些观察结果提示孕妇血浆中胎儿 DNA 分子代谢率高并具备有效的清除机制。通过对分娩后母体血浆和尿液中 cffDNA 的连续监测提示肾脏排泄只是胎儿 DNA 清除的一个次要途径[33]。

cffDNA 代谢很快，但其仍占母体血浆总 DNA 的 10%～20%，这表明一些组织随时可能释放大量 DNA。有两种证据提示胎盘是孕妇血浆中 cffDNA 的主要来源：第一，在孕妇血浆中可检测到胎盘特有的表观遗传标记[34, 35]。第二，限制性胎盘嵌合的染色体异常可以在孕妇血浆中检测到[36]；另一方面，母源性游离 DNA 主要来自孕妇的血液细胞[35, 37]。

游离 DNA 是细胞凋亡的产物，因此以短片段、"游离"的形式存在于血液循环中。卢煜明及其同事通过双端大规模并行测序法，高分辨率地研究了母体血浆 DNA 的大小分布（图 10.1）[38]。通过记录每个 DNA 分子最外端的基因组坐标确定片段的大小。游离 DNA 分子一般小于 200 bp，血浆中最常见的 DNA 大小是 166 bp，相当于用连接子缠绕在组蛋白核心上的 DNA 长度。这个特征性片段大小反映了游离 DNA 主要来源于核小体。有趣的是，cffDNA 分子稍短，最常见的长度是 142 bp[38]，相当于不要连接子而包裹组蛋白的 DNA 长度。这意味着与母体血浆中的母源 DNA 相比，胎儿 DNA 分子可能经历了进一步的降解步骤。除了这些明显的片段长度峰值外，还有少量的游离 DNA 以 10 bp 的长度依次变短。由于 DNA 酶切位点位于核小体 DNA 周围的每 10 个碱基上，表明 DNA 酶参与了游离 DNA 的降解。

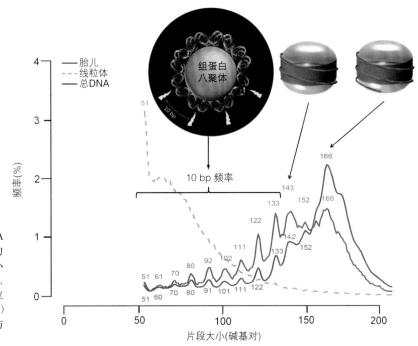

图10.1 胎儿、线粒体和总 DNA 的大小分布。数字表示峰值处的 DNA 大小（bp）。上图所示为核小体结构。从左到右，围绕核小体的 DNA 双螺旋具有核酸酶切位点；约 146 bp 的 DNA（红色链）围绕着核小体（蓝色）；核小体与约 20 bp 的完整连接体

循环胎儿游离 DNA 的诊断应用

cffDNA 是胎儿遗传物质的来源，可以通过母体无创地进行采样。从妊娠初期开始，其血浆中母体的相对丰度就很高，并且没有产后持续性，这促进了无创产前评估的许多应用的发展。

记忆要点 胎儿游离 DNA 的诊断应用

· 用于性连锁疾病相关的胎儿性别鉴定。
· 用于处理 RhD 血型不相容的胎儿 RHD 基因分型。
· 胎儿染色体非整倍体筛查，尤其是 21 三体综合征、13 三体综合征和 18 三体综合征。
· 胎儿单基因疾病检测，包括父系或母系遗传的常染色体显性疾病、常染色体隐性疾病，以及性连锁疾病。

■ 性连锁疾病的胎儿性别鉴定

cffDNA 的第一个报道是基于对怀有男性胎儿的孕妇血浆中男性胎儿 DNA 序列的检测[28]。这种用于胎儿性别鉴定的无创检测可立即用于临床目的。胎儿性别的准确鉴定对于性连锁遗传性疾病和先天性肾上腺皮质增生症等疾病的产前管理非常有用，先天性肾上腺皮质增生症在雄性和雌性后代之间的表现有所不同。对于血友病和杜氏肌营养不良症等性连锁遗传性疾病，如果无创胎儿性别鉴定提示女性胎儿，则可以避免侵入性产前诊断步骤。对于先天性肾上腺增生症 21-羟化酶缺乏症，女性胎儿有男性化的风险。因此，如果无创胎儿性别评估的结果为男性胎儿，则可以避免类固醇疗法和进一步的产前遗传诊断。通常来说，男性 cffDNA 检测的特异性接近 99%[31]。在敏感性方面，Devaney 及其团队表明，通过使用妊娠晚期的样本，更多的重复分析和更高敏感性的分析方法，可以达到更高的敏感性[31]。例如，实时 PCR 比常规 PCR 会有更高的灵敏度。

■ 胎儿 RhD 血型基因型检测

当 RhD 阴性的女性怀有 RhD 阳性的胎儿时，就会出现 RhD 血型不相容的情况。RhD 阴性血细胞缺乏 RhD 抗原。因此，当 RhD 阴性母体免疫细胞与 RhD 阳性胎儿血液的 RhD 抗原相遇时，就会发生同种异体免疫。当再次怀有 RhD 阳性胎儿时，致敏孕妇和 RhD 抗体可能会破坏胎儿组织，从而引起新生儿的血液病。但是，如果孕妇怀的是 RhD 阴性胎儿，则这样的风险就不复存在。因此，胎儿产前 RhD 基因分型对 RhD 阴性孕妇的治疗来说是有用的。由于基因缺失，绝大多数 RhD 阴性个体缺乏 RhD 基因——RHD。因此，通过检测 RhD 阴性孕妇血浆中 RHD 的存在，可以无创地评估胎儿 RhD 的状态[39, 40]。与传统方法（如羊膜腔穿刺术或绒毛提取术）不同，无创方法没有引发胎儿向母性出血和进一步致敏的风险。实际上，用 cffDNA 进行无创胎儿 RhD 基因分型的分析已在全球范围内用于临床[41]。此外，该测试还被用作仅对 RhD 阳性胎儿的妊娠合理使用预防性抗 D 免疫球蛋白的基础。这种方法可以最大限度地减少稀缺和昂贵的抗 D 免疫球蛋白的不必要使用，并且减少了使孕妇不必要地暴露于抗 D 血液制品的需要。

胎儿染色体非整倍体筛查

唐氏综合征是夫妇考虑进行产前诊断的关键因素之一。因此，长期以来一直在开发基于 cffDNA 分析的唐氏综合征无创检测。唐氏综合征通常是由个体基因组中 21 号染色体多出一条染色体（即 21 三体）引起的。因此，实现唐氏综合征无创产前检测的关键是提供证据，证明母体血浆中存在 21 号染色体的增加拷贝。母体血浆中的大部分 DNA（包括 21 号染色体的 DNA）都来自具有正常 21 号染色体数量的母亲。如果胎儿患有 21 三体，它将在母体血浆中提供更多数量的 21 号染色体。因此，母体血浆中游离 21 号染色体 DNA 分子的额外数量取决于胎儿比例（即母体血浆 DNA 中胎儿 DNA 的百分比）。胎儿比例越高，21 三体的鉴定就越容易，并与母体血浆 DNA 的变化有关。

方法论

为了精确定量和检测这少量的 21 号染色体 DNA，大多数方案都使用大规模并行测序（见第

4章）。这种方法是基于母体血浆 DNA 的随机或鸟枪法测序[42]。其基本原理是，在母体血浆中游离 DNA 片段中，如果对所有分子的一个随机部分进行测序，则从整个基因组的每个片段获得的 DNA 相对量应该反映该片段在被测个体基因组中的相对 DNA 贡献量。为了确定每个片段（例如，每个染色体）的 DNA 相对量，可以确定该染色体测序的 DNA 分子数量占所有样品测序分子的比例。然后，在代表整倍体妊娠的对照组样本中，将相对数量或基因组结果与同一染色体的预期数量进行比较（图10.2）。如果样本显示 21 号染色体的基因组结果与对照组有显著差异（例如，超过 3 个标准差），则 21 号染色体的数量被认为升高，即可能为 21 三体。

由于此方法基于随机全基因组测序，它原则上

可以应用于其他染色体非整倍体，如 18 三体和 13 三体，以及性染色体非整倍体，如先天性卵巢发育不全（45,X0）和 Klinefelter 综合征（47,XXY）[43,44]。这些检测方法可以重新用于检测微缺失和微重复综合征[45,46]。实际上，对覆盖基因组大部分区域的 Mb 级分辨率进行分子染色体核型分析是可能的[45,46]。的确，随机全基因组测序方法具有很大的通用性。如研究方法（analytical aspects）一节所述，这些记录的成功实施取决于对目标基因组片段的精确定量。例如，用于基因组区域的相对定量的信噪比一定程度上由测序深度决定[46,47]。因此，如果分析旨在检测亚染色体变化而不是检测全染色体非整倍体，则可能需要调整测序深度。另外，从染色体区域提取游离 DNA，然后进行目标分析，可以类似地实现相对基因组代表性评估[48]。

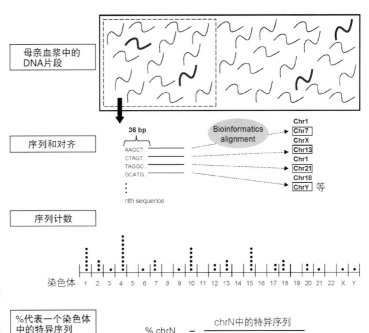

图10.2 使用大规模并行基因组测序对胎儿染色体非整倍体进行无创产前检测的程序框架示意图。胎儿 DNA（红色粗体部分）少量地在母体血浆（黑色部分）中循环。一个获得在母体血浆中含有代表性 DNA 分子的样品。对血浆 DNA 分子进行测序，并通过生物信息学分析将其映射到人类参考基因组，从而确定每个分子的染色体来源。计算映射到每个染色体的序列数，然后将其表示为样本生成的所有唯一序列的百分比，称为 N 染色体的 %chrN。使用所示公式计算每个染色体和每个测试样品的 Z 值。具有非整倍体胎儿的妊娠（病例 E～H）的潜在非整倍体染色体 Z 值被认为高于具有整倍体胎儿的妊娠（病例 A～D）

为了检测是否存在染色体拷贝数缺失或重复，还开发了等位基因比率方法。这种方法利用了母亲和胎儿同源染色体之间的多态性差异[49]。原则上，这样的多态性基因座可以包括其中母亲是纯合子而胎儿是杂合子，或者当母亲是杂合子而胎儿是纯合子时的基因座。基本原理是当胎儿具有非整倍体时，该染色体等位基因之间的比例将出现偏差。但是，等位基因之间的偏斜程度取决于胎儿和母亲之间的多态性标记，以及胎儿分数的构型。要实现此方法，需要将每个游离 DNA 片段的等位基因信息与同源染色体的相对数量进行比较。

临床实施

基于 cffDNA 的胎儿染色体非整倍体无创产前筛查于 2011 年开始投入临床应用。3 年内[47]，服务范围扩展到 60 多个国家[50]。一般来说，基于 cffDNA 的胎儿无创产前筛查在阳性率低于 1% 的情况下对唐氏综合征检出率约为 99%。根据所使用的具体方案，18 三体和 13 三体的检出率约 ≥ 90%，假阳性率 < 1%[51, 52]。换句话说，基于 cffDNA 的产前筛查比基于母体血清生化和/或胎儿超声检查的筛查方式获得了更好的检测灵敏度和特异性[52-55]。因此，现在有许多专业指南和建议支持使用基于 cffDNA 的无创产前检测进行胎儿染色体非整倍体筛查（见下文讨论）。因此，基于 cffDNA 的产前检测是一个筛查程序，而不是一个明确的诊断。所有临床指南建议，基于 cffDNA 的无创产前检测提示为染色体非整倍体高风险的结果均需要通过常规侵入性方法（如绒毛膜取样或羊膜穿刺）取得胎儿遗传物质进行验证。

虽然基于 cffDNA 的无创产前检测性能相对于筛查来说很具有优势，但其直接检测成本明显高于母体血清生化筛查。为了节约成本发挥最大经济效益，将基于 cffDNA 的无创产前检测纳入产前筛查方案的各种模式已经发展起来[51]。一种选择是仅建议 cffDNA 检测用于被确定为高风险的孕妇，否则这些孕妇将被推荐用于常规的侵入性产前诊断。例如，接受早孕组合筛查检测结果高风险的孕妇可以考虑选择 cffDNA 检测。在这种情况下，cffDNA 检测仅应用于 5% 的高风险

妊娠孕妇。鉴于该方法的高特异性特征，cffDNA 检测应该能够拓展应用到 99% 的低风险妊娠孕妇。如此这样，接受侵入性产前诊断的孕妇人数将减少到只有那些 cffDNA 检测结果高风险的孕妇。在临床实践中，自从在临床上应用 cffDNA 检测技术以来，侵入性产前诊断的孕妇数量从 69% 降低到 26%[56-58]。

然而，它并没有提高非整倍体检测率，这是受初步筛查检测性能的限制。因此，一些专家提出了一种"随机方法"，即放宽只有常规筛查为"高风险"才能进行 cffDNA 检测的门槛，以纳入更大比例的孕妇群体（即所有妊娠的 10%）[51]。理论上，这将提高胎儿染色体非整倍体的检出率，而不会增加两级筛查方案中的总体假阳性率。

最近，有证据表明，对于高风险和中等风险孕妇而言[59-61]，用于染色体非整倍体的 cDNA 检测具有相似的检测敏感性和特异性。这引发了关于将 cffDNA 检测作为主要筛查方法的讨论[55, 62]。Bianchi 和 colleagues[62] 研 究 报 道，cffDNA 无创产前检测的阳性预测值明显高于母体血清生化筛查。对于 21 三体的检测，cffDNA 无创产前检测的阳性预测值为 45.5%，而常规筛查的阳性预测值仅为 4.2%。对于 18 三体的检测，cffDNA 无创产前检测的阳性预测值为 40.0%，而常规筛查的阳性预测值仅为 8.3%。在这项研究中，对于 cffDNA 检测和常规筛选，21 三体和 18 三体的阴性预测值均为 100%。如果 cffDNA 检测成本可以大幅度降低，则成本效益研究已将其鉴定为非整倍体的首选筛查方法[63]。在这方面，最近有报道称，单分子测序可用于 cffDNA 分析[64]。该技术将使检测 cffDNA 检测成本下降，将使无创产前诊断成为可能。

结果不一致

虽然 cffDNA 检测显示出较高的灵敏度和特异性，但仍有假阴性和假阳性结果。其中一些假阴性病例是因为 cffDNA 浓度低[65]。在这些病例中，即使存在染色体非整倍体，但因样品中 cffDNA 的比例太低而无法在基因组表达上产生统计学意义的显著变化。另外一些假阴性病例是由于某些染色体存在胎盘限制性嵌合体异常所

致。嵌合体是指胎儿细胞中只有一部分含有染色体异常，另一部分染色体正常的情况。因为异常染色体贡献的 cffDNA 的比例减少，从而降低了分析方法对胎儿异常染色体的检测能力[65]。有趣的是，有些假阴性病例是由于胎盘组织中没有染色体非整倍体的结果[66]。换句话说，染色体非整倍体仅存在于胎儿本身，但不存在于胎盘中或存在于胎盘细胞的比例极低。母体血浆中的 cffDNA 主要来源于胎盘，胎盘与胎儿的染色体非整倍体差异导致假阴性检测结果。

假阳性可以是统计的。例如，21 号染色体的 DNA 数量被认为是高于对照群体的 3SD。然而，0.01% 的对照人群在单尾正态分布下超过 3SD。因此，非整倍体检测的临界值的选择影响了检测的理论假阳性率。造成"假阳性"结果的一个相对常见的生物学原因是限制性胎盘嵌合[51]，限制性胎盘嵌合是指胎盘中的染色体为非整倍体，而胎儿本身染色体为正常整倍。有报道显示，在 2% 的绒毛膜绒毛取样病例中发现限制性胎盘嵌合存在[67]。由于 cffDNA 是来源于胎盘，因此限制性胎盘嵌合反映胎盘的状态，而不是胎儿的真实状态，可能导致假阳性结果。实际上，在羊水中仅检测到 13% 的嵌合绒毛异常[67]。最后，胎儿非整倍体检测"假阳性"结果的另一个原因与母亲染色体非整倍体有关。对于亚临床嵌合体性染色体非整倍体尤其如此。据报道，通过 cffDNA 检测发现的性染色体非整倍体中有 8.6% 发生在母体血细胞 DNA 显示相同的发现[68]。这最常见于 X 单体（45，X0）和 X 三体（47，XXX）。因此，当 cffDNA 检测显示存在性染色体非整倍体时，一些中心就对母体 DNA 提供验证性测试[68]。

其他非妊娠相关疾病可能会混淆 cffDNA 检测结果，如恶性肿瘤释放 cffDNA（见第 9 章）[69]。经过 cffDNA 检测后，孕妇被怀疑具有隐匿性恶性肿瘤[70]，当在同一个样本中检测到多条染色体非整倍体异常时，或 cffDNA 染色体拷贝数变异出现的幅度大于测量的胎儿浓度的预期时，就会产生怀疑。其他疾病，如系统性红斑狼疮，也与异常有关在无细胞 DNA 图谱中[71]。如果这些异常已经存在妇女的血浆中，则使在妊娠期间 cffDNA 检测变得更具挑战性。

总之，cffDNA 检测可用于染色体非整倍体筛查，但在极少数情况下，筛查可能不准确。阳性结果需要通过侵入性产前诊断来确认。对接受 cffDNA 检测孕妇遗传咨询时，应结合孕妇产科病史、其他产科发现和超声特征。

■ 单基因疾病

除胎儿染色体非整倍体外，许多产前检查还针对单基因疾病的筛查和诊断，如囊性纤维化、镰状细胞贫血和珠蛋白生成障碍性贫血（地中海贫血）。可以通过与胎儿恒河猴 D 基因分型相似的方式，对父源性常染色体显性遗传疾病进行无创产前诊断。如果在母亲的血浆中检测到父源基因突变，而母亲的血浆本身没有与父亲相同的突变，则可能暗示胎儿继承了父源突变[72]。另一方面，通过 cffDNA 分析来诊断母系遗传突变更具有挑战性，因为 cffDNA 被隐藏突变的母体 DNA 分子所包围。考虑到母体 DNA 的干扰，可以通过量化样本中的突变体与正常等位基因之间的比例来评估胎儿遗传自母体的突变，即相对突变剂量法（图 10.3）[73]。例如，对于一个杂合子的人来说。

游离 DNA 分子之间应该有数量相等的突变等位基因和正常等位基因。当孕妇怀的是杂合子胎儿时，突变等位基因和正常等位基因之间的相对数量应保持相等。如果胎儿未遗传该母体突变，而是野生纯合型，那么其正常等位基因应比突变基因稍有过量。如果胎儿的突变是纯合的（母亲与父亲携带相同突变），则突变等位基金将会比正常等位基因略有过量。另一方面，要检测复合杂合突变，可以使用组合的方法（即直接检测父源突变，并结合等位基因比率评估母血浆中的母源突变）（图 10.3）。

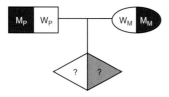

条件	方法
常染色体显性特征或突变	
父系遗传	M_P 的定性检测
母系遗传	M_M 和 W 的定性对比： 如果 $M_M=W$，胎儿则遗传 M_M 如果 $M_M < W$，胎儿则没有遗传 M_M
常染色体隐性遗传条件或疾病	
当 M_P 和 M_M 相同时	M 和 P 的定量对比： 如果 $M=W$，胎儿为杂合 如果 $M > W$，胎儿为纯合突变 如果 $M < W$，胎儿没有遗传该突变
当 M_P 与 M_M 不同时	通过对 M_P 或 W_P 的定性检测多态生，可以将 W_P 从 M_P、M_M、W_M 中区别出来，来测定哪一个父亲的等位基因遗传到胎儿体内 能通过对 M_M 和 W 的定量对比，来测定哪一个母亲的等位基因遗传到胎儿体内 如果 $M_M=W$，胎儿则遗传到 M_M 如果 $M_M < W$，胎儿则没有遗传到 M_M

图 10.3 通过母体血浆 DNA 分析对单基因疾病进行无创产前诊断的方法。M，突变等位基因；W，野生型等位基因；M_P，父系遗传突变的等位基因；W_P，父本遗传的野生型等位基因；M_M，母亲遗传的突变等位基因；W_M，母系遗传的野生型等位基因

目前已经建立了基于数字 PCR[73] 或测序来定量母血浆中母体突变等位基因和正常等位基因相对含量的方法学。如用数字 PCR 方法无创检测 β 地中海贫血，血友病、镰状细胞疾病等 [73-75]。用测序的方法靶向捕获检测 β 地中海贫血 [76]、先天性肾上腺增生症 [77] 等疾病。为了使该方法更具成本效益，基于单体型的分析，即相对单体型剂量分析法（RHDO）应运而生 [38, 76, 77]。RHDO 方法中，突变等位基因和正常等位基因的单倍型是已知的。为解释母体血浆 DNA 测序的结果，我们对检测到的 DNA 分子数进行计数。这些 DNA 分子覆盖了属于包含该突变的遗传区的 SNP 等位基因。每个连续的信息性 SNP 等位基因计数被合并。对不包含突变的同源等位基因也进行相同的分析。将包含突变的等位基因单倍型模块 DNA 分子总数与不含突变的等位基因单倍型模块总数进行比较。基于比较和统计，对胎儿可能遗传了哪种单倍型（突变或正常等位基因）进行解释 [38, 77]。可预见在未来，针对有临床重要意义的基因位点进行靶向序列分析可能是进行单基因病无创产前诊断的有效方法。为了实现这一点，需要更方便的方法来生成更大读长的单倍型信息。

无创胎儿组学

目前对 cffDNA 的研究已取得相当的进展。大规模并行测序 [38] 可以做到非侵入性确定胎儿基因组。研究表明，母体血浆中包含了整个胎儿基因组。而胎儿基因组包含了父本单倍型及母本单倍型的信息。母血浆中检测到的父源性特异等位基因及母体单倍型片段共同构成了胎儿基因组形成的基础。因此，理论上可以通过胎儿基因型明确任何疾病的位点。

除胎儿基因组外，胎盘的转录组 [78] 和 DNA 甲基化 [35] 都可直接由母体血浆分析确定。这些发现因提供了监测胎盘功能的方法而有更实际的临床意义。某些妊娠相关疾病会出现或疑似出现胎盘功能障碍，如先兆子痫、早产和宫内发育受限。通过分子手段无创地监测胎盘功能，在以往是无法实现的，这意味着母体血浆游离 DNA 检测的临床应用可扩展到评估胎儿遗传病及染色体疾病之外的领域。

研究方法

游离核酸以短片段的形式存在于血浆中，并且浓度较低。此外，成功分析 cffDNA 的关键在于最大限度地保存母血浆中的胎儿片段。因此，许多分析前和分析中的细节对于确保分析质量都非常重要。我们将在下面进行概述。

■ **孕妇血样的采集与处理**

cffDNA 检测与母体血清生化检测不同，这也是其用于产前筛查的一个优势，即 cffDNA 的检测不受孕周的限制。因为 cffDNA 直接靶向胎儿的病理性改变，如遗传突变或染色体非整倍体。这种病理性改变往往可持续整个妊娠期。然而在妊娠早期，母体循环中的胎儿 DNA 浓度可能不足。尽管在个别孕妇中，早在妊娠 18 日时就在母血浆中检测到了 cffDNA[79]，但大多数仍需等到妊娠 11 周才可用于临床检测。研究发现，在妊娠 9～13 周，约有 2% 的孕妇胎儿 DNA 含量 < 5%，且检测时容易出现假阴性结果[47]。因此，一些针对 cffDNA 的检测流程都对检测孕周的下限进行了规定[80]。

因此，如何提高母体样本中的胎儿 DNA 的比例是 cffDNA 检测的关键因素。考虑到这一点，优选孕妇血浆而不是血清。与血浆相比，血清中含有更多因血细胞凝集而释放出的母体 DNA[29]。虽然血浆和血清中胎儿 DNA 的绝对量相似，但血清中胎儿 DNA 的比例明显降低。即使对于血浆，不同的抗凝剂在抑制母体 DNA 的释放程度上也有不同的影响。外周血样本采集后放置 24 h 内，EDTA 可比肝素和柠檬酸盐更有效地维持相对稳定的血浆总 DNA 浓度和胎儿 DNA 比例[81]。一些公司现在制造的采血管含有特殊的细胞稳定剂，可有效维持血浆 DNA 浓度和胎儿分数长达 14 日[82]。这些采血管有助于长距离运送母体血样以进行跨地域的 cffDNA 检测。

收集孕妇外周血样本后通过离心收集血浆。离心的目的是最大限度地减少残留的母体血细胞。此外，不建议将溶血样品用于 cffDNA 分析，减少母体 DNA 污染。建议使用两步法离心[83]。第一次离心后，小心收集血浆上清，注意不要吸取到液面下层的母体有核细胞层。经过第二次离心，剩余的细胞以沉淀的形式与最终的上清液分离。二次离心后的血浆可冷冻保存待测。

第一次离心后，应小心收集上层血浆，避免干扰到下部的母体血细胞层。第二次离心后，去除了血浆中残余的细胞颗粒。分离好的血浆可进行冷冻保存、待用。

■ **胎儿游离 DNA 分析**

cffDNA 的长度大多小于 100 bp[38]。故有效保存小片段 DNA 会有利于血浆 DNA 的提取[84]。

同样的，用于 cffDNA 或胎盘 RNA 检测的 PCR 分析，应设计扩增较短的产物，长度最好小于 100 bp[30, 85, 86]。通常情况下，cffDNA 分子比母体 DNA 分子短，这有利于胎儿 DNA 的检测。研究人员已经使用片段筛选的方法来增加样本或数据中段片段 DNA 的比例，从而改进胎儿 DNA 的检测[73, 87, 88]。此外，母体血浆中的短链 DNA 分子的检测可用于胎儿疾病的检测[89]。基本原理是：当胎儿发生非整倍体时，如 21 三体，就会有额外的来自 21 号染色体的短链 DNA 分子。因此，21 号染色体的 DNA 分子的总体大小分布将比其他非倍体染色体的总体大小要短。如果胎儿有 X 染色体单体，则可预计来自染色体 X 的短链 DNA 分子将减少，因此 X 染色体的总体大小分布将比其他非整倍体染色体长。

除了需要最大限度地增加胎儿 DNA 比例外，在某些情况下，采取措施降低母体 DNA 的干扰可能是有利的。例如，除非母体基因组中不存在目标胎儿 DNA 序列，否则在 RhD 血型阴性女性中，Y 染色体或 *RHD* 对母体 DNA 的背景干扰最小化的需求对旨在直接检测母体血浆中胎儿特异性序列的情况下尤其重要。例如，为了检测母体血浆中的胎儿特异突变位点，大量的野生型 DNA 通常会导致测定分析的非特异性[90]。研究人员已经使用许多不同的方法来使背景母体 DNA 影响的最小化。已经设计了最小测序或引物延伸测定法，仅允许胎儿 DNA 序列的延伸，而不允许母体 DNA 序列的延伸[90]。肽核苷酸钳位已被用于抑制母体 DNA 与胎儿特异性检测试剂的相互作用[91]。限制性内切酶消化已用于去除样品中的母体 DNA 序列[92]。当每个反应孔中模板 DNA 的平均数量少于一个分子时，进行单分子扩增或数字 PCR。因此，在反应体系中，胎儿 DNA 序列与母体 DNA 序列是分离的，故不容易出现母体 DNA 序列的非特异性扩增[73]。

■ **胎儿 DNA 浓度的检测**

胎儿 DNA 浓度的分析是 cffDNA 分析的一个重要的质量控制参数。对于旨在检测胎儿特异性 DNA 序列，如用于确定男性胎儿性别的 Y 染色体序列和用于确定 RhD 血型阳性胎儿的 *RHD* 的检测，包括内部胎儿 DNA 控制的结果更可靠。当测定的目的序列为阴性时，内部胎儿 DNA 质控尤其重要。例如，当 Y 染色体检测结果为阴性时，它可能意味着女性胎儿的存在或样品中胎儿 DNA 的缺乏。当 *RHD* 检测结果为阴性时，可能意味着胎儿为 RhD 阴性或样本中缺少胎儿 DNA。在这种情况下，对胎儿内部 DNA 对照的阳性检测将可排除胎儿 DNA 缺乏的情况。因此，可以放心地发放女性胎儿或 RhD 阴性胎儿的报告。

目前，有几种不同的检测胎儿 DNA 的方法。对于男性胎儿，一些实验室通过检测胎儿染色体 Y 序列作为胎儿 DNA 存在的指标。一些实验室采用一组多态性目标序列进行分析。该团队旨在检测母体 DNA 中不存在的等位基因，或显示出较小贡献的等位基因，进而指示样品中胎儿 DNA 的存在。该团队的另一种方法是检测母体血浆中的胎盘特异性甲基化特征。这些基因位点的甲基化状态与母体血细胞的甲基化状态相反。对胎盘形成的特异性基因的检测分析可用于母体血浆的分析。该分析方法被设计为仅检测胎盘而不检测母体的 DNA 序列。例如，*RASSF1A* 基因在胎盘中被显示为高度甲基化，而在母体血细胞中不是如此[92]。母体血浆中 *RASSF1A* 甲基化形式的存在提示胎儿 / 胎盘 DNA 的存在。

许多 cffDNA 检测确定了样品中胎儿 DNA 浓度的最低水平。因此，胎儿 DNA 浓度是一个重要的质量控制参数[65]。例如，通过母体血浆游离 DNA 检测胎儿染色体非整倍体时，通过相对突变剂量或相对单倍型剂量评估母体等位基因的胎儿遗传率，都依赖于样本中含有的胎儿 DNA 的水平[65, 73, 77]。用于确定染色体剂量或等位基因比例是否存在统计学意义的差异而开发的方法取决于包含至少一定量胎儿 DNA 的样品。因此，在基于大规模并行测序的检测中，Y 染色体序列的比例通常用作 Y 染色体阳性样本的胎儿浓度检测[61]。有研究团队还通过胎盘特异性 DNA 甲基化标志物来定量胎儿 DNA 浓度[93]。最近，样本中小片段 DNA 的比例也已被证明是对胎儿 DNA 浓度的可行性测定[89]。

母体血浆 DNA 的大规模并行测序

基于大规模并行测序的 cffDNA 评估的优势在于不管该 DNA 片段是来自胎儿还是来自母亲，每个 DNA 样品都可以分析大量的母体血浆 DNA 分子。对于定量测序的应用，如用于胎儿染色体非整倍体检测或相对单倍型剂量分析，成功的关键在于最大限度地覆盖异常基因测序数据的信噪比。通过最大化地提高胎儿比例，进而提高发现胎儿异常的概率[65]。增加随机测序或靶向测序的测序深度以提高测序的准确性，从而降低对基因组检测或等位基因比率评估的噪声[47]。目的基因组基因座的大小也很重要。在相同的测序深度下，较大的基因座的检测，如全染色体非整倍体检测，比亚染色体非整倍体要容易得多[45, 46]。因此，针对亚染色体非整倍体的检测需要更高的测序深度。目前，大规模并行测序方法也存在一定程度的 GC 偏差。为了降低针对 cffDNA 测序检测的不准确性，数据的生物信息学分析中进行了 GC 矫正。这对检测富含 GC 的染色体（如 13 号和 18 号染色体）中的非整倍体尤其重要。

另一方面，当前的大规模并行测序方法的测序错误率是无法忽略的。这对胎儿单核苷酸变异的检测有影响，如点突变、多态性等位基因和新发突变。由于 cffDNA 是母体血浆中的少数的

记忆要点 注意事项

· EDTA 血浆优于血清。
· 如果预计血液处理会延迟，建议将血液收集到含有细胞稳定剂的收集管中。
· 避免溶血。
· 使用规范的方法收集血浆，以尽可能多地去除母体血细胞。
· 使用保存小片段游离 DNA 分子的规范方案。
· 设计最大限度地检测小片段 cffDNA 分子的检测方法。
· 考虑进一步减少母体 DNA 干扰的方法。
· 包括内部对照以提示胎儿 DNA 的存在或检测胎儿 DNA 的比例。
· 使用于 cffDNA 分析的大量并行测序方法的信噪比最大化。

DNA 种类，因此需要检测胎儿单核苷酸变异的测序程度更高。然而，测序的碱基总数越高，测序出现错误的概率就越高[94]。因此，在设计通过测序检测胎儿单核苷酸变异的方案时需要格外小心。例如，靶向捕获目的基因位点，然后进行测序是一种可行的选择。靶向测序可在不对大量碱基进行测序的情况下实现较高的深度，从而减少测序误差的数量，从而提高了信噪比。

<h2 align="center">总　结</h2>

孕妇血浆游离核酸是可靠、无创的胎儿遗传物质来源。有关其生物学特性的知识已进行临床应用转化，可用于指导 cffDNA 分析相关的检测前和检测后分析方法的设计。cffDNA 分析可用于胎儿染色体非整倍体和遗传疾病的产前评估。它在该领域的有效性使全世界羊膜腔穿刺术大量减少，从而使产前诊断的模式发生了很大的改变。

cffDNA 分析有可能在孩子出生前就获得无创性地详细描述整个胎儿的基因组信息。然而，在孩子出生前就能获得的大量遗传学信息引发了一些潜在的担忧和激发一些研究兴趣，如伦理研究、法律探讨这些技术在社会上的应用[95]。无创性产前诊断技术将如何继续发展，以及如何持续为改善和维护母胎健康发挥作用，我们拭目以待。

（尹爱华）

第11章 · 药物遗传学

Gwendolyn A. McMillin, Mia Wadelius and Victoria M. Pratt

背景

药物遗传学描述了基因如何影响药物反应。基因可以通过影响药物的药物代谢动力学（药代动力学）或药效动力学（药效学），进而影响药物所需的治疗剂量和毒性作用。给药前进行药物遗传学检测可指导药物选择及给药剂量。治疗后的药物遗传学检测可解释包括治疗失败在内的药物不良反应的发生。

内容

本章将综述药代动力学及药效学两大药物反应中的主要过程，并描述参与这些过程的基因所编码的蛋白质如何影响药物反应。对影响药物反应的重要非遗传因素，包括药物配方差异、药物间及食物与药物间的相互作用和临床状况，以及药物遗传学检测的样本和检测策略（包括执行、报告和结果解释）也将进行讨论。此外，本文通过具体的基因-药物实例展开对遗传变异和等位基因分配的命名、基因型表型预测、临床应用和相关给药指导进行详细描述。具体示例包括：*ABCB1*、*CFTR*、*CYP2C9*、*CYP2C19*、*CYP2D6*、*CYP3A4/5*、*DPYD*、*G6PD*、*HLA-B*、*NATs*、*SLCO1B1*、*TPMT*、*UGT1A1* 和 *VKORC1*。

药物遗传学原理

药物遗传学源自药理学及遗传学的融合。药物遗传学可预测和/或解释个体对药物的反应情况，是个体化精准用药的重要组成部分。世界各地均有通过药物遗传学改善病患医护情况的举措。例如，2015 年 1 月美国总统奥巴马于国情咨文中宣布的 Precision Medicine（"精准医疗"）倡议。这一举措可推进"以患者为中心的研究"，"为临床医师提供新的工具、知识和治疗方法，为特定患者选择最适合的治疗方案"，以及药物遗传学的开展[1]。相关研究将药物反应与多种基因联系起来，最终与整个基因组相关联，称为药物基因组学，这些术语通常可以互换使用。药物遗传学及药物基因组学可应用于人类种系基因组、肿瘤基因组（如体细胞突变）和病原体基因组（如病毒基因组）。本章节的目的是在突出种系差异的基础上解释人类药物遗传学概念并提供

例证，同时介绍了几种基因的靶向变异及其在药物中的特殊应用。

药物反应

为简单起见，本章节中使用"药物"一词指代任何可以唤起生理或行为反应的外源化合物（可由人体吸收的外来化合物）。机体对药物的应答取决于多种可变因素，如药物制剂、给药途径、年龄、性别、临床情况（如肝肾功能、蛋白质情况）、联合用药和遗传学等。多数药物的选择和初始给药剂量通常根据药物标识、临床经验和研发机构的建议，并考虑人群剂量和给药频率。许多非遗传变量对药物反应的影响是可测定的，目前已用于药物治疗的决策，然而剂量优化很大程度上依然取决于反复的药物试错。药物遗传学可对该过程进行尽可能地缩减，提高药物使用效率并预防高达 60% 的药物不良反应[2,3]。

药物遗传学试验旨在对以下两个药物反应中的特定方面进行预测：药代动力学和药效学。药代动力学描述了机体对药物的作用，通常称为"ADME"，即吸收（absorption）、分布（distribution）、代谢（metabolism）及消除（elimination）。编码药物代谢和转运蛋白的基因参与了药代动力学过程。药效学描述了机体如何对药物的进行反应，包括预期的（如治疗）或非预期的（如治疗失败和/或毒性作用）。编码机械类蛋白质如酶、受体及离子通道蛋白的基因参与药效学过程。有时，药物会由于与其预期用途无关的机制而导致不良反应。例如卡马西平，一种主要通过抑制电压门控钠离子通道来治疗癫痫和神经性疼痛的药物，也可刺激免疫系统导致严重的皮肤不良反应，甚至危及生命[4, 5]。这种不良反应归因于等位基因 *HLA-B*15:02* 的存在，它是人类白细胞抗原（HLA）系统的变异，与调控癫痫和神经痛的机制无关。这一不良反应也与卡马西平的药代动力学无关。建议在使用卡马西平治疗前，应在易感人群中对该等位基因进行检测[6, 7]。

通常会有多种基因参与影响某种特定药物的药代动力学和药效学。为个体选择药物和给药时，应将与药代动力学和药效学有关的具有重要临床意义的基因纳入考虑范围，并结合相关的非遗传因素进行选择。选择药物和剂量后，应对药物反应进行监测。如果反应符合预期（治疗性），则其药代动力学和药效学是适当的。如果活性药物浓度不足（如药代动力学变异）或引起药物反应的生理机制受损（如药效动力学变异），则可能引发治疗失败。当药物反应不是最优化或不理想时，则可能需要调整治疗方案。药物剂量的调整基于临床检测结果（如根据血压调整降压药物剂量）、治疗药物监测或用于监测反应的生化指标。

治疗药物监测的目标是通过调整药物剂量，使其在给药后的特定时间达到既定治疗范围内的活性血药浓度。这种剂量调整方法常见于免疫抑制剂，如他克莫司[8]。因此他克莫司给药后，最好在药物浓度达到稳定后的特定时间采集血样。鉴于药代动力学变化可能导致达到稳定药物浓度

的时间产生差异，因此在对其剂量进行调整时，应使药物浓度持续维持在针对患者群体和临床适应证选择的浓度范围内。治疗前的药物遗传学检测，可调整他克莫司的初始给药剂量并预测达到稳定状态的时间[9]。

生化标志物的例子之一是国际标准化比值（INR），根据凝血酶原时间（PT）计算（专栏11.1），用于指导和调整常用抗凝药物华法林的剂量。与他克莫司一样，在给药后特定时间采集血样。通过调整药物剂量，使 INR 水平始终维持在根据患者人群和临床适应证选择的范围内[10]。大多数情况下，INR 目标水平设定在 2.0～3.0[11]。基因检测有助于预测治疗剂量，因此华法林成为药物遗传学感兴趣的研究目标之一[12]。

剂量依赖的药物不良反应（治疗失败或毒性）被归类为"A 型"反应。这类情况通常可以通过对药物剂量进行调整，剂量的选择应基于临床或实验室监测药物浓度和/或生化标志物设定。不适当的他克莫司或华法林剂量可导致"A 型"反应。药物不良反应也可独立于药物剂量发生，被归类为"B 型"反应。此时对药物剂量进行检测和调整则无效。在这种情况下，则需更换为替代药物。卡马西平诱导的超敏反应即为"B 型"反应[13]。在使用这些药物时，治疗前的药物遗传学检测可能预测个体对 A 型和 B 型反应的易感性。

预期（治疗）反应也可以通过药物遗传学进行预测。美国 FDA 将特定治疗药物产品所匹配的体外检测仪器（IVD）指定为"伴随诊断设备"。IVD 和配套治疗产品的标识均规定在治疗

专栏 11.1　国际标准化比值（INR）

$INR = [（患者的 PT 值）/（正常质控的 PT 值）]^{ISI}$

由世界卫生组织和国际血栓与止血协会建立。

用于标准化凝血酶原时间（PT）测试的报告方式，而该检测是一种评估血液凝结所需秒数的常用方法。

INR 包括国际敏感性指数（ISI），用于补偿实验室方法的变异性（通常为 1.0～2.0）。

通常接受华法林治疗的患者 INR 的治疗范围是 2.0～3.0。

前进行检测以预测患者对治疗药物是否产生应答[14, 15]。当前几乎所有批准使用的"伴随诊断设备"均用于肿瘤治疗及药物靶点检测，无论是蛋白质或体细胞基因突变均可作为待检药物的检测靶点（药效学）[16]。药物靶点的存在使得患者可以接受相应的辅助药物治疗。药物靶点的缺乏提示患者不应当接受辅助药物的治疗，而应采用替代治疗方案。表 11.1 为经批准的癌症治疗辅助诊断示例。这些试验已经阐明了其临床有效性，且可以改善患者预后，如根据 *KRAS* 突变情况在结直肠癌中使用西妥昔单抗[17]。这种个体化医疗方法在新型药物及其适应证的开发和临床试验中表现突出[18]。

记忆要点 比较药物遗传学检测的表型（"状态"）和基因型（"性状"）策略

· 药物反应表型显示了当前对药物的反应状态，反映遗传学特征的同时也考虑到药物之间，以及食品与药物之间的实时相互作用、蛋白质表达、输血、实体器官移植等因素。

· 表型检测可能需要采集给药后特定时间点的多个血液和/或尿液样本，再结合靶向试验以检测药物及其代谢产物的浓度和/或比值。

· 由于分析物（如酶）的稳定性较差，表型测试时，可能需要快速处理样本。

· 基因型测试可以随时进行，但其仅能反映该试验针对的特定的变异型或等位基因。

· 表型与基因型的具体关系尚不明确。

■ 药代动力学

第一个公认的药物遗传学发现描述了药代动力学的变化，特别是药物代谢的个体间差异。早期的研究集中于药物代谢方面，体现在对体液样本中药物和药物代谢物浓度的检测，早于对遗传学和药效学相关的生物标志物发展。不同代谢表型具有其特点，且随后发现可在不同家族内聚集。例如，N-乙酰转移酶（NAT）和异烟肼（一种用于治疗肺结核的药物）的代谢表型在 20 世纪 50 年代便已得到确认[19, 20]。人群研究表明，N-乙酰异烟肼代谢物的血浆和尿液浓度呈双峰分布，与表型相关。图 11.1 为观察到的尿液代谢率表型差异的示例。其母体药物浓度也与毒性症状的流行性相关，包括肝毒性和一种影响多达 1/3 的白种人及非洲裔美国患者的进展性周围神经病变。这种检测可定义表型"状态"而非基因"特征"，但可能需要收集多种生物样本导致价格较为昂贵。表型检测也可得到蛋白质功能，如直接检测酶活性。目前，当基于基因的信息检测可行时，便无需开展常规表型检测。

当确定药物代谢和相关基因在药物遗传学中的作用时，必须考虑所给药物是否有效。母体药物可作为活性药物或非活性前体药物使用。前体药物是需要通过代谢转化为活性药物的复合物。本章节讨论的许多药物在表 11.2 中被归类为前体药物或活性药物。前体药物和活性药物通常情况下由多种酶代谢，产生活性和非活性代谢产物。

表11.1　伴随诊断示例

癌症指征	分析靶点	伴随上市药物 *（通用名）	设备示例 *（生产商）
乳腺	*ERBB2*（Her2/Neu）基因表达	赫赛汀（曲妥珠单抗）	INFORM HER2 Dual ISH DNA ProbeCocktail (Ventana Medical; Tucson, Ariz)
结直肠	*KRAS* 体细胞突变	艾比特思（西妥昔单抗）和维克替比（帕尼单抗）	Therascreen KRAS RGQ PCR kit (Qiagen; Hilden, Germany)
胃肠道	c-Kit 蛋白	格列卫（甲磺酸伊马替尼）	c-Kit pharmDx (Dako; Carpinteria, Calif)
肺部	*ALK* 基因重组	沙尔可利（克唑替尼）	Vysis ALK Break Apart FISH Probe Kit (Abbott Molecular; Abbott Park, III)
黑色素瘤	*BRAF* 基因突变（V600E）	泽波拉夫（威罗菲尼）	BRAF V600 Mutation Test (Roche Molecular; Pleasanton, Calif)

注：* 这个表格提供了药物–基因配对的使用例子，但并不全面。具体请咨询 FDA，以获得一份完整、最新的伴随药物使用清单。

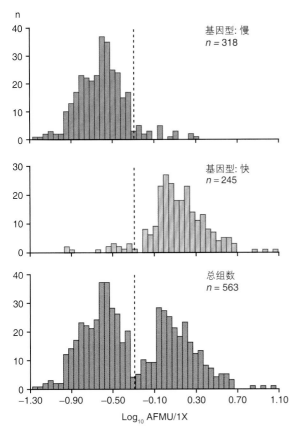

图 11.1 通过咖啡因测试获得的尿中 N-乙酰转移酶（NAT2）表型数据的柱状图。给药后 5 h 收集尿液，测定以下咖啡因代谢物的浓度：5-乙酰氨基-6-甲酰氨基-3-甲基尿嘧啶（AFMU）和 L-甲基黄嘌呤（1X）。反模式（虚线）用于区分缓慢代谢者和快速代谢者［经许可引自 Cascorbi I, Drakoulis N, Brockmoller J, et al. Arylamine N-acetyltransferase (NAT2) mutations and their allelic linkage in unrelated Caucasian individuals: correlation with phenotypic activity. Am J Hum Genet 1995; 57: 581-592. Reproduced with permission from the University of Chicago Press］

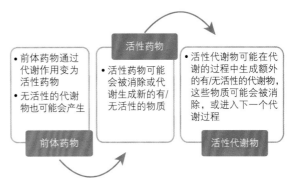

图 11.2 前体药物、活性药物和代谢物之间的关系示意图

表 11.2 前体药物、活性药物和活性代谢物的实例

常用剂型		药物通用名	活性代谢物示例 *
前体药物	活性药物		
	X	阿巴卡韦	
	X	阿米替林	去甲替林
	X	卡马西平	卡马西平-10，11-环氧化物
X		氯吡格雷	2-氧代氯吡格雷水解产物
X		可待因	吗啡
X		5-氟尿嘧啶	氟脱氧尿苷单磷酸盐
X		伊立替康	SN-38
	X	依伐卡托	
X		6-巯基嘌呤	硫鸟嘌呤核苷酸类
	X	拉布立酶	
X		辛伐他汀	辛伐他汀酸
	X	他克莫司	13-O-二甲基醚-他克莫司
X		他莫昔芬	内昔芬
	X	华法林	

* 一些前体药物的活性代谢物可作为活性药物单独获得。

图 11.2 阐释了前体药物、活性药物和代谢产物（活性和/或非活性）之间的常见代谢关系。表 11.2 显示了特定药物样本的主要活性代谢产物。

无论是直接预测或由基因型预测得到的代谢表型，通常均包括广泛（正常）代谢者、中间代谢者或慢代谢者。而在一些特定的酶中，也对"超速代谢表型"进行了描述。快速代谢产物与所评估酶的正常代谢功能和表达一致。基因变异可影响酶的功能及表达，继而影响预测的表型。两个拷贝的无功能（功能丧失）等位基因可预测慢代谢表型。针对慢代谢表型患者应当寻求不需要

变异基因所编码的代谢酶的药物或考虑进行剂量调整。与快速代谢表型相比，中间代谢表型可预测代谢活动的降低。当预测药物活性或表达增加，或存在两个以上功能性基因拷贝（如基因重复事件）时，可预测"超速代谢表型"。特定表型的预测取决于各个基因的命名和检测到变异的特定组合。

多种药物代谢酶均可能参与药物的活化或失活过程。复合药物代谢表型需考虑所有已知代谢

通路的影响。这些表型也可能受到非遗传因素的影响，如药物与药物间的相互作用。根据具体情况，药物剂量可根据预测表型进行调整补偿。因此，药物遗传学检测的临床应用，可使我们更好地理解遗传变异如何影响药代动力学，指导药物及剂量选择。

药物转运蛋白也可通过抑制或增强药物分子跨膜转运来影响药物的药代动力学。药物转运蛋白可能影响药物的吸收、分布和/或消除。编码药物转运蛋白的基因若产生功能缺失变异，则可能影响药物吸收从而导致治疗失败；或由于降低药物消除导致药物累积，从而导致 A 型不良反应。药物转运蛋白和药物代谢酶的复合作用将影响药物总体的药代动力学及其在患者中的相关表型[21]。

镇痛类药物可待因的药代动力学途径示例如图 11.3 所示[22]。可待因是一种前体药物，其活性药物为吗啡。可待因主要通过药物代谢酶细胞色素 P450 2D6（CYP2D6）实现其生物活性，也被细胞色素 P450 3A4（CYP3A4）和尿苷二磷酸葡萄糖醛酸转移酶 2B7 酶（UGT2B7）介导的反应

> **记忆要点** 药物代谢酶的表型描述
>
> - 超快速或快速代谢型：预期/观察到超过正常的酶活性和/或基因表达。
> - 广泛代谢型：预期/观察到正常的酶活性和/或基因表达。
> - 中间代谢型：预期/观察到低于正常的酶活性和/或基因表达。
> - 不良代谢型：预期/观察到的酶活性极低或无酶活性。

灭活。药物代谢酶中的 UGT 家族介导形成葡萄糖醛酸苷代谢产物所必需的转移酶反应，这些代谢产物的水溶性强于非糖基化形式，促进药物消除。吗啡由几种 UGT 酶介导的反应灭活。各种葡萄糖醛酸苷代谢产物从肝细胞中运输出来，由包括 ABCB1、ABCC2、ABCC3 和 SLCO1B1 在内的药物转运体清除。这个例子表明，一些药物代谢酶和药物转运体可能参与药物的代谢和消除。

■ 药效动力学

药效动力学的药物遗传学研究可预测是否能

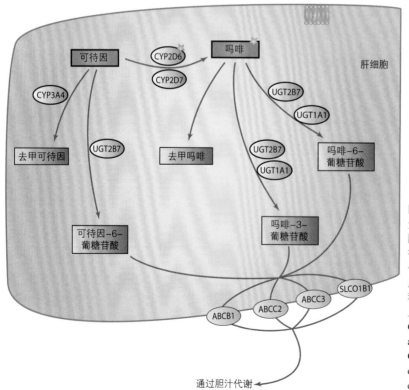

图11.3 可待因药代动力学示意图。紫色框表示可待因和代谢物，蓝色椭圆指的是编码药物代谢酶的基因。可待因是前体药物，吗啡是主要的活性代谢物，由 CYP2D6 介导的反应形成。橙色的星星提示这种代谢激活过程的重要性。所有其他代谢物被认为几乎无药理活性（经许可引自 Thorn CF, Klein TE, Altman RB. Codeine and morphine pathway. Pharmacogenet Genomics 2009; 19: 556e8. Link to original pathway. https://www.pharmgkb.org/pathway/PA146123006）

够获得预期药物反应。药效动力学的研究对象十分广泛，包括受体、离子通道、其他通路蛋白、酶类和免疫系统。药物的任何活性成分，包括一系列活性代谢产物，均可引起药效动力学反应。总体反应表型包含了药效动力学和药代动力学过程共同发挥作用的过程，同时代表遗传和非遗传因素的共同作用。因此，达到适当的活性药物和/或代谢产物（药代动力学）水平，虽不能确保但可增加人体对药物反应的可能性。

抗凝血药物华法林的药效动力学途径如图11.4 所示 [23]。华法林是 R−和 S−立体异构体的外消旋混合物，其主要药效学靶点是维生素 K 环氧化物还原酶复合物 1（VKORC1）。其他与华法林药效学有关的蛋白质包括环氧化物水解酶 1（EPHX1）、细胞色素 P450 4F2（CYP4F2）、γ 谷氨酰羧化酶（GGXC）、钙调素（CALU），以及其他由维生素 K 活化的凝血因子 [23, 24]。公认 *VKORC1* 的变异对华法林敏感性有所影响，将在

本章节后续详细讨论。

药物遗传学的实施

药物遗传学检测旨在预测和/或解释药代动力学和药效动力学的各个方面，用于指导药物和剂量选择。一旦开始用药，就需对药物反应进行监测，并通过临床和/或实验室手段优化剂量。但将药物遗传学应用于每一种药物治疗情况中，不论是从医学角度还是成效益角度都是不切实际的。已被证明最为成功的药物遗传学检测均给出了可操作结果。许多信息标识、基因药物关联和临床共识指南的数据库采用电子方式进行维护和更新 [25]。总体而言，当患者治疗结果改善、特定的剂量或给药策略可行，以及针对适应证有适当的替代治疗方案时，这些指南可推动药物遗传学检测的开展。FDA 标签中包含一些含特定基因−药物关系的药物遗传学信息，如表 11.3 所示。这些基因−药物的例证适用于包括肿瘤学、精神病学、神经病学、传染病、疼痛管理和心脏

图11.4 华法林药效动力学示意图。紫色的方框表示华法林的两个异构体，绿色椭圆是还原代谢的重要辅助因子。蓝色椭圆是编码酶或凝血因子的基因。华法林是 R−和 S−异构体的外消旋混合物，S−华法林在维生素 K 循环中，是维生素 K 环氧化物还原酶（VKORC1）更为有效的抑制剂。其他参与维生素 K 循环的酶包括环氧化物水解酶 1（EPHX1）和 γ 谷蛋白 I 羧化酶（GGCX）。维生素 K 循环由抑制 GGCX 的钙酶素（CALU）和细胞色素 P450 4F2 氧化还原维生素 K 进一步调节。维生素 K 循环激活凝血因子 F2、F7、F9 和 F10，以及蛋白质 C、S1 和 Z，使它们形成自身的功能性形式。其他激活的维生素 K 依赖性蛋白包括凋亡生长停滞特异性 6（GAS6）蛋白、调节骨重塑的骨 γ−羧化酶（GIA）蛋白（BGLAP）和抑制成骨因子的基质 Gla 蛋白（MGP）等（经许可引自 Thom CF, Klein TE, Altman RB. Codeine and morphine pathway.Pharmacogenet Genomics 2009; 19: 556e8. https://www.pharmgkb.org/pathway/PA145011114）

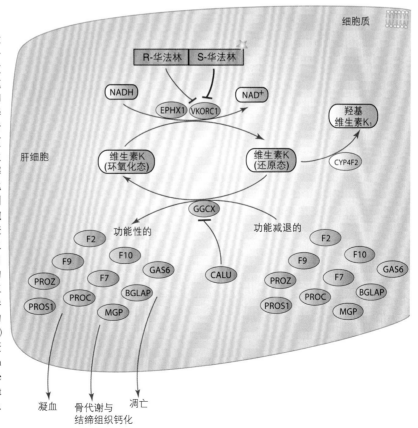

表11.3　基于指南发表情况、FDA标签评论和临床实施的分级证据水平的药物−基因示例

基因或 等位基因	药物 通用名	证据水平（等级）[#]			指南[#]		FDA标签评论[#]	
		PharmGKB	CPIC	DPWG	需要测试	建议测试	可操作	不可用
HLA−B*57:01	阿巴卡韦	1A	是	是		X		
CYP2D6 CYP2C19	阿米替林	1A	是	是			X	
HLA−B*15:02	卡马西平	1A	是	否	X[+]			
CYP2C19	氯吡格雷	1A	是	是			X	
CYP2D6	可待因	1A	是	是			X	
DPYD	氟尿嘧啶	1A	是	是			X	
UGT1A1	伊立替康	2A	否	是			X	
CFTR	依伐卡托	1A	是	否	X			
TPMT	巯基嘌呤	1A	是	是		X		
G6PD	拉布立酶	1A	是	否	X			
SLCO1B1	辛伐他汀	1A	是	否				X
CYP3A4	他克莫司	1A	是	是				X
CYP2D6	他莫昔芬	2A	否	是				X
CYP2C9 VKORC1	华法林	1A	是	否			X	

注：PharmGKB，药物基因组学知识库；CPIC，临床药物遗传学实施联合会；DPWG, 荷兰药物基因组学工作组。[#] 证据水平（等级）、指南发表状态、FDA标签评价可作为示例提供，但可随时间发展而产生变化。PharmGKB 等级为 1A 表明证据充分，足以支持基因与药物之间的关联，可参考 CPIC 指南及广泛的临床实施证据。PharmGKB 等级为 2A 表明证据适度，缺乏 CPIC 指南或广泛的临床实施。[+] 证据来源于遗传学高危人群，以亚洲人为主。数据来源于 Klein TE, Chang JT, Cho MK, et al. Integrating genotype and phenotype information: an overview of the PharmGKB project. Pharmacogenetics Research Network and Knowledge Base. Pharmacogenomics J 2001; 1: 167−170。

病学在内的医学学科。其他医学领域也可受益于药物遗传学检测。只有将大规模并行测序等分析技术更为广泛地应用于综合性药物遗传学检测，才能为临床提供应用靶点。

临床环境下的药物遗传学工作开展

标本：大多数药物遗传学检测都围绕着从血液、唾液、口腔细胞或其他可以获得 DNA 的标本中提取的 DNA 展开。多数情况下，用于 DNA 检测的样本不需要特殊的时间安排或患者准备。由于其收集过程的无创性，唾液及口腔细胞可作为优先选择，但可能无法为所有检测提供足够数量或质量的 DNA[26]。换言之，这类标本适用于近期接受输血或骨髓移植的患者，以尽可能减少嵌合现象对结果准确性产生影响的可能性[27, 28]。而表型分析通常采用血液或尿液，这可能需要特殊的患者准备，以

及根据给药时间来确定相关的标本采集。

分析策略

药物遗传学检测中使用的分析策略取决于多种因素，如基因的复杂性、遗传变异的程度、频率及类型，以及返回结果所需的时间。大多数基因分型法无法检测一个基因中所有变异。如果临床上要求快速取得结果，可设计一种分析方法来降低检测的复杂性，如对少数最常见与临床最相关的变异进行靶向检测。商品化的 IVD 适用于一些药物遗传学应用，可减少检测和数据分析的复杂性从而缩短获得结果所需时间[29, 30]，但多数药物遗传学检测是基于中心实验室或参考实验室开展的实验室自建方法。提供药物遗传学检测的临床实验室可通过国家卫生研究院自愿遗传检测注册处进行查找[31]。

靶向检测

大多数药物遗传学检测都涉及靶基因及其变异。实验室所提供的服务包括检测已知基因变异的单基因或多基因检测组合。当靶向基因分型未能检测到任何变异或等位基因时，阴性的基因分型结果仍不能排除患者携带另一种未被此方法检测的变异的可能性。

全外显子 / 基因组

外显子测序只能识别基因编码区和邻近区域的变异，不能识别基因间隔区的差异，包括结构和非编码区变异，而这类变异可通过全基因组测序发现。目前，由于其测序成本高、检测时间长，全基因组测序在药物遗传学检测中并不实用。目前大规模并行测序平台存在其局限性，包括高 GC 含量区域的覆盖率降低（如 5′ 端基因）、变异拷贝数和插入 / 缺失检测的局限，以及假基因的干扰。即使无法解决，这些技术局限也将随着时间的推移得到改善。然而，罕见和新型变异可能具有不确定的临床意义，可导致在结果解释上出现困难。新的变异体组合也可以通过测序来识别，这将需要命名法的进化，并可能影响表型预测。

全基因组关联分析

全基因组关联分析（GWAS）是一种快速扫描多人的全套 DNA 或基因组的遗传标记，以发现与特定疾病或药物遗传反应相关基因突变的方法。如果特定基因在有药物遗传反应的人群中出现频率高于无药物遗传反应者，这些变异就称为与反应"相关联"。迄今 GWAS 的成功项目之一是在 IFNL3（IL28B）基因附近发现一个具有预测性的常见变异。该变异体 rs12979860 与 1 型 HCV 感染者对聚乙二醇 IFN－α2a 和利巴韦林的应答有关[32]。

基因剂量（拷贝数）

正常情况下，人类 DNA 的每种基因有两个拷贝，每个拷贝遗传自亲本一个拷贝的常染色体区域。然而，许多遗传区域在拷贝数上出现变异，成为拷贝数变异（CNV）[33]。由于删除、插入、倒置、复制或复杂重组，CNV 范围可由数千碱基对至几兆碱基对不等。一些药物遗传基因（药物基因）的 CNV 在药物的药效和毒性方面发挥了显著的作用[34]。示例之一为人类 CYP2D 基因座位，其包括 CYP2D7 和 CYP2D8 两个假基因，两者与 CYP2D6 的位置和进化密切相关[35]。CYP2D7 和 CYP2D8 中存在的高度同源的基因单位，促进同源交叉和大基因转换、缺失、重复和倍增的发生。

单倍型

许多药物基因呈现组合型变异。例如，单核苷酸变异（SNV）和插入缺失（indels）变异共同遗传于同个基因，称为单倍体型。多种命名系统已发展至可描述药物遗传学单倍型的水平。在最常用的命名系统中，药物遗传序列变异的组合由星标（*）等位基因指定。其中 *1 被指定为正常（通常被称为野生型或全功能型），编号的星标等位基因则被指定为新的变异体[36]。实际上，当没有检测到目标变异等位基因时，*1 等位基因是默认分配的。因此，*1 等位基因命名的真正准确度取决于是否检测到所有可能的功能变异。

报告

临床药物遗传学检测的结果应使用当前推荐的标准命名法进行报告。药物遗传命名法不断发展，但实验室及其服务用户可能对最新的命名法并不熟悉。因此，应以当前推荐的标准命名法提供检测结果，其中应包括常用术语的解释，应指出所检测到的基因型。总体来说，应当对哪些变异 / 等位基因进行检查和报告并未形成标准。此外，部分分析方法使用不同的基因变异组合来定义或推断分析检测到的单倍型，这会导致不同检测平台之间的星标等位基因型存在差异。临床实验室改进修正（CLIA）法案要求实验室在检测报告中纳入对检测结果的解释。临床药物遗传学实验室应根据基因型结果提供解释表型（如快速代谢、中间代谢、慢代谢、超快速代谢等）。美国病理学家学会认可的实验室应在报告中列出检测方法和可以检测到的变异，但总体而言，对药物遗传学的命名共识（*等位基因，rs#；或 HGVS，双倍型 vs. 单倍型等）的缺乏和分析方法的不同增加了对药物遗传结果分析和报告的复杂性。

■ 临床解释

只有当信息足以解释临床结果时，药物遗传学检测才具有临床意义。这些信息必须来源于人体

表 11.4　针对胚系变异的欧盟药物标签对产品的特性概述中的药物遗传学建议（按基因分类）

小节编号	小节标题	建　议	基因示例
4.1	治疗指征	说明产品适应证依赖于特定基因型、表型或基因表达时	*HLA−B*57:01*、*CFTR*
4.2	剂量学及给药方法	说明与特定基因型相关的剂量调整建议	*TPMT*、*CFTR*
4.3	禁忌证	说明与特定基因型相关的禁忌证	*DPYD*、*G6PD*
4.4	特殊警告和使用注意事项	说明药物不良反应（包括治疗失败）与特定基因型或表型相关	*HLA−B*57:01*、*TPMT*、*CFTR*、*CYP2C19*、*UGT1A1*
4.5	与其他药物的相互作用	说明药物不良反应（包括治疗失败）与特定基因型或表型相关	*CYP2D6*、*CYP2C19*、*UGT1A1*
4.8	不良作用	说明与特定基因型相关的药物不良反应（包括治疗失败）的任何临床相关差异	*HLA−B*57:01*、*CFTR*、*G6PD*
5.1	药效学特性	根据特定的基因型或表型，说明相关临床研究效益或风险差异	*HLA−B*57:01*、*CFTR*、*G6PD*
5.2	药动学特性	说明代谢和相关的状态变化	*UGT1A1*、*CYP2D6*、*TPMT*、*DPYD*、*CYP2C19*、*UGT1A1*

注：数据来源于 Ehmann F, Caneva L, Prasad K, et al. Pharmacogenomic information in drug labels: European Medicines Agency perspective. Pharmacogenomics J 2015; 15: 201−210。

体内研究，其中许多例子可以从同行评审的文献中获取。然而，现有文献的局限性之一是，大多数数据均基于回顾性研究，缺乏独立文献资料对所有这些资料进行整理。药物遗传学和药物基因组学知识库（PharmGKB）是斯坦福大学在美国国立卫生研究院资助下开发的一个公共网络研究工具，是全国性合作研究联盟——药理学研究网络的一部分[37]。其目的是帮助研究人员理解个体间的遗传变异如何导致药物反应间的差异。该数据库定期更新，可作为遗传和临床信息的绝佳来源。

多项进行中的临床试验旨在研究新药物产品或先前开发药物新适应证的疗效和毒性，已采用药物遗传学检测。因此，药物遗传学指南和与药物同时上市的新型伴随诊断产品将在未来几年内投入使用。此外，如果基因检测可以识别出药物不良反应的高危个体，从而避免该药的使用，那

么先前由于药物不良反应而停止开发的药物可能会被重新考虑。对于本章讨论的各个主要基因，表 11.3 提供了具有药物−基因关联的常见药物清单，这些药物已使用 FDA 若干药物标签进行修订。由于考虑到许多其他药物−基因组合也可能导致额外的药物标签修订，因此这里提供的讨论并不全面。此外，后文讨论的许多特定基因在医学的其他领域也有应用，其中一些仅被简要提及。欧洲药品管理局在药品标签中也加入了药物遗传学信息。尽管并非所有欧洲国家均参与其中，但欧盟仍推动药物标签的标准化，并将药物遗传学信息纳入产品特性概要中。表 11.4 提供欧洲药物标签的部分示例，其中可能包括药物遗传学信息及药物标签中的靶向基因信息[38]。下文讨论的具体实例可作为在不断发展的检验医学领域中将药物遗传学原理转化为其他基因−药物组合的指南。

药物基因关联的具体实例

■ 与药代动力学的关系
药物代谢酶
药物代谢酶通常分为第一阶段及第二阶段

（专栏 11.2）。第一阶段反应通过引入或去除一个功能基团将原型化合物转化为极性更强的代谢产物，包括氧化、还原和水解等，这些代谢产物可

专栏 11.2　药物代谢酶反应的分类

- Ⅰ期反应在药物和/或药物代谢产物上引入或去除官能团，通常会增加化合物的极性，并可能改变其药理活性和/或动力学特征。典型反应包括氧化、还原和水解反应。参与第Ⅰ期反应的药物代谢酶实例包括细胞色素 P450（CYPS）和二氢吡咯-咪唑脱氢酶（DPD）。
- Ⅱ期反应将药物和/或药物代谢产物与一些化学基团结合，这些化学基团常导致药物及其代谢产物解毒/失活，从而促进药物代谢。Ⅱ期药物代谢酶通常为转移酶，如 N-乙酰转移酶（NATS）、UDP-葡萄糖醛酸基转移酶（UGTS）和硫嘌呤-S-甲基转移酶（TPMT）。

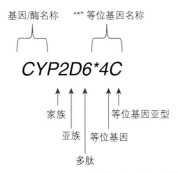

图 11.5　对 *CYP2D6*4C* 等位基因命名法的描述

具有或不具有活性。大多数Ⅰ期反应是由细胞色素 P450 酶（CYP）介导的氧化反应。CYP 是一类含血红素酶，由 *CYP* 基因的一个超家族合成，根据氨基酸同源性分为家族和亚家族。以 *CYP2D6* 为例，CYP 的命名惯例如图 11.5 所示，表明基因和蛋白质的核心名称是共享的，用于标识家族、亚家族和多肽，即同工酶。变异等位基因的名称随蛋白质的名称而改变。当提及某基因时，名称应为斜体，而相关蛋白的名称不应为斜体。

　　CYP 的遗传变异体与酶活性、稳定性和/或底物亲和力的变化有关，而这些变化可导致临床显著表型。所有 *CYP* 基因的等位基因均根据国际共识，依据星标命名法来描述，后面通常会跟有一个字母用以描述等位基因的亚型[39, 40]。亚型通常对临床表型无影响，但对于单倍体分配和相关研究有重要作用[41]。*CYP2D6* 常见的等位基因及预测的功能结果如表 11.5 所示。尽管一个等

位基因的定义可能涉及多个变异体的检测，但通常选择一个共同的单核苷酸位点变异作为检测各等位基因的主要分析目标。在多数情况下，检测其他变异体也有助于对等位基因准确分类。例如 *CYP2D6* c.100C > T 变异体（rs1065852）即存在于表 11.5 所示的 3 个等位基因中。将 *CYP2D6*4* 或 *CYP2D6*36* 错误分类为 *CYP2D6*10* 将导致表型预测错误。美国病理学家学会在其能力测试中，观察到这种错误的分类是由于错误的分析结果或结果解释而产生[42]。表 11.6 描述了来自 *CYP2D6* 基因型的表型预测分配情况。酶活性评分是研究 *CYP2D6* 表型特征的替代方法[43, 44]。在快速代谢分类中得到的活性评分范围相对较宽，由于评分仅反映了所代表的实际等位基因，因此对真实表型的预测未必更为准确。

　　编码Ⅱ期反应的基因变异体也可能导致酶活性、稳定性和/或底物亲和力的改变，并导致药代动力学变化和药物不良反应的发生[45]。这些酶通常不会被诱导或抑制到与 CYP 相当的程度。然而，通过耗尽转移所需底物或辅助因子，如谷胱甘肽或乙酰辅酶 A，也将阻止相应转移反应发生。与 CYP 一样，Ⅱ期反应酶的命名惯例通常也依据星标等位基因命名[46-49]。

　　药物间或食物与药物间的相互作用经常发生在药物代谢阶段，尤其在同时使用多种药物的情况下更为引人关注。药物可分为诱导剂及强、中、弱抑制剂（专栏 11.3）。一些药物可同时作为同一种酶的底物、诱导剂或抑制剂。常见的食品与药物的相互作用有葡萄柚汁对 CYP3A4 的抑制作用[50, 51]。对于遗传上是中间代谢、快速代谢或超快速代谢的人而言，其代谢表型可通过药物间相互作用来调节[52]。在个体的活性评分中考虑药物相互作用，将提高基于基因型的表型预测的准确性[43]。例如，表 11.6 中每种表型依据基因型的活性评分均可通过将其乘以抑制剂评分进行调整，以提高表型预测的准确性。根据处方中的药为强、中或弱抑制剂，其抑制剂得分分别为 0、0.5 或 1。对于慢代谢的人而言，药物间和/或食物药物间的相互作用预计不会影响药物和剂量选择。

　　细胞色素 P450 2D6（CYP2D6）· 已知 CYP2D6

表11.5　CYP2D6 常见的星标（*）等位基因定义示例

等位基因	核苷酸变化（cDNA）#	影　响	酶 功 能
CYP2D6*1	无		正常
CYP2D6xN	基因扩增（多拷贝）	取决于等位基因	功能性等位基因增加，对非功能等位基因无影响
CYP2D6*2A	−1584C > G、−1235A > G、−740C > T、−678G > A，内含子 1 中 CYP2D7 的基因转换，1661G > C、2850C > T、4180G > C	R296C、S486T	正常
CYP2D6*3A	2549delA	移码突变	无功能
CYP2D6*4A	100C > C、974C > A、984A > G、997C > G、1661G > C、1846G > A、4180G > C	P34S、L91M、H94R、剪切缺陷、S486T	无功能
CYP2D6*5	基因缺失		无功能
CYP2D6*10A	100C > T、1661G > C、4180G > C	P34S、S486T	功能下降
CYP2D6*17	1023C > T、1661G > C、2850C > T、4180G > C	T1071、R296C、S486T	功能下降
CYP2D6*36（单个）	−1426C > T、−1235A > G、−W00G > A、100C > T、310G > T、843T > G、1039C > T、1661G > C、2097A > G、3384A > C、3582A > G、外显子 9 中 CYP2D7 基因转换、4180G > C	P34S、P469A、T470A、H478S、G479R、F481V、A482S、S486T	无功能
CYP2D6*41	−1235A > G、−740C > T、−678G > A、内含子 1 中 CYP2D7 的基因转换、1661G > C、2850C > T、2988G > A、4180G > C	R296C、剪切缺陷、S486T	功能下降

注：# 当序列已知时，粗体标记的核苷酸变异代表了造成该影响的主要改变。数据来源于 Sim SC, Ingelman-Sundberg M. The Human Cytochrome P450 (CYP) Allele Nomenclature website: A peer−reviewed database of CYP variants and heir associated effects. Hum Genomics 2010; 4: 278−281。

表11.6　CYP2D6 表型的分配情况汇总

星标（*）等位基因的预测功能	星标等位基因（由基因型决定）	二 倍 体	基于二倍体的预测表型	基于二倍体的预测活性分值
功能增强		两个拷贝及以上功能正常的等位基因	超快速代谢型（～2% 的人#）	> 2.0
功能正常	*1、*2、*33、*35	两个功能正常或功能下降的等位基因；一个功能等位正常的基因和一个功能下降或无功能等位基因	广泛代谢型（～80% 的人#）	1.0～2.0
功能降低	*9、*10、*17、*29、*36、*41	一个功能下降和一个无功能的等位基因	中间代谢型（～10% 的人#）	0.5
无功能	*3、*4、*5、*6、*7、*8、*11、*12、*13、*14、*15、*16、*18、*19、*20、*21、*36、*38、*40、*42、*44、*68、*92、*100、*101	两个拷贝及以上的无功能等位基因	代谢不良型（～8% 的人#）	0

注：# 实际患病率取决于不同种族，此处显示的百分比代表基于已公布的总人口的估计数。数据来源于 Kroetz DL, Yee SW, Giacomini KM. The pharmacogenomics of membrane transporters project: research at the interface of genomics and transporter pharmacology. Clin Pharmacol Ther 2010; 87: 109−116。

酶能代谢数百种药物和环境毒素，且它与多数不良药物事件有关。因此，CYP2D6 成为 100 多个 FDA 发布的公共卫生咨询和标签修订的主题，并被纳入数十个临床实践指南中 [51, 53]。许多药物标签修订和共识指南都聚焦于神经精神类药物，其中 84%（截至本文撰写之日，34 种药物中的 27 种）将

CYP2D6 作为重要的生物标志物[54]。

CYP2D6 多肽由 497 个氨基酸组成，它基因含有 4 408 个碱基对，位于染色体 22q13.2，邻近两个与其同源性大于 90% 的假基因（CYP2D7 和 CYP2D8）。目前已有研究已经描述了 100 多种 CYP2D6 基因的等位基因变异[40, 55, 56]。由于假基因的存在、已知的大量遗传变异及其复杂性，以及确定基因剂量（特别是基因重复和缺失）的需求，因此 CYP2D6 的基因分型极具挑战性[57]。表 11.5 显示了 CYP2D6 的命名和其一些常见的等位基因的例子，表 11.6 显示了相关的表型预测结果。等位基因的频率在人群中有所差异。白种人中最常见的变异等位基因是 CYP2D6*4（18%），而非洲裔美国人、中东和东亚人群中最常见的变异等位基因分别是 CYP2D6*17（18%）、CYP2D6*41（22%）和 CYP2D6*10（42%）[55]。

三苯氧胺：三苯氧胺是一种广泛应用于治疗和预防乳腺癌的抗雌激素前体药物。它通过调节雌激素受体（ER）发挥其治疗作用，从而抑制雌激素介导的细胞增殖。因此，激素敏感性乳腺肿瘤（ER 阳性）最有可能对三苯氧胺产生反应。乳腺癌临床试验协作组的一项荟萃分析显示，对早期 ER 阳性乳腺癌患者 15 年的随访，5 年三苯氧胺治疗可使复发率降低 50%，死亡率降低 33%[58]。然而，三苯氧胺治疗成功与否因人而异，有 30%～45% 的经三苯氧胺治疗的患者复发或死于复发性癌症[59]。

如图 11.6 所示，三苯氧胺可由多种 Ⅰ 期和 Ⅱ 期酶代谢[60]。其疗效的缺乏部分可以通过个体间三苯氧胺代谢激活的差异来解释。作为一种前体药物，三苯氧胺必须经代谢成为活性产物，才能达到预期治疗效果。其中，最有效的抗雌激素代谢产物是 4-羟基三苯氧胺和内昔芬（4-羟基，N-地甲基三苯氧胺），它们对雌激素受体的亲和力比母体药物三苯氧胺高出约 100 倍[61]。与非活性代谢物 N-地甲基三苯氧胺和三苯氧胺本身的浓度相比，这些活性代谢物的浓度取决于 CYP2D6 的表型。血液中的内昔芬治疗范围尚未确定，但由于其代谢产生量大于 4-羟基三苯氧胺，因此内昔芬在很大程度上被认为是三苯氧胺的抗雌激素作用的主要原因。大量证据表明，CYP2D6 是生产内昔芬的主要途径，因此 CYP2D6 受损患者比 CYP2D6 快速代谢表型患者产生更少的内昔芬[43, 62]。此外，在快速代谢表型患者使用 CYP2D6 强抑制剂如氟西汀或帕罗西汀时，会导致慢代谢表型和低内昔芬浓度；接受 CYP2D6 强抑制剂治疗的患者和已知 CYP2D6 慢代谢患者也较少出现常见的抗雌激素药物不良反应，如潮热等[61, 63, 64]。

对 CYP2D6 变异体行治疗前的药物遗传学检测，可以提示患者是否是三苯氧胺的良好候选者，对此荷兰药物遗传学工作组已经发布指南[60, 65]。抗雌激素药物的替代药物，如芳香化酶抑制剂，可供慢代谢或中间代谢的绝经后妇女使用。国际三苯氧胺药物基因组学联合会进行了一项荟萃分析，其中 CYP2D6 慢代谢者倾向于低侵袭性无病生存，但尚未达到统计学意义[66]。但关于三苯氧胺治疗和 CYP2D6 治疗结果的大量争议阻碍了治疗前检测的普及。为了优化三苯氧胺治疗，其他药代动力学基因的作用及三苯氧胺的药效动力学也应纳入考虑范围。代谢产物浓度与治疗结果和药物副反应可能性之间的关联也在其中起到一定作用[67, 68]。

可待因：可待因是一种从阿片中提取或通过甲基化吗啡制备的生物碱，是一种广泛使用的镇痛药物。它必须通过主要由 CYP2D6 介导的去甲基化反应激活转化为吗啡，才能产生镇痛作用（见图 11.3）。因此，CYP2D6 慢代谢者无法激活可待因，临床则应避免该药物的使用，因为无法达到预期疗效。而中间代谢患者可能需要比快速代谢患者更高剂量的可待因。临床药物遗传学实

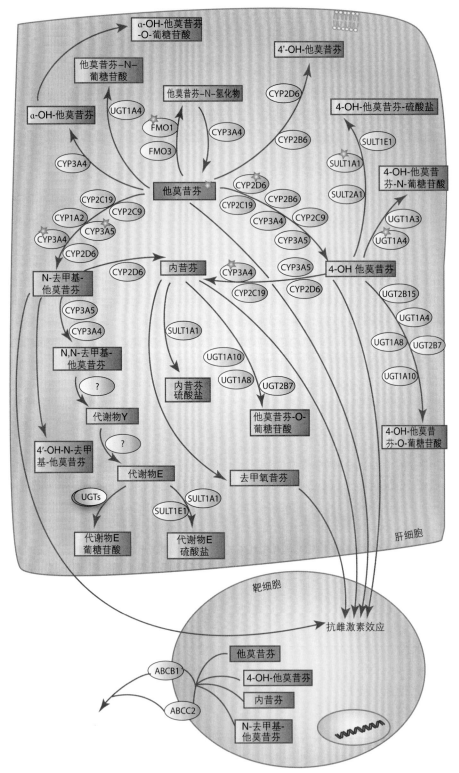

图11.6 他莫昔芬（三苯氧胺）的药代动力学示意图。紫色方框表示他莫昔芬和代谢物，蓝色椭圆是肝细胞中药物代谢酶的编码基因。靶细胞中的蓝色椭圆为编码 P-糖蛋白的基因，P-糖蛋白介导他莫昔芬及其代谢物向细胞外转运。黄色的星星代表主要通路。他莫昔芬代谢途径广泛，但主要途径是由 CYP3A4、CYP3A5 和 CYP2D6 介导的 4-羟基化和 N-去甲基化，产生活性代谢物 4-羟基他莫昔芬（4-OH 他莫昔芬）和内昔芬。内昔芬的浓度大约是 4-OH 他莫昔芬的 10 倍，因此它被认为是他莫昔芬抗雌激素作用的主要原因。这些活性代谢物最常通过 SULT1A1 介导的共轭反应灭活；N-去甲基他莫昔芬是最常见的代谢物，无活性。他莫昔芬也通过黄素单加氧酶（主要为 FMO1）代谢为他莫昔芬-N-氧化物，其可通过 CYP3A4 途径重新生成他莫昔芬。他莫昔芬及其代谢物通过与靶细胞（乳腺癌细胞）上雌激素受体的相互作用发挥其疗效。然而，如果 P-糖蛋白转运体将他莫昔芬和代谢物从细胞中排出从而使细胞内浓度小于治疗浓度，则可能导致疗效不确切（经许可引自 Klein DJ, Thorn CF, Desta Z,et al. PharmGKB summary: tamoxifen pathway, pharmacokinetics. Pharmacogenet Genomics 2013; 23: 643–647）

施联盟发布的指南（CPIC）建议，如果 CYP2D6 中间代谢者对可待因无反应，应寻求替代镇痛措施。而超快速代谢患者则应避免可待因的潜在毒性作用[69]。在典型的快速代谢者中，大约 10% 的可待因可转化为吗啡。给具有超快速代谢表型的人使用可待因应注意安全问题，因为该类患者体内可以产生的吗啡浓度高于预期，从而产生用药过量和阿片类中毒的风险。在一项病例报告中，我们观察到一名 62 岁具有超快速代谢表型的男性在服用中等剂量的可待因后出现呼吸抑制和昏迷，其体内吗啡浓度比预期高出 80 倍[70]。当给具有 CYP2D6 超快速代谢表型的哺乳期妇女使用可待因时，由于母乳中的吗啡浓度高于预期，婴儿可能会发生类阿片毒性反应[71, 72]。扁桃体切除术和腺样体切除术后接受可待因止痛的儿童也易患阿片类药物诱导的呼吸抑制，虽为意外但可能致命[73]。基于这些原因，可待因和 CYP2D6 药物遗传学协会已被纳入一些机构通过电子健康记录的临床决策支持工具[74, 75]。对于其他利用 CYP2D6 活化的阿片类前药，如曲马多，也存在类似阿片类毒性的药物遗传易感性[69]。

抗抑郁药：抗抑郁剂给药具有挑战性，因为评估疗效需要数周时间，而优化剂量则可能需要长达数月的试错[76]。目前多种可供使用的抗抑郁药物是 CYP2D6 的底物，也有多数是其抑制剂。目前，已有 CYP2D6 相关毒性及死亡病例的报道，如一名慢代谢型的儿童被开具抗抑郁药氟西汀致其死亡。氟西汀是一种选择性血清素再摄取抑制剂，通过脱甲基形成其唯一的活性代谢产物去氟西汀[77]。尽管参与氟西汀的代谢的 CYP 酶有若干种，CYP2D6 介导的代谢通路仍被认为是其主要代谢途径。CYP2D6 同时也被氟西汀和去氟西汀抑制，后者被归类为强抑制剂，在治疗开始几周内可导致药物和代谢产物半衰期延长（见专栏 11.3）。CYP2D6 慢代谢者需较低剂量的氟西汀，也可通过其他不依赖 CYP2D6 代谢的药物进行病情管理[78, 79]。

三环类抗抑郁药物如去甲替林也通过 CYP2D6 代谢。药物浓度与 CYP2D6 的表型和基因型之间的关系已被广泛应用于去甲替林中。如

表 11.7 所示，相对于快速代谢者，CYP2D6 慢代谢者推荐使用低剂量的去甲替林以产生类似的活性药物血清浓度。去甲替林也是阿米替林的活性代谢产物，由 CYP2D6 羟基化形成非活性代谢产物（10-羟基去甲替林）。阿米替林、去甲替林及其他三环类抗抑郁药等药物的清除率在 CYP2D6 慢代谢患者中降低 50% 以上[80]。三环类抗抑郁药的治疗指数较窄，与可能严重危及生命的药物不良反应相关。尽管存在这些顾虑，但因其应答率高于许多其他类型的抗抑郁药且以通用（经济有效）的形式提供，因此这些药物仍具有吸引力。CYP2D6 基因分型可用于在治疗前判断患者对阿米替林和去甲替林的药物不良反应为高危或低危。例如，在使用这些药物治疗期间出现药物不良反应的患者中，有两个功能性 CYP2D6 等位基因的患者比例为 12.1%，而有一个功能性等位基因的携带者比例为 76.5%[81, 82]。

CPIC 根据 CYP2D6 的表型或活性评分推荐三环类抗抑郁药的使用剂量。慢代谢及超速代谢者应分别规避药物毒性和缺乏疗效带来的风险，中间代谢组应考虑减少 25% 的用药剂量[83]。而针对这些药物、血清素选择性再摄取抑制剂和其他抗抑郁药的标准剂量调整建议也已公布[84]，建议剂量调整示例见表 11.7，从减少 75% 的剂量（例如，针对 CYP2D6 慢代谢者使用地西帕明时）到超过推荐剂量的 2 倍（对 CYP2D6 超快速代谢者使用地西帕明时）。下文所讨论 CYP2C19 表型的作用也与许多抗抑郁药的药物和剂量选择决策相关[65, 84, 85]。通过药物治疗监测来评估活性药物和药物代谢产物的比率，将有助于识别和管理表型变异，并优化抗抑郁药物的使用剂量[50, 54, 82, 86]。

细胞色素 P450 2C9（CYP2C9）：CYP2C9 酶是 CYP2C 家族的成员，该家族包括 CYP2C8、CYP2C9、CYP2C18 和 CYP2C19。CYP2C9 均由同一基因（*CYP2C9*）编码，该基因主要在肝脏中表达。CYP2C9 在肝脏中的酶浓度仅次于 CYP3A4[87, 88]，与 15%～20% 药物的代谢相关。通过 CYP2C9 代谢的药物包括维生素 K 依赖性抗凝剂（如华法林）、抗惊厥药、非甾体抗炎药、抗糖尿病药、降胆固醇药、血管紧张素受体阻滞

剂和用于治疗感染的药物等。目前已有针对部分 CYP2C9 的底物，已提出基于基因型的给药指南[89]。CYP2C9 通过药物间相互作用受到诱导和抑制，从而影响其表型。例如，利福平对 CYP2C9 的诱导将显著提高其药物清除率，可降低药物清除率的常见 CYP2C9 抑制剂包括胺碘酮和氟康唑[91, 92]。根据 CYP2C9 是否激活或灭活药物，联合使用 CYP2C9 底物和诱导剂或抑制剂可导致危及生命的药物不良反应[92, 93]。

CYP2C9 基因位于富含 CYP 基因的 10q24 号染色体的 500 kb 区域，其中包含的 CYP 顺序为 CYP2C8-CYP2C9-CYP2C19-CYP2C18[94]。该基因至少有 60 个等位基因变异[95]。白种人中最常见的变异是 CYP2C9*2（c.430C > T，rs1799853），其次等位基因频率为 13%，导致纯合子 p.R144C 变异使酶活性降低至 12%[95, 96]。*CYP2C9*2* 在非洲和印度本地血统的个体中的等位基因频率较低（3%），而在亚洲人群中未检测到。白种人中第二常见的变异体是 *CYP2C9*3*（c.1075A > C，rs1057910），其次等位基因频率为 7%，导致氨基酸（p.R144C）的改变，使纯合子的酶活性降低至 5%[95, 97]。亚洲人、非洲人和印第安人的等位基因频率也较低，分别为 4%、1% 和 6%。在非洲人群中，值得注意的低活性变异体为 *CYP2C9*8*（rs7900194，c.449G > A，p.R150H），其等位基因频率高达 12%，在本章节后续药效动力学部分的华法林的应用（VKORC1）中进行讨论[98, 99]。CYP2C9 与人类白细胞抗原（HLA）有关，亦被 CPIC 纳入苯妥英钠的相关指南中。在不同的人群中，尚存在其他几种低活性 *CYP2C9* 变异体，其等位基因频率在 1%～3%。许多启动子变异体也较为常见，但其临床意义尚未明确，而目前已发表许多检测这类基因变异的方案[100]。大多数方案着眼于检测 *CYP2C9*2* 和 *CYP2C9*3* 的等位基因，一些是 FDA 批准的体外诊断方法，同时也涉及综合性的多重检测[12, 101, 102]。

细胞色素 P450 2C19（CYP2C19）· CYP2C19 酶参与多种治疗性药物的代谢中，如西酞普兰、地西泮、奥美拉唑和氯吡格雷等[50, 51]。*CYP2C19* 基因包含 9 个外显子和 8 个内含子，表现出显著

多变性导致慢、中等、快速和超快速代谢表型。CYP2C19 代谢表型也易受药物间相互作用的影响[103]。尽管至少已发现 30 个 *CYP2C19* 的等位基因变异，但 *CYP2C19*2* 和 *CYP2C19*3* 占慢代谢者的 90% 以上[104]。慢代谢表型在白种人和津巴布韦肖纳族黑种人中发生率在 2%～5%，在亚洲种群为 10%～23%。这种表型来源于两个非功能性等位基因的存在，其中最常见的是 *CYP2C19*2* c.681G > A（rs4244285），占所有慢代谢表型的 75%，可导致剪接缺陷从而丧失酶活性[105]。第二常见的 *CYP2C19* 等位基因（CYP2C19*3，c.636G > A，rs4986893）与慢代谢表型相关，可导致中止密码子提前出现而无法产生活性酶产物[106]。亚洲人群中最常见的是 The *CYP2C19*3*，在东亚人群的等位基因频率为 6%～10%，波利尼西亚人为 13.3%，而白种人则低于 1%[107, 108]。*CYP2C19*2* 或 *CYP2C19*3* 的单一拷贝与中间代谢表型相关，其中患者比例高达 45%[109]。

在白种人和非洲裔美国人中，*CYP2C19*17* 的等位基因频率约为 20%，在拉美裔人中约为 10%，在亚洲人中仅为 3%，中欧人群的等位基因频率为 34%[104, 109]。该等位基因源于该基因的启动子变异体（c.-806C > T，rs12248560），导致其表达增加，因此与 CYP2C19 的"超速代谢表型"有关。根据种群差异，5%～30% 的患者被归类为"超速代谢表型"，因为单个 *CYP2C19*17* 拷贝足以将其分类为超速代谢者[109]。然而，当多个变异被鉴定为顺式时，表型预测会随之发生改变。例如，与 *CYP2C19*4* 等位基因相关变异体（c.1A > G，rs28399504）可能顺式出现在与 *CYP2C19*17* 等位基因相关的变异体中。由于非功能性等位基因的表达增加不会增加酶的活性，因此这种变异组合的预测表型是中间代谢表型[107]。这种单倍型被称为 *CYP2C19*4B* 等位基因，最常在德裔犹太人和西班牙裔犹太人中发现，其频率为 2%[110]。与 *CYP2C19*17* 等位基因相关的变异体也被认为是与 *CYP2C19*2* 相关的变异体的顺式结构，也可预测中间代谢表型[109]。

氯吡格雷：氯吡格雷可抑制血小板聚集，主要与阿司匹林联合使用，以降低冠状动脉疾病、

急性冠状动脉综合征患者和/或经皮冠状动脉介入支架置入术后患者中血栓和缺血性事件的发生率。然而，不少患者未能达到足够的血小板抑制水平，氯吡格雷耐药率约为 30%[111]。对其耐药性的一种解释是，氯吡格雷是一种前体药物，需要代谢为活性代谢产物，活性代谢产物不可逆地抑制血小板腺苷二磷酸受体 P2Y12。携带 CYP2C19*2 和/或 CYP2C19*3 等位基因者体内氯吡格雷活性代谢产物的形成减少，表现为氯吡格雷诱导的血小板抑制作用降低，重大血栓事件的发生率升高[112-114]。对于 CYP2C19 中间或不良代谢者，CPIC 指南建议寻找替代药物如普拉格雷或替卡格雷，因为其不需要 CYP2C19 生物活化。对于 CYP2C19 超快速或快速代谢者，则不建议调整氯吡格雷的剂量[109]。

抗抑郁药：对 CYP2C19 进行基因分型的常见原因之一是对抗抑郁药的药物不良反应作出解释[54, 78]。CYP2C19 是负责将阿米替林转化为其活性代谢物去甲替林的主要酶。将血清或血浆浓度阿米替林和去甲替林作为总体进行检测，是传统上用来指导阿米替林和其他三环类抗抑郁剂剂量的方法[115, 116]。阿米替林、氯丙咪嗪、多西平、丙咪嗪和曲美哌胺的脱甲基过程主要由 CYP2C19 介导，从而形成活性代谢产物。母体药物和活性代谢产物主要由 CYP2D6 介导的羟基化过程灭活。如前所述，CPIC 已发布基于单独或组合的基因分型的三环类抗抑郁药的给药建议[83]。当 CYP2D6 和 CYP2C19 均存在变异时，建议避免使用三环类抗抑郁药。当无 CYP2D6 和 CYP2C19 变异时可采用标准剂量。无论 CYP2D6 基因型如何，CYP2C19 超快速代谢者都应考虑替代药物和/或对治疗药物母体和代谢产物浓度进行监测以优化剂量。如果 CYP2D6 表型正常，CYP2C19 慢代谢者可考虑减少 50% 的剂量，并通过治疗药物监测指导给药[83]。

其他抗抑郁药，如西酞普兰或文拉法辛，也可能受到 CYP2C19 表型的影响。基于 CYP2C19 表型剂量调整建议示例如表 11.7 所示[85]。临床实践指南也已公布血清素选择性再摄取抑制剂和其他抗精神病药物的药物标签，包括药物遗传学

表 11.7 基于 CYP2D6 或 CYP2C19 代谢表型的抗抑郁药物剂量调整示例

	CYP2C19	CYP2D6	代谢表型			
			超快速	广泛	中间	不良
阿米替林	X		141%	105%	87%	70%
		X	138%	114%	90%	67%
西酞普兰	X		130%	107%	87%	59%
地昔帕明		X	207%	136%	76%	25%
多虑平		X	204%	131%	77%	34%
氟伏沙明		X	147%	117%	89%	68%
去甲替林		X	195%	133%	72%	50%
帕罗西汀		X	169%	125%	81%	51%
曲米帕明	X		154%	107%	76%	45%
		X	147%	118%	88%	59%
文拉法辛	X		124%	107%	89%	44%
		X	172%	109%	92%	77%

注：数据来源于 Stingl J, Viviani R. Polymorphism in CYP2D6 and CYP2C19, members of the cytochrome P450 mixed-function oxidase system, in the metabolism of psychotropic drugs. J Intern Med 2015; 277: 167-177。

信息[78, 84, 117]。然而，指导抗抑郁药物治疗的药物遗传学检测尚有争议，目前还未常规开展。

细胞色素 P4503A 家族·CYP3A 家族位于染色体 7q21.3-q22.1 上，包括 4 个编码同名酶的基因：CYP3A4、CYP3A5、CYP3A7 和 CYP3A43，以及 4 个假基因。CYP3A7 在胎儿期表达，CYP3A43 与药物代谢无显著关系。而 CYP3A4 和 CYP3A5 负责目前大约一半使用药物的代谢。CYP3A4 的变异体很少见，但 CYP3A5*3 等位作为一种基因剪接缺陷（rs776746，c.6986A > G）在许多人群中普遍存在。CYP3A5 在白种人和亚洲人中表达率仅为 10%～30%，与观察到的 CYP3A5*3 等位基因功能缺失的高等位基因频率密切相关。因此，70%～90% 的白种人和亚洲人为 CYP3A5 低代谢者[118]。CYP3A5*6（rs10264272，c.14690G > A）和 CYP3A5*7（rs41303343，c.27131 insT）等位基因频率在非洲人群中接近 20%，但在白种人、亚洲人和中东人群中很少见。这些非功能性等位基因也能预测慢代谢表型，约 50% 的非洲裔美国人

被预测为低代谢者。

与其他 CYP 一样，药物间的相互作用是普遍关注的问题。克拉霉素和伊曲康唑等药物通过抑制 CYP3A4 和 CYP3A5 可以产生慢代谢表型[119]，葡萄柚汁也是这些酶的抑制剂[52]，而 CYP3A 家族可由卡马西平、苯妥英钠和常用草药圣约翰草等药物诱导[120]。

他克莫司：免疫抑制剂他克莫司常用于预防实体器官移植中的排斥反应。这种药物的治疗指数很窄，需常规监测以达到和维持治疗的血药浓度。如果血药浓度不足，可能会导致急性排异反应，而过量给药会导致危及生命的毒性反应。预测患者治疗前的目标剂量，尤其是在移植后的早期，可以减少剂量误差。

他克莫司主要由 CYP3A4 和 CYP3A5 介导的脱甲基和羟基化灭活。一篇包含 21 项研究的荟萃分析表明，具有 CYP3A5*1/*1 或 CYP3A5*1/*3 基因型的患者发生移植排异反应的风险显著升高[121]。CYP3A5 *3/*3 基因型预测的剂量需求低于快速代谢（如 CYP3A5*1/*1）或中间代谢表型（如 CYP3A5*1/*3）。CPIC 指南建议慢代谢者采用标准剂量，快速代谢和中间代谢者使用标准剂量 1.5～2 倍的高剂量，然后进行药物治疗监测以优化剂量[9]。这些适用于儿童患者和成人，不需考虑器官移植的类型。然而，在肝移植中应考虑器官供体的 CYP3A5 基因型，因为供体和受体基因型对他克莫司代谢的相对意义尚不明确。

二氢嘧啶脱氢酶·5-氟尿嘧啶（5-FU）分解代谢的限速步骤是经由的二氢嘧啶脱氢酶（DPD）将 5-FU 转化为二氢氟尿嘧啶（DHFU）[122]。5-FU 的主要活化机制被认为是转化为一磷酸氟脱氧尿嘧啶（FdUMP），该过程抑制的胸苷酸合成酶是叶酸同型半胱氨酸循环、嘌呤和嘧啶合成的重要组成部分。增加碱基切除修复所导致的损伤会引发 DNA 断裂，最终导致细胞死亡。此外，三磷酸氟尿嘧啶（FUTP）的代谢产物可用于 RNA 合成，取代尿苷三磷酸，从而干扰 RNA 加工和蛋白质合成。接受 5-FU 治疗的患者中，10%～40% 会产生严重毒性反应，如中性粒细胞减少、恶心、呕吐、严重腹泻、口腔炎、黏膜炎、手足综合征和神经病变[123, 124]。FDA 的氟嘧啶标签表明，编码 DPD 的基因（DPYD）变异可增加不良反应和潜在中毒事件的风险，因此该药物禁用于已知 DPD 缺乏的患者中。然而，药物标签中并未提及 DPD 活性的遗传检测或筛选，部分原因是并非变异均产生毒性作用，且治疗方案在整个研究中未标准化[125]。

在 DPYD（位于 1P21.3 号染色体）中已发现 13 个以上的变异等位基因，星标（*）等位基因命名法通常用于描述 DPYD 单倍型，但是大多数等位基因是由一个单一变异体定义的[126]。外显子 14 是由 165 个碱基对构成的用于编码 DPYD 蛋白 581～635 氨基酸残基的片段。最常见的变异是 DPYD*2（c.1905t1G > A, rs3918290），会导致其外显子 14 丢失[127]。在白种人群中，*2 变异的频率为 0～3.5%[41]。

二氢嘧啶脱氢酶（DPD）缺乏症是一种常染色体隐性遗传疾病，其特征是病情差异较大，某些个体存在神经系统问题，而某些个体无症状或体征。在患有严重 DPD 缺乏的个体中，这种缺陷在婴儿期变得明显，表现为反复发作、智力低下、小头畸形、肌张力过大、运动技能发育迟缓（如行走），以及影响沟通和社会互动的自闭症行为。在患有 DPD 缺乏症的人中，已鉴定出 50 多种 DPYD 基因突变。据估计，3%～5% 的白种人存在部分 DPD 缺乏，0.2% 存在完全 DPD 缺乏[129]。

DPYD 的基因检测通常针对 DPYD*2（称为 *2A）活性降低的等位基因的靶向基因分型；然而，多种其他变异等位基因已被鉴定[41, 129]。全基因测序可检测到所有 DPYD 变异，但罕见或新的变异未必具有显著的临床意义[130, 131]。此外，其他基因也可能影响机体对 5-FU 反应，包括靶向 DPYD 基因检测无法探测到的基因，如 ABCB1、MTHFR 和 TYMS 等。直接评估 DPD 酶活性是 DPYD 基因分型的替代策略，包括血浆中二氢尿嘧啶 / 尿嘧啶测定、尿嘧啶呼吸试验法和外周单核细胞中 DPD 活性检测[132]。

氟嘧啶：即 5-氟尿嘧啶、卡培他滨、替加氟，广泛应用于实体瘤的治疗，包括乳腺癌和结直肠癌，通常与其他抗肿瘤药物联合使用[131]。

卡培他滨和替加氟均是可代谢为 5-FU 的非活性前体药物。

　　DPYD 基因型指导氟嘧啶给药的临床应用是基于多项前瞻性研究、回顾性遗传研究、严重毒性反应患者的病例研究和荟萃分析的[128, 130, 133]。这些数据联合表明，在 *DPYD* 等位基因功能缺失导致的杂合子患者中，5-FU 清除率显著降低，比无变异患者低 40%～80%。[134]

　　尽管缺乏直接评估 *DPYD* 基因分型的前瞻性随机临床试验，现有的关于 *DPYD* 和氟嘧啶反应的文献仍促使 CPIC 提出指南提出建议：对携带一个无功能性 *DPYD* 变异杂合子患者的起始剂量减少 50%，对于携带两个无功能性 DPYD 变异（即纯合子或复合杂合子）的患者建议采用替代治疗方案[125]。表 11.8 对这些指南进行了总结。

　　乙酰转移酶（NAT1 和 NAT2）· N-乙酰转移酶（NAT）多态性是最早公认的药物遗传靶点之一。NATS 是 Ⅱ 期代谢酶，可催化乙酰基部分从乙酰辅酶 A 转移到均环和杂环的芳香胺和肼。底物包括药物、致癌物、毒物，以及内源性化合物。NAT 有两种形式，两者的氨基酸序列具有 81% 的相似性，由同名基因（*NAT1* 和 *NAT2*）编码。由于 NAT1 酶不稳定，比 NAT2 酶更难研究，但这两种酶对大多数底物都有亲和力。慢代谢表型可能影响某些人群的 90%，其表现为蛋白质表达、蛋白质稳定性和/或酶动力学方面的改变。

　　三种 *NAT* 基因定位于 8p22 号染色体上，其中 *NAT1* 和 *NAT2* 基因共享 87% 的核苷酸序列，而第三个基因 *NATP* 被认为是非编码假基因。已发表共识命名法中，*NAT1*3* 和 *NAT2*4* 被认为是正常等位基因，而 *NAT2*5*、*6*、*7*、*13* 和 *14* 等位基因被认为占慢速乙酰化表型的 99% 以上[49, 135]。NAT2 慢乙酰化患者常见于多种人群，包括大约 83% 的埃及人、40%～60% 的白种人、欧洲人和非洲裔美国人、10%～30% 的亚洲人及 5% 的加拿大因纽特人[136]。

　　临床应用：基因分型可以很好地预测 NAT 表型，其与 NAT2 表型一致性高达 90%～100%。然而，由于临床实用性有限，基因和表型分型均未得到广泛应用。对于许多 NAT 药物底物，乙酰化状态是通过非遗传因素途径调控的。例如，定时采集的血液样本中对抗心律失常药物普鲁卡因胺与活性代谢物 N-乙酰普鲁卡因胺进行常规监测，根据原型/代谢物调整普鲁卡因胺的剂量。对异烟肼而言，与之相关的神经病理不良药物反应与吡哆醇缺乏有关，可以通过对所有患者联合使用吡哆醇来避免此类反应的发生。此外，异烟肼的给药间隔从每周 1 次调整为每周 2 次，以弥补快速乙酰化剂对常规给药剂量不容易产生反应的缺陷。

　　NAT 状态与免疫疾病的发生风险有关，如类风湿性关节炎、系统性红斑狼疮和一些癌症，特别是膀胱癌、肺癌、胃癌和结直肠癌等。这些风险可能与自然环境和工作环境中的 NAT 底物有关。因此，对 *NAT2* 基因分型及对其他危险因素进行检测，可能对高度环境或职业暴露于 NAT 底物的高危个体尤为重要[137]。葡萄糖-6-磷酸脱氢酶（G6PD）是人类最常见的酶缺陷。其中 G6PD 缺陷是由氧化应激反应引起，可导致新生儿黄疸和溶血性贫血。G6PD 催化磷酸戊糖途径的第一步是产生烟酰胺腺嘌呤二核苷酸磷酸酯（NADPH）[138]。红细胞中没有线粒体，所以 NADPH 对于处理红细胞中的氧化应激反应至关重要。

　　G6PD 基因中已鉴定出 400 多个致病突变，大多数为影响蛋白质稳定性的错义突变[139]。G6PD 变异的命名是基于变异最先出现的位置。由于已鉴定出潜在的 DNA 缺陷，许多被认为是独特的变异型被发现拥有相同的序列。这一发现并不令人惊讶，因为生化特征的界定方法并不十分准确，尤其是在处理不稳定酶如 G6PD 时。根据产生的酶活性水平，所有的 *G6PD* 变异型大致分为五类，其中 Ⅰ 类功能失调最为严重，而 Ⅴ 类酶活性最高（表 11.8）。

　　蚕豆病，一种与蚕豆（蚕豆）摄入有关的病理性疾病，后来被证实为 G6PD 缺陷所致。G6PD 缺乏症是一种 X 染色体连锁的疾病，影响了全世界 4 亿多人和约 1/10 的非洲裔美国男性[140]。由于 G6PD 缺乏可预防疟疾感染，因此它最常发生在非洲、亚洲和地中海的疟疾流行地区[141]。

　　值得注意的是，不同的种族和民族具有不同的主要初始突变类型，如 G6PD 地中海（c.563C >

表 11.8 临床药理学实施联盟（CPIC）推荐的药物 / 基因组合相关剂量指南：
氟嘧啶 /DPYD、拉布立酶 /G6PD 和硫嘌呤 /TPMT

表型 / 基因型	二倍体示例	对结果的影响	剂量建议
DPYD			
纯合子野生型或正常，高 DPD 酶活性（两个或多个功能 *1 等位基因）	*1/*1	氟嘧啶毒性的"正常"风险	使用标签推荐剂量和给药方式
杂合子或中等 DPD 酶活性（一个功能性等位基因 *1，加上一个非功能性等位基因）	*1/*2、*1/*13	低 DPD 酶活性（白细胞 DPD 酶活性为正常人群的 30%～70%），当使用氟嘧啶治疗时发生严重或致命药物毒性反应的概率增加	从初始剂量至少降低 50% 开始，然后根据毒性或药代动力学试验进行剂量滴定（如可行）
纯合子或复合杂合子变体，DPD 缺乏，有药物接触毒性风险，两个非功能性等位基因	*2/*2、*2/*13、*13/*13	DPD 酶活性完全丧失，当使用氟嘧啶治疗时发生严重或致命药物毒性反应的概率增加	选择替代药物，避免使用氟嘧啶
G6PD			
正常型。携带一个非缺陷（Ⅳ类）等位基因的男性或携带两个非缺陷（Ⅳ类）等位基因的女性	男性：B, Sao Boria 女性：B/B, B/Sao Boria	溶血性贫血风险低或下降	使用标签推荐剂量和给药方式
功能缺陷型或携带 CNSHA 的功能缺陷型。携带 Ⅰ、Ⅱ 或 Ⅲ 类等位基因的男性，携带两个缺陷型 Ⅰ～Ⅲ 类等位基因的女性	男性：A-, Orissa, Kalyan-Kerala, Mediterranean, Canton, Chatham, Bangkok, Villeurbanne 女性：A-/A-, A-/Orissa, Orissa/Kalyan-Kerala, Mediterranean/Mediterranean, Chatham/Mediterranean, Canton/Viangchan, Bangkok/Bangkok, Bangkok/Villeurbanne.	急性溶血性贫血风险	选择替代药物，避免使用拉布立酶
可变型。携带一个非缺陷等位基因（Ⅳ类）和一个缺陷型等位基因（Ⅰ～Ⅲ类变异体）的女性	B/A-, B/Mediterranean, B/Bangkok	未知的溶血性贫血风险	必须测量 G6PD 酶以确定表型，否则应避免使用拉布立酶；考虑使用别嘌醇
TPMT			
野生型纯合子或正常、高活性（两个功能性 *1 等位基因）	*1/*1	"正常"（低）浓度的硫鸟嘌呤核苷酸代谢物。注意：使用巯基嘌呤或硫唑嘌呤后，硫鸟嘌呤及其核苷酸代谢物浓度会升高 5～10 倍	使用标签推荐的剂量和剂给药方式。根据骨髓抑制程度和疾病特异性指南进行调整。每次剂量调整后予以 2～4 周达到稳定状态
杂合子或中等活性（一个功能性等位基因 *1，加上一个非功能性等位基因）	*1/*2、*1/*3A、*1/*3B、*1/*3C、*1/*4	中到高浓度的硫鸟嘌呤核苷酸代谢物	将剂量降低 30%～50%，并根据骨髓抑制程度和疾病特异性指南进行调整。每次剂量调整后予以 2～4 周达到稳定状态
纯合子或复合杂合子变异体、突变、活性降低或缺失（两个非功能性等位基因）	*3A/*3A、*2/*3A、*3C/*3A、*3C/*4,	极高浓度的硫鸟嘌呤核苷酸代谢物；无需降低剂量即有致命毒性	每日剂量减少 10 倍，每周 3 次，而非每日使用；根据骨髓抑制程度和疾病特异性指南进行调整。每次剂量调整后予以 4～6 周达到稳定状态。对于非恶性疾病，考虑非硫嘌呤替代方案

注：氟嘧啶和 DPYD 的数据来自 Caudle KE, Thorn CF, Klein TE, et al. Clinical Pharmacogenetics Implementation Consortium guidelines for dihydropyrimidine dehydrogenase genotype and fluoropyrimidine dosing. Clin Pharmacol Ther 2013; 94: 640-645。拉布立酶和 G6PD 的数据来自 Relling MV, McDonagh EM, Chang T, et al. Clinical Pharmacogenetics Implementation Consortium (CPIC) guidelines for rasburicase therapy in the context of G6PD deficiency genotype. Clin Pharmacol Ther 2014; 96: 169-174。硫嘌呤和 TPMT 的数据来自 Relling MV, Gardner EE, Sandborn WJ, et al. Clinical Pharmacogenetics Implementation Consortium guidelines for thiopurine methyltransferase genotype and thiopurine dosing. Clin Pharmacol Ther 2011; 89: 387-391。

T）变异，这在考虑基因检测时具有重要意义（见下文）。G6PD 酶催化磷酸戊糖途径的第一步反应，该途径产生抗氧化剂以保护细胞免受氧化应激反应影响[142]。激发红细胞氧化应激的因素可导致 G6PD 缺乏症患者出现溶血性贫血及相关症状[140]。

如果缺乏足够的功能性 G6PD，红细胞就无法保护自己免于活性氧物质的破坏及随后的溶血反应。感染、某些药物和蚕豆摄入等因素会增加活性氧的含量，从而导致红细胞溶血的速度快于身体所能代偿的速度。红细胞丢失可引起黑尿、脾大、乏力、心率加快、气短、黄疸等溶血性贫血的症状和体征，为 G6PD 缺乏症的特征[140]。

G6PD 变异导致的 G6PD 酶活性不足在半合子男性和纯合子或复合杂合子女性中表现出 G6PD 缺乏的表型。对于 G6PD 缺陷的杂合子女性，由于红细胞的中一条 X 染色体具有随机失活的特性，因此红细胞呈现嵌合状，即存在 G6PD 正常细胞群体和 G6PD 缺陷群，因此很难从生物化学方面诊断 G6PD 缺陷。此外，较男性而言，虽然 G6PD 酶活性为 50% 的女性受影响的程度温和，G6PD 缺乏的红细胞仍有一半机会发生溶血。G6PD 靶向基因分型可以建立 G6PD 缺乏症的分子诊断方法，但预测药物反应依赖于 G6PD 酶活性检测。

G6PD 基因检测通常需对一系列 G6PD 缺陷等位基因进行靶向基因分型，但多种 G6PD 变异已得到鉴定[142]。此外，美国国家新生儿筛查项目在某些州通过基因分型（包括 5 个变种）对 G6PD 缺乏症进行常规检测，并随后进行确认性酶活性检测[143]。

靶向 G6PD 基因分型无法检测到未直接测定的等位基因，因此阴性的基因分型结果并不排除患者携带其他 G6PD 变异体的可能性，全基因测序可对所有 G6PD 变异进行检测。另外，由于其他基因也可能影响对拉布立酶的反应，因此 G6PD 基因检测亦无法给出答案。目前存在可直接评估 G6PD 酶活性的 G6PD 基因分型替代品，可用于明确 G6PD 缺乏症的诊断。

拉布立酶：拉布立酶是经 FDA 批准的一种药物，用于预防和治疗成人和儿童淋巴瘤、白血病和实体瘤化疗期间的高尿酸血症。化疗时，由于癌细胞被破坏，大量尿酸释放入血液。拉布立酶是一种重组的尿酸氧化酶，可将尿酸分解成尿囊素和过氧化氢，然后被肾脏排出体外。尿酸氧化酶的聚乙二醇化形式——培戈洛酶也被 FDA 批准应用于难治性痛风的治疗[144]。值得注意的是，拉布立酶和培戈洛酶有 FDA 标识警告，禁止用于因染色体 Xq28 上的 G6PD 基因突变导致的已知 G6PD 缺陷患者[142]。此外，CPIC 指南（表 11.8）建议对 G6PD 缺陷患者采用替代疗法（如别嘌醇）[145]。

G6PD 基因分型成本效益研究报告的有限数据表明，其筛查可能具有成本效益[146]。在 G6PD 缺乏症患者中，有几种药物出现了一些不良反应，如药物引起的溶血性贫血。因此，诊断为 G6PD 缺乏的个体应避免选择可引发溶血性贫血和其他不良表型的药物治疗方案。

硫嘌呤 S-甲基转移酶·硫嘌呤 S-甲基转移酶（TPMT）是一种 II 期代谢酶，通过 S-甲基化催化硫嘌呤药物（即硫唑嘌呤、巯基嘌呤和硫鸟嘌呤）失活，从而阻碍硫鸟嘌呤核苷酸（TGN）的形成。这类药物是核酸鸟嘌呤的类似物，通过磷酸二酯键与 RNA 和 DNA 结合，最终抑制几种代谢途径并诱导细胞凋亡。此外，巯基嘌呤代谢为一磷酸甲基硫肌苷，抑制嘌呤的从头合成和细胞增殖，从而增加另一种细胞毒性机制。然而，人群中大约 10% 具有中等水平的 TPMT 活性，0.3% 的人群的酶活性较低或不可测，这导致硫鸟嘌呤核苷酸毒性及危及生命的骨髓抑制风险显著增加[147,148]。

表型命名法通常用于描述未检测到基因变异的正常或高功能、具有一个非功能性等位基因的中等功能及具有两个非功能性等位基因的功能缺陷。现已鉴定出 TPMT 基因在 6p22.3 号染色体上的 30 多个变异等位基因，其中许多是与体外活性下降相关的错义突变[46]。星标（*）等位基因命名法用于描述 TPMT 单倍型，大多数等位基因是由一个单一变异体所定义的。唯一的例外是 *3，TPMT*3A 包含两个顺式错义变体 p.Ala154Thr（c.460G > A，rs1800460）和 p.Tyr240Cys（c.719A >

G，rs1142345），而 *TPMT*3B* 仅包含 p.Ala154Thr（c.460G ＞ A，rs1800460）、*TPMT*3C* 仅包含 p.Tyr240Cys（c.719A ＞ G，rs1142345）。*TPMT*3A* 是白种人中最常见的，与低 TPMT 活性相关的变异等位基因（发生频率约为 5%）。当两种变异均存在且个体有白种人血统时，尽管不能排除 *3B/*3C 的可能，但仍应推断该二倍体为 *1/*3a。如果怀疑 *3B/*3C，应使用表型检测来区分 *1/*3A 和 *3B/*3C。*TPMT*3C* 是东亚和非洲裔美国人中最常见的变异等位基因，其发生频率约为 2%。*TPMT*2*（c.238G ＞ C，rs1800462）是第一个被发现的变异等位基因，但在所有研究人群中仅以大约 1% 的等位基因频率出现 [147]。

硫嘌呤用于儿童急性淋巴细胞白血病、自身免疫性疾病、炎症性肠病、狼疮和移植的治疗。具体来说，巯基嘌呤和硫唑嘌呤用于治疗非恶性免疫紊乱，巯基嘌呤用于治疗淋巴恶性肿瘤，而硫鸟嘌呤用于治疗髓系白血病。硫嘌呤是非活性前体药物，由次黄嘌呤鸟嘌呤磷酸核糖转移酶代谢为活性硫鸟嘌呤核苷酸，被硫嘌呤甲基转移酶（TPMT）灭活 [149]。对于传统剂量的硫嘌呤而言，具有两个功能缺失性 *TPMT* 等位基因的个体普遍会经历严重的骨髓抑制，高比例的杂合子个体表现出中到重度的骨髓抑制，而未检测到变异的个体具有较低水平的 TGN 代谢产物和较低的骨髓抑制风险 [147, 150, 151]。

TPMT 的基因检测通常涉及 *TPMT*2*、*3A*、*3B* 和 *3C* 等位基因的靶向基因分型 [152, 153]。如上文所述，对三种常见变异进行基于 DNA 的检测，结果在白种人、非洲裔美国人和亚洲人群中有 80%～95% 具有低和中度酶活性 [154]。其他基因也可能影响机体对硫嘌呤的反应，包括 *ITPA* 等无法通过 *TPMT* 基因测试检测到的基因 [130, 131]。已知的启动子区域的三核苷酸重复变异可能解释在 1%～2% 的白种人中的超快速代谢表型 [155, 156]。

目前已存在 *TPMT* 基因分型的替代方法，包括直接检测 TPMT 酶活性和/或 TPMT 代谢物水平。TPMT 的酶活性取决于从采血到分析的时间间隔内的酶活性稳定性，因此该方法受到样本保存和稳定性问题的挑战。此外，由于 TPMT 酶在

红细胞中表达，所以该项检测仅限于在 TPMT 检测前数周内未接受输血的患者，以及在检测时有健康红细胞的患者（通常在急性淋巴细胞白血病时无法做到）中开展。

硫嘌呤：现有数据表明，携带低或无功能的 *TPMT* 等位基因患者在接受硫嘌呤治疗后，发生骨髓毒性的风险较高，需显著降低药物剂量。当基因分型数据可用时，可利用现有证据对 CPIC 治疗指南中 *TPMT* 变异携带者的药物剂量降低情况进行指导 [147]。表 11.8 对这些指南进行了总结。已有关于 *TPMT* 基因分型指导硫嘌呤给药的成本效益研究的报道，但结果常常相互矛盾 [157-159]。

葡萄糖醛酸转移酶 1A1·尿苷二磷酸（UDP）葡萄糖醛酸转移酶（UGT）家族包含 117 个成员，可分为 UGT1、UGT2、UGT3 和 UGT4 4 个家族。UGT1 和 UGT2 是最有效的葡萄糖醛酸化酶，而 UGT1 家族在临床最受关注，对其研究也最为透彻。葡萄糖醛酸化的主要作用是增加化合物的水溶性，使其失活并促进消除。UGT1A1 重要的内源性底物之一是胆红素，UGT1A1 受损可导致胆红素累积。UGT 家族负责数百种化合物的葡萄糖醛酸化，包括激素、类黄酮、环境诱变剂和药物等。大多数 UGT 在肝脏及其他类型的组织如肠道、胃和乳腺组织等中表达。

伊立替康用于治疗转移性结直肠癌，通常与其他抗癌药物（如 5-FU、亚叶酸钙）联合使用，还可与顺铂联合应用于治疗侵袭性小细胞肺癌。伊立替康通过与拓扑异构酶Ⅰ-DNA 复合物结合阻止 DNA 复制发挥其作用，进而导致双链 DNA 断裂和细胞死亡。伊立替康的活性形式是 SN-38，它转化为 SN-38 葡萄糖酸（SN-38G），后者为非活性代谢产物，随后经肠道排出 [23]。SN-38 清除受损可导致严重毒性反应，包括骨髓抑制、腹泻和中性粒细胞减少，而这些均与 *UGT1A1* 基因变异有关 [160]。

目前已鉴定出 *UGT1A1* 基因在 2q37.1 号染色体上的 100 多个变异等位基因，并用星标（*）等位基因命名法来描述 *UGT1A1* 单倍型。其中与临床最相关的变异 UGT1A1 等位基因是 *28，它具有由 7 个胸腺嘧啶腺嘌呤（TA）二核苷酸重

复序列［（TA）7TAA］组成的启动子多态性，而正常的 UGT1A1*1 等位基因有 6 个 TA 重复序列［（TA）6TAA］[161]。非常重要的是，TA 重复序列的长度与 UGT1A1 的表达和活性呈负相关[162]。

UGT1A1*28 等位基因和其他 UGT1A1 的错义突变体与吉尔伯特综合征有关。吉尔伯特综合征是一种以非结合性胆红素升高为特征的常染色体隐性疾病[163]。这种轻微的疾病并不意味着肝脏受损，但会影响几种物质的代谢，这些物质可能在相关个体中导致黄疸和/或因禁食或感染引起的轻微腹痛或恶心。鉴于吉尔伯特综合征患者具有正常的肝功能检测结果且通常无需治疗，因此正确的诊断对于避免不必要的检测而言至关重要。

可导致 UGT1A1 完全缺乏活性的基因突变与 Crigler-Najjar 综合征中出现的严重高胆红素血症有关。Crigler-Najjar 综合征分为两种类型。1 型较为严重，受影响的个体可能会由于胆红素脑病死于儿童时期，经适当治疗可能延长存活时间；2 型则较轻，受影响的个体发展成胆红素脑病的可能性较小，大多数可存活至成年。

UGT1A1 的基因检测通常涉及对 UGT1A1*28 TA 重复多态性的靶向检测。最常见的检测方法是利用荧光 PCR 扩增和毛细管电泳进行片段分离的实验室检测法。值得注意的是，这种分析也可以检测到 5 个［（TA）5TAA］和 8 个［（TA）8TAA］重复等位基因。假定 5 个 TA 重复等位基因可保持有效转录，而非常见的 8 个 TA 重复等位基因与 7 个等位基因（*28）具有相似的伊立替康敏感性。UGT1A1*28 等位基因在白种人和非洲裔人群中很常见（等位基因频率为 26%～56%）。UGT1A1*6 定义为 UGT1A1 211G > A（rs4148323，Arg71Gly），几乎仅出现在亚洲人群中，其发生频率为 13%～25%[164]，而这种变异也与高胆红素血症有关。其他基因也可能会影响伊立替康的毒性风险，包括 CYP3A4 等通过 UGT1A1 基因检测无法检测到的基因[165]。

伊立替康：UGT1A1*28 杂合子和纯合子的酶活性分别降低约 25% 和 70%，而 UGT1A1*28 纯合子的个体由于 SN-38 的累积而增加了骨髓抑制、腹泻和中性粒细胞减少的风险[162]。尽管

美国 FDA 为伊立替康提供的包装说明书包括了因 UGT1A1*28 引起毒性风险的相关信息和相关检测，但临床治疗前无需进行临床 UGT1A1 基因检测；相反，建议根据症状（如粒细胞计数和治疗相关腹泻情况）给予负荷剂量及后续剂量。

在实践和预防工作组对基因组应用的评估中发现，对于接受伊立替康治疗的转移性结直肠癌患者，不推荐常规 UGT1A1 基因分型[166]。荷兰皇家药剂师协会药物遗传学工作组（KNMP-PWG）根据 UGT1A1 基因分型评估了伊立替康的剂量，并建议降低 UGT1A1*28 纯合子患者中接受 250 mg/m² 以上药物剂量者的使用剂量。UGT1A1 基因分型对伊立替康给药的成本效益研究结果表明，仅当降低纯合子个体中伊立替康的剂量不会减少疗效时，UGT1A1*28 检测才可能具有成本效益[167,168]。

药物转运体

药物转运体是通过主动和被动机制介导化学物质进出的膜蛋白[169]，可分为两大家族：三磷酸腺苷结合盒转运蛋白家族和溶质载体家族[170]。当其表达在细胞膜上，且细胞与药代动力学密切相关时，会影响药物的吸收、组织分布和清除。

三磷酸腺苷结合盒转运蛋白·三磷酸腺苷结合盒转运蛋白家族包括几个作为跨膜转运底物的转运蛋白和通道蛋白[171,172]。P-糖蛋白 1（P-gp）是许多三磷酸腺苷结合盒（ABC）转运体中负责细胞内稳态的一种糖蛋白，由多重耐药基因（ABCB1）编码。正如其名称所示，该基因负责多种药物的内外排。ABCB1 存在多种常见编码变异，因其对药物暴露和不良反应的潜在影响而得到研究。然而，遗传与临床表型之间的关系在很大程度上并不一致。迄今尚无对携带 ABCB1 序列变异个体进行药物剂量调整的建议[173]。因此，目前临床上考虑 ABCB1 可能与其在多重耐药和药物间相互作用中的功能有关[174]。

溶质载体有机阴离子转运体·许多药物发挥作用和消除的重要步骤是肝脏摄取。溶质载体有机阴离子转运多肽 1B1（OATP1B1）是人肝细胞基底外侧膜上表达的主要转运蛋白之一[169,170,175,176]。OATP1B1 底物有 HMG-CoA 还原酶抑制剂（他汀类）、作用于血管紧张素系统的药物、部分抗

感染药物及某些抗癌、抗炎和抗组胺药物[177]。OATP1B1 亦可运输内源性化合物，如胆汁酸、甲状腺激素和雌激素等。

OATP1B1 是一种由 691 个氨基酸构成的氨基酸糖蛋白，由溶质载体有机阴离子转运蛋白家族成员 1B1（SLCO1B1）基因编码[178]。SLCO1B1 由 15 个外显子组成，在 12 号染色体上跨越超过 108 kb。目前已描述的 SLCO1B1 的变异体已超过 40 种。其中，有两种变异体具有显著特征：一种具有多态性，通常命名为 388A > G（rs2306283, c.492A > G, p.N130D）；另一种功能低下型变异，通常命名为 521T > C（rs4149056, c.625T > C, p.V174A）。这两种变体处于部分连锁不平衡状态（LD），导致重要的单倍型，不包含任一或两个多态性[179]。欧洲最常见的单倍型 *1A，不包含变异体；亚洲人和非洲人最常见的单倍型 *1B，仅含变异体 388G。变体 521C 在欧洲人、亚洲人和非洲人中的等位基因频率分别为 15%、13% 和 3%。它存在于 3 个单倍型上：单独存于 *5，与 388G 一起存于 *15，与 388G 及其上游变异体 -11187G > A（rs4149015）一起存于 *17[180]。

目前已开展多项关于 SLCO1B1 单倍体功能性的研究[177]。*1B 单倍型（388G）中产生了矛盾的结果，可能是由底物特异性效应或不同的实验条件造成。相比之下，*5、*15 和 *17 单倍型均具有 521C 的共同变异，这些单倍型与 OATP1B1 转运活性降低有关。521C 具有明确的临床相关性，尤其是将辛伐他汀应用于急性淋巴细胞白血病儿童降低胆固醇和大剂量甲氨蝶呤治疗时[179, 181]。此外，已知多种药物化合物可抑制 OATP1B1 转运活性。强抑制剂包括阿托伐他汀、利福霉素抗生素、免疫抑制剂环孢素和他克莫司，以及艾滋病药物利托那韦、洛匹那韦和奈非那韦[177]。

辛伐他汀：辛伐他汀是首个上市的 HMG-CoA 还原酶抑制剂，目前仍是治疗高胆固醇血症最常用的药物[179]。CPIC 指南对该药物进行了讨论。他汀类药物在大多数患者中安全有效，但与约 10% 的患者的肌肉毒性有关[182]。肌肉毒性的临床范围从轻度肌酸激酶（CK）无症状性升高或无肌肉退化迹象的疼痛（肌痛），到存在肌肉退化迹象的疼痛（肌病），最后到伴随急性肾损伤的严重肌肉损伤（横纹肌溶解）[183]。由于肝脏摄取减少，SLCO1B1 521C 变异的纯合子携带者比 T 等位基因纯合子受试者有着更高水平的辛伐他汀酸[184]。由于他汀类药物诱导的肌病是一种剂量依赖性的药物不良反应，因此我们有理由相信 521C 变异体在辛伐他汀治疗期间会增加罹患肌病的风险。与对该药物耐受的患者相比，辛伐他汀诱导的肌病患者的全基因组扫描证实了这一结论[185]。一项研究显示，在使用高剂量辛伐他汀（80 mg/d）时，个体每增加一个 C 等位基因，肌病的优势比便升高 4.5 倍。512C 变异体与他汀类药物不耐受之间的联系已经在一些研究反复证实[186-188]。尽管这种关系已经建立，但是 SLCO1B1 512C 变异并不能解释所有由辛伐他汀引起的肌病。目前国际上的外显子测序的相关研究正在探索其他可能的作用基因[183]。

■ 与药效学的关联

维生素 K 环氧化物还原酶复合物 1

维生素 K 环氧化物还原酶（VKOR）在维生素 K 循环中起到限速作用：将维生素 K 环氧化物转化为维生素 K[189]。凝血因子 Ⅱ、Ⅶ、Ⅸ 和 X 依赖于维生素 K。VKOR 的损伤限制了这些因子的激活，并解释了华法林的抗凝作用。虽然 VKOR 的活性自 20 世纪 70 年代就已确认，但直到 2004 年才对其进行克隆和鉴定[190, 191]。2005 年，数个独立实验室根据低剂量要求，确定了与华法林敏感性相关的常见 VKOR1 变异体[192-194]。随后，多项研究也讨论了 VKOR1 基因变异对华法林剂量要求的影响[195]。

VKORC1 基因位于 16 号染色体上，包含 5 126 个碱基对，分布于 3 个外显子中[191]。VKORC1 变异通常与华法林敏感性有关，同时也与华法林抵抗和多凝血因子缺乏症有关。与华法林敏感性相关的常见变异具有非编码多态性，被认为通过改变 VKOR 蛋白的表达水平发挥作用[196]。华法林敏感单倍体的频率存在种族差异：在非洲裔美国人中约占 10%，在白种人中约占 40%，在亚洲人中约占 90%。由于该基因区域连锁不平衡的水平较高，目前尚未明确介导这种效应的是何种多态性，但是一项关于肝脏表达定量性状位点

（eQTL）的研究指向 *VKORC1* 下游的 rs2303222[95, 197]。目前大多数可行的临床试验检测上游 *VKORC1* 变异 c.−1639G > A（rs9923231）[12]，该变异体可用于对 *VKORC1*2* 单倍型进行分类。通常，该变异体与 *CYP2C9*2*（rs1799853）和 *CYP2C9*3*（rs1057910）共同检测。这些基因和其他基因中的其他变异体如 *CYP4F2*，似乎对白种人的华法林使用剂量影响甚微，但对其他人群可能相当重要[198-200]。

华法林的应用·华法林是一种口服抗凝剂，可用于治疗深静脉血栓形成，预防房颤、复发性卒中、心脏瓣膜假体和术后血栓栓塞疾病（FDA，华法林标签）。华法林应用广泛，但其优势正受到口服新型非维生素 K 拮抗剂的挑战，如达比加群、利伐沙班、艾吡沙班和依杜沙班等[201]。不同个体对华法林的反应存在显著差异，可通过 INR 进行监测（见专栏 11.1）[202]。超出目标 INR 范围 10% 与较高的死亡率、缺血性脑卒中和其他血栓栓塞事件风险相关[203]。

个体对华法林的反应受临床因素的影响，如年龄、性别、体型、饮食、共患病及伴随相互作用的药物，以及参与其药代动力学和药效学的基因变异等[201]。涉及药代动力学的主要基因是 *CYP2C9*，编码一种对华法林代谢过程有重要作用的酶[204]。*CYP2C9* 变异等位基因的携带者对华法林敏感，在使用标准剂量的华法林时可能会产生过量反应[205]。其所涉及的药效学基因为 *VKORC1*，是编码华法林的药物靶点[189]。VKORC1 常见的基因变异与华法林敏感性有关，并且影响高达 1/3 白种人的剂量调整[206]。与正常反应者相比，对华法林敏感的患者在治疗前 90 日的 INR 高于目标范围的时间更长，出血风险更高[207]。

几种由基因型引导的华法林剂量算法已被开发并应用于预测个体的华法林剂量需求[208]。这些算法通常包括 *CYP2C9* 等位基因 *2 和 *3、一个 *VKORC1* 基因变异体及诸如年龄、体型和相互作用药物等因素。剂量修正算法还包括以前的华法林剂量和已有的 INR 数据。华法林剂量算法示例如表 11.9 所示。这些算法的性能因人种而异，其部分原因是所包含变量的频率不同[95]。例如，*2 和 *3 的总等位基因频率可由亚洲人和非洲人中的 4% 至白种人中的 20%（见上文的 *CYP2C9*），从而对白种人中剂量差异百分比较大的情况作出解释。

2009 年，国际华法林药物遗传学联合会预计，通过 *CYP2C9* 和 *VKORC1* 指导华法林给药将改善其管理，特别是针对华法林敏感的患者[209, 210]。至少已有 10 项随机临床试验对基因分型指导给药与标准或临床引导给药进行比较[201]。迄今已完成的两个最大的随机临床试验是 EU-PACT 和美国 COAG 试验[211, 212]。两项试验均整合了 *CYP2C9* 等位基因 *2 和 *3 和 *VKORC1* −1 639G > A，能

表 11.9　华法林剂量预测模型示例

算法类型（参考）	常用输入变量	身体数据输入	其他输入变量	剂量计算参考
IWPC 型维持剂量	*CYP2C9*2*、*CYP2C9*3*、*VKOHC1* rs9923231、	身高、体重	种族、酶诱导剂、胺碘酮	www.nejm.org/doi/full/10.1056/NEJMoa0809329
Gage 等人推荐的维持剂量	年龄	体表面积	种族、胺碘酮、吸烟、VTE、目标 INR	www.warfarindosing.org
Avery 等人推荐的初始剂量		身高、体重	胺碘酮	无法获得
Lenzini 等人推荐的剂量修正		体表面积	种族、胺碘酮、氟伐他汀、脑卒中、糖尿病、目标 INR、既往 INR、3 次既往华法林剂量	www.warfarindosing.org
Hamberg 等人推荐的 PK-PD 模型		体重	基础 INR、目标 INR、剂量间隔 *	www.warfarindoserivision.com

注：IWPC，国际华法林药物遗传学联合会；BSA，体表面积；INR，国际标准化比值；VTE，静脉血栓栓塞；PK-PD，一种基于药代动力学的药理学模型，可用于预测维持剂量、起始剂量和修正剂量，以及预测 INR 随时间的变化情况。完整细节见原始参考文献。* 使用初始剂量后，应增加华法林剂量，INR 观察次数、给药时间和 INR 的血液取样时间。

够评估达到治疗的 INR 范围的主要结局时间。在 EU-PACT 中，基因分型指导给药后，达到 INR 治疗区间内的时间有所增加，而在 COAG 中，两种手段之间无显著差异。在 COAG 中，非洲裔美国人在基因型指导下的结果表现比在临床剂量指导下的更差[201]。这些相互矛盾的结论引发了广泛争议，而给药策略和等位基因频率的差异则可以解释部分结果差异。因此，EU-PACT 将基因型指导的负荷剂量算法与标准负荷剂量进行比较[213]，而 COAG 则将基因型指导的维持剂量算法与临床维持剂量算法进行比较[214]。此外，非洲血统人群中普遍流行的 CYP2C9 变异不能解释拥有 27% 非洲裔美国患者的 COAG 中情况。随后有研究表明，为了避免在对非洲裔美国人给药时出现错误，有必要将 CYP2C9 变异如 *8 纳入考虑范围[98, 99]。此外，VKORC1 解释了非洲裔美国人剂量变异性较小的原因，部分是由于 -1639A 等位基因频率较低[95]。总之，临床有效性研究并不能一致地证明基因型指导给药可以改善华法林的管理。尽管 FDA 和欧洲在药物标签方面做出努力，但对于是否在华法林使用初期进行常规药物遗传学检测，仍无明确建议。

囊性纤维化跨膜电导调节器

囊性纤维化（CF）是白种人最常见的致死性常染色体隐性疾病，发病率估计在 1/12 500～1/3 300。美国约有 30 000 名儿童和成人受其影响，每年约有 1 000 名患者被新诊断为该疾病，其中大多数不满 1 岁[215]。然而，患者的临床表现、严重程度和疾病进展程度存在广泛的变异性，而这可能受到潜在的囊性纤维化跨膜传导调节器（CFTR）基因分型及其他遗传修饰剂和环境因素的影响。虽然在亚洲、非洲和拉丁美洲的部分地区，CF 可能在很大程度上尚未被诊断，但其在全世界范围内的发病率约为 70 000 例[216]。

CF 中突变基因 CFTR 在染色体 7q31.2 上跨越大约 23 万个碱基对，包含 27 个编码外显子。蛋白质 CFTR 属于转运蛋白 ATP 结合盒家族，包含 5 个结构域：2 个跨膜结构域、1 个调节结构域和 2 个与 ATP 相互作用的核苷酸结合结构域。导致 CFTR 蛋白表达异常的突变可使顶端膜上皮细胞电解质出现转运缺陷，进而引发复杂的多系统疾病，涉及呼吸道、胰腺、肠道、男性生殖道、肝胆系统和外分泌系统[215]。

自开展 CFTR 基因检测以来，已鉴定出 1 800 多个突变。人类基因组变异学会（HGVS）命名法用于描述 CTFR 的突变。相对少量的突变占据了大多数 CF 等位基因。其中最常见的突变是 c.1521_1523delCTT，通常被称为 deltaF508。这种突变是一种三碱基对缺失突变，在全世界的 CF 染色体上发生率约 70%，因此大约半数 CF 患者是 deltaF508 的纯合子。突变及其频率因民族而异。美国医学遗传学会和美国妇产科医师协会推荐了一个由 23 个突变组成的跨族群检测组合（由最初的 25 个突变修正而来）进行检测，这些突变发生在来自美国任何一个主要种族的 CF 患者身上的频率均超过 0.1%，在特殊情况下可对另外 4 个变异序列进行鉴定[217-219]。

依伐卡托的应用·传统意义上，治疗 CF 的重点是改善症状（如抗感染、稀释黏液和减少炎症），而非直接针对遗传学原因。依伐卡托（VX-770, Kalydeco）是首个经 FDA 批准，通过改善 CFTR 离子通道的钠离子转运来治疗特定 CFTR 缺陷的治疗药物。最初指征为 6 岁及以上拥有至少一个 G551D 变异体（c.1652g > A）的 CF 患者。FDA 批准的依伐卡托药物标签的指示部分现已修订，包含了额外的 CFTR 阀缺陷变异。在所有这些变异中，CFTR 可正确地定位到上皮细胞表面，但其无法经通道运输氯化物。与 CYP3A 诱导剂（如利福平、圣约翰草）共同使用会大幅度减少依伐卡托，从而降低其疗效。因此 CPIC 并不推荐联合用药[220]。

人类白细胞抗原复合物

人类白细胞抗原（HLA）复合物是免疫系统的基础，因为它参与了外来蛋白的识别。HLA 是人类的主要组织相容性复合物，后者是许多物种共有的基因家族。由相关基因产生的 HLA 蛋白在几乎所有细胞的表面表达，它们可与从细胞中输出的肽类结合。因此，这些肽才能被捕获并被提呈至免疫系统。如果免疫系统将这些肽识别为外来肽（如病毒肽或细菌肽），则会触发受感染细胞凋亡。

HLA 位点由聚集在 6 号染色体上的 200 多个编码细胞表面蛋白质的基因组成，这些蛋白质参与了向免疫系统提呈细胞内抗原的过程。该复合物中的基因分为三类：Ⅰ类、Ⅱ类和Ⅲ类。Ⅰ类基因包括 *HLA-A*、*HLA-B* 和 *HLA-C*。从药物遗传学角度来看，*HLA-B* 基因具有高度的多态性，且其变异与药物超敏反应的关联性最强。截至 2015 年 7 月，世界卫生组织已在人类中识别出超过 3 000 个 *HLA-B* 等位基因，并将其命名标准化。Ⅰ类基因中的变异等位基因由一个字母和最多 4 组由冒号分隔的数字进行分类；密切关联的等位基因具有共同编号[221]。例如，*HLA-B*57:01* 与 *HLA-B*57:03* 的区别仅在于两个碱基替换。*HLA-B* 基因变异与疾病风险相关，特别是免疫介导的炎症性疾病和药物相关的超敏反应。

严重的皮肤反应综合征，如 Stevens-Johnson 综合征和中毒性表皮坏死松解症，属于 B 型药物不良反应，可导致极度疼痛的皮疹，有时甚至危及生命。Stevens-Johnson 综合征与中毒性表皮坏死松解症的诊断依据受影响的皮肤面积，如果中毒性表皮坏死松解症影响体表面积的 30% 以上，表明病情更为严重。总的来说，药物引起的皮肤反应综合征极少发生（1/10 000 ～ 6/10 000），但亚洲人群的发生率大约是其 10 倍，特定药物可引起特征性反应。Stevens-Johnson 综合征的死亡率为 5% ～ 10%，中毒性表皮坏死松解的死亡率则高达 40%，建议选择治疗前检测[222, 223]。

临床应用 · 当今发表的临床共识指南中最具特征的 HLA 药物相关性是：卡马西平与苯妥英的 *HLA-B*15:02*[6, 224]，别嘌醇与 *HLA-B*58:01*[225]，阿巴卡韦与 *HLAB*57:01*[226, 227]。第一个明确具有特征性关联的是阿巴卡韦与 *HLAB*57:01*。这一关联发现于 2002 年进行的一项包括来自 19 个国家的近 2 000 名艾滋病患者的前瞻性双盲随机试验中。等位基因变异的发生概率为 5.6%，等位基因筛选排除了超敏反应，其阴性预测值为 100%，阳性预测值为 47.9%[228]。该关联受到临床界的广泛关注，2008 年艾滋病研究咨询委员会办公室的指导方针也建议对其进行用药前筛查。FDA 也对阿巴卡韦的药物标签进行修改以反映这种关联。2011 年一项类似的针对卡马西平的临床研究报道称，在台湾对近 5 000 名患者进行评估，结果显示在任何筛查为 *HLA-15:02* 阴性的患者中均未观察到药物超敏反应，表明该项检测阴性预测值为 100%[229]。

根据 HLA 等位基因检测选择卡马西平或阿巴卡韦的 CPIC 指南概要如表 11.10 所示。注意到卡马西平的禁忌证也为苯妥英钠的禁忌证，因

表 11.10 临床药物遗传学实施联合会（CPIC）的推荐剂量：基于 *HL4B*75:02* 基因变异的卡马西平和苯妥英及基于 *HL4B*57:07* 的阿巴卡韦使用推荐

表型 / 基因型	结果含义	剂量推荐
HLA-B*15:02		
15:02 等位基因缺失（可能在基因分型试验中报告为"阴性"）	卡马西平和苯妥英相关超敏反应的风险较低或下降	使用标签推荐剂量和给药方式
存在至少一个 *15:02* 等位基因（可能在基因分型试验中报告为"阳性"）	卡马西平和苯妥英相关超敏反应的风险增加	选择替代药物，避免使用卡马西平和苯妥英
HLA-B*57:01		
57:01 等位基因缺失（可能在基因分型试验中报告为"阴性"）	阿巴卡韦相关超敏反应的风险较低或下降	使用标签推荐剂量和给药方式
存在至少一个 *57:01* 等位基因（可能在基因分型试验中报告为"阳性"）	阿巴卡韦超敏反应的风险增加	选择替代药物，避免使用阿巴卡韦

注：完整细节详见原始参考文献。*HLA-B*15:02* 数据来源于 Leckband SG, Kelsoe JR, Dunnenberger HM, et al. Clinical Pharmacogenetics Implementation Consortium guidelines for LA-B genotype and carbamazepine dosing. Clin Pharmacol Ther 2013; 94: 324-328; Caudle KE, Rettie AE, Whirl-Carrillo M, et al. Clinical Pharmacogenetics Implementation Consortium Guidelines for CYP2C9 and HLA-B genotypes and phenytoin dosing. Clin Pharmacol Ther 2014; 96: 542-548; *HLA-B*57:01* 数据来源于 Martin MA, Klein TE, Dong BJ, et al. Clinical Pharmacogenetics Implementation Consortium guidelines for HLA-B genotype and abacavir dosing. Clin Pharmacol Ther 2012; 91: 734-738。

为携带 *HLA-B*15:02* 的人也会发生苯妥英钠相关的皮肤反应[224]。*HLA-B*15:02* 等位基因在亚洲人群较为常见，其与皮肤药物不良反应的关系在亚洲人群已有大量研究[229, 230]。在治疗开始前对高风险等位基因进行检测可以避免药物使用，从而大大降低相关药物不良反应的风险。

HLA 变异的基因检测方法在不同实验室存在较大差异，可从完整的基因测序到仅鉴定具有高风险单倍型的连锁不平衡中的 SNV。例如，*HCP5*（rs2395029）是 *HLA-B*57:01* 的替代标志物，对等位基因的存在具有 99.9% 的预测价值[231, 232]。然而，*HCP5* 可出现一定范围内的拷贝数变化，其相关的 SNV 则可能被删除；这样一来，仅依赖于 SNV 分析可能会产生假阴性结果[233]。通过对 B57 和 B58 血清型进行检测或皮肤贴片测试也可识别过敏风险[223, 228, 234]。

未来趋势

任何存在变异的基因均有潜在的药物遗传学意义。药物遗传学未来的成功取决于对以下几点的理解：① 参与药代动力学和药效学的各种蛋白质之间的相互关系；② 主要通路与次要通路间的平衡；③ 特定药物的作用机制。同样重要的是对单倍型关系、杂合子变异的可能含义及基因剂量的理解，检测内容及其解释需要标准化。虽然大规模的并行测序会增加药物遗传学的复杂性，但也可以提高我们对基因型与表型关系的理解和利用水平。最后，药学专业人员与临床实验室和临床医师紧密合作，以及经济有效商业检测可用性的提高，将提高药物遗传学应用的成功率。

（关明　康志华）

第12章 · 身份识别鉴定

Victor W. Weedn, Katherine B. Gettings, Daniele S. Podini

摘要

背景

人类 DNA 在个体间有足够的变异性，可区分所有个体。此外，DNA 作为终身不变的识别标签，甚至可以从微量的组织和液体中获得。因此，DNA 个体识别鉴定已经成为常规方法用于世界各地的法医实验室中。该基因测试也用于亲子关系和亲属关系的测试，以及某些其他临床应用。

内容

本章介绍了用于法医学、亲子关系、临床实验室的个体鉴定、遗传关系检测的技术和方法。实际上所有这些测试都是基于样品采集、DNA 提取、量化和聚合酶链反应（PCR）扩增后毛细管电泳（CE）和激光诱导荧光仪器的分析。使用美国联邦调查局（FBI）DNA 数据库联合检索系统（CODIS）基因座的短串联重复序列（STR）测试，在美国已成为常规。不久的将来，一套扩展至 20 个的 STR 将取代原来的 13 个位点。Y-短串联重复序列（Y-STR）分析、线粒体 DNA 测序和单核苷酸多态性（SNP）测试是重要的辅助测试。大规模并行测序和快速 DNA 测试将提供新的技术能力。法医检验必须遵守监管链和其他严格标准，并且必须能够承受法庭审查。相同的身份识别测试方法也适用于亲子鉴定，以及其他临床应用，如样本验证、产前验证测试、骨髓移植和杂合性丢失（LOH）肿瘤测试。

身份识别测试始于使用血清学方法识别个体之间不同蛋白质的变异（即血型、血清蛋白同工酶）。遗传分析方法的技术进步使该领域得以直接进行 DNA 分型。遗传变异在个体之间是广泛的存在的，在常染色体上，每 400～1 250 个核苷酸就有一个核苷酸的差异。这是在蛋白质编码区域中发生的变化，在非编码区域甚至更多。在群体中的基因位点的变异被称为等位基因。

DNA 测试彻底改变了刑侦学。以在现场留下的痕迹为证据，识别犯罪者，只有指纹证据有时可以与 DNA 的能力相媲美。无论是什么机体组织或体液，任何有核的细胞，都可以是 DNA 的信息来源。作为一般规则，其他痕迹证据只是将物品、器具或材料与现场联系起来。基于 DNA 的身份识别测试的起源可以追溯到 Alec Jeffreys（杰弗里斯）撰写的 1985 年《自然》杂志上的一篇文章[1]。杰弗里斯创造了术语"DNA 指纹"，并提出 DNA 探针与多态遗传基因座的杂交可用于人类鉴定，因此可用于法医学目的。他首先将该技术应用于在英格兰的民事和刑事案件。在美国，基于 DNA 的身份识别测试是通过商业实验室和后来由 FBI 引入的。至今，随着世界各地的许多 DNA 实验室的建立，在美国已经有 400 多个法医 DNA 分型实验室[2]。法医 DNA 测试通过血缘关系分析识别支离破碎的人类遗骸，用于识别大灾难中的受害者和军事冲突中丧生的军人[3-6]。

法医检验与临床实验室检测不同的几个方面：① 法医问题通常是身份识别问题，而不是如在大多数临床实验室分析中所做的那样，发现一个特征存在或不存在或分析物的量化问题；② 和临床实验室处理的标本，典型的血液、体液和组织样本比较，法医实验室收到的标本更多样化；③ 临床样本在可控情况下收集，而生物学证据暴露在环境中，可能导致降解，修饰和抑制；④ 法医学样品可能包括来自多个供体的 DNA 的混合物，污染和非人源 DNA 的混杂；⑤ 证据材料无法补充，而且可能只有微量存在，每次测试都会有样本消耗，有时甚至无法进行完整的测试或重复测试；⑥ 法医身份测试在司法环境中进行审查，要求收集标本和验证程序在严格的监管链中进行（专栏 12.1）。

专栏 12.1　历史背景

1985 年 Alec Jeffreys 的文章发表在《自然》杂志上。

1986—1987 年 Forensic Science Associates、Lifecodes、Cellmark 开始个案工作。

1986 年宾夕法尼亚诉 Pestinikas 首次在法庭使用 DNA 分析 HLA DQ-a。

1987 年汤米李安德鲁斯成为在美国第一个被定罪的人。

1988 年 DNA 分析方法技术工作组（TWGDAM）成立。

1989 年纽约诉卡斯特罗首次成功辩护挑战 DNA 证据。

1989 年发布了第一份 TWGDAM 指南。

1990 年美国诉 Yee 在联邦法院的辩护失败。

1991 年 Caskey 描述了用于 DNA 分型的 STR。

1992 年国家研究委员会（NRC）I 报告发表。

1994 年 DNA 鉴定法案授权 FBI 数据库使用 CODIS 软件。

1995 年成立 DNA 顾问委员会以审查标准。

1996 年 NRC II 报告发表。

1997 年 13 个 CODIS 核心基因位点被选中。

1998 年 FBI 的 DNA 测试实验室质量保证标准（QAS）发布。

1999 年 FBI 的 DNA 数据库实验室的质量保证标准（QAS）发布。

2011 年 FBI 宣布考虑额外的 CODIS 核心位点。

2017 年扩展的 CODIS 核心位点开始用于实验。

短串联重复序列及釉原蛋白

短串联重复序列或微卫星位点由 2～7 个碱基对的核心重复 DNA 序列模式组成[7, 8]。比如二核苷酸 5′ CACACACA 3′ 和四核苷酸 5′ AGATAGATAGATAGAT 3′（图 12.1）。成千上万的 STR 分散在整个基因组中[9]。因为它们两侧有独特的序列，每个 STR 都可以特异地被 PCR 扩增用于分析[10]。在群体中，基于一个位点重复序列模式的差异，可存在多种等位基因[8]。STR 的许多特性使它们成为身份识别测试的理想选择：① 它们是相对较短的序列，少于 400 个核苷酸，因此中度降解的 DNA 仍可扩增；② 它们可以多重 PCR 扩增并在自动荧光 CE 平台上进行分析；③ 分析后等位基因可以明确的分辨；④ STR 位点几乎总是在家庭中以孟德尔方式传递[11]；⑤ 有 10 个或更多具有高的分辨率的等位基因的位点信息量很丰富；⑥ 大量等位基因频率在很多人群中得到揭示，使 STR 便于用于身份识别测试[12]。

法医 STR 检测运用 PCR 的方法[13]，因其具有高度敏感性，可以对不足纳克质量的基因组 DNA 进行常规分析。并且经常成功测试低至 100 pg 的样本（人体二倍体细胞含有约 6 pg 的 DNA）[14]。市场销售的 STR 系统主要使用四联核苷酸重复序列位点（又称核心基因座），虽然也有一些三联核苷酸和五联核苷酸位点在使用[15-17]。荧光标记的引物使用不同的染料同时对多重片段在 PCR 扩增过程中进行标记。

美国国家司法研究所为 STR 初步应用于法

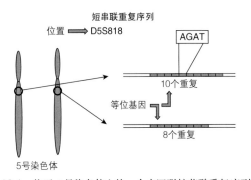

图 12.1　位于 5 号染色体上的一个由四联核苷酸重复序列组成的 STR 例子。等位基因设定（基因型）是基于以四个碱基对为单位重复的次数（在这个例子里，AGAT）

医提供了资金。STR 首次用于第一次海湾战争期间的法医案件，并在 20 世纪 90 年代中后期，被英国和美国的法医实验室广泛采用。

1997 年，美国联邦调查局建立了 CODIS，将法医 DNA 分析和计算机技术相结合，使其成为调查暴力犯罪的有效工具[18, 19]。CODIS 使联邦、州和地方犯罪调查实验室进行计算机系统交换和比较 DNA 档案，从而将罪犯信息相互联网，从而确定罪犯。一个法医科学家小组选出一个 13 STR 的位点用于国家 DNA 检索系统（NDIS）。这些 13 个核心位点已成为个案工作和数据库的标准，它们现在在全球范围内常规用于犯罪调查实验室，典型鉴别率为 $1/10^{12} \sim 1/10^{21}$[20-23]。

2011 年 4 月，FBI 与 CODIS 核心位点工作组合作选择其他可以加入核心 CODIS 位点的标记。这项工作的目的有 3 个方面：考虑到在 NDIS 中存储的档案不断增加，减少偶然匹配的可能性，增加国际兼容性，因为一些非 CODIS 位点在其他国家很常用（如欧洲），以及增加鉴别的力量以协助犯罪和失踪人员案件[24]。该工作组选择了另外 7 个标记，共计 20 个 STR 位点，将在 CODIS 中实施。美国联邦调查局要求 CODIS 实验室从 2017 年 1 月 1 日起实施新的 20 CODIS 位点[25]。有关新的 20 个 CODIS 核心位点的更多详细信息，请参阅表 12.1。

釉原蛋白是一种低分子量蛋白质，存在于牙釉质。釉原蛋白基因可用作性别标记并且通常包含在 CODIS 位点中。X 染色体上釉原蛋白基因的一个特定的区域比 Y 染色体上的同源体短 6 个碱基，以此来区别 46,XY 和 46,XX 的个体的核型。使用位于该区域两端的 PCR 引物，男性将显示釉原蛋白基因座杂合性，而女性将表现出纯合性，也有一些罕见的例外。

表 12.1　与染色体位置相对的新的 CODIS 核心 STR 表

基因座	染色体位置
13 个原有核心基因座	
TPOX	2p23-2per
D3S1358	3p21.31
FGA	4q28
D5S818	5q21-31
CSF1PO	5q33.3-34
D7S820	7q11.21-22
D8S1179	8q24.13
TH01	11p15.5
vWA	12p13.31
D13S317	13q22-31
D16S539	16q24.1
D18S51	18q21.33
D21S11	21q11.2-21
釉原蛋白 *	X: p22.1-22.3 Y: p11.2
7 个新增核心基因座	
D1S1656	1q42.2
D2S441	2p14
D2S1338	2q35
D10S1248	10q26.3
D12S391	12p13.2
D19S433	19q12
D22S1045	22q12.3

注：* 釉原蛋白不是 STR，但是位于 X 和 Y 染色用于区分性别的基因。

记忆要点 短串联重复序列（STR）

· STR 最常用于 DNA 身份识别测试。
· 目前使用的 STR 通常为 4 个碱基对为单位的重复序列。
· 等位基因由重复序列次数决定。
· FBI CODIS 位点用于美国国家数据库目的。

分析过程

■ 样品采集

大多数非法医学实验室进行常规分析以规定的方式收集原始样品。法医身份识别测试则必须在样本类型、样本条件和样本纯度方面应对更大的多样性。用于身份识别的样本可以是任何含有 DNA 的生物标本。与亲子鉴定或临床目的测试不同，亲子鉴定或临床目的测试可以在受控条件下获得标本，如从个体获得血液或口腔拭子样本作为参考样本，法医身份识别测试的证据 DNA 标本可以是拭子或污渍擦拭物，涂片或体腔的刮拭物；样本可能含混不同种的体液或人体组织；可能被其他来源的 DNA 污染；时间或长或短地暴露在各种环境中。参考标本，除了机体本身，类似的证据标本，包括石蜡包埋的组织块、新生儿筛查血迹卡、烟头、剃须刀、牙刷和服装。虽然 DNA 随着时间的推移，在酶、酸性或碱性和高温条件下，会逐渐降解，但是 DNA 是一种非常稳定的分子，有时历经几十年或几个世纪之后，仍然可以从液体、物体表面和细胞中回收并成功分析。

■ DNA 提取

不同的样品需要不同的提取方法。法医实验室面对多样性样本，需要在实验室内验证多种提取方法。然而不论什么方法都需有细胞裂解，DNA 核酸酶抑制和 DNA 纯化过程，但实现这些目标，方法会有很大差异。例如，性侵犯证据的性交后的取样拭子，其中的 DNA 需要一个称为差异提取的特定过程。这种方法将比较脆弱的非精子的样本（即女性上皮细胞）和较不脆弱的有精子膜包裹的精子头进行了差异性地分解[29]。此外，由于实验室收到的样品持续增加，可以自动化和处理不同种类样品的能力成为选择提取方法时的要素。提取方法的实例包括但不限于，QIAGEN Investigator 试剂盒系列（QIAGEN; Redwood City, California）[30]、PrepFiler（ThermoFisher Scientific; Rochester, New York）[31]、ChargeSwitch（ThermoFisher Scientific）[32]、ZyGEM（ZyGEM; Hamilton, New Zealand）[33] 和 DNA IQ（Promega; Sunnyvale, California）[34]。

■ 定量

在提取过程中，样品中的所有 DNA 将在最终产物中回收。事实上，如果样品里含细菌、植物、真菌、动物血液或组织，其 DNA 都将被提取留在终产物中。为解决这一潜在问题，美国联邦调查局的质量保证标准规定，作为分析过程的一部分，对样品进行人特异性 DNA 定量。该定量步骤的主要目的是确定在其后的 PCR 扩增步骤中，应该加入的适当样品量。过多的模板会导致过量的 PCR 产物被加载至遗传分析仪，导致信号饱和及伪像，妨碍结果的解释。相反，加入 DNA

不足会造成等位基因脱扣和 DNA 信息完全或部分丢失。较新的 STR 方法（下面讨论）更加快速高效，又对 DNA 的量不太敏感。

法医界过去使用的几种量化方法，包括紫外线吸收、PicoGreen（ThermoFisher Scientific）、AluQuant（Promega）、狭线印迹杂交、终点 PCR 方式（传统的 PCR 配合凝胶电泳）等[35]。目前，最流行的方法是实时定量 PCR（qPCR）。PCR 方法的优点是它们提供了有关 DNA 可扩增性的信息，而不是只是 DNA 量的信息。事实上，DNA 可能会降解，或样本可能含有 PCR 抑制剂，这些是 PCR 方法以外的方法不能检测到的。此外，多重 PCR 结合多色检测可以同时检测常染色体 DNA，Y 染色体和一个内部对抑制物的阳性对照。这些特点提供了对潜在的样本混合（男 / 女 DNA）和抑制物的有用的信息[36, 37]。而且，最近商业化试剂盒还提供有关 DNA 降解水平的信息，这可用于选择那些对现有样本成功率最高的多重 STR 试剂盒。表 12.2 列出了市场上流行的用于 DNA 定量 qPCR 试剂盒。

表12.2　犯罪实验室中最常用的实时定量 PCR 试剂盒

制作商	试剂盒	目标
Applied Biosystems	Quantifiler Human DNA Quantification Kit	单拷贝常染色体
	Quantifiler Y DNA Quantification Kit	单拷贝 Y 染色体
	Quantifiler Duo DNA Quantification Kit	单拷贝常染色体和单拷贝 Y 染色体
	Quantifiler HP DNA Quantification Kit	多拷贝染色体和 DNA 降解检测
	Quantifiler Trio DNA Quantification Kit	多拷贝常染色体和 Y 染色体以及 DNA 降解检测
Promega	Plexor HY System	多拷贝常染色体和 Y 染色体
Qiagen	Investigator Quantiplex Kit	多拷贝常染色体

注：Applied Biosystems 的分析基于 TaqMan 探针的化学。Plexor 系统测量在荧光淬灭点对应碱基荧光标记修饰位点特异性扩增过程中的荧光信号的衰减。Investigator Quantiplex 试剂盒使用 Scorpion 引物和快速 PCR 化学。

◼ 聚合酶链反应扩增

自荧光 DNA 技术开始以来，制造商一直在为法医界开发可以在一次试验中数个位点同时分型的多重化 STR 试剂盒[38-41]。目的是可以从最少量的样品中获得最大信息量，制造商已经能够逐步提高灵敏度和单次反应中分型的位点数量。在 PCR 过程中使用荧光染料，特异地将 DNA 片段标记用于后续检测和基因分型。最近的产品包括使用 6 种不同的染料和应用多重扩增，用少至 100 pg 的模板 DNA，将所有 20 个 CODIS 核心位点加釉原蛋白（Amelogenin），以及其他常染色体或 Y 染色体标记，共计 27 个区域进行基因分型[42, 43]。有些试剂盒已经开发成可以用于直接扩增参考样本，如口腔拭子或血液孔片，不必要之前的 DNA 提取，同时另一些试剂盒也进行了优化，特意设计针对有大量的 PCR 抑制剂的法医样本，使其具有对 PCR 抑制剂的抗性。测验剂量的减少也是可能的；按比例缩小试剂量，即可增加单个试剂盒处理的样本数量。单源参考样品的扩增反应体积已减少到了 2 μl[44]。表 12.3 列出了一些全球市场最流行的 STR PCR 试剂盒。该清单还包括专门的 Y 染色体上的靶向 STR 试剂盒（稍后于本章讨论）。

◼ 毛细管电泳和数据分析

PCR 扩增后，以毛细管电泳（CE）进行 STR 等位基因的分离和检测。用于犯罪检测实验室的最流行的仪器是 ThermoFisher/ABI 遗传分析仪系列（310、3100、3130、3130xl、3500、3500x1、3730、3730xl）。这些仪器（除了 310，唯一的单一毛细管仪器）可同时检测多个样本（3500xl 和 3730xl 可以分别处理 24 个和 96 个样本），能够根据片段的大小分离等位基因，因为较小的片段通过毛细管时移动得更快，并且基于它们的颜色，区分具有相似大小的基因座片段。因为在扩增期间，不同的荧光染料分别附着了具有相似大小的基因座的 PCR 片段（图 12.2）[45]。这些仪器的最新版本可以检测多达 6 种不同的染料而不是早前的 5 种染料。在前面讨论过的具有此功能的新近扩大的 STR 试剂盒可以增加同时扩增的基因座数量。用特定染料标记的内部片段大小标准，加入检验的样品中，用于精确确定

表 12.3　一些市面上可购买的 STR PCR 试剂盒

制造商	试剂盒	基因座数目
常染色体 STR 试剂盒 *		
ThermoFisher	AmpFℓSTR Cofiler	6
	AmpFℓSTR Profiler Plus	9
	AmpFℓSTR SGM Plus	10
	AmpFℓSTR SEFiler	11
	AmpFℓSTR Identifiler†, ‡	15
	AmpFℓSTR Identifiler Plus†	15
	AmpFℓSTR Minifiler	8
	GlobalFiler‡, §, ‖	21
Promega	PowerPlex 1.1	8
	PowerPlex ES	8
	PowerPlex S5	4
	PowerPlex 16†	15
	PowerPlex ESX and ESI Fast Systems	16
	PowerPlex 18D System†, ‡	17
	PowerPlex 21 System	20
	PowerPlex Fusion System§	23
	PowerPlex Fusion 6C System§, ‖	26
Qiagen	Investigator 24plex QS Kit§, ¶	22
	Investigator 24plex GO! Kit‡, §	22
Y 染色体 STR 试剂盒		
ThermoFisher	AmpFlSTR YFiler	17
	Yfiler Plus‖ #	27
Promega	PowerPlex Y	12
	PowerPlex Y23 System	23

注：* 除釉原蛋白外的基因座数；† 标记所有的 13 个原有的核心基因座；‡ 用于参考样本的"直接 PCR"版本的试剂盒；§ 标记所有的 20 个 STR 核心基因座并且包括 1 个或 2 个 Y 染色体标志物；‖ 运用了 6 种化学染料；¶ 包括 1 个可检测 PCR 抑制因子的高精度传感器；# 包含 7 种快速突变的 Y-STR 基因座；PCR，聚合酶链反应；STR，短串联重复序列。

等位基因的大小。电泳后即可使用专用软件进行后一步骤，即用该软件通过将待测样品中的片段大小与同时运行的等位基因阶梯式标准分子片段进行比较来获得基因型。常用于犯罪检测实验室的软件包括 GeneMapper IDX（Applied Biosystems, ThermoFisher Scientific）、GeneMarker

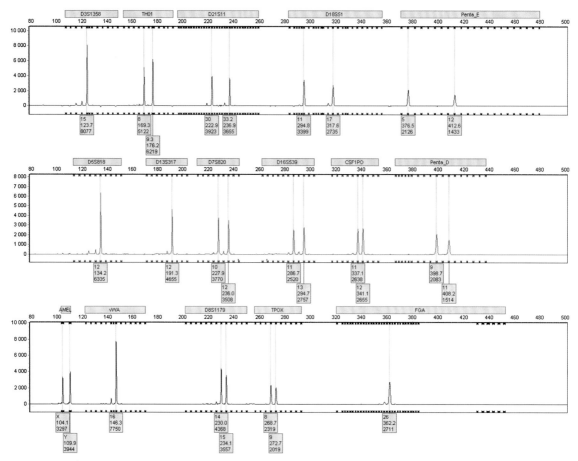

图 12.2　PowerPlex 16HS 扩增的样品，在 ABI 3130 基因分析仪上运行，用 GeneMarker HID 软件分析的电泳图。PowerPlex 16 试剂盒包括 13 个核心 CODIS 基因座、Amelogenin、Penta-D 和 Penta-E 基因座。每个基因座标记在泳道上方的灰色框中。每个泳道以一个不同的荧光颜色显示（未显示的第四种颜色用于内部对照）。x 轴是时间，即对应于等位基因的大小。y 轴是荧光强度，以相对荧光单位（RFU）表示，即对应于样品中 PCR 产物的量。每个峰代表所示基因座的等位基因，其标示在峰顶的灰色框中。刻度线代表每个基因座的等位基因型分布范围。下面的盒子每个峰都有对应于等位基因的三个数字（即等位基因中 STR 重复的数目）、片段的大小（以核苷酸为单位）和 RFU 值。纯合基因座只有一个高峰，而杂合基因座有两个。该谱的基因型是 D3S1358 15；TH01 8,9.3；D21S11 30,33.2；……Penta E 5, 12；……Amel X，Y；……FGA 26

HID（SoftGenetics, State College, Pennsylvania）和 OSIRIS（开源产品来自 NCBI）。

　　最后的检测结果可简单地根据试剂盒中的基因座列表计算相应的等位基因，即每个等位基因上 STR 序列重复的次数。程序因实验室而异，但一般

在分析人员审查了等位基因的数据后，基因型将最终确定。然后这样一个 DNA 图谱与一个参照 DNA 图谱相比较，这个参照 DNA 图谱可以是嫌疑人的、受害者的或数据库的。为避免偏见，已知参考测试应在证据样本的等位基因测试完成之后进行。

Y-短串联重复序列

　　在性侵犯案例中，当在阴道拭子上分析传统常染色体 STR 时，样品中相对较少的雄性精子会被女性上皮细胞掩盖，导致最好的情况是得到男女 DNA 混合结果，最坏的情况是找不到男性的

DNA。在这些情况下，通常得用在 Y 染色体的非重组区段中的 Y 染色体标记，尤其是 Y-STR，在样品中扩增微量的男性特异性图谱用来比较[46-48]。Y-STR 也可以用于追溯远代的父系亲属关系。

Y-STR 是位点连锁的，因此乘积规则不适用于结果分析。多个 Y-STR 结果被视为单个结果或单倍型，导致分辨率显著低于一组独立分离的常染色体 STR 基因座。此外，父系的男性间无法区分，因为他们继承了相同的 Y 染色体（除非发生突变）。只有通过使用大量的 Y 染色体标记和庞大的 Y 染色体数据库来增加鉴别能力[49]。

最新一代的 Y-STR 试剂盒能够在一次 PCR 中同时扩增多达 27 个 Y-STR 基因座，并能够在 1 : 4 000 男性对女性 DNA 混合物中得到完整的男性 DNA 图谱[49a]。Yfiler Plus（ThermoFisher 科学）包括高频变异的基因座，可以显著增加区分父系相关男性的能力。运用该测定，大约 10 对兄弟中 7 对可以被区分（表 12.3）[50]。

线粒体基因组

线粒体基因组是环状双链 DNA 长度为 16 569 bp 且以一个或多个分子存在于细胞的所有线粒体内。因此，线粒体 DNA（mtDNA）以每个细胞数百至数千个拷贝存在。与核 DNA 不同，mtDNA 没有经历减数分裂并且不参与遗传重组事件。mtDNA 在几代人中保持稳定，但以 10～20 倍的核 DNA 的突变速率获得突变。

mtDNA 是母系遗传的，所以兄弟姐妹会有与他们的母亲相同的 mtDNA，但不是父亲 mtDNA。线粒体的正常状态通常被认为是一种同质性（homoplasmy），其中所有 mtDNA 都具有相同的序列。但是，由于突变事件，产生异质性状态（heteroplasmy），即有一种以上的 mtDNA 序列存在于同一组织中。之前用常规分析方法，通常可报告约为 30% mtDNA 序列的异质性。在高质量的序列检测中，10%～15% 范围的异质性都可以被检测到。虽然低水平异质性很常见，但是 Sanger 测序经常检测不到，大规模并行测序（MPS）提供了强大的检测能力，它可检测到低至大约 1% 的异质性[51]。异质性有组织特异性，并不是整个身体均匀存在。因此，两根脱落的毛发可能表现出不一样的 mtDNA 序列。

在人类线粒体基因组中，大约 1 200 个碱基在转录起点附近（15971-579），称为移位环（D 环）或控制区域，为非编码的区域。该 D 环由两个高变区（HV）组成，其多态性被常规用于身份识别的检验［高变区 I（HV I）：16024-16365；高变区 II（HV II）：73-340］，但另外的多态性在编码区中也存在。

通常通过高变区的 Sanger 测序鉴定 mtDNA 多态性以进行法医测试。这个方法昂贵，费力，而且对样本污染高度敏感。MPS 技术的实施，如下所述，很可能会提供给法医调查人员整个 mtDNA 基因组的信息，因此显著地提高其分析的辨别力。

从样本中获得的 mtDNA 序列（mtDNA 单倍型）与参考序列进行比较［修订版剑桥参考序列（rCRS），www.mitomap.org/MITOMAP］，样本的"图谱"包含样本和 rCRS 之间的差异记录。DNA 分析方法科学工作组（SWGDAM）对法医 DNA 检测实验室的线粒体 DNA 分析解释指南表明，在比较序列时，如果样本在两个或更多的核苷酸位置不同（不包括长度异质性，像 HVI[52, 53] 中的同质多态"C-Stretch"一样），样本可以排除来自同源或同一母系血统。如果样品只在单一核苷酸位置不同，应该报告比较结果不确定。最后，如果样品具有相同的序列，即序列是一致的（在每个核苷酸位置都有一个共同的 DNA 碱基，包括常见的长度变体），则该两个样品不能够排除在同源或同一母系谱系之外。

与 Y 染色体 STR 一样，mtDNA 多态性是连锁的，不能将各个多态性频率相乘以得到识别的可能性。样本中 mtDNA 的单倍型识别应该与存储在数据库中的样本进行比较，以计数方法统计得出频率信息。因此，数据库的大小变得至关重要：越大的数据库，匹配的显著性越大。欧洲 DNA 分析小组开发了 mtDNA 人口数据库（EMPOP）可用于确定不同人群中单倍型的频率。EMPOP 不断更新，截至 2015 年 5 月，收集了超过 34 600 个控制区域序列，不久将升级到存储完整的 mtDNA 基因组序列[54]。FBI 也有一个参考数据库，包含 4 000 多个控制区域序列。

mtDNA 主要用于 4 种情况的身份识别。① 一个样本中可能只有线粒体 DNA 而没有核 DNA。例如，无根的脱落毛发只含有 mtDNA。② 当严重分解的骨骼残骸被回收后，DNA 极大地降解。此时，多拷贝数，小片段的 mtDNA 比核 DNA 更可能得到结果。③ 当只有远亲可作为参考样本时，mtDNA 的分析变得至关重要。例如，沙皇尼古拉二世的鉴定，就是用从其遗体中得到的 mtDNA，与他的家里其妹妹的三代后裔的 mtDNA 对比而获得成功的 [55]。而核 DNA 的分析需要从数个近亲取样，就不适用于这个情况。④ 在对身份不明的人类遗体或失踪人员亲属的常染色体 STR 数据进行数据库搜索时，搜索算法通常会产生几种潜在的匹配，这时需要线粒体 DNA 分析来识别真正的匹配。

> **记忆要点** 线粒体 DNA（mtDNA）
>
> · mtDNA 是母系遗传的。
> · mtDNA 以高拷贝数存在于细胞中。
> · mtDNA 通常在两个高变区中进行测序。

接触样品和 DNA 混合物

目前，大多数身份测试都有赖于 PCR。PCR 测试以其特有的敏感性，常规可以分析纳克量的基因组 DNA，皮克量 DNA 也可以成功的测试。通过增加 PCR 循环数量和 Taq 聚合酶的量可能最大限度地提高 PCR 敏感性到单细胞的水平。这种方法被称为低拷贝数或低模板 DNA，在某些情况下包括进行重复分析以产生一致的基因谱用于比较 [56-58]。

虽然可以用非常少量的 DNA 做检测，但是因为量少，随机效应往往可以表现为等位基因的不平衡（或完全缺失）。DNA 降解和由于样本间表面的被触摸而造成的皮肤细胞的二次转移及游离 DNA，这通常会导致样本不纯，进一步使被触摸样本的分析复杂化 [58-61]。在样本主要来源不清楚的情况下，触摸致 DNA 混合，特别是在有两个以上的 DNA 来源时，即便对于经验丰富的 DNA 分析师来说对电泳图解释也具有挑战性。为了提高数据解释的一致性并消除操作人员的主观性，实验室应当使用专用的概率计算软件 [62-65]。

在处理降解的 DNA 样品时，分析的灵敏度可以通过使用 mini-STR 来增强，它基本上是与先前描述的商业试剂盒里的串联重复序列相同，但两侧的 PCR 引物更往串联重复序列移近。导致可以扩增更小的片段，以至于更可能使其保持完整（因此可扩增），尤其适用于 DNA 部分降解的情况下 [66, 67]。

单核苷酸多态性

四类 SNP 可用于法医领域：个体识别 SNP（IISNP）、祖源信息 SNP（AISNP 或 AIM）、表型信息 SNP（PISNP 或 PIM）和血统信息 SNP（LISNP）[68]。IISNP 是对于两个个体在多个位点相同的联合概率非常低的 SNP。与 STR 相比，其突变率非常低（对于亲子鉴定很重要），如果用 PCR 的方法分型，它们的优点是只需要一个非常小的标靶，甚至在高度降解的 DNA 中也可能扩增。在另一方面，对于双等位基因，要达到与用 20 个 STR 相同的辨别力，就需要更多的 SNP（～70），而且它们在混合样品中的用途可能有限。AIM 的等位基因，其频率在有些人口中非常高而另些人口中很少或没有。PIM 位于在确定个人身体特征（如头发、皮肤、眼睛颜色和头骨形态学）方面起着重要作用的编码蛋白质的基因（或表达控制区域）中。AIM 和 PIM 可以提供有用的身体特征信息，即可以作为分子层面的目击证据帮助调查人员，优先处理可疑事件，约谈嫌疑人，并确定相关性犯罪证据 [69]。LISNP 是紧密连锁的 SNP，可以作为多等位基因标记，可以比简单双等位基因 SNP 有更高的概率识别那些相关人员的亲属，并且 LISNP 有可能在利用 MPS 分析 DNA 混合物时提供帮助（见后文）。

虽然法医 SNP 分析为人类识别提供了巨大的潜力，但缺少 SNP 参考数据库且 CODIS 中有超过 1 200 万个 STR 图谱，使 SNP 不太可能很快取代 STR[70]。然而，当 MPS 方法变得敏感性更高和费用更低时（在下面讨论），法医 SNP 分析可能会在犯罪实验室中实施，以帮助一些来自犯罪现场的 STR 图谱与任何嫌疑人都不符合、没有 CODIS 中匹配的图谱的案子。

质量保证

一般来说，法医科学实验室是不受管制的，但是随着美国联邦立法的出台，该领域可能会发生变化。该立法将会强制要求法医科学分析师和法医学鉴定工作者通过认证。一些州有法医科学咨询或监管委员会并对法医科学分析师和法医学鉴定工作者要求认证（纽约、弗吉尼亚州、得克萨斯州、北卡罗来纳州、蒙大拿州）。对于大多数实验室而言，认证目前是自愿的。尽管如此，绝大多数犯罪实验室都是已经过了认证的。

并非每个犯罪实验室都受到监管，但美国所有政府法医 DNA 实验室都受到有效监管，因为 1994 美国联邦 DNA 鉴定法案授权美国联邦调查局（FBI）将 DNA 图谱输入国家数据库的监管和监督。特别是，所有使用 CODIS 软件将 DNA 结果提交给 NDIS 的实验室都必须遵守 FBI 的法医 DNA 检测实验室的质量保证标准和已获定罪罪犯 DNA 数据库实验室的质量保证标准的要求（FBI QAS）[72]。所有测试都需要技术和行政审查。实验室是必须经过认证并进行年度审核。实验室里所有人员必须满足最低学历要求并接受 1 年至少 2 次能力测试。

FBI 的标准源于法医 DNA 领域咨询机构，并继续受到其指导。1988 年，FBI 成立了 DNA 分析方法技术工作组（TWGDAM）。TWGDAM 发布了法医 DNA 分析指南。其后 TWGDAM 改名为 SWGDAM，仍继续为该领域发布指南。当

1994 美国联邦 DNA 鉴定法案赋予 FBI 直接监管的权力时，FBI 成立了 DNA 咨询董事会，其用 TWGDAM 的指南为起点，并向检察长推荐标准。其后 SWGDAM 继续审查和提出建议。2014 美国司法部和商务部（DOC）达成合作协议，将科学工作组的管理权移交给了美国国家标准和技术研究所（NIST），SWGDAM 和少数几个工作组除外。NIST 用科学领域委员会（OSAC）取代了 SWG。SWGDAM 因其监督 FBI QAS 的法定职责被保留了下来，NIST OSAC 包括了两个 DNA 委员[73]。

通常法医科学实验室的认证由美国犯罪学会实验室主任 / 实验室认证委员会、ANSI-ASQ 国家认证委员会（原法医质量服务部门）和美国实验室认证协会组织。这些认证计划以国际组织标准化（ISO）17025 标准为基础，其中包含超过 500 个单独的标准，是合格评定的基础。认证计划发布补充标准作为该领域特定的共识标准，其补充了 ISO 17025 标准。

为全美国法医实验室提供能力验证试验的机构，包括协作测试服务机构、美国病理学家协会、Orchid Cellmark 和 Forensic Assurance。从 NIST 可获得标准参考材料：基于 PCR 的分析 DNA 标准（SRM 2391b）、线粒体 DNA 测序（SRM 2392、2392-I 和 2394）、人类 DNA 定量（SRM 2372）和 Y 染色体测试（SRM 2395）。标准要求 NIST 按年度追溯比较[74]。

统计解释

分辨能力是身份测试系统区分个人或群体与其他群体的能力。基因位点或测试系统的分辨能力不能与准确性混淆。ABO 血型分类是准确的，但分辨能力低。因该基因座通常只有少数几种在人群中频率很高的表型，所以个体辨别能力低。当前使用 13 个核心 CODIS 基因座的身份测试系

统具有超过 1×10^{-14} 的分辨能力，这使得除了一个待查的嫌疑人或他/她的同卵双胞胎同胞以外的任何不相关的人，都不太可能成为证据样本的来源个体。然而，在审视这种程度的可能性时，应该知道有些与测试技术无关的各种潜在问题也可能会导致错误的结果，包括样品采集、标记，以及测试解释和报告。

在 DNA 身份测试的早期阶段，重大挑战是对 DNA 的分型结果的解释[75]。问题包括基因位点是否显示 Hardy-Weinberg 平衡和等位基因频率在各民族之间差异是否很大。目前的法医遗传系统没有表现出自 Hardy-Weinberg 平衡的显著偏差。这些系统显示族群内等位基因多样性高于族群间多样性。为解决这些问题，成立了国家研究委员会小组[76]。其结果报告（即所谓的 NRC I ）引入了上限原则以确保保守的频率估计，这也由此产生了相当大的争议。这导致了 NRC II，以阐明目前的统计分析标准[77]。统计公式通常适用于欧洲裔美国人、非洲裔美国人和西班牙裔人口数据库。美洲印第安人、太平洋地区人口和非洲人口也有专门的数据库。目前的统计公式假设种群是子结构或近交系并且可以针对这种情况校正（反映群体遗传多样性的指标 θ 在美国普通人群中为 0.01，在某些孤立的人群中为 0.03 ）。在亚群体中，配偶不是从群体中随机选择的。一个人会选择一个类似宗教、种族或类似地理起源的伴侣，如在他/她的宗教内部婚配。在亚群体中，因为配偶的选择有限，个人更有可能与一个远房的亲戚，比如二级、三级或四级亲属结婚，导致近交种群。

身份测试几乎绝对可靠，可以经常将被测的非嫌疑人员排除在外。排除结果即表明该取样的 DNA 不是来自嫌疑人或被指控的男子不是孩子的父亲。排除是基于某个等位基因的存在，使受检人不可能成为测试样本的贡献者。例如，如果某人在常染色体 L 位置上具有等位基因 j 和 k，在没有突变的情况下，他不可能是那个证据样本中 L 位置上等位基因为 m 和 n 的主要贡献者或是 L 位置上等位基因为 m 和 p 的孩子的父亲。实际上，实验室方案要求排除结论基于至少两个基因座的不兼容结果，以排除基因突变事件或其他错误。在这种情况下，"不可能"意味着样品正确

收集，没有被错误标记，测试准确地进行，结果也是得到了恰当的解释和报道。

如果受试者在所有基因位点上的基因型都与证据样本中的基因型一致，那么受试者就不能被排除为样本的贡献者。如果被检测的基因座在减数分裂期间独立分离，随机的个人与 DNA 图谱相匹配的总概率可以通过将每个位点人口基因型频率相乘得到（所谓乘积规律）[77]。当被检测者测试了多个基因座，每个等位基因都与证据样本中的基因型匹配，这证据样本很可能就是此被检测者的。随机匹配概率（RMP）可以用已发表的等位基因频率数据库来计算[19, 23, 78]。大多数美国犯罪实验室都报告欧洲裔美国人口、非洲裔美国人和西班牙裔美国人中的表型频率。

美国境外和美国境内的一些实验室报告似然比（LR）。LR 是证据来自嫌疑人（起诉假设）的概率除以证据样本来自嫌疑人以外的其他人（防御假设）的概率。对于高质量的单源样品，LR 是 1/基因型频率，因此 LR 大于 1 有利于起诉者，LR 小于 1 则倾向于防御方。LR 可以发展为频率法规或贝叶斯（Bayesian）统计。使用贝叶斯方法，对犯罪嫌疑人实际上是罪犯的后验概率得于先验概率的主观评估。通常，法医科学家不会确定或假设先验概率。但是，在确定亲子关系的可能性时，假定的父亲实际上是真实父亲的概率通常假设为 0.5（即是或不是真实父亲）。如果单源样本的数据质量很好，并且通过将峰高作为离散变量进行解释，则 LR 是 RMP 的倒数。一般说来，LR 值 100 为中等支持控方的假设而 LR 值大于 1 000 为有力的支持控方的假设[79]。

在测试线粒体 DNA 或 Y 染色体 STR 等遗传连锁系统，其在减数分裂过程中基因座未独立分离，非排除率统计以使用相关人口频率数据库中观察到的单倍型频率进行计算（所谓的计数方法）。

记忆要点 统计解释

- 常染色体 STR 基因座是遗传独立的；STR 基因型频率可以乘积。
- Y-STRS 和 mtDNA 具有遗传连锁；单倍型统计基于计数方法。

很多时候，法医证据样本含 DNA 混合物，因为它们是在现实环境中收集的，而不是在受控的实验室条件下得到的。在混合样本中如果混合物的各个成分无法分离，法医实验室将计算 LR 或组合的排除可能性，它决定了人口中不能为混合 DNA 做出贡献的人口百分比。混合物的结果解释是困难和有疑问的，并且有各种方法，而不是以一种统一的方法。当在必须做出假设计算非排除率而出现疑问时，实验室时通常做出有利于被告的保守选择。

快速 DNA 检测

使用常规方法对参考样品进行分析（如口腔拭子）大约需要 8 h，PCR 为该过程的最长部分（大约 3 h）。在 2008 年，Peter Vallone 博士展示了通过使用快速加工聚合酶和快速热循环仪，扩增时间可以减少到 30 min[80]。这项研究激发了工业界的努力。在美国联邦政府的支持下，开发多合一系统，其处理参考样品的过程可以不到 2 h，从 DNA 的提取到 DNA 图谱的获得，无需人工干预[81]。2010 年，FBI 成立了快速 DNA 计划办公室，指导快速 DNA 技术的开发和整合，供执法人员使用。一些政府机构也参与这项努力，包括美国国家司法研究所、NIST、国土安全部和其他联邦机构。目标是开发第四代 NDIS 称为 RDIS（快速 DNA 索引系统），它将快速 DNA 分析系统整合在警局预审查过程中使用，以快速确定其个人资料是否存在于 CODIS（与指纹处理并行）。

目前，在快速 DNA 技术行业有两个主要参与者：NetBio 的 DNAscan 快速 DNA 分析系统（NetBio；马萨诸塞州，沃尔瑟姆）[80] 和 IntegenX 的 RapidHIT 系统（IntegenX；加利福尼亚州，普莱森顿）[82]。这两个系统都是可以在不到 2 h 的时间内，从口腔拭子到得到 DNA 图谱的独立仪器，其操作人员只需要有限的科学背景及很少的培训。虽然两种仪器都在选定的犯罪实验室经历验证，但需要解决几个问题以建立 RDIS。例如，1994 年的 DNA 识别法案要求 DNA 记录是由认证的实验室根据 FBI 发布的质量保证标准（QAS）记录的。因此，在认证实验室之外的快速 DNA 仪器生成的 DNA 记录被认可与 NDIS 兼容之前，有必要制定专门的法律。此外，快速 DNA 分析仪器的验证和认证问题必须在实施预审流程之前解决，因此目前很难预测何时快速 DNA 检测将成为现实。

大规模并行测序

MPS 可以同时测序数千个基因组区域，有利于为法医领域提供在单个工作流程中所有标记的同时测序[83]。精简高通量的方法，将 MPS 的成本降至目前司法技术的成本水平并促进其实施。此外，技术领域需要大量的基础工作，如生物信息学，确定测序错误率（即背景噪声），评估多个样本同时检测时样本辨识码的解码，并确定每次测序运行中要加什么对照样本。其他考虑因素，如数据存储政策、术语和基因分型 / 与临床相关的突变体报告的道德规范也需要解决。对于以前叙述的法医标志物类型使用 MPS 的优点概述如下。

短串联重复序列（STR）

STR 分析传统上是基于 DNA 片段大小，使用凝胶电泳或毛细管电泳进行 DNA 片段分离。然而，仅对 PCR 产物长度的分析无法捕获许多 STR 位点内的序列变异。而这些序列变异可以通过碱基组成质谱仪或通过全序列分析检测到[84-87]。与基于长度分型的基因型相反，MPS 为法医实验室提供了从 STR 基因座常规获取全序列数据的潜力。与当前基于长度的等位基因系统相比，MPS 测序，在一些法医学 STR 位点会显示出 2 倍甚至 3 倍的等位基因数。此外，对附近的侧翼区域进行测序可能会揭示更多的 SNP，这些 SNP 将进一步有效地增加等位基因的数量。这些增加将提升统计上的辨别力，并可能提高解释 DNA 混合物的能力。最后，传统的毛细管电泳分析设计需要扩增子在 100～500 bp 的范围，因为标记片段必须按大小分开。MPS 可以减少 STR 扩增子的大小，因为基因座不需要以大小差异区分。与较小的基因座在 mini-STR 毛细管电泳分析中类似，这有望在降解的 DNA 样品中提供更高的扩增性能。然而，由于难于对 DNA 重复序列进行精确分析，STR 是 MPS 技术最难检测的区域。

线粒体 DNA

提供 mtDNA 分析的法医实验室历来都使用 Sanger 测序，这在通量上非常有限，一般仅适用于 mtDNA 基因组控制区域的 1 200 个碱基。由于毛细管电泳分析的背景噪声水平，这种方法检测异质性和/或混合物时的灵敏度有限（10%～15%）。最后，当 Sanger 测序 DNA 混合物后，检测到的数据无法解释。MPS 可以在一次测序运行中对多个个体的完整 mtDNA 基因组进行测序[88]。此外，MPS 检测异质性和 DNA 混合物的敏感性得到增强[89]。最后，由于 MPS 的克隆特性，由多个个体组成的样本可能变得可解释。mtDNA 分析可能会成为 MPS 取代现有的法医 DNA 分析方法的第一个领域。

单核苷酸多态性

目前基于毛细管电泳的 SNP 基因分型方法比较费力和低通量，从而导致法医实验室实施障碍。然而，有研究显示，在法医案件中和受灾者识别时，遇到降解的 DNA 样本，使用 SNP 便展现出优势[90-92]，已有文献发表在法医学和临床杂志揭示了一些 SNP，分别适合用于人类识别[93, 94]、世系确定[69, 95]和表型预测[96, 97]。MPS 提供了对数百个 SNP 与 STR 一起进行基因分型的能力，以促进 SNP 标记分型进入常规的法医取证工作流程。

法律问题

随着公众、律师和法官对这项技术的了解越来越多，对基于 DNA 的法医鉴定的实践和解释的早期挑战已不复存在。实际上，没有法院会因质疑 DNA 的科学有效性而拒绝 DNA 证据。今天最常见的挑战，涉及的问题包括样品采集、证据保存、监管链记录和验证研究。基于 NIST OSAC 颁布的美国国家标准和质量保证标准的司法审查也可能会增加。基于 DNA 的测试评估种族，从证据中推断表型特征，公布被捕者或被定罪者可能的家庭成员，或帮助解释混合物和接触证据测试的新应用在将来可能会引起争议[98]。现行做法，通常由生物学证据保留法规定[99]，涉及生物学样品需要分装并保留一部分样品以允许辩方自己进行 DNA 测试；但是，由于可能只有微量的样本，这并不总是可能的。美国各州和联邦法律已经颁布允许并支付定罪后的 DNA 测试费用，允许基于通过 DNA 测试确定的真实无罪嫌疑人提出的上诉，扩大此类案件的时效法规，并根据无名氏 DNA 档案，允许无名氏（John Doe）逮捕令。法规还规定对定罪的犯罪的 DNA 进行收集，最近还要求对被捕者进行 DNA 取样。在麦卡洛克诉马里兰案件中，美国最高法院裁定[100]："当警官以嫌疑犯可能严重犯罪，并需将嫌疑犯拘留的情况下，对嫌疑犯施使逮捕，对被捕者的口腔拭子采样并进行 DNA 分析，像指纹和照相一样，是一个合法的警察预审程序，这在第四修正案中是合理的。"

亲子鉴定

商业化法医身份识别 STR 测试试剂盒作为标准方法已经在亲子鉴定领域采用。许多上述相同的考虑也适用于亲子鉴定。关于未成年和成年子女的亲子关系的问题，在现代社会中经常出现。通常，亲子关系的疑问在于某人是否是某孩子的父亲。亲子鉴定可以将某人排除在外或不排除作为某孩子的父母。如果不排除，则进行可能性计算，在所有测试基因座上孩子与假定父亲之间的等位基因相匹配的可能性与这样的相匹配发生在与亲生父亲是同一种族人群中的随机个体之间的可能性相比较。被收养的人试图找到他/她的亲生父母时，相同的方法也适用于寻找母亲。通常法院命令或私下谋求的父母身份鉴定为了促成有关孩子的经济支持决策。但是，有人建立亲子关系也出于其他原因，如财产分配。为了与鉴定血统无关的目的而进行其他类型的鉴定测试的实验室（例如，为移植进行 HLA 分型）应意识到可能会无意间发现"假亲权"；知情同意书通常会声明不会披露此类结果，以保护家庭和睦。

标准亲子鉴定涉及母亲、孩子和假定父亲的三联体样本中的几种多态位点的基因分型。一般程序用外周血或口腔拭子为样本进行测试。口腔拭子实际上替代了血液样本，因为它们提供了一种非侵入性的样本采集方法，在测试未成年人时特别方便。进行身份识别测试的家庭资料应使用有照片的身份证明进行验证，并应保持监管。

孩子的非母源等位基因，则是来自生物学父亲，即父亲等位基因。如果是亲生父亲，他的 DNA 图谱将包含孩子的父源等位基因。排除假定父亲，大多数实验室要求在一个被测人中至少有 3 个父源等位基因缺失[100a]，以防在很少的情况下一个或两个被测基因座的缺失是技术问题或突变所致。不过，最合理的方法是计算 LR，在那些排除了的基因座计算突变的可能性。

如果假定父亲不能排除，则可以计算出来他是真正的父亲而不是一个随机无关人的可能性[101-103]。精确计算父母身份可能性的基础是一系列假设。这些假设之一是与之进行比较的个人所在的群体与受测的男性及其母亲都不相关。如果不是这种情况，并且已知另一个被指认的父亲是被测人的近亲，如兄弟或他的父亲，那么在非排除情况下，需要进行其他计算。被测人员必须正确识别，检测必须准确，且相关人群中等位基因频率必须确定。

STR 对父母身份的辨别能力不如个体的身份识别测试强大，因为只有一半的常染色体等位基因从父母一方那里继承。但是，就像身份识别测试，给定基因座的能力取决于在该位点上发现的等位基因的数量和各个等位基因的频率。单个 STR 基因座通常有 30%～60% 的可能性排除被错误指认的人。如果有几个在减数分裂过程中独立

分离的 STR 用于调查，可以用每个测试基因座的排除能力乘积来得到排除的累积概率。使用商业的 13 个 CODIS 核心基因座 STR 试剂盒通常会有至少 99.9% 的可能性排除被错误指认的人。

通常 STR 基因座忠实地呈现孟德尔遗传，但也可能会发生变异。可能会遇到一个孩子和一个被测男性，他们除了一个位点外其他被测基因座都有吻合。这时应该考虑被测男性确实是父亲并且在不匹配的基因座发生突变的可能性。扩展的 STR 试剂盒中的大多数基因座将对识别突变特别有用，因为可以测试额外的基因座以确保没有检测到更多的排除位点。SE33 等更复杂的基因座具有较高的突变率，因此不用于亲子鉴定。尤其重要的是，如果发现父子在一个基因座的检测结果不一致，孩子的母亲也应该参加检测，因为了解她遗传给孩子的基因型情况通常会揭示出额外的排除位点。亲权指数（PI）和亲子鉴定的概率是两个密切相关的值，它们表示被测人亲子身份的可能性，而不是另一个偶然在被测基因座共享等位基因的人。PI 的计算考虑了相关人群中基因座的等位基因频率。如果分析了多个独立的基因座，基于各个基因座的 PI 乘积则可以计算累积 PI（CPI）。政府部门通常要求 CPI 大于 100，并且要求亲子关系的概率大于 99% 作为待测男性是孩子的生物学父亲的确凿证据。其他有关的证据，可以使用贝叶斯分析将该男性在做测试之前是父亲的先验概率与测试结果相结合，以计算出待测男性作为父亲身份的后验概率。通常将被告为父亲的先验概率设置为50%，也可以计算对不同先验概率（如 10%～50%）的可能性范围以进行比较。

在许多情况下，标准的亲子鉴定三人组样本（母亲、孩子和推定父亲）并非全部可能得到并用于测试。如果无法从母亲那里获得样本，则仍然有可能排除受测男子或计算其真实父亲的可能性。例如，无论我们是否知道母亲的基因型，发现儿童的基因座 L 基因型 1，3 和被测人的基因座基因型 4，5，即与被测人是父亲（除非有突变）的假设不一致。类似地，当被告缺席时，可以使用对与他有血缘关系的个人进行测试来计算他是孩子的亲生父亲的可能性。Y 染色体标记可用于对父

系进行分辨，而 mtDNA 可用于对母系进行分辨。

亲子鉴定的建议和标准是由政府机构或专业组织制定的［例如，美国血库协会（AABB）的亲子鉴定实验室标准］。AABB 管理实验室检查和认证计划[104]。ASHI 和 CAP 也发布相关标准。CAP 和 AABB 共同提供能力验证调查。

DNA 鉴定的其他临床应用标记

遗传标记，不仅应用于法医学，而且应用在其他几种临床实践中。

■ 样品验证

个体识别测试可用于确认临床或解剖病理实验标本[105]。偶尔，会出现有关临床实验室标本的确认问题。从外周血中提取的 DNA 或颊黏膜标本与病理标本比较可以确认其是否来自同一患者。这样的测试揭示了意外的标本错换和显微镜下活检标本上的"漂浮物"。在这样的情况下，个体识别测试明显给相关的患者和医疗服务提供者带来了益处。

■ 产前检查

在遗传性疾病的产前检查中，妊娠初期绒毛膜绒毛样本（CVS）为胎儿 DNA 的来源样本。检测疾病如囊性纤维化（CF）可能揭示了母亲和胎儿的基因型是相同的。例如，他们都是囊性纤维化同样突变的杂合子携带者。这个结果与通常的减数分裂过程中的染色体分离是完全一致的。但是，CVS 也可能并非主要来自胎儿，而主要来自母体的蜕膜细胞。这种情况下，如果父亲也是囊性纤维化突变的杂合子携带者，则可能漏诊胎儿的囊性纤维化疾病。这时，可以进行个体识别测试，确认测试细胞的基因型与母亲的基因型不一致，是胎儿的有效样本[106]。一些人主张应对所有产前标本进行个体识别测试，以检测其中的母体细胞污染[107, 108]。

■ 骨髓移植（嵌合体）

异基因造血干细胞移植（HSCT）后监测的主要目的是评估植入和供体嵌合[109, 110]。检测嵌合现象涉及鉴定接受者和捐赠者的遗传基因型，然后评估移植后受者血液、骨髓或其他组织中的混合程度。移植测试分析受体和供体移植前的基因组 DNA 样本。移植后，分析接受者样本以确定受体 DNA 的百分比及供体 DNA 的百分比。

多数祖细胞移植患者仅接受一次移植。然而，在成年患者中使用两个不同来源的脐带血移植需要分析接受者中不同来源供体 DNA 的百分比，捐献者 A DNA 的百分比和捐献者 B DNA 的百分比。

目前大多数提供临床移植测试的实验室使用商用 STR 试剂盒进行此测试[111, 112]。捐献者样品和移植前接受者的样品分析可以使实验室识别出在这一对供受体中可以提供信息的 STR 基因座（一对基因座不相同的基因型）。其后，移植后的样本就可以进行研究。如果接受者和捐赠者的峰都存在，应报告每个峰的 DNA 百分比。如果仅观察到来自供体的峰，则细胞研究的来源是供体。很少情况下，只见到接受者峰值，说明细胞来源仅为受体。这些分析通常可以检测细胞群体的混合物比例低至 3%～5%。

如果捐赠者和接受者的性别不同，造血干细胞移植后，性染色体的分析可用于移植测试。或者，可以对 X 或 Y 染色体基因座进行 PCR 的分析。供体或受体细胞的百分比通过评估具有 XX 信号的细胞与具有 XY 信号的细胞的比值决定。尽管它作为快速便捷的方法可能很有评估价值，但应该意识到这只是用于移植测试的几个可以提供信息的位点之一。

移植测试可以回答几个临床问题[113]。供体细胞的植入是否在干细胞移植后的几周内进行？在成功植入史的背景中，后续研究是否证明受体来源的造血细胞的复苏，显示可能疾病复发或移植排斥？是否在移植后产生了稳定的嵌合体，并产生来自供体和接收者的两个来源的造血细胞？一个显示 85% 供体细胞和 15% 受体细胞共存的检测结果，可能提示以下几种情况：移植成功后 3 周、移植后 6 个月复发，或受体和供体稳定嵌合。移植后不同时间点多次采样检测并结合临床病史，对于解释结果至关重要。假嵌合体（来自

HSCT）和自然嵌合体也可以导致个体识别测试或亲子鉴定结果异常。

■ 杂合性的丧失

当同源染色体的一个基因座位点丢失时，本来表现出杂合性的多态位点将变成半合子状态（与纯合子位点不同，纯合子位点是从双亲中遗传相同等位基因型）。这种情况称为杂合性的丧失（LOH）[114]，可以发生在健康的个体中。但是，如果有功能的肿瘤抑制基因的一个拷贝丢失，另一个拷贝被点突变灭活的话，将导致肿瘤抑制基因丧失功能，肿瘤风险增加。拷贝数正常的 LOH，也称为单亲二体（UPD）或基因转变，

即一对染色体的两个拷贝都来自父母其中一方，另一方的拷贝遗失了的一种状态。这可能导致一个人获得肿瘤抑制基因的两个非功能性拷贝，本质上是 Knudson 多重打击假说的第二打击。换句话说，癌症源自发生多个突变事件的一个细胞。获得性 UPD 在血液肿瘤和实体瘤都很常见，LOH 在人类肿瘤中检出率为 20%～80%。LOH 也可用于评估恶性变和克隆性。UPD 还可以在亲子鉴定中看到，这是不使用单个位点的不一致进行亲子排除的另一个原因。LOH 测试一直使用 STR 试剂盒进行，但现在更常见的是由 SNP 阵列（SNP array）进行测试[115, 116]。

（汪悦）

第13章 · 氨基酸、肽和蛋白质

Dannis J. Dietzen[*]

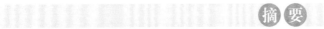

摘要

背景

氨基酸是蛋白质的基本组成成分，在能量供应和许多重要生物分子（包括激素、神经递质和信号分子）的形成中发挥着多种多样的作用。氨基酸、肽和蛋白质的聚合物参与协调和控制人体的多种生理和生化过程。各种生物体液中的氨基酸、多肽和蛋白质谱系可作为检测疾病病理状态的靶标。

内容

本章首先描述氨基酸的化学、代谢、转运及分析特征，其聚合物可以相对较短（肽），也可以较长（蛋白质）。人类基因组包含了可产生大约 20 000 个多肽的信息，但实际上人类蛋白质组和肽组具有非常广泛的多样性。蛋白质组的多样性源自氨基酸序列和一系列修饰，包括酰化、磷酸化、糖基化和异戊二烯化。短肽、较大的蛋白质单体和蛋白质多聚体参与协调和控制人体的生理和生化过程。因此，蛋白质和多肽的正确合成、折叠、亚细胞定位和分解代谢是人类健康的必要前提和基石，通过化学、免疫学和质谱方法对生物体液（包括血液、尿液和脑脊液）进行分析探索，可以对多种疾病进行精确的诊断和治疗。

氨基酸、肽和蛋白质对几乎所有的生物过程至关重要。氨基酸不仅可以作为组成肽和蛋白质的结构亚单位，其在代谢、神经传递和细胞间信号传导中也发挥了多种功能。肽可作为自分泌和内分泌信号分子，控制食欲、血管张力、电解质稳态，以及碳水化合物和矿物质代谢。蛋白质的分子量通常大于 6 000 Da，主要用于：① 细胞内和细胞外的结构组分；② 形成生物催化剂；③ 介导收缩性和运动性；④ 分子组装的原件；⑤ 形成离子通道和泵；⑥ 分子转运蛋白；⑦ 免疫介质；⑧ 细胞内和细胞间信号传导网络的组分。

人类基因组包含 20 000 多个可用于编码蛋白质的开放阅读框。然而，由于信使 RNA（mRNA）的选择性剪接、体细胞重组、基因突变、蛋白质水解加工和翻译后修饰等过程，实际

上蛋白质的数量要远远多于 20 000。蛋白质组代表生物体或机体中的全部蛋白质，如蛋白质组等离子空间。目前，对蛋白质组进行登记分类的组织主要包括人类蛋白质组研究组织、美国国家生物技术信息中心、瑞士生物信息学研究所和健康人血浆蛋白质组综合数据库。大多数数据库设立的目的主要是进行肽和蛋白质的鉴定，现今正慢慢转变为分析健康和患病人群中特定蛋白质的特性，这也是蛋白质应用于疾病诊断的基础。

本章首先讨论氨基酸的化学、代谢和特征分析；然后描述肽键的化学和生物化学特性及几种与临床相关的体外用于多肽检测的系统和方法；最后描述蛋白质，包括蛋白质结构和细胞的区室化、共翻译及翻译后修饰，以及体液中蛋白质组的组成及应用于临床的蛋白质组特异性和整体性的评估方法。

[*] 非常感谢 Glen L. Hortin 和 A. Myron Johnson 先前的基础，以及 Carl H. Smith 在氨基酸转运方面给的支持。

氨基酸

氨基酸可能是地球原始大气中包含的甲烷、氢、氨和水混合物中最先出现的有机分子之一[1]。在已知的数百种氨基酸中，仅 20 种氨基酸便可涵盖人类多肽肽链的绝大多数残基，其结构和分子特性详见表 13.1。这 20 种氨基酸及数十种非蛋白质形成的氨基酸对人体的形成和功能发挥至关重要，已明确氨基酸的代谢紊乱与多种病理过程密切相关。

α 碳原子

■ 基础生物化学

氨基酸是含有氨基（—NH$_2$）和羧基（—COOH）或另一种酸性基团如磺酸盐基团（—SO$_3$）的有机化合物。在与生物学相关的氨基酸中，大多数氨基部分是一级胺（—NH$_2$），有些（如肌氨酸）是二级胺（—NH—），其他含有三级胺（如脯氨酸）的被称为亚氨基（＝N—）酸。除脯氨酸外，蛋白质中的氨基酸都属于 α 氨基酸。

R 基团代表赋予氨基酸独特化学性质的侧链。并非所有与生物学有关的氨基酸都是 α 氨基酸，β 氨基酸（如 β 丙氨酸和牛磺酸）及 γ 氨基酸［如 γ 氨基丁酸（GABA）］也发挥关键的生物学作用（图 13.1）。

表 13.1　20 种蛋白质氨基酸的结构和化学性质

氨基酸	分子量（Da）	结构式（pH 7.0）	pK$_1$	pK$_2$	pK$_3$	pI	HI
丙氨酸（ALA, A）	89.09	CH$_3$—CH(NH$_2$)—COOH	2.4	9.7		6.0	1.8
精氨酸（ARG, R）	174.20	HN＝C(NH$_2$)—NH—(CH$_2$)$_3$—CH(NH$_2$)—COOH	2.2	9.0	12.5	10.8	−4.5
天冬酰胺（ASN, N）	132.12	H$_2$N—CO—CH$_2$—CH(NH$_2$)—COOH	2.0	8.8		5.4	−3.5
天冬氨酸（ASP, D）	133.10	HOOC—CH$_2$—CH(NH$_2$)—COOH	2.1	9.8	3.9	2.9	−3.5
半胱氨酸（CYS, C）	121.16	HS—CH$_2$—CH(NH$_2$)—COOH	1.7	10.8	8.3	5.1	2.5
甘氨酸（GLY, G）	75.07	NH$_2$—CH$_2$—COOH	2.3	9.6		6.0	−0.4
谷氨酸（GLU, E）	147.13	HOOC—(CH$_2$)$_2$—CH(NH$_2$)—COOH	2.2	9.7	4.3	3.2	−3.5
谷氨酰胺（GLN, Q）	146.15	H$_2$N—CO—(CH$_2$)$_2$—CH(NH$_2$)—COOH	2.2	9.1		5.7	−3.5
组氨酸（HIS, H）	155.16	NH—CH＝N—CH＝C—CH$_2$—CH(NH$_2$)—COOH	1.8	9.2	6.0	7.6	−3.2
异亮氨酸（ILE, I）	131.17	CH$_3$—CH$_2$—CH(CH$_3$)—CH(NH$_2$)—COOH	2.4	9.7		6.0	4.5
亮氨酸（LEU, L）	131.17	(CH$_3$)$_2$—CH—CH$_2$—CH(NH$_2$)—COOH	2.4	9.6		6.0	3.8
赖氨酸（LYS, K）	146.19	H$_2$N—(CH$_2$)$_4$—CH(NH$_2$)—COOH	2.2	9.0	10.5	9.7	−3.9
甲硫氨酸（MET, M）	149.21	CH$_3$—S—(CH$_2$)$_2$—CH(NH$_2$)—COOH	2.3	9.2		5.8	1.9
苯丙氨酸（PHE, F）	165.19	Ph—CH$_2$—CH(NH$_2$)—COOH	1.8	9.1		5.5	2.8
脯氨酸（PRO, P）	115.13	NH—(CH$_2$)$_3$—CH—COOH	2.1	10.6		6.1	1.6
丝氨酸（SER, S）	105.09	HO—CH$_2$—CH(NH$_2$)—COOH	2.2	9.2		5.7	−0.8
苏氨酸（THR, T）	119.12	CH$_3$—CH(OH)—CH(NH$_2$)—COOH	2.6	10.4		6.5	−0.7
色氨酸（TRP, W）	201.22	Ph—NH—CH＝C—CH$_2$—CH(NH$_2$)—COOH	2.5	9.4		5.9	−0.9
酪氨酸（TYR, Y）	181.19	HO-p-Ph—CH$_2$—CH(NH$_2$)—COOH	2.2	9.2	10.5	5.7	−1.3
缬氨酸（VAL, V）	117.17	(CH$_3$)$_2$—CH—CH(NH$_2$)—COOH	2.3	9.6		6.0	4.2

注：HI，亲水指数；pK，酸解离常数；pI，等电点。

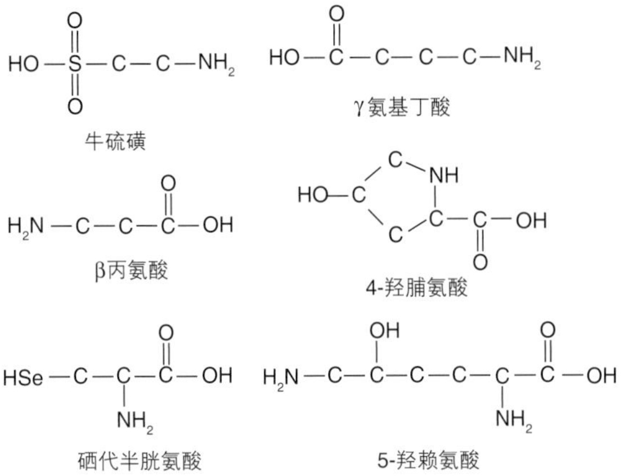

图13.1 天然存在的稀有氨基酸平面结构

除甘氨酸外，所有 α 氨基酸都含有 4 个不同的部分以不对称的方式排列在碳原子的周围，因此氨基酸可以作为镜像（对映体）存在，称为 D 型或 L 型。除少数外，与生物学有关的氨基酸大多以 L 型存在，少量的 D 型氨基酸主要存在于生理体液中，但通常不具有特定的功能；D 型丝氨酸例外，它占有脑脊液中总丝氨酸的 5%～20%，可能具有神经递质的作用。D 型的氨基酸常存在于一些细菌产物、食品和药物中，肝脏和肾脏中的 D 型氨基酸氧化酶将 D 型氨基酸转化为酮酸进而代谢掉。蛋白质中的 L 型氨基酸经过多年的缓慢外消旋逐渐形成 DL 的混合物。天冬氨酸具有最快的外消旋化，且该速率可用于评估转换速率非常慢的蛋白质的合成时间，如半衰期可能超过 50 年的眼晶状体蛋白或椎间胶原。苏氨酸和异亮氨酸这两种氨基酸，具有两个不对称碳原子，它们的立体异构体被称为别苏氨酸和别异亮氨酸，且别异亮氨酸已经用于枫糖尿病（MSUD，OMIM#248600）的诊断。

除了参与蛋白质形成的 20 种已知氨基酸外，从蛋白质的水解产物中也发现了许多稀有氨基酸。例如，在胶原裂解物中发现了 4- 羟脯氨酸和 5- 羟赖氨酸，在弹性蛋白质水解产物中发现了锁链素和异锁链素。因为没有密码子负责掺入多肽链的合成中，这些氨基酸主要通过翻译后修饰机制形成。硒代半胱氨酸是一种特殊的氨基酸，由一种特定的转移 RNA 合成，仅掺入包括甲状腺激素脱碘酶和谷胱甘肽过氧化物酶家族成

员在内的约 25 种蛋白质的位点中 [2]。一些稀有氨基酸如图 13.1 所示。

氨基酸的酸碱性质取决于与碳连接的氨基和羧基，以及侧链（R）上的碱性或酸性基团。在近 7.4 的生理 pH 下，α 羧基被电离并带有负电荷，氨基则被质子化并带有正电荷。同时存在阳离子和阴离子的分子被称为两性离子（图 13.1）。

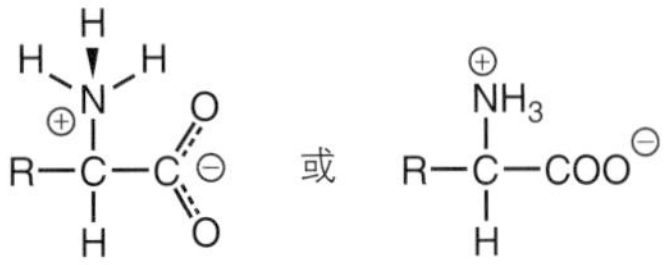

当可电离基团带电荷和不带电荷同时存在时的 pH 称为 pK，因此氨基酸具有分别相对于羧基、氨基或可电离侧链存在时的两个或多个 pK。当氨基酸或其他分子的净电荷为 0 时的 pH 称为等电点（pI）。对于典型的中性氨基酸如甘氨酸，pI 5.97 介于羧基的 pK 2.34 和氨基的 pK 9.60 之间。由于相邻氨基酸的影响，蛋白质中氨基酸侧链的 pK 与其游离形式的 pK 略有不同，可电离基团的缓冲能力主要在 pK 为 pH ±1 的范围内。因此，氨基酸和蛋白质在生理 pH 范围内具有非常有限的缓冲能力，而组氨酸的咪唑侧链则是个例外，其 pK 接近 6.0；甘氨酸则常用作 pH 2.5 或 9.5 的缓冲液。

侧链结构的多样性造成了蛋白质具有多种结构和功能，其中侧链多样性不仅取决于 pK，还取决于大小和疏水性。具有较长脂肪族或芳香族侧链的氨基酸如缬氨酸、亮氨酸和苯丙氨酸比具有较短侧链（如在丙氨酸中发现的甲基）的氨基酸具有更大的疏水性；侧链中具有极性基团如羟基或酰胺基团的中性氨基酸则更亲水。酸性氨基酸带有含羧基的侧链，碱性氨基酸则含有氨基、胍基或咪唑基的侧链。半胱氨酸的硫醇侧链（—SH）容易氧化，并可通过二硫键与其他分子连接；血浆中半胱氨酸以胱氨酸（半胱氨酸通过二硫键连接形成的同源二聚体）或通过二硫键与白蛋白或其他蛋白质相连形成的混合物存在。

除了部分例外，氨基酸是水溶性的，并且在血浆中稳定存在。可溶性最强的氨基酸常带有小分子的具有极性或可电离基团的侧链，如甘氨酸、丙氨酸、精氨酸、丝氨酸和苏氨酸。可溶性较差的氨基

酸，如苯丙氨酸、酪氨酸、亮氨酸和色氨酸，常具有较大的非极性脂肪族或脂环族侧链。除了一些代谢紊乱性疾病，氨基酸的溶解度在体内很少受到限制。例如，酪氨酸血症中在眼睛和皮肤处常见酪氨酸晶体的沉积（尤其是 Ⅱ 型，OMIM#276600）；类似的，胱氨酸尿症患者的肾实质中常见胱氨酸结晶的存在（OMIM#220100）。表 13.1 显示了形成蛋白质的 20 种氨基酸的结构和化学特性。

氨基酸的供给和转运

除了作为蛋白质合成的组分之外，氨基酸还参与了许多代谢过程。在健康状态下，女性大约需要 46 g/d、男性约 56 g/d 的膳食蛋白质（0.8 g/kg）；在生长和许多疾病状态下蛋白质的需求量还会大幅增加[3]。膳食中的蛋白质被胃中的蛋白酶（如胃蛋白酶）和小肠中的蛋白酶（如胰蛋白酶、胰凝乳蛋白酶）消化进而产生氨基酸；内源性蛋白质可通过转换作为游离氨基酸的另一种来源。其中，用于蛋白质合成的 8 个氨基酸（异亮氨酸、亮氨酸、赖氨酸、甲硫氨酸、苯丙氨酸、苏氨酸、色氨酸和缬氨酸）不能由人体合成，必须由饮食提供，因此被认为是饮食中的"必需"成分。肉、奶、鸡蛋和鱼类含有全部的人体必需氨基酸。明胶缺乏色氨酸，一些植物来源的蛋白质可能缺乏赖氨酸或甲硫氨酸。因此，将植物作为蛋白质单一来源的饮食可能缺乏某些氨基酸。当肝功能受损时，由于半胱氨酸和酪氨酸不能从它们的前体甲硫氨酸和苯丙氨酸转化而来，因此通过饮食补充必不可少[4]。由于精氨酸的内源性合成速率可能不足以满足成人代谢应激或儿童成长的需要，因此某些情况下精氨酸也是必需的[5]。

由于婴儿期和儿童期对氮平衡维持需求的增加，对膳食来源蛋白质的要求也增加[6, 7]。例如，早产儿每日膳食蛋白质需要增加至 3.5～4 g/kg[8]。怀孕、哺乳期及蛋白质丢失或分解代谢状态（如烧伤患者）的蛋白质需求量也增加。持续的负氮平衡将导致许多不良的表型特征。例如，主要由高淀粉食物组成且严重缺乏蛋白质的饮食可导致一种以血清白蛋白减少、免疫缺陷、水肿、腹水、生长障碍、冷漠及许多其他症状为特征的疾病[9]，称为蛋白质-热量营养不良症，蛋白质和能量来源如碳水化合物缺乏时，会导致肌肉和皮下组织的消耗最终引起消瘦症。白蛋白或前白蛋白浓度常用于评估氨基酸供应是否足够；与白蛋白相比，前白蛋白的生物半衰期较短（2 日比 20 日），使其成为有较高价值的急性饮食评估指标[10, 11]。

细胞内氨基酸浓度的动态平衡取决于供给、分解代谢和排泄，供给和排泄受一系列具有重叠的底物特异性、全局性的组织表达和极化细胞分布的转运系统调节[12, 13]。氨基酸来源于饮食中的蛋白质前体，通过胃和小肠中的蛋白水解酶的作用产生较短的寡肽和单个氨基酸。二肽和三肽的肠内吸收由称为 PEPT1（由 SLC15A1 编码）的单个质子偶联转运系统介导[14]，单个氨基酸在肠和肾上皮，以及血脑屏障中的转运更为特殊。

早期有关氨基酸转运的生化特性研究仅限于对质膜的探讨。这些广泛的特异性转运系统起着共转运、交换转运或促进转运的作用。命名法主要基于底物特异性、共转运需求及对抑制剂的敏感性。按照惯例，大写字母表示对 Na^+ 的需求，小写字母表示不依赖 Na^+。系统 A 和 ASC 负责 Na^+ 介导的具有小分子侧链的中性氨基酸的转运；系统 L 可促进大分子疏水侧链氨基酸的转运；阳离子氨基酸转运由称为 y^+ 的系统介导；系统 y^+L 则促进了中性氨基酸与阳离子物质的交换；系统 B^0 催化 Na^+ 介导的支链和芳香族氨基酸的转运，而系统 b^0 则促进了大量的中性和阳离子侧链进行交换；还有系统 X^- 介导阴离子氨基酸的转运。这些转运系统相互协调以实现氨基酸的动态平衡[15]。

不同的转运系统相互配合，以实现氨基酸跨上皮屏障的净转运。例如，阳离子氨基酸通过肾刷边界的跨细胞转运是通过两个交换系统 b^0 和 y^+L 的组合实现的。在顶端的表面，系统 b^0 利用跨膜电位驱动转运，因此带正电荷的氨基酸与不带电荷的氨基酸相互交换而导入。y^+L 系统主要以跨膜钠梯度作为驱动力，通过 y^+L 系统的交换转运可实现基底外侧膜的流出。在一定的组织类型中缺乏恰当的极化表达会导致转运障碍性疾病，如高胱氨酸尿症（OMIM#220100）和赖氨酸尿蛋白不耐受症（OMIM#222700）[16]。

细胞内的氨基酸区室由一组不同的转运系

统维持。这些系统对于各种氨基酸的代谢、吸收和再循环非常重要。尿素循环中的部分底物浓度通过线粒体鸟氨酸-瓜氨酸逆向转运蛋白调节，该转运系统的缺陷可导致 HHH 综合征（高鸟氨酸血症、高氨血症、高瓜氨酸尿症）（OMIM#238970）。从溶酶体消化的蛋白质中回收氨基酸也依赖于转运系统，如 CTNS 基因缺陷会抑制溶酶体胱氨酸的转运，临床上导致胱氨酸症（OMIM#219750）。最后，神经元囊泡必须浓缩突触递质以实现神经间通信，其中甘氨酸和谷氨酸两种递质，是通过囊泡膜主动转运的。

随着这些转运系统的遗传学基础被阐明，氨基酸转运的相对粗略的生化定义正被重新定义[17]。表13.2 总结了基因和功能转运系统之间的相关性。SLC（溶质载体）家族的基因编码催化氨基酸转运的完整的跨膜蛋白，如 SLC1 家族编码的转运蛋白主要负责大脑和神经组织中重要的阴离子氨基酸的转运[18]；中性氨基酸转运蛋白（如系统 A）由 SLC38 家族编码[19]；线粒体转运系统由 SLC25 基因家族表达[20]；SLC3 和 SLC7 基因家族则编码多种异二聚体转运蛋白，包括上述提到的 b⁰ 和 y⁺ L 转运系统[21]，每一个转运系统都含有两种 SLC3 基因中的一种，其所编码的膜靶向亚单位与至少 12 个 SLC7 基因编码的特异

性产物通过二硫键相连接。氨基酸碳的代谢通量很大程度上取决于正确的转运蛋白表达和调节，以及酶催化的化学转化作用。

■ 氨基酸代谢

氨基酸是合成许多激素、核苷酸、脂质、信号分子和代谢中间产物的支架，它们在能量产生过程中发挥重要的作用。如图 13.2 所示，氨基酸碳向高能中间体的转变通常始于转氨作用。过量的氮以尿素的形式排出；由此产生的 α 酮酸可能进入 Krebs 循环，并转化为酮体、脂肪酸或葡萄糖；或根据细胞能量需求完全氧化成 CO_2。大量酶组成的网络逐步进化以满足机体对氨基酸的需求。有关酶的底物、产物、动力学和抑制剂等信息可以查询多个数据库，包括 BRENDA、ExPASy-enzyme 和 ExplorEnz，有关信号通路的信息可以查询 KEGG、GenMAPP 和 BioCyc 等数据库。

葡萄糖、脂肪酸和酮体是人类主要的呼吸底物，这些底物通过线粒体 Krebs 循环产生三磷酸腺苷（ATP）。氨基酸在能量供应中发挥两个关键作用：首先，氨基酸被转化为 Krebs 循环中间体，在称为糖回补的过程中维持循环的活性。例如，谷氨酰胺和谷氨酸通过 ε 和 α 氨基的缺失而转化为 α 酮戊二酸，天冬酰胺和天冬氨酸可以衍生出富马酸盐，甲硫氨酸、苏氨酸和缬氨酸可

表13.2 选择性氨基酸转运体统的遗传学基础

基因名称	转运系统	表达部位	作用底物	相关疾病
SLC1	X⁻、ASC	脑、肠、肾、肝	D、E、A、S、T、C、N、Q	
SLC3A1(Rbat)	y⁺、L、y⁺L、b⁰	广泛表达	R、K、H、M、L、A、C、L、I、V	胱氨酸尿症
SLC3A2(4F2hc) SLC7(A1～A13)				赖氨酸蛋白不耐受
SLC6	B⁰	脑、肾、肠、肝	F、Y、L、I、V、P、C、A	哈氏遗传性疾病
			Q、S、H、G、M	亚胺尿
SLC17		神经元	E	
SLC25	ASP/GLU	广泛表达（线粒体）	D、E、鸟氨酸、瓜氨酸	Ⅱ型瓜氨酸血症
	ORN/CIT			HHH 综合征
SLC32		神经元	G、γ 氨基丁酸	
SLC38	A、N	广泛表达	Q、A、N、C、H、S、T	
SLC43	L	肝、肾、肠、肌肉	L、I、V	
CTS		广泛表达	胱氨酸	胱氨酸病

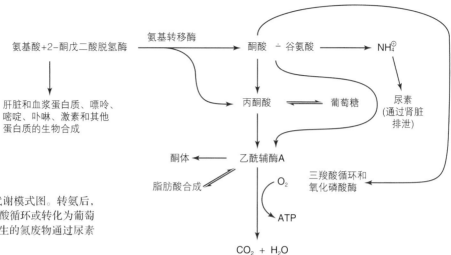

图13.2 肝脏中氨基酸代谢模式图。转氨后，氨基酸碳可直接进入三羧酸循环或转化为葡萄糖、酮等呼吸性燃料。产生的氮废物通过尿素循环处理

以衍生出琥珀酸盐。其次，氨基酸可以被动员以产生用于各种器官系统所需的能量。5 种氨基酸（亮氨酸、异亮氨酸、赖氨酸、苯丙氨酸和酪氨酸）可以转化为酮体；除亮氨酸以外的所有氨基酸均可产生葡萄糖。因此，在能量需求量大和来源有限的情况下，氨基酸碳通过适当途径的转化成为呼吸所需能量的重要来源。

组织中过量的氮可以通过尿素的形式进行处理，每 1 mol 尿素中含有 2 mol 氮。尿素仅在肝脏中产生，因此选择性氨基酸，主要是谷氨酰胺和丙氨酸，有助于将过量的氮运输到肝脏。铵离子形式的氮首先转化为氨基甲酰磷酸酯，随后转移至鸟氨酸形成瓜氨酸；天冬氨酸和瓜氨酸缩合形成精氨琥珀酸，进而裂解为精氨酸和富马酸；精氨酸酶将精氨酸水解成尿素和鸟氨酸以循环重复使用。通常情况下，尿素被简单地视为废物，但它也是维持肾髓质高渗透压的主要原因，因此能最大限度地实现尿液浓缩功能。

氨基酸是许多激素和信号分子的前体。酪氨酸为甲状腺素、多巴胺和肾上腺素的合成提供支架；色氨酸是 5-羟色胺和褪黑激素的前体；有效的血管扩张剂一氧化氮（NO）是由精氨酸产生的；甘氨酸、天冬氨酸、谷氨酰胺和丝氨酸为嘌呤和嘧啶的合成提供原子；甘氨酸和精氨酸是肌酸合成的前体。

肌酸的合成和许多其他生物化学过程均依赖于由丝氨酸、甘氨酸、组氨酸和甲硫氨酸介导的一系列单碳转移反应。完全氧化的羰基碳（＝C＝O）转移至诸如丙酰辅酶 A（形成甲基丙二酰辅酶 A）等分子的过程由生物素介导；甘氨酸、丝氨酸和组氨酸所贡献的氧化碳单元较少，如甲基苯胺（＝CH—）和亚甲基（—CH₂—）基团，它们能通过叶酸衍生物合成嘌呤和嘧啶。叶酸还介导甲基（—CH₃）基团转移至同型半胱氨酸形成甲硫氨酸，由此产生的甲硫氨酸又被活化成 S-腺苷甲硫氨酸，成为 DNA、RNA、组蛋白、胆碱和儿茶酚胺等多种底物的甲基供体。叶酸和单碳代谢对细胞生长和分裂的重要性不容小觑。发育中胚胎叶酸缺乏可导致死亡或严重的神经系统出生缺陷。几十年来，叶酸抗代谢物如甲氨蝶呤的使用已成为治疗癌症的主要方法。

■ **氨基酸浓度**

血浆氨基酸浓度总共跨越了 4 个数量级的动态范围，从非常低的微摩尔量（如 β 丙氨酸和胱硫醚）到接近 1 mmol/L（如谷氨酰胺和甘氨酸）。当蛋白质摄入量为 1～2 g/kg 时，健康成人的日变化率约为 30%[22]。必需氨基酸和非必需氨基酸的浓度以相互协调的方式变化，表明除了饮食和肠内摄取外，还存在其他的氨基酸处理机制。氨基酸浓度在 12：00 至 20：00 之间达到峰值，在午夜到凌晨 4：00 之间达到低谷[23, 24]。摄入蛋白质后，饮食中的氨基酸逐步上升并在 3～6 h 恢复到餐前水平。测定"空腹"氨基酸浓度需要较长时间的节食。

血液中大多数氨基酸经过肾小球过滤，通过

前文描述的可饱和转运系统在近端肾小管中被有效地重新吸收。肾脏氨基酸的排泄增加（氨基酸尿症）是由于血浆浓度过大、肾小管损伤或氨基酸转运系统的遗传性缺陷所致的。甘氨酸在正常尿液中含量最高，其次是组氨酸、谷氨酰胺和丝氨酸。由于有效的重吸收，血浆中蛋白原氨基酸浓度的增加仅引起排泄量略微增加。由于没有特定的肾小管重吸收机制，血浆中部分氨基酸（如精氨基琥珀酸盐、高瓜氨酸）因代谢错误而引发的积聚会表现出排泄量明显增加。

除谷氨酰胺外，脑脊液中氨基酸的浓度通常少于血浆中氨基酸浓度的 10%。这种血浆到脑脊液的梯度差异表明通过血脑屏障的大脑到血液的转运系统非常活跃[25, 26]。谷氨酰胺在脑脊液中的浓度通常与血浆中的浓度相等，表明这是一个双向促进转运的过程。由于脑脊液浓度可反映突触的浓度，神经递质氨基酸浓度的调节对神经动作电位的正常传递至关重要。谷氨酸是大脑中最丰富的氨基酸，是主要的兴奋性递质；甘氨酸和 GABA 是主要的抑制性递质。腰椎穿刺获取脑脊液时必须非常小心，以免因外周血污染而过高估计中枢氨基酸的浓度。

对血液、尿液和脊髓液中氨基酸浓度的评估常用于先天性代谢缺陷的检测。除了同型半胱氨酸可以作为维生素 B$_{12}$ 和叶酸状态的标志物之外，目前氨基酸测量的临床应用范围还相对局限，但应用前景广阔。未来的应用可能包括利用色氨酸及其代谢产物（如酪氨酸）评估免疫状态[27]，血浆中 α 氨基丁酸浓度的增加可能有助于监测肝脏再生[28]，支链氨基酸浓度可能是糖尿病的早期指标[29]；而苯丙氨酸、谷氨酸和丙氨酸的组合对于先兆子痫的发病具有一定的预测价值[30]；精氨酸及其二甲基化衍生物（不对称和对称二甲基精氨酸）的定量测定可用于评估内皮细胞功能[31, 32]。

上述这些应用前景还需要临床进一步的验证。

■ **氨基酸分析**

几十年来，氨基酸分析的标准方法是先进行阳离子交换色谱柱后再通过分光光度法或荧光检测各种伯胺衍生物，包括丹磺酰氨、邻苯二甲醛和茚三酮。20 世纪 50 年代，由 Stein 和 Moore 提出的茚三酮法最先用于蛋白质水解物中氨基酸含量的测定，随后用于去蛋白体液中游离氨基酸的分析[33]；由贝克曼（Beckman，美国，加利福尼亚州，贝瑞拉）和日立（Hitachi，日本，东京）研发的商业化系统模型较大，对单个患者样本中的 30～50 个生理性氨基酸定量分析需要长达 2～3 h，这些系统已经被用茚三酮或荧光（喹啉-N-羟基琥珀酰亚胺）胺衍生物的较小的台式系统所取代，但这些系统对全样品进行分析仍需 90～120 min。除了检测周期较长外，这些方法还受到共洗脱化合物的干扰，包括具有高瓜氨酸的甲硫氨酸、具有氨基糖苷的苯丙氨酸和具有加巴喷丁的组氨酸等，导致一些氨基酸浓度的测定假性增高。

质谱法正逐步成为氨基酸分析的首选方法。新生儿筛查主要采用流动注射质谱法对提取自干血斑的氨基酸丁酯进行定量，该类方法由于未使用色谱分离，因此无法区分诸如亮氨酸、异亮氨酸、别异亮氨酸和羟脯氨酸等同分异构或同量异位氨基酸；现已开发出液相色谱-串联质谱（LC-MS/MS）方法用于血浆和其他体液中氨基酸的检测，检测靶标主要包括胺靶向衍生物、羧基及其他非化学衍生物[34-36]。基于质谱技术的优点包括分析特异性的提高、3～4 个数量级的动态范围及快速（20 min）的检测周期。除了用于氨基酸检测之外，还可以通过优化质谱检测方法用于多种分子的分析，该类方法有望通过对单个患者标本的一次分析，提高对代谢性疾病的检测能力。

肽

本节讲述了肽的基本生物化学特性。通常情况下，术语"肽"是指分子量小于 6 000 Da 的相对较短的氨基酸聚合物（小于 50 个氨基酸残基）。本节将讨论肽键的化学特性及肽骨架的物理特征，以及一些与临床相关的肽系统。

■ **肽键**

肽键，也称为酰胺键，由一个氨基酸的 α 氨基与另一个氨基酸的 α 羧基缩合而成（见下结构式）。所谓的异肽键则是指两个氨基酸通过侧链上的氨基或羧基形成的肽键而非 α 氨基或 α 羧基。例如，谷胱甘肽中的谷氨酸 γ 羧基与半胱氨酸的 α 氨基相连。在翻译过程中，氨基（N）通过去水作用（也称为脱水或缩合）连接到羧基（C）末端并由构成核糖体一部分的 RNA 酶（称为核酶）催化形成肽键[37]。出于治疗和研究目的，肽也可在体外合成，化学合成的肽通过 N-保护氨基酸在 N，N'-二环己基碳二亚胺的催化下从 C 端到 N 端进行[38, 39]；在该过程中，亲核基团与碳二亚胺:羰基中间体反应，由此产生新的肽键和二环己基脲。二环己基脲不能溶于大多数溶剂，因此可以非常容易地从成熟肽中去除。肽键的裂解可以通过非特异性的酸水解完成，也可以通过一系列对特定氨基酸残基间肽键具有亲和力的蛋白水解酶来实现，本章后面将对相关蛋白酶系统进行介绍。

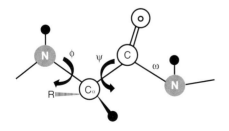

第一个 氨基酸　　第二个 氨基酸　　二肽

酰胺键中的共享电子（也称为 ω 键）是不受位置限制的，固定在一个平面上，因此有效地防止围绕该键的旋转。多肽骨架的柔性构象完全由围绕两个键的轴旋转到 α 碳上引起，由此产生的旋转角被称为 Ramachandran 角[40]。氮与 α 碳键角被称为 Φ 角，α 碳-羧基键被称为 Ψ 角（见下结构式）。

理论上，这些键的自由旋转角度可在 -180°～180°；实际上，空间和能量等因素限制了角度旋转的可能性。这些键角在决定蛋白质的二级结构中起关键作用。例如，α 螺旋中的 Φ 和 Ψ 的值分别约为 60° 和 45°。本章后面将深入介绍二级结构。

肽的异质性和分析

对循环中肽浓度的评估存在一定的局限性。以往在没有酶水解的情况下，有关肽浓度的测定仅限于免疫学技术。抗体通常可以识别 10～20 个氨基酸结合形成的 600～1 000 Å 的线性序列或不连续的构象表位[41]。因此，有关短肽（＜20～30 个氨基酸）的测定仅限于单位点、竞争性的方法，该方法与双位点（夹心）法相比特异性相对较差，可以利用质谱作为替代方案来解决分子特异性的问题，如通过电喷雾（ESI）或基质辅助激光解析（MALDI）电离并与串联四极质谱仪连接进行小肽的测定。

当对生物肽系统进行测定时，并不总是能获得完美的分析特异性。肽可能由数量不一的氨基酸残基组成，某些肽的生物学价值仍处于未知状态。例如，铁调节蛋白是一种铁转运调节肽，主要由 25 个氨基酸残基组成；但也可由 20 或 22 个氨基酸残基形成较短的肽，其生物学活性也有所降低。类似地，在心力衰竭患者中可检测到数十种截短的 B 型利钠肽，与由 32 个氨基酸组成的成熟 B 型利钠肽相比，其组成氨基酸的数量范围为 24～31 个氨基酸。截短形式的肽有些存在于体内，有些可能是体外形成的。因此，相对严密的靶向质谱测定可能排除有活性的肽的种类，可能低估生物活性肽的浓度；另一方面，免疫测定存在的交叉反应可以定量检测活性肽和非活性肽，可能高估生物活性肽的浓度。下面是几种重要的生物肽系统及其分析因素的例子。

临床相关肽系统
前阿片肌苷系统
2 号染色体上的前阿片肌苷（POMC）基因主要在脑垂体、下丘脑弓状核和皮肤黑素细胞中表达。该基因产生含有 241 个氨基酸的激素前体，根据特定组织类型中的剪切模式可产生多达 10 种不同的生物活性肽，发挥多种功能，包括葡萄糖和电解质稳态［通过促肾上腺皮质激素（ACTH）］、体重和食欲（通过脂蛋白和黑皮质素）、色素沉着（也通过黑皮质素）和疼痛（通过内啡肽）[42-44]。

目前，该复合肽系统的临床应用仅限于 ACTH 对肾上腺的影响及对皮质醇的反馈作用。

通过测定循环 ACTH 的浓度有助于阐明肾上腺疾病的发病机制。例如，库欣病可能由肾上腺功能亢进引起，也可能由异位产生 ACTH 引起；同样，艾迪生病可能由肾上腺或垂体功能衰竭引起。ACTH 的全长由 39 个氨基酸残基组成，循环半衰期为 10～15 min；其生物学活性由第 1～18 个氨基酸残基介导，而循环半衰期则由 C 末端的长度介导。双位点免疫测定法通常针对 N 末端和 C 末端，以免检测到较短的无活性的循环短肽产物。然而，这种方法可能与较长形式的 ACTH 前体存在交叉反应，如 pro-ACTH 和全长 POMC 基因产物[45]，这些前体的循环浓度通常比 ACTH（1～10 pmol/L）大 5 倍（5～50 pmol/L）以上，因此 ACTH 分析方法很难做到标准化。

利钠肽

该肽家族由心房利钠肽（ANP）、B 型利钠肽（BNP，原脑利钠肽）和 C 型利尿钠肽（CNP）组成[46]。相对于在多种组织中低水平表达的 CNP，ANP 和 BNP 在心脏组织中高度表达。这些肽的成熟形式含有由分子内二硫键连接的 17 个氨基酸形成的环。每种利钠肽通过特定的鸟苷酸环化酶偶联受体来促进钠和水的排泄，抑制肾素血管紧张素系统激活以降低血管阻力。循环中 ANP 和 BNP（非 CNP）的浓度随心力衰竭特征性的心脏充盈压的增加而迅速增加。临床上测定 BNP 已成为检测心力衰竭及监测其进展的常规使用指标。

B 型利钠肽以 108 个氨基酸前体（pro-BNP）的形式合成，然后在细胞内剪切释放出有活性的 32 个氨基酸肽和无生物活性的 N 末端片段（NT-proBNP）[47]。已有商业化并广泛使用的 BNP 和 NT-proBNP 的双位点免疫测定法。由于 NT-proBNP 比 BNP 具有较长的生物半衰期（60 min vs. 20 min），因此其循环浓度高于 BNP。最近的证据表明在心力衰竭中用免疫学方法检测到的 BNP 不是 BNP 的生物活性形式，在心力衰竭患者中尽管存在免疫反应性的 BNP，但利用质谱技术几乎没有检测到具有 32 个氨基酸的成熟 BNP[48,49]。进一步的研究表明，心力衰竭患者血浆中有免疫反应性的 BNP 可能是其高分子量的形式，如 pro-BNP，其可表现出成熟肽的部分生物活性[50,51]。该类新的分析研究信息促使我们重新评估 BNP 在心力衰竭的病理生理学、诊断和治疗中的作用。

铁调节蛋白

铁调节蛋白最初被描述为抗菌肽[52]，Nicolas 等人在 2001 年发现该蛋白质在铁代谢中的作用[53]。25 个氨基酸分子组成的成熟体来自 19 号染色体上 HAMP 基因 3 个外显子表达的 60 个氨基酸前体。铁调节蛋白通过 4 个分子内二硫键形成了紧密的环状结构，其生物学活性是通过与铁转运蛋白的相互作用实现的，后者主要介导十二指肠细胞和巨噬细胞铁的转运。铁转运蛋白与铁蛋白的结合促进了铁蛋白的内化和降解，从而抑制铁的储存[54,55]。慢性炎症等生理状态下的特征是小细胞性贫血与充足的铁储备同时存在，被称为慢性病性贫血，其病因是铁转运蛋白的表达增加。除了用于缺铁性贫血和慢性病性贫血的鉴别诊断外，测定铁转运蛋白可能有助于血色素沉着病、输血相关的铁超负荷和慢性肾衰竭相关贫血的治疗[56]。

尽管铁转运蛋白在铁代谢中具有重要的作用，但由于其检测相对比较困难，临床应用仍然比较局限。由于铁转运蛋白小而致密的尺寸及在多个物种中高度保守，针对铁转运蛋白的抗体研发比较困难。免疫测定方法极大程度上受限于单位点检测、竞争结合的形式及与小分子（22-mers、20-mers）存在交叉反应[57]，这可能导致与质谱技术相比[58]，当对肾衰竭患者（较短的铁转运蛋白容易在血浆中聚集）进行铁转运蛋白检测时浓度易假性增高[59]。提高铁转运蛋白检测的分子特异性和一致性，将有助于进一步阐明铁转运蛋白在正常及病理生理中的作用，并有望提高铁转运蛋白的临床应用价值。

血管紧张素

当肾小球旁器官的血流、压力和钠浓度减少时，肾脏传入小动脉便分泌肾素[60]。肾素作用于循环中的血管紧张素原以启动血管活性肽的形成，从而重建肾小球血流。肾素从 452 个氨基酸形成的血管紧张素原 N 末端上切割下的十肽被称为血管紧张素 I；血管紧张素转换酶（ACE）切割血管紧张素 I 的 2 个 C 末端残基进而产生八肽的血管紧张素 II，可促进血管平滑肌收缩及刺激近端肾小管钠的重吸收,最终增加血压。因此,像卡托普利、依那普利、喹那普利等 ACE 抑制剂是高血压治疗常用的药物。

尽管肾素-血管紧张素-醛固酮轴是重要的治疗靶点,但在临床诊断中很少用。通常通过评估血浆肾素的活性来探讨肾血管性高血压的原因。这种情况下,限制单侧肾血流将导致肾素异常释放及严重的高血压。血浆中的肾素活性通常非常低 [< 10 ng/(ml·h)],常利用长时间(> 12 h)孵育后通过检测源于内源性血管紧张素原的血管紧张素 I 的产生量来对肾素活性进行评估,主要通过竞争性免疫测定法对血管紧张素 I 进行检测,而该类方法可能与短肽发生交叉反应;利用对肽的特异性和稳定性均较高的质谱法将降低检测方法学的局限性 [61, 62]。

内皮素

内皮素(ET)是含有 21 个氨基酸的多肽,来源于血管内皮(ET-1)、肠和肾组织(ET-2)及神经组织(ET-3)[63],由无生物学活性的 203 个氨基酸的前体(前内皮素)及较小的 30~40 个氨基酸的"大"内皮素产生。ET-1 是一种有效的血管收缩剂,可能参与介导糖尿病肾病和高血压的病理过程 [64]。心肌梗死后 ET 的循环浓度升高提示预后不良 [65]。使用现有的免疫学方法和其他临床测定方法对 ET 进行检测的可靠性仍不清楚。

加压素

血管加压素 [精氨酸加压素(AVP)],也称为抗利尿激素(ADH),是一种由脑垂体分泌并储存于垂体后叶的九肽,其作用靶器官主要是远曲小管和集合管,可促进水的重吸收。循环中 ADH 浓度非常低(< 40 pmol/L)且半衰期非常短(15~20 min),因此无法实现常规的诊断检测。尿崩症(DI)可能是 ADH 分泌障碍(中枢尿崩症)或终末器官抵抗(肾源性尿崩症)所致。头部损伤、肿瘤和某些药物也能诱发 ADH 的病理性分泌,导致体液超负荷,称为抗利尿激素分泌不当综合征(SIADH)。DDAVP(1-脱氨基,8-D-精氨酸加压素)的合成类似物可刺激内皮细胞释放血管血友病因子并延长循环因子Ⅷ的半衰期,从而改善血管性血友病及血友病 A 相关的循环凝血因子,可用于治疗尿崩症和某些形式的凝血病。

谷胱甘肽

谷胱甘肽的形成首先由谷氨酸残基通过其 γ 羧基,而非 α 羧基,与半胱氨酸相连,随即半胱氨酸通过常规的肽键与甘氨酸连接 [66]。此种常见的三肽在血液中以微摩尔浓度循环,是最丰富的细胞内硫醇(1~10 mmol/L)。还原型谷胱甘肽(GSH)与氧化型谷胱甘肽(GSSG)的比值介于 10~100。细胞内谷胱甘肽具有多种重要功能,在维持辅酶 A 等代谢重要的硫醇的氧化与还原比例方面发挥重要的作用。谷胱甘肽提供了解毒活性氧物质如过氧化物(由谷胱甘肽过氧化物酶催化)的还原当量;通过谷胱甘肽-S-转移酶的活性,谷胱甘肽还可以通过形成硫醚衍生物来解毒其他外源性化合物,将其排出体外。胺和肽可以通过 γ 谷氨酰基转肽酶催化的 γ 谷氨酰基部分穿过质膜,然后通过 γ 谷氨酰循环中的协同作用酶完成三肽的再生(图 13.3)。

由于作用位点在细胞内,临床检测中通常不需要测定循环的 GSH 和 GSSG。现已有多种技术可对谷胱甘肽进行检测 [67],检测总谷胱甘肽之前需要将之进行还原,最简单的方法是用 5,5′-二硫代双 2-硝基苯甲酸(DTNB)比色法对游离硫醇进行测定,DTNB 可与硫醇反应生成 2-硫

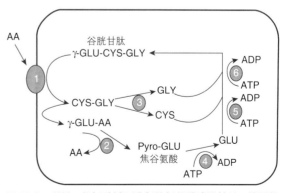

图 13.3 利用 γ 谷氨酰循环进行的氨基酸跨膜转运。该图使用 3 个字母的氨基酸缩写进行描述。胞外氨基酸在膜结合 γ 谷氨酰转肽酶(1)的作用下转移到谷胱甘肽上;氨基酸在 γ 谷氨酰环转移酶(2)作用下释放入胞质,形成焦谷氨酸;通过二肽酶(3)产生的半胱氨酸和甘氨酸与焦谷氨酸分别通过 5-氧脯氨酸酶(4)、γ 谷氨酰半胱氨酸合成酶(5)和谷胱甘肽合成酶(6)的连续作用进行转变

代-5-硫代苯甲酸酯盐，在 410 nm 处有较高的吸光度［～14 000 L/(cm·mol)］。还有一些技术利用高效液体色谱法或 MS 对 GSH 的衍生物及稳定性进行检测。谷胱甘肽合成酶缺乏等导致的谷胱甘肽先天性代谢性缺陷可以通过检测焦谷氨酸（5-氧代脯氨酸）等 γ 谷氨酰循环成分的积累来诊断。

蛋白质

可以通过以下几个特征阐明蛋白质的结构多样性。

（1）一级结构是指肽或蛋白质中氨基酸的线性序列，氨基酸的翻译后修饰可增加多样性。

（2）二级结构是指肽链骨架，由前面描述的肽键角决定并通过氢键稳定，包括 α 螺旋、β 折叠和 β 转角等。α 螺旋每转约有 3.6 个残基，并且通过第 4 个氨基酸的 N—H 和 C=O 之间的氢键稳定；β 折叠涉及以顺式或反式平行排列的相邻肽链形成的肽键间的氢键；无规卷曲是指缺乏明确的二级结构的肽段。

（3）三级结构是指多肽链和二级结构组分折叠成紧凑的三维（3D）立体的空间结构。折叠是一个复杂的过程，由分子内及溶剂间相互作用以达到能量最小化。疏水基团倾向于折叠到内部而较少暴露于溶剂中，带电和极性侧链则倾向于表面。通过分子内氢键、范德华力和疏水作用力，蛋白质的 3D 结构相对比较稳定，半胱氨酸残基之间的二硫键也参与维持 3D 结构的稳定性。蛋白质变性是指随着温度变化或在有机溶剂、洗涤剂或破坏氢键的试剂中失去折叠结构而展开。一定限度内的蛋白质变性是可逆的，但广泛去折叠和变性通常导致不可逆的聚集和沉淀。

（4）四级结构是指将两个或多个多肽链或亚基结合形成一个更大的多聚体，如相对简单的肌酸激酶（M 和 B 亚基的异二聚体）及相对复杂的支链 α 酮酸脱氢酶（12 个 E1、24E2 和 6 个 E3 亚基的异聚复合物）等。

（5）配体和辅助基团可以提供额外的功能性和结构性元素，如金属酶中的金属、血红蛋白和细胞色素中的血红素，以及脂蛋白中的脂质。没有相关配体的蛋白质通常称为脱辅基蛋白（如不含铁的脱铁转铁蛋白、不含脂质的载脂蛋白等）。

蛋白质的物理特性

多样化的结构特征赋予蛋白质独特的物理特性，因此可借此进行分析。例如，酪氨酸和色氨酸残基吸收 280 nm 的光，并且这些氨基酸丰度决定了肽或蛋白质的消光系数，因此纯化蛋白质可以通过 A280 进行定量。某些辅助基团如血红素也具有特征性的吸光度，可用于监测评估特定的蛋白质。例如，临床自动分析仪可以利用 540～570 nm 对溶血的血浆或血清样本进行血红蛋白的评估。可电离基团通过周围溶液的 pH 变化，对蛋白质的物理特性影响很大。物理特性的多样性是蛋白质分离方法的前提和基础。

重要的几个特性包括以下内容。

（1）溶解度差异：蛋白质的溶解度受 pH、离子强度、温度和溶剂的影响。溶剂 pH 改变会影响蛋白质的净电荷，离子强度的变化会影响蛋白质的水化和溶解度。"盐溶"和"盐析"是早期分离和解析蛋白质的方法。例如，白蛋白可以溶解在用于沉淀球蛋白的高浓度硫酸铵溶液中。有机溶剂和聚乙二醇的添加也有助于进行差异沉淀。利用 Cohn 及其同事开发的乙醇分级沉淀血浆中蛋白质的方法，能够分离血浆中富含免疫球蛋白、α 球蛋白和 β 球蛋白或白蛋白（Ⅴ 组分）。聚乙二醇主要通过空间位阻诱发沉淀，因此优先沉淀大的蛋白质或复合物。

（2）分子大小：通常是通过分子筛的差异迁移来实现小分子和大分子的分离，如尺寸排阻色谱法（也称为凝胶过滤）、超速离心和电泳。这些技术可以对处于天然状态或变性条件下的多肽和蛋白质进行分析，添加还原剂还可以对二硫键连接的组分进行分离。

（3）分子量：质谱技术的发展使对多肽和蛋白质的测定更加准确，可以通过 MALDI 或 ESI 电离对多肽和蛋白质进行分离。

（4）电荷：离子交换色谱、等电聚焦和电泳基于电荷对多肽和蛋白质进行分离。

（5）表面吸附：多肽和蛋白质对各种物理表面的亲和力也可作为分离的基础。例如，当水相较于有机溶剂比例较高时，反相色谱法利用疏水分子部分与疏水表面（C8 或 C18 烷基链）的相互作用进行分离；反之，当有机溶剂含量增加时则不适用。

（6）亲和层析：特异性配体、抗体及其他识别分子已经用于选择性分离多肽或蛋白质。

蛋白质的形成

折叠

蛋白质是由核糖体从 mRNA 的 5′ 末端开始合成的。mRNA 中的三联体密码子与携带特定氨基酸的转运 RNA 中的互补序列相互匹配，蛋白质合成从 mRNA 上编码甲硫氨酸的 AUG 密码子开始，多肽链则由 N 末端合成。在翻译过程中，初始甲硫氨酸通常被裂解，残留的 N 末端残基常常被乙酰化。尽管 80%～90% 的蛋白质携带 N 末端乙酰基，但乙酰化修饰的功能仍不完全清楚，可能与肽链生长的稳定性有关。

生长中多肽链的一级氨基酸序列中包含相关的折叠信息，延伸速率（真核生物中通常为 5～10 个氨基酸/秒）对折叠有非常重要的作用；稀有密码子、mRNA 的二级结构元件及多碱基延伸均可能造成翻译暂停及促进二级结构的形成[68, 69]。在核糖体及伴侣蛋白质家族的协助下，肽链延伸的同时进行折叠[70]。伴侣蛋白的发现最初归因于一组称为"热休克蛋白"的蛋白质，该组蛋白质可以在热及极端环境下阻止蛋白质变性和聚集。

许多具有共同 3D 特征的基因产物都来源于共同的祖先基因。丝氨酸蛋白酶抑制剂超家族包含了不同生物体中的 1 000 多种相关蛋白[71]。人类有 36 个丝氨酸蛋白酶抑制剂超家族成员，其中 29 个是蛋白酶抑制剂，其余 7 个无此功能。血浆中作为蛋白酶抑制剂的血清蛋白包括 α_1 抗胰蛋白酶（AAT）、α_1 抗凝乳胰蛋白酶、α_2 抗纤溶酶、抗凝血酶、C1 抑制剂、肝素辅助因子 II、蛋白 C 抑制剂和纤溶酶原激活物抑制剂-1（PAI-1）；无蛋白酶抑制剂功能的包括皮质醇结合球蛋白、甲状腺素结合球蛋白、血管紧张素原、细胞内蛋白、热休克蛋白 47 和肿瘤抑制因子乳腺丝抑蛋白。丝氨酸蛋白酶抑制剂的例子阐明了拥有共同结构基序的蛋白质的功能可能不同。另一个血浆蛋白家族的例子是白蛋白和脂蛋白家族，白蛋白家族包括白蛋白、甲胎蛋白和 Afamin 蛋白；脂蛋白家族包括 α_1 酸性糖蛋白、视黄醇结合蛋白、载脂蛋白 D、α_1 微球蛋白、前列腺素 D 合成酶（β 迹线）、β 乳球蛋白、中性粒细胞明胶酶相关脂质运载蛋白（NGAL）、胰蛋白酶抑制剂和 C8 γ 链等，脂蛋白家族成员通常具有桶形结构，非常适合作为小分子的载体。

蛋白质折叠的过程容易出错，因此许多分子伴侣常用于帮助重新折叠、防止聚集或降解折叠错误的蛋白质[72]。多种热休克蛋白属于分子伴侣，在一系列应激反应情况下其表达水平增加。错误折叠蛋白质累积的增加诱导了未折叠蛋白质的适应机制[73]，这种适应反应增加了分子伴侣的产生并减缓了一般蛋白质合成，从而有更多时间来折叠新合成的蛋白质。

尽管有这些保护机制，一些与年龄相关的、遗传性的和传染性的疾病似乎与异常的蛋白质折叠及聚集有关。朊病毒病是一种传染性疾病，该病中具有传播能力的蛋白质元件可催化内源性蛋白质的错误折叠；在阿尔茨海默病中，淀粉样蛋白的沉积可参与该病的发病过程[74]；多聚谷氨酸病是由编码谷氨酰胺的重复序列的遗传扩增所致，扩增形成的谷氨酸多聚物聚集成 β 折叠，与亨廷顿舞蹈症及其他神经退行性疾病有关；TDP-43 蛋白病包括肌萎缩性侧索硬化症（Lou Gehrig 病），由反式 DNA 结合蛋白聚集引起[75]。另外，与特定蛋白质突变相关的几种遗传性疾病可能因蛋白质折叠问题所致。在 AAT 缺乏症中，肝损伤是由错误折叠的蛋白质聚集和累积引起的[76, 77]；囊性纤维化最常见的原因是单个氨基酸缺失（ΔF508），可导致囊性纤维化跨膜传导调节因子（CFTR）的快速降解。已明确糖尿病相关血管、心脏和 β 细胞衰竭是由错误折叠蛋白质的积累导致的[73]。因此，在缓解因蛋白质异常聚集引起的疾病方面，能调节蛋白质折叠的小分子疗法显示出一定的应用前景[78]。

靶向

正如 Lingappa 和 Blobel 最初概述的那样[79]，可分泌的、定位于囊泡内或细胞膜外表面上的蛋白质通常含有一个长度 15～30 个氨基酸的疏水性 N 末端信号肽。信号肽与信号识别颗粒（SRP）结合并引导与内质网（ER）的相互作用；当合成蛋白质时，新生肽链插入内质网膜中。大多数分泌性蛋白质的信号肽甚至在整个蛋白质链合成之前就被去除了。共翻译膜的保留可以通过未切割的信号序列、一个或多个疏水性跨膜结构域或脂质修饰（如 N-肉豆蔻酰化）来完成[80]。

新合成的蛋白质最终存在于许多膜状或可溶性的区室中，包括细胞核、溶酶体、过氧化物酶体、线粒体或质膜中。在极化的上皮细胞中质膜分选更复杂，蛋白质可能靶向基底外侧或顶端。在所谓的"分泌"途径中，蛋白质通过含有 COP Ⅱ（外壳蛋白Ⅱ）的膜结合囊泡完成从内质网到高尔基体的穿梭[81, 82]；而高尔基体内部转运和高尔基体向内质网的逆向转运则由 COP Ⅰ 囊泡介导。当囊泡与特定的膜融合后，释放出可溶性组分，与脂质相关的组分作为膜成分与膜进行融合。极化上皮细胞中的分选是通过蛋白质与独特的膜结构域的结合来介导的；例如，通过糖基磷脂酰肌醇（GPI）锚定到膜上的蛋白质倾向于聚集在胆固醇和鞘脂丰富的结构域中，这些结构域称为脂筏，通常被选择性分选到顶端[83]。靶向线粒体的蛋白质含有独特的 N 末端靶向序列，该序列介导蛋白质导入适当的亚线粒体区域中（如外膜、内膜、基质及膜间隙）[84]。

■ **翻译后修饰**

脂肪酰化

脂肪酰链的共价连接可以调节多种蛋白质的活性和定位，先前提到的肉豆蔻酸酯通过甘氨酸残基的共翻译连接可以看作是膜定位的一种机制。真核蛋白最常见的酰化反应包括棕榈酸硫酯与膜近端半胱氨酸残基的键合[85]。S-棕榈酰化可逆地控制膜亚区域（如脂筏）的定位，从而调节蛋白质与信号传导和其他效应分子的相互作用，棕榈酰化的蛋白质包括陷窝蛋白-1、SRC 蛋白激酶家族的一些成员、一氧化氮合酶（NOS）、β 受

体和转铁蛋白受体。生长激素释放肽，一种有效的促生长激素分泌素，通过在多肽丝氨酸 3 位点上与辛酰基部分共价连接修饰[86, 87]，只有辛酰化的生长激素释放肽才能促进生长激素的释放。

磷酸化

可逆磷酸化修饰大概影响了约 1/3 的人类细胞蛋白质[88]。O-磷酸化发生在丝氨酸、苏氨酸和酪氨酸残基上。人类基因组大约编码 1 000 种介导磷酸化的激酶及 500 多种去除共价磷酸基团的磷酸酶。可逆磷酸化的详细过程不在本章的范围之内，但一般来说，丝氨酸和苏氨酸的磷酸化会剧烈改变酶活性（如糖原磷酸化酶）[89]及亚细胞定位（如 cAMP 依赖性蛋白激酶）[90]。此外，酪氨酸磷酸化通过提供传递跨膜信号的对接位点蛋白（如 SRC 激酶家族的 lyn、lck、fyn）[91]以调节大批信号传导途径（如丝裂原活化蛋白激酶、Janus 激酶途径）。线粒体含有原始激酶家族的一个成员，通过独特的磷酸组氨酸中间体调节丙酮酸脱氢酶和支链 α 酮酸脱氢酶复合物的通量[92-94]。

异戊烯化

异戊二烯类化合物如法尼基焦磷酸盐（15 个碳）和香叶基焦磷酸（20 个碳）是由 3-羟基-3-甲基戊二酰辅酶 A 和甲羟戊酸通过 HMG 辅酶 A 还原酶促进形成的疏水性物质，这些物质通过酶识别附着于所谓的"CaaX"基序中的半胱氨酸残基，修饰人类蛋白质组中超过 300 个成员。所谓的"CaaX"基序中 C 是指半胱氨酸，a 是指脂肪族氨基酸，如甘氨酸或丙氨酸，X 通常是丝氨酸、甲硫氨酸、谷氨酰胺、丙氨酸或苏氨酸[95, 96]。异戊二烯化可以调节参与多种功能性的胞膜和分子相互作用，包括信号转导（H-Ras、K-Ras）、囊泡转运（Rab2、Rab3a）、细胞骨架功能及核膜完整性等过程[97]。

糖基磷脂酰肌醇锚定蛋白

GPI 锚定蛋白具有甘油三酯-磷脂结构，介导多种蛋白质的膜附着。锚定蛋白首先在内质网中合成，然后通过 C 末端疏水信号肽转移到目标蛋白上，结合后疏水信号肽将被移除，留下膜锚定蛋白，该蛋白通过两个脂肪酰链与单个膜小叶交叉连接而与膜附着[98, 99]。虽然有证据表明

该类脂蛋白在生物膜的侧面扩散速率比跨膜蛋白快，但 GPI 锚定蛋白的目的仍不清楚[100]。GPI 锚定蛋白还与富含胆固醇和鞘糖脂的质膜结构域（脂筏和细胞膜穴样内陷）具有独特的相关性[83]。具有特征性的 GPI 锚定蛋白包括衰变加速因子（DAF、CD55）、反应性溶解的膜抑制剂（MIRL、CD59）、碱性磷酸酶、50-核苷酸酶和蛋白聚糖家族成员。例如，阵发性睡眠性血红蛋白尿（PNH），特征是补体介导的 CD55 和 CD59 缺陷的红细胞异常裂解，主要是由合成 GPI 的 *PIG-A* 基因产物缺陷造成的。

γ 羧基化

谷氨酸是 α 氨基戊二酸，维生素 K 作为辅助因子参与 γ 碳基上添加第二个羧基的酶促反应[101]。一簇 γ 羧基化的谷氨酰残基称为 "gla" 结构域。γ 羧基化修饰介导钙依赖性的膜结合，参与全部功能活性的发挥。凝血级联中的许多凝血蛋白质都含有 gla 结构域，包括凝血酶、因子Ⅶ、Ⅸ 和 X，以及蛋白 C、蛋白 S 和蛋白 Z。华法林就是通过抑制维生素 K 依赖因子的活性来发挥其抗凝作用的。

糖基化

分泌蛋白和跨膜蛋白的胞外结构域通常被糖基化修饰。糖基化在修饰多肽的折叠、分泌和稳定中发挥重要的作用。在内质网和高尔基体中，糖链通过与丝氨酸和苏氨酸残基的 O-键连接或与天冬酰胺残基的酰胺氮的 N-键连接[102]。O-糖基化修饰通常很简单，由 1～4 个残基组成，通过核苷酸糖如尿苷二磷酸半乳糖和鸟苷二磷酸甘露糖的磷酸酯键的能量，糖可以加入新生多肽中。N-糖基化要相对复杂些，由 2 个 N-乙酰葡糖胺、9 个甘露糖和 2 个葡萄糖组成的核心聚糖预先组装在嵌入膜里的异戊二烯分子多萜醇上，然后整体转移到新生肽链上，核心聚糖随后通过许多酶促过程来进行延长并修剪。大约有 200 多种人类基因产物涉及糖基化，现已记录了 100 多种遗传性缺陷与糖基化过程有关[103]。

硫酸化

酪氨酸残基上的蛋白质硫酸化最初描述于 1954 年[104, 105]，近 50 种分泌和跨膜蛋白在高尔基体内进行不可逆的硫酸化修饰。硫酸化蛋白包括凝血因子 V、Ⅷ 和Ⅸ，以及纤维蛋白原、甲状腺球蛋白和甲胎蛋白。硫酸化反应以 3′-磷酸腺苷-5′ 磷酸硫酸盐作为磺酸基供体[106]，由两种广泛表达的酪氨酰蛋白磷酸转移酶（TPST）亚型催化。除了对酪氨酸附近的酸性残基可促进这种修饰有一定了解之外，对多肽硫酸化位点的了解甚少；同样，除了能增强分子间相互识别的亲和力之外，硫酸化的功能尚未被充分理解。例如，在因子Ⅷ 的 1 680 位天然存在的酪氨酸 / 苯丙氨酸可防止硫酸化，削弱其与血管性血友病因子的相互作用，从而导致轻型血友病[107]。

羟基化

羟基化是人类蛋白质最普遍的翻译后修饰，最常发生在脯氨酸环的 4-碳原子上。胶原蛋白中大约有 30% 的脯氨酸残基进行羟基化修饰。因此，蛋白质中羟脯氨酸残基比其他常见氨基酸残基更常见，包括半胱氨酸、组氨酸、甲硫氨酸、苯丙氨酸、色氨酸和酪氨酸[108]。脯氨酸残基的羟基化被认为可以改变吡咯烷环的柔性（"皱褶"），从而稳定了胶原蛋白[109]和其他结缔组织蛋白（如弹性蛋白）的三螺旋结构。

脯氨酸羟基化在缺氧诱导因子-1（HIF-1）介导的细胞对氧反应中也发挥独特的作用。在缺氧条件下，HIF-1α/HIF-1β 异二聚体诱导了介导血管生成、红细胞生成、血管张力、柠檬酸循环活性和铁代谢相关基因的表达[110]；在氧含量正常状态下，HIF-1 402 或 564 位的脯氨酸残基是羟基化的靶标，通过含有 von Hippel-Lindau（VHL）蛋白的蛋白质复合物引起泛素化[111]，泛素化的 HIF-1α 通过蛋白酶体被降解（见蛋白质分解代谢部分）并随后减弱对氧的反应。

亚硝基化

一氧化氮是一种挥发性自由基，通过人体 3 种 NOS 酶系统产生神经元（nNOS）、内皮（eNOS）和诱导型（iNOS）。NO 通过鸟苷酸环偶联受体发挥其主要的生物学作用（如血管舒张），也可与游离半胱氨酸巯基共价结合形成亚硝基硫醇（S—N＝O）衍生物[112, 113]。数千种具有多种功能的蛋白质可以进行可逆的亚硝基化修饰[114]。虽然暂无严格的亚硝基化位点的决定因素，暴露在溶剂中的半胱氨酸6Å内的α螺旋中的带电残基似乎是首选靶标[112]。可能在金属催化酶的帮助下，从低分子量硫醇（如谷胱甘肽）转移 SNO 基团或二硫化物还原酶（如硫氧还蛋白）介导的交换过程中均可直接发生亚硝基化修饰[115, 116]。亚硝基化作用具有多效性，神经元中 N-甲基-D-天冬氨酸受体的亚硝基化作用减弱其活性[117]，而基质金属蛋白酶-9（MMP-9）的亚硝基化则刺激其活性[118]。蛋白质亚硝基化在健康和疾病中的作用仍有待探索。

■ 蛋白质的分解代谢

任何特定的胞内或胞外蛋白质浓度的稳定不仅反映了其合成速率，也反映了其降解速率。降解过程不是被动的、非特异性的处理不需要的细胞物质，它具有高度的特异性及受到严格的控制。例如，人类基因组含有 500 多种蛋白酶，根据水解肽键的催化机制可大概分为 4 个蛋白酶家族。这 4 个蛋白酶家族的代表性成员详见表 13.3。

蛋白酶家族

丝氨酸蛋白酶·丝氨酸蛋白酶是人类最丰富的蛋白酶家族，因其丝氨酸作为酶活性部位的亲核残基而得名[119]，通过空间上相邻的组氨酸、丝氨酸和天冬氨酸残基形成的保守的"催化三联体"实现肽键的水解。这类酶可启动一系列生理过程，包括蛋白质消化、补体激活和凝血。内源性丝氨酸蛋白酶抑制剂家族（serpins）通过与丝氨酸活性位点形成共价复合物可使多种蛋白酶失活，具有抗蛋白酶活性的 serpins 超家族成

表13.3　4 个蛋白酶家族的代表性成员

蛋白酶/家族	基因定位	组织表达	亚细胞定位	底物、功能及病理
丝氨酸蛋白酶				
科林	4p13	广泛表达	细胞膜	利钠肽（心力衰竭）
胰蛋白酶	7q34	胰腺	分泌	裂解 LYS-X 及 ARG-X
胰凝乳蛋白酶	16q23	胰腺	分泌	裂解 TRP-X/PHE-X 及 TYR-X
中性粒细胞弹性蛋白酶	19p13	髓细胞	胞质，分泌	裂解 VAL-X/ALA-X
因子IX	Xq27	肝脏	分泌，细胞膜	因子X 转化为 Xa（血友病 B）
活化蛋白 C	2q14	肝脏		因子Va 和因子Ⅷa（凝血病）
PSA（激肽释放酶）	19q13	前列腺	分泌	精液液化，前列腺肿块和癌症标志物
C1s	12p13	广泛表达	分泌	补体 C1r/C2 和 C4（血管性水肿）
半胱氨酸酶				
半胱氨酸天冬氨酸蛋白酶-3	4q34	广泛表达	胞质、胞核、线粒体	ASP-X-X-ASP（凋亡）
组织蛋白酶 C	8p23	广泛表达	溶酶体	淀粉样前体（阿尔茨海默病）
天冬氨酰蛋白酶				
肾素	1q32	卵巢，广泛表达	分泌	血管紧张素原（高血压）
胃蛋白酶	6p21	胃肠道，肺	分泌	裂解相邻疏水残基（PHE-VAL、ALA-LEU、LEU-TYR）
早老蛋白	14q24	广泛表达	内质网/高尔基体	淀粉样前体（阿尔茨海默病）
金属蛋白酶				
含 I 型血小板结合蛋白基序的解聚蛋白样金属蛋白酶	9q34	肝脏，红系前体，广泛表达	分泌	血管性血友病因子（血栓性血小板减少性紫癜）
基质金属蛋白酶-1	11q22	肌肉	分泌	胶原蛋白（组织重塑、胚胎发生、转移）
血管紧张素转换酶 I	17q23	睾丸，广泛表达	分泌	血管紧张素（高血压）

员包括 AAT、抗凝血酶、PAI-1 和蛋白 C；一些包括血管紧张素原和甲状腺素结合球蛋白在内的 serpin 家族成员，不具有特定蛋白酶的水解活性。体外丝氨酸蛋白酶可以通过抑制剂降低其活性，包括苯基甲磺酰氟（PMSF）、4-（2-氨基乙基）-苯磺酰氟（AEBSF）、抑肽酶和亮抑酶肽。

半胱氨酸蛋白酶·这组蛋白酶利用半胱氨酸硫醇作为亲核残基攻击肽键[120]，在水解和形成具有新的 C 末端和 N 末端的两个肽之前，与肽键的羰基碳形成硫酯中间体。在人类中，半胱氨酸蛋白酶通过一系列半胱天冬氨酸蛋白酶介导细胞凋亡[121]；其他的半胱氨酸蛋白酶包括一些组织蛋白酶家族成员和白细胞介素-1β 转化酶（ICE）。胱抑素是半胱氨酸蛋白酶的内源性抑制剂；一些丝氨酸蛋白酶的化学抑制剂如 PMSF 和亮抑酶肽对半胱氨酸蛋白酶也有抑制作用；体外比较独特的半胱氨酸蛋白酶抑制剂包括 L-反式-环氧琥珀酰-亮氨酰胺-（4-胍基）-丁烷（E-64）和 N-［N-（N-乙酰基-L-亮氨酰）-L-亮氨酰］-L-正亮氨酸（ALLN）。

天冬氨酰蛋白酶·与丝氨酸和半胱氨酰蛋白酶相比，天冬氨酰蛋白酶不通过共价酰基酶中间体起作用；相反，该类酶通过两个高度保守的天冬氨酸残基之间的水分子配位，一步实现肽键的裂解，即一个天冬氨酸残基从水分子中提取质子，然后水分子变成亲核基团，攻击肽键的羰基碳[122]。人天冬氨酰蛋白酶包括胃蛋白酶、组织蛋白酶和肾素家族的成员。HIV 蛋白酶抑制剂（如英地那韦、利托那韦）的抑制靶点就是天冬氨酰蛋白酶。此外，抑胃肽也是一种有效的天冬氨酰蛋白酶抑制剂。

金属蛋白酶·该蛋白酶家族成员通常称为 MMP，包括大约 25 种 Zn^{2+} 依赖性酶，根据对胶原蛋白、明胶和其他细胞外基质蛋白的反应性可以再进行亚分类[123-125]。MMP 含有 1 个包括 Zn 原子与 3 个组氨酸残基和 1 个谷氨酸残基相互配位的保守基序，通过水分子与 Zn 和谷氨酸 γ 羧基相连进而活化亲核基团实现肽键的裂变[126]。MMP 在伤口愈合和修复、病原体防御、癌症转移和类风湿性关节炎中发挥多种功能。通过 4 种蛋白质组成的基质金属蛋白酶组织抑制剂（TIMP）与靶 MMP 形成等摩尔复合物，可以内源性控制 TIMP 的活性；金属螯合及异羟肟酸衍生物对 MMP 活性有化学抑制作用。

泛素-蛋白酶体系统

泛素是一种高度保守的由 76 个氨基酸组成的多肽，含有 7 个氨基酸残基，由 4 个人类基因编码[127]。通过 3 种泛素连接酶（E1～E3）的协同作用，泛素可以对细胞内的多肽链进行修饰。在 ATP 存在的情况下，泛素首先通过其 C 末端羧基与 E1-半胱氨酸残基形成硫酯键而被激活，然后转酯化为 E2 连接酶，与 E3 配合，在泛素 C 末端甘氨酸与靶蛋白赖氨酸残基间形成等肽键[128]。靶蛋白可以被单个泛素部分修饰，也可以在 7 个泛素赖氨酸残基中的一个或多个上添加多个分子。靶蛋白的有限泛素化通常会改变其亚细胞定位或分子间相互作用，多泛素化则导致靶蛋白质的破坏。蛋白质水解发生在由一个 20S 的催化亚基和 19S 的调节亚基组成的 26S 的蛋白酶体中[129]，当 19S 的调节亚基识别蛋白质靶点后，未折叠的多肽穿入 20S 的催化亚基中，通过苏氨酸介导的亲核攻击导致肽键裂解。

人血清和血浆中的蛋白质

循环的蛋白质组是由数千种基因产物组成的复杂混合物，其中含量最丰富的蛋白质是由肝脏直接分泌到循环中及由淋巴组织分泌的免疫球蛋白。几十年来，经典的蛋白质分馏和纯化方法已分离和鉴定了大约 100 种最丰富的蛋白质[130]，其中 12 种最丰富的蛋白质占总蛋白质量的 95% 以上，仅白蛋白就占蛋白质总质量的 50% 以上，分子数量的比例甚至更高，因此白蛋白是构成胶体渗透压的主要成分。在渗透压、蛋白酶抑制剂及与离子、药物或小分子的结合能力等方面，循环蛋白的质量浓度和摩尔浓度之间可能存在显著的区别。表 13.4 按质量和分子浓度列出了 30 种最丰富的蛋白质，循环的蛋白质组的详尽的蛋白清单将超过 12 000 种[131]。

临床检测的蛋白质浓度差异范围超过了 10 个数量级，因此对分析提出了极大的挑战。按照含量递减的顺序，循环中的蛋白质来源包括：① 直接分泌到血浆中的蛋白质；② 与细胞膜相

表13.4 血浆中高丰度的蛋白质

排序	按质量排序（mg/L）		按分子数量排序（mmol/L）	
	蛋白质	浓度	蛋白质	浓度
1	白蛋白	35 000～52 000	白蛋白	500～800
2	免疫球蛋白 G	7 000～16 000	免疫球蛋白 G	40～120
3	转铁蛋白	2 000～3 600	载脂蛋白 A-I	30～70
4	免疫球蛋白 A	700～4 000	载脂蛋白 A-II	30～60
5	α_2 巨球蛋白	1 300～3 000	转铁蛋白	25～45
6	纤维蛋白原	2 000～4 000	α_1 抗胰蛋白酶	18～40
7	α_1 抗胰蛋白酶	900～2 000	触珠蛋白	6～40
8	载脂蛋白 A-I	910～1 940	α_1 酸性糖蛋白	15～30
9	C3	900～1 800	α_2-HS 糖蛋白	9～30
10	IgM	400～2 300	免疫球蛋白 A	5～30
11	触珠蛋白	300～2 000	血凝素	9～20
12	载脂蛋白 B	600～1 550	载脂蛋白 C-III	6～20
13	α_1 酸性糖蛋白	500～1 200	纤维蛋白原	5～18
14	α_2-HS 糖蛋白	400～1 300	Gc-球蛋白	8～14
15	血凝素	500～1 150	载脂蛋白 C-I	6～12
16	GC 球蛋白（维生素 D-BP）	400～700	C3	5～10
17	因子 H	240～740	α_1 抗胸腺三肽	4～9
18	α_1 抗胸腺三肽	300～600	载脂蛋白 D	2～10
19	胰蛋白酶抑制剂	200～700	前白蛋白	4～8
20	载脂蛋白 A-II	260～510	β_2 糖蛋白 I	3～6
21	C4b 结合蛋白	200～530	载脂蛋白 A-IV	3～6
22	铜蓝蛋白	200～500	载脂蛋白 C-II	2～7
23	因子 B	180～460	血清淀粉样蛋白 A4	3～6
24	前白蛋白	200～400	内源性-α 胰蛋白酶抑制剂	3～5
25	凝溶胶蛋白	200～400	抗凝血酶 III	3～5
26	纤连蛋白	300	α_1B-糖蛋白	3～5
27	C1 抑制剂	190～370	凝溶胶蛋白	3～5
28	C4	100～400	铜蓝蛋白	2～5
29	纤溶酶原	150～350	因子 H	2～5
30	抗凝血酶 III	170～300	因子 B	2～5

注：数据来自 Hortin GL, Sviridov D, Anderson L. High-abundance polypeptides of the human plasma proteome comprising the top 4 logs of polypeptide abundance. Clin Chem 2008; 54: 1608-1616。

关并释放入循环的蛋白质；③ 外分泌物中的分泌蛋白质；④ 高含量的细胞质蛋白；⑤ 低含量的细胞质蛋白；⑥ 跨膜蛋白；⑦ 必须穿过多个膜才能离开细胞的细胞器蛋白。上述许多蛋白质可以作为有效的生理和疾病的标志物。

循环中蛋白质的浓度不仅取决于生产速率和进入循环的效率，还取决于清除率。除非与较大的载体分子结合，通常情况下小于白蛋白的蛋白质和多肽可以滤过肾小球而从循环中清除。在肾功能正常的情况下，未与载体结合的多肽和小分子蛋白被滤过清除，半衰期约为 2 h；在肾衰竭时则发生累积，显著增加的蛋白质和多肽包括 β_2

微球蛋白（BMG）、胱抑素 C、免疫球蛋白轻链、甲状旁腺激素片段、补体因子 D、心房利钠肽和白细胞介素 [132, 133]。其他蛋白质和生物活性肽，如胰岛素、完整的甲状旁腺激素和生长激素，循环半衰期很短，只有几分钟，表明存在受体介导的外肽酶或内肽酶介导的吸收或降解 [134]。

对于所有循环的蛋白质而言，选择血浆或血清进行测量并没有差别。血浆是指通过离心除去细胞后，在抗凝剂存在下血液中的液体部分，常见的抗凝剂包括肝素干粉或乙二胺−四乙酸（EDTA）或柠檬酸盐溶液。EDTA 等小分子量添加剂可能会对血浆体积产生渗透效应，而柠檬酸盐溶液一定程度上则会引起样品的稀释。根据离心时间和作用力的不同，血小板浓度也会发生变化；制备乏血小板血浆时通常需要旋转样品 2 次以确保去除血小板及对血浆蛋白的影响。血清是血液凝固后的液体部分，与血浆有几个方面的不同。约 4% 的总蛋白含量降低主要与凝血过程中纤维蛋白原的去除有关；由于缺乏纤维蛋白原，血清的黏度也低于血浆。凝血过程中会消耗全套的凝血因子，而蛋白质水解片段及凝血过程中所产生的血小板颗粒释放的内容物可以在血清中检测到 [135]。

循环蛋白质组中丰富的组分

前白蛋白（甲状腺素转运蛋白）

前白蛋白（分子量为 35 kDa）由 4 个相同的非共价结合的亚基组成，具有结合和转运 10% 的循环三碘甲腺原氨酸（T_3）和甲状腺素（T_4）的能力。由于前白蛋白的半衰期相对较短（~2 日）、必需氨基酸的比例较高，且池容量较小，前白蛋白常被用作判断蛋白质营养是否充足的指标。在肝硬化、肠道或肾脏的蛋白质丢失性疾病中，前白蛋白浓度也会下降。在常规血清电泳中，前白蛋白以微量形式迁移到白蛋白上，因此大多数方法无法常规检测到它的存在。前白蛋白在 CSF 中占比较大，常通过免疫比浊法或免疫散射比浊法对前白蛋白进行评估。

白蛋白

白蛋白（L. albus，意为白色）名字源自蛋白尿患者酸性尿液沸腾时形成的白色沉淀。正常情况下，白蛋白是从胎儿期开始血浆中最丰富的蛋白，约占血浆蛋白质量的一半，是大多数体液的主要成分，包括间质液、脑脊液、尿液和羊水。超过一半的白蛋白分布在血管外。

白蛋白是一个 585 个氨基酸组成的非糖基化多肽链，分子量为 66 438 Da，在肝脏中合成，由 17 个链内 S—S 键形成稳定的 3D 结构 [136]。因为比大多数血浆蛋白更耐高温及较长的半衰期（15～19 日），白蛋白在化学和生物学上相对稳定。白蛋白具有高丰度的带电氨基酸，有助于提高溶解度；在中性 pH 下，白蛋白的净电荷约为 12 [137]。因此，在正常白蛋白浓度为 0.5～0.8 mmol/L（3.5～5.2 g/dl）和较低白蛋白浓度下，白蛋白校正的阴离子间隙约 6～10 mmol/L。在 pH 为 8.6 的碱性电泳时，白蛋白的净电荷约为 25，从而导致朝向阳极的高迁移率。白蛋白第 34 位有一个未配对的半胱氨酸，有的以还原形式存在，有的与其他自由硫醇形成二硫键。

白蛋白有两个重要的生物学功能。首先，它是维持胶体渗透压的主要成分，如肾病综合征引起的低蛋白血症患者会出现水肿；其次，它可以作为多种物质的转运蛋白，包括脂肪酸和其他脂类、胆红素、药物等外来成分、含巯基氨基酸、色氨酸、钙和金属，其中一些物质，如脂肪酸和未结合的胆红素，在没有载体分子的情况下，在水中的溶解度非常低。

大多数临床实验室通过染料结合法测定血浆或血清样品中的白蛋白，这主要依赖于染料如溴甲酚绿（BCG）或溴甲酚紫（BCP）的吸收光谱在与白蛋白结合时发生位移，上述染料对白蛋白的亲和力比其他蛋白质高，因此对白蛋白有一定的特异性。BCP 对白蛋白的特异性稍微高于 BCG，故产生的值较低，特别是对肾衰竭患者 [138]。据报道，采血管中的肝素会影响某些染料结合法 [139]。当血清或血浆蛋白组分异常时，染料结合测定也往往不太准确。除非白蛋白配体的浓度非常高，通常不会显著影响血清或血浆中白蛋白与染料的结合测定。

α_1 抗胰蛋白酶

舒尔茨等人 [140] 在 20 世纪 50 年代描述了 AAT 对胰蛋白酶的抑制作用，由于 AAT 可抑制多种丝氨酸蛋白酶，因此产生了 α_1 蛋白酶抑制剂。AAT 是临床医师和医学实验室常用的术语，但表型通常缩写为 Pi（蛋白酶抑制剂）。AAT 是由肝细胞合成的一个具有 394 个氨基酸残基和 3 个 N 链低聚糖的多肽链，总分子量约为 51 kDa。它属于丝氨酸蛋白酶抑制剂超家族，与活性位点共价连接的同时对处于活性位点的抑制剂进行剪切。丝氨酸蛋白酶抑制剂家族通常以"应力"的构象出现，剪切后促进构象转变为"松弛"形式。AAT 和其他丝氨酸蛋白酶抑制剂是蛋白质构象改变引起蛋白质功能产生和聚集的重要模型[76]。

已经发现了超过 75 个 AAT 的遗传变异。临床 AAT 缺乏症以常染色体共显性的遗传方式遗传，在美国的患病率为 1/5 000～1/3 000。AAT 等位基因根据电泳迁移率的快慢标记为 B～Z，M 等位基因是野生型等位基因[141]。临床上重要的遗传变异是 p264 位以谷氨酸／缬氨酸替换为特征的 S 等位基因和 p340 位以赖氨酸／谷氨酸错义突变为特征的 Z 等位基因，S 等位基因纯合子的血清浓度约为正常值的 60%，Z 等位基因纯合子的血清浓度约为正常值的 15%[77]。AAT 缺乏性肺病被认为与弹性蛋白酶的活性未受抑制有关，肺部特征是在生命的第 3～50 年中容易发生肺气肿，吸烟者的发病时间尤为早；肝脏部位表现为新生儿胆汁淤积或肝炎、肝硬化和肝细胞癌。

测定循环 AAT 的浓度通常采用免疫浊度法或免疫比浊法，正常浓度范围为 70～200 mg/dl（14～50 mmol/L）。感染性疾病、恶性肿瘤或创伤患者，以及怀孕、接受雌激素治疗或口服避孕药的妇女体内 AAT 浓度比较高；新生儿的浓度也有所增加，可能继发于母体的高雌激素水平。AAT 降低的个体可以通过电泳或质谱法或基因型检测进行表型分型。

铜蓝蛋白

铜蓝蛋白（Cp）是一种 α_2 球蛋白，含有血清中约 95% 的铜。每分子 Cp 含有 6～8 个紧密结合的铜原子。Cp 的溶液是蓝色的（蓝靛果，意为蓝色），随着 Cp 浓度的增加可以使血浆呈现绿色。Cp 是一个 1 046 个氨基酸残基和 3 个天冬酰胺的寡糖多肽链，分子量约为 132 kDa，主要由肝实质细胞合成，少量来自巨噬细胞和淋巴细胞。合成 Cp 时首先形成肽链，然后通过胞内 ATP 酶（ATP7B）加入铜原子。*ATP7B* 突变时可导致威尔逊病[142]，在没有铜或 ATP 酶的情况下合成的 Cp 在细胞内被降解掉，但仍有一些前 Cp 进入循环中，其半衰期与正常（4～5 日）相比缩短了几小时，因此威尔逊病患者血清中的 Cp 浓度较低[143]。

结合珠蛋白

结合珠蛋白（Hp）是一种与血红蛋白结合的 α_2 糖蛋白（*G. haptein*，意为结合），由肝细胞合成为单个肽链并切割成 α 链和 β 链，可变数量的 α 链和 β 链结合并通过二硫键共价连接形成 Hp[144]。Hp 负责清除血管中的血红蛋白，Hp 与血红蛋白结合形成的复合物与 CD163 受体结合并被网状内皮系统迅速清除，后者可以降解蛋白质并回收血红素和铁。该过程可以防止血红蛋白在肾脏部位清除，直到超过 Hp 的结合能力。由于 HP 与血红蛋白结合后会降解，一旦发生血管内溶血，其浓度会明显下降。正常的 Hp 血浆半衰期约为 5.5 日。采血后标本的溶血不会降低 Hp 浓度，在常规的血细胞比容下，Hp 仅结合红细胞中约 1% 的血红蛋白，所以最小的血管内溶血就可以完全耗尽血浆中的 Hp。当超过 Hp 结合量时，循环中的游离血红蛋白增加，游离血红蛋白可氧化成高铁血红蛋白（Fe^{3+}），然后从血红蛋白中解离出高铁血红素，与血红素结合蛋白（高亲和力）或白蛋白（低亲和力）结合，使其保持一定的溶解度，最后高铁血红素-血红素结合蛋白复合物通过网状内皮系统去除。Hp 消耗通常是敏感的血管内溶血的生化指标，Hp 消耗之后是血红素结合蛋白的消耗，最终造成甲基白蛋白血症、血红蛋白尿或两者皆有。因此，通常采用免疫散射比浊法或免疫比浊法测定 Hp，用于评估可能的输血反应或其他的溶血原因。

转铁蛋白

转铁蛋白（原名铁蛋白）是血浆中主要的铁（Fe^{3+}）转运蛋白，分子量为 79.6 kDa，含 5.5% 的碳水化合物。转铁蛋白是一个单一的多肽链，由两个 N 连接的寡糖和两个具有 Fe^{3+} 结合位点的同源结构域组成；主要在肝脏中合成并释放入循环，半衰期为 8～10 日。转铁蛋白可逆地与两个铁离子（Fe^{3+}）结合，在生理 pH 条件下具有高亲和力；在 pH 降低时则具有较低的亲和力，从而允许在胞内区域释放铁离子。在通过受体介导的内吞作用转运铁后，脱铁转铁蛋白将通过再回收进入循环中。临床上直接测量转铁蛋白的方法很少，可以通过总铁结合能力（TIBC）间接评估转铁蛋白的浓度。

通常，转铁蛋白的寡糖止于 4 个唾液酸残基，但该模式在正常和病理条件下可能发生改变。转铁蛋白的聚糖结构广泛用于先天性糖基化障碍的检测[145]，此种缺陷通常被称为碳水化合物缺乏的转铁蛋白（CDT）[146]；转移蛋白的去唾液酸化形式，称为 tau 转铁蛋白或 β_2 转铁蛋白，是脑脊液而非血清的主要组分，常被用作耳道或鼻腔液中脑脊液渗透的指标（见后面有关脑脊液蛋白的章节）[147, 148]；血浆中 CDT 升高也可被用作酗酒的指标[149]，可以通过电泳、等电聚焦、离子交换色谱或质谱等方法检测唾液酸量和 CDT 负电荷的降低。

β₂ 微球蛋白（BMG）

β_2 微球蛋白是一种由 99 个氨基酸残基组成的小的、非糖基化的蛋白，分子量为 11.8 kDa，是存在于所有有核细胞表面的 I 类主要组织相容性复合物分子的非共价结合的轻链部分。BMG 主要由 B 淋巴细胞和某些肿瘤细胞释放入血液，由于分子量较小，能自由滤过肾小球，导致血浆半衰期约为 100 min。因此，除肾衰竭外，炎症和肿瘤尤其是 B 淋巴细胞相关的肿瘤，会出现较高的血浆 BMG 浓度。在慢性淋巴细胞性白血病患者中，高血浆 BMG 浓度是生存率下降的一个负性预后指标。血浆 BMG 浓度还可作为多发性骨髓瘤的分期标准[150]。此外，BMG 浓度在免疫激活状态下也增加，已用作移植排斥反应的指标。

C 反应蛋白

1930 年，Tillet 和 Francis 在急性病患者的血清中发现了一种可以结合肺炎链球菌细胞壁 C 多糖并凝集这些微生物的物质[151]；1941 年，这种物质被证明是一种蛋白质，并被命名为 C 反应蛋白（CRP）[152]。CRP 由 5 个相同的非糖基化的 23 kDa 亚基组成，它们非共价结合形成具有径向对称性的圆盘状结构，总分子量约为 115 kDa。CRP 通过激活经典补体途径帮助宿主非特异性防御感染性生物。

C 反应蛋白是最强的急性时相反应物，在心肌梗死、应激、创伤、感染、炎症、手术或肿瘤增殖后，血浆浓度可以上升 1 000 倍[153]；当浓度大于 5～10 mg/L 时表明存在感染或炎症状况。细菌感染中的浓度通常高于病毒感染，但在无并发症的流感和传染性单核细胞增多症中浓度也能大于 100 mg/L（10 mg/dl）。炎症发生后 C 反应蛋白在 6～12 h 内浓度开始上升并在 48 h 左右达到峰值，通常与组织损伤程度成正比。但是，由于这种浓度升高是非特异性的，如果没有其他临床信息则无法对此进行解释。

血浆中 CRP 的浓度通常低于 5 mg/L。炎症状态下，高浓度的 CRP 可以用直接免疫比浊法或免疫散射比浊法进行测定。流行病学研究表明，轻微升高的 CRP 浓度与心血管疾病的风险相关[154]；浓度增加也可能反映低级别的慢性内膜炎症。因此，为了实现上述疾病的辅助诊断，需要 CRP 的检测限低于 0.3 mg/L 的方法，通常称为超敏 CRP 检测，该类方法需要颗粒增强（也称为乳胶增强）光散射测定或夹心型免疫测定。

补体

补体系统由 20 多种蛋白质组成，主要由肝脏合成。补体级联反应的基本示意图见图 13.4。补体级联的基本功能是招募效应吞噬细胞调理和清除外来病原体，也可以直接触发对外来病原体的破坏。级联反应主要通过 3 种不同的刺激进行激活，经典途径主要是通过 IgM 或 IgG 与抗原结合进而激活由 C1q、C1r 和 C1s 组成的复合物；替代途径是在没有抗体存在的情况下，多种病原体表面的分子直接激活 C3、因子 B 和因子 D；凝集素途径通过甘露聚糖结合蛋白（MBP）与许多微生物细胞壁中的富含甘露糖的寡糖结合[155]，进而触发了 MBP 相关丝氨酸蛋白酶（MASP-1 和 MASP-2）的激活。

在激活过程中，许多补体成分被酶切成两个或多个片段，较大的片段由小写字母 b 表示，较小

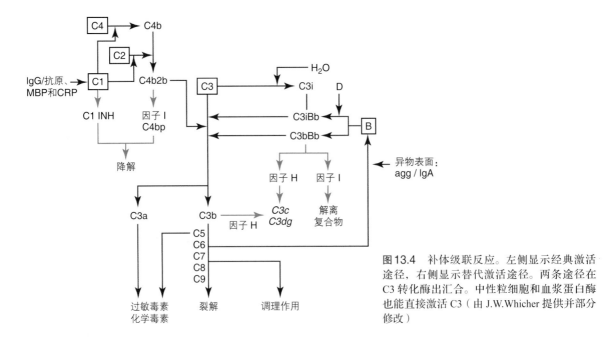

图13.4 补体级联反应。左侧显示经典激活途径，右侧显示替代激活途径。两条途径在C3转化酶出汇合。中性粒细胞和血浆蛋白酶也能直接激活C3（由J.W.Whicher提供并部分修改）

的片段则由小写字母 a 表示。较大的片段通常含有膜、免疫复合物和蛋白质相关的结合位点，或在某些情况下产生新的蛋白酶活性，激活后续的级联反应成分；较小的片段通常用作过敏性或趋化性肽。灭活的片段则由字母 i 表示（如C3bi）；通过组分上添加横条表示激活的复合物（如 $\overline{c567}$ ）。

通过协同的蛋白水解作用，3 个途径最终聚集在 C3 转化酶上。经典和凝集素途径的 C3 转化酶由 C4b 和 C2b 组成，替代途径的 C3 转化酶由 C3b 和因子 Bb 组成。C3 转化酶催化 C3b 和 C3a 的形成，C3b 可以与吞噬细胞受体结合；C3 转化酶还触发了经典（C4b2a3b）和替代（C3bBb3b）途径 C5 转化酶的形成，最终导致形成由组分 C5～C9 组成的膜攻击复合物（MAC），MAC 可以在外源病原体的膜上形成一个离子通道进而触发微生物的裂解和破坏。

如果不是一系列补体活性抑制调节蛋白的存在，包括衰变加速因子（DAF 或 CD55）、反应性裂解膜抑制剂（CD59）、膜辅因子蛋白（MCP）、C1 酯酶抑制剂和因子 H，补体因子的持续缓慢激活将会带来毁灭性的后果。DAF 和 CD59 缺乏可导致异常的红细胞溶解[156]，C1 酯酶抑制剂的缺陷与遗传性血管性水肿有关[157]，因子 H 在与年龄相关的黄斑变性中发挥作用[158]。补体调节因子的正常功能的发挥可以防止内源性细胞被破坏的同时，也防止外源性细胞被补体破坏。

尽管具有极强的复杂性，但可以用于探测体内补体系统功能的方法仍较少。血清总补体测定是一个筛选试验，可以显示从补体激活到形成 MAC 的完整过程。该经典方法主要测定患者血清溶解包被有兔抗羊抗体的绵羊红细胞的能力，通过检测红细胞释放的血红蛋白量来监测反应的进程，CH50 是指溶解 50% 红细胞所需添加的血清量。循环的 C3 和 C4 的检测也很常见，通常用免疫散射比浊法或免疫比浊法测定 C3 和 C4。由于 C3 体外可以转化成 C3c，增加了 C3 检测的复杂性。因为针对 C3 和 C3c 的抗体反应性不同，新鲜样品中测定的 C3 浓度往往可能低于长期保存后所测定的浓度。针对 C3 和 C4 的测定可以分别用于评估替代途径和经典途径的激活。补体缺乏、肾小球肾炎、红斑狼疮和脓毒血症中常见到较低的补体浓度。表 13.5 列出了遗传性补体缺陷的临床相关疾病。

免疫球蛋白

免疫球蛋白（抗体）是一种针对外来免疫原产生并启动外来分子或微生物清除的物质。人免疫球蛋白分子由 2 条相同的重链（H）和 2 条相同的轻链（L）组成。4 条链中的每条链都具有 1

表 13.5　补体成分的遗传缺陷性疾病

成　分	发生缺陷概率	相关疾病
纤维胶凝蛋白 1～3	罕见？	反复感染
MBP	5%	婴儿期感染，对成人影响较小
MASP	罕见？	反复感染（如肺炎球菌）、炎症
C1q*	相对罕见	SLE、DLE、GN
C1r 和 C1s	罕见	SLE、DLE、感染
C2	≥ 0.000 3%（纯合子）	反复感染、血管炎、SLE、DLE（无抗核抗体），半数患者无症状
C3	罕见	严重反复细菌感染，尤指有包膜的化脓性细菌
C4a	13%（杂合子）	SLE、DLE
C4b	13%（杂合子）	IgA 肾病、感染
组合形式的 C4	35%（一个无义突变）；8%～10%（2 个无义突变）；≈1%（3 个无义突变）；< 0.1%（4 个无义突变）	完全缺乏：SLE、GN、DLE（许多抗 ds-DNA 抗体阴性，但抗 Ro/SSA 抗体阳性）
C5～C9	罕见	严重或感染奈瑟菌反复感染
备解素	罕见	X 连锁，奈瑟菌感染
因子 D	罕见	反复感染
因子 H 或 I	罕见	C3 高代谢，反复细菌感染，H 因子缺乏性 HUS
C1 抑制剂	0.002%	遗传性血管性水肿（常染色体显性遗传）
衰变加速因子（DAF 和 CD55）	罕见	PNH 与细胞表面 DAF 和 CD59 减少相关

注：DLE，盘状红斑狼疮；GN，肾小球肾炎；HUS，溶血性尿毒综合征；MBP，聚甘露糖结合蛋白；MASP，MBP 相关丝氨酸蛋白酶；PNH，阵发性夜间血红蛋白尿；SLE，系统性红斑狼疮（或 SLE 样疾病）。* 报道的定量和定性（功能）缺陷。数据引自 Colten HR, Rosen FS. Complement deficiencies. Annu Rev Immunol 1992; 10: 809-834; and Unsworth DJ. Complement deficiency anddisease. J Clin Pathol 2008; 61: 1013-1017。

个与抗原识别结合的可变结构域和 1 个（L 链）或 3～4 个（H 链）恒定结构域。免疫球蛋白基因的序列重组和突变赋予可变结构域具有广泛的多样性。单个浆细胞或克隆扩增的细胞致力于合成重链和轻链的单一可变结构域。4 条链 N 末端可变结构域的氨基酸序列形成两个抗原结合位点，结合特异性具有高度的可变性。一定亚类的每个免疫球蛋白分子的恒定结构域都是相同的，并携带有与补体受体结合和补体激活的位点。

可变结构域含有抗原结合区，重链的恒定结构域含有补体激活和受体结合的位点。用胃蛋白酶或木瓜蛋白酶酶切免疫球蛋白可产生抗原结合片段（Fab）和恒定区片段（Fc），根据重链恒定结构域（Fc 区）的不同可以对免疫球蛋白进行分类和亚分类：IgM、IgG（4 个亚类）、IgA（2 个亚类）、IgD 和 IgE；独立产生且略多于重链的轻链具有两种类型 kappa（κ）和 lambda（λ）。重链基因位于 14 号染色体上；κ 轻链由 2 号染色体上的基因编码，而 λ 轻链基因则位于 22 号染色体上。

免疫球蛋白是由骨髓中 B 细胞干细胞的后代——浆细胞产生的。主要存在于淋巴结和血液中的成熟 B 细胞，其细胞膜表面具有抗原受体即免疫球蛋白；当与靶抗原结合后，这些 B 细胞增殖并发育成浆细胞克隆，产生专门针对靶抗原的抗体。免疫球蛋白的体细胞突变导致免疫球蛋白可变区的进一步多样化和抗体的成熟，导致抗体具有更高的亲和力。B 细胞首先产生膜表面 IgM 及分泌 IgM 作为对抗原的第一或"初级"反应；膜表面和分泌形式的抗体来源于重链信使 RNA 的差异剪接，主要是在膜结合形式上增加了一个跨膜段。膜表面 IgM 的重链经过类别转换，产生具有 γ 或 α 重链（IgG 或 IgA）的免疫球蛋白，但可变区保持不变；当细胞转变为浆细胞时，再次暴露于相同的抗原会导致较大的二次 IgG 分泌或记忆反应。

免疫球蛋白亚类和轻链

免疫球蛋白 G：免疫球蛋白 G（IgG）占血浆中总免疫球蛋白的 70%～75%；其中只有 35% 存在于血浆中，65% 分布于血管外区域。IgG 由 2 条 γ 重链和 2 条轻链通过二硫键连接而成，分子量约为 150 kDa，包括每条重链上的一个 N 连接的寡糖，在炎症状态下其结构可能发生变化，并影响与受体的相互作用[159]。在琼脂糖凝胶电泳中，IgG 由于其序列变异导致的电荷异质性而

广泛在 γ 区和 β 区迁移。

免疫球蛋白 G 有 4 个亚类：IgG1、IgG2、IgG3 和 IgG4。IgG1、IgG2 和 IgG4 的循环半衰期约为 22 日，IgG3 的半衰期为 7 日。IgG1 和 IgG3 通过经典途径强烈地激活补体，IgG2 活性较弱，IgG4 则不激活补体。激活补体需要多个 IgG 分子的聚集。IgG1 和 IgG3 都与吞噬细胞上的 Fc 受体结合，激活杀伤性单核细胞，并通过受体介导的主动转运穿过胎盘。IgG1 是穿过胎盘最主要的 IgG，其新生儿浓度与母体浓度相似。由于免疫系统不成熟，新生儿产生的 IgG 水平很低；当从母体获得抗体的途径终止时，婴儿期 IgG 的浓度便开始下降。

免疫球蛋白 M：免疫球蛋白 M（IgM）在 B 细胞发育的早期阶段产生。在新生儿未成熟的免疫系统中，IgM 是合成的主要免疫球蛋白；在成人血清中，它是第三丰富的免疫球蛋白，通常占总循环免疫球蛋白的 5%～10%。作为膜受体分子的 IgM 是单体的，但大多数血清 IgM 是 5 个单体通过二硫键连接到小 J（连接）链上的五聚体。浆细胞恶性肿瘤除了分泌五聚体外，还可分泌单体 IgM。由于 IgM 的高分子量（970 kDa，约 10% 的碳水化合物），阻止了该免疫球蛋白进入血管外的可能性。IgM 不能通过胎盘，因此与新生儿溶血病无关。IgM 比 IgG 更能有效地激活补体，一个 IgM 分子的结合便足以激活补体。在罕见的高 IgM 综合征中，类别转换为 IgG 和 IgA 非常少见。因此，患者缺乏 IgG 和 IgA，感染性疾病的易感性增加[160]。

免疫球蛋白 A：免疫球蛋白 A（IgA）的分子量为 160 kDa，包括约 10% 来源于 N 和 O 连接的寡糖链的碳水化合物。IgA 占血清免疫球蛋白的 10%～15%，半衰期为 6 日。单体形式的 IgA 结构类似于 IgG，但血清中 10%～15% 的 IgA 是二聚体，特别是 IgA2，比 IgA1 更能抵御病原菌。IgA 在电泳时主要在 β～γ 区域迁移，同大多数 IgG 呈阳极迁移。IgA 是黏膜免疫的重要组成部分[161]，分泌型 IgA 存在于泪液、汗液、唾液、牛奶、初乳及胃肠道（GI）和支气管分泌物中，主要由肠、支气管黏膜和泌乳乳腺导管中的浆细胞合成，分子量为 380 kDa，由两个 IgA 分子组成，各包含分泌成分（70 kDa）和 J 链（15.6 kDa），其中分泌成分有助于分泌型 IgA 穿过膜上皮并促进分泌。初乳和牛奶中的分泌型 IgA 比 IgG 更丰富，可能有助于保护新生儿免受肠道感染。IgA 可通过旁路途径激活补体，但 IgA 在血清中的确切作用尚不清楚。

免疫球蛋白 D：免疫球蛋白 D（IgD）占血清免疫球蛋白的不到 1%，它是单体的，含有约 12% 的碳水化合物，分子量为 184 kDa。其结构与 IgG 相似；与 IgM 相似，IgD 是 B 细胞表面的抗原受体，其主要功能尚不清楚。

免疫球蛋白 E：免疫球蛋白 E（IgE）含有 15% 的碳水化合物，分子量为 188 kDa。IgE 通过其 Fc 区上的位点能够与肥大细胞上的特异性 IgE 受体迅速且牢固地结合，通常只有微量的 IgE 存在于血清中。当抗原（过敏原）交联两个膜表面附着的 IgE 分子时，肥大细胞被刺激并释放出组胺和其他血管活性胺，增加血管的通透性和平滑肌收缩，介导 1 型超敏反应，如花粉热、哮喘、荨麻疹和湿疹。罕见调节异常性疾病造成 IgE 过度分泌可导致原发性免疫缺陷病——Job 综合征，伴有湿疹、反复感染和 IgE 明显升高[162]。通过分析对特定过敏原的特异 IgE 有助于鉴定过敏的特异性。在过敏性疾病患者中 IgE 的总血清浓度可能会增加。

游离免疫球蛋白轻链：轻链的合成通常比完整免疫球蛋白所需的量略多。因此，血清或血浆中存在少量的游离轻链，仅占总免疫球蛋白的约 0.1%。血浆中的含量通过肾脏清除保持在较低水平。游离 κ 轻链（23 kDa）的清除速率比游离 λ 轻链（46 kDa 的二硫键连接的二聚体）快 2～3 倍，半衰期为 4～6 h。因此，尽管 κ 轻链的产生量约为 λ 轻链的 2 倍，但游离 λ 轻链的血浆浓度通常较高，肾衰竭情况下除外[163]。游离轻链通常不起作用，但针对游离轻链的特异性免疫分析可用于浆细胞疾病的检测[164]。

免疫球蛋白测定的临床应用·血清中通常含有多种具有不同氨基酸序列的多克隆抗体，各自代表不同的"独特型"（即不同浆细胞克隆产生各自特异性的免疫球蛋白分子），其中一个浆细胞克隆的良性或恶性增殖将产生高浓度的单种单克隆抗体，在蛋白质电泳上呈现出一条尖锐的窄带；游离轻链产生的不均衡也会导致出现代表游离轻链的第二个带；如果有几个细胞克隆进行增殖，可能会看到几个尖锐的条带。因此，正常多克隆免疫球蛋白的减少或增加及一种或多种单克隆免疫球蛋白的增加与疾病有一定的相关性，具体情况详述如下。

免疫球蛋白缺乏症：免疫缺陷可能是单一因素缺乏或多种免疫防御系统联合缺陷造成的结果。对免疫球蛋白生成中的主要缺陷进行诊断为先天获得性抗体下降的患者避免发生感染具有重要的临床意义。严重联合免疫缺陷症（SCID）是一种 B 细胞发育或活化障碍性疾病，导致广谱的免疫球蛋白缺乏，每 10 万名新生儿中就有 1 人受此影响；较常见的原发性缺陷[165] 仅涉及一种或两种免疫球蛋白类别（IgA）或亚类（IgA 或 IgG 亚类）或产生针对抗多糖抗原抗体的能力。IgA 缺乏发生率约为 500 个白种人中就有 1 人，但亚洲人群中发生的频率要低得多；IgA 缺乏通常与严重感染无关，但临床上可能会轻微增加贾第虫或其他微生物感染的风险；IgA 缺乏还可能导致腹腔疾病的检测出现假阴性，如果接受含有 IgA 的血液制品，一些个体还会发生过敏反应[166]。选择性 IgG 亚类缺乏并不罕见，但是否增加感染风险尚不清楚；IgG2 缺乏可能造成对多糖抗原的反应性降低及增加包膜微生物感染的风险[165]。

婴儿有短暂的 IgG 生理性缺陷，3 个月左右为最低点（图 13.5）。长期或严重的生理缺陷可能增

加微生物尤其是包膜细菌的感染。母体的 IgG 可以通过胎盘，妊娠后期在胎儿中的浓度迅速上升，出生后几个月内下降。两种情况下新生儿有可能出现临床意义上的 IgG 缺乏：母体 IgG 水平较低的早产儿及 IgG 延迟合成的婴儿。监测 IgG 浓度可以发现该类情况，6 周龄时 IgM 和唾液 IgA 浓度升高提示预后良好。新生儿与环境中的抗原接触后通常会导致 B 细胞开始增殖，IgM 浓度开始升高，随后数周至数月后 IgA 和 IgG 开始升高。

多克隆高免疫球蛋白血症：血浆中免疫球蛋白的多克隆增加是机体对感染的正常反应。IgG 在自身免疫反应中占优势，IgA 在皮肤、肠道、呼吸道和肾脏感染中增加，IgM 则在原发性病毒感染和血液感染症疾等寄生虫中增加。慢性细菌性感染可能导致所有免疫球蛋白浓度的增加。总 IgE 测定可用于哮喘和其他过敏性疾病的治疗，尤其是在儿童患者中。过敏原特异性 IgE 测定有助于确定引起过敏反应的原因。

单克隆免疫球蛋白（副蛋白）：单克隆浆细胞产生的具有单一明确氨基酸序列的免疫球蛋白分子。如果细胞克隆大量增殖，可以在电泳上产生一个离散的带，通常称为 M 峰或 M 蛋白。这些单克隆的免疫球蛋白，称为副蛋白，可以是聚合物、单体、单个的免疫球蛋白链如游离的轻链或重链或免疫球蛋白片段。表 13.6 总结了单克隆副蛋白疾病的临床、流行病学和生化特征。约 60% 的副蛋白与浆细胞恶性肿瘤（多发性骨髓瘤或孤立性浆细胞瘤）有关；约 15% 由 B 细胞过度分泌引起，主要发生在淋巴结（淋巴瘤、慢性淋巴细胞白血病、瓦尔登斯特伦巨球蛋白血症或重链疾病）。高达 25% 的副蛋白是良性的，被称为意义未明的单克隆丙种球蛋白病（MGUS）。MGUS 的发病率随年龄的增长而增加，50～70 岁人群发病率为 1%，70 岁以上人群发病率为 3%。多发性骨髓瘤似乎先于 MGUS，MGUS 的发生与多发性骨髓瘤的进展风险密切相关，因此应予以监测[167]。

鉴定副蛋白主要的临床意义是检测或监测 B 细胞的增殖性疾病。然而从实验室角度来看，副蛋白作为许多分析中潜在的不可预测的干扰来源

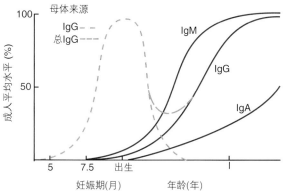

图13.5　出生前和出生后第一年血清免疫球蛋白浓度与平均成人浓度的百分比

表13.6　多发性骨髓瘤中的单克隆免疫球蛋白

血浆副蛋白	发生率 * （%）	平均发生年龄 * （年）	尿游离轻链发生率（%）	描　　述
IgG	50	65	60	患者更易受感染，副蛋白达到最高浓度
IgA	25	65	70	容易出现高钙血症和淀粉样变性
单游离轻链	20	56	100	经常发生肾衰竭、骨损害、淀粉样变，预后差
IgD	2	57	100	90%λ型，经常发生骨外区域病变、淀粉样变、肾衰竭，预后差
IgM	1	—	100	可能有或无高黏血症
IgE	0.1	—	大多数	—
双克隆	1	—	—	—
未检测出	< 1	—	0	通常，正常的免疫球蛋白减少，骨髓活检中浆细胞增多

注：* 估计。

也是非常显著的。副蛋白可能发生聚集或沉淀，干扰各种光度反应和光散射血液分析仪的测定。

许多副蛋白患者具有非特异性表现，如贫血或感染。血清中副蛋白的鉴定通常基于血清蛋白电泳和免疫固定电泳（IFE）（描述详见后面部分）。尿蛋白电泳和尿 IFE 主要用于识别游离免疫球蛋白轻链的患者。19 世纪 50 年代由 Bence Jones 描述的尿游离轻链是第一个肿瘤标志物，故游离轻链通常被称为本周蛋白[168]。

■ 急性时相反应

如专栏 13.1 所示，针对感染、组织损伤或炎症性疾病的全身性炎症反应可引发多种由肝脏产生的血浆蛋白的变化，这种由白细胞介素-6（IL-6）和其他细胞因子介导的过程被称为急性时相反应（APR）[153]；类似于温度或白细胞计数的升高，APR 是针对炎症的非特异性反应。在 APR 中，一些包括白蛋白、转铁蛋白和前白蛋白的蛋白质合成将被下调，这些蛋白质被称为负急性时相反应物；由于合成急剧减少及细胞外液的再分配，白蛋白浓度下降。许多蛋白质包括 AAT、α₁ 酸性糖蛋白（AAG）、Hp、Cp、C4、C3、纤维蛋白原和 CRP 的产量增加数倍。血浆中各个急性期蛋白质的浓度以不同的速率上升，并在急性损伤后的 2～5 日达到最大值。APR 之后还能观察到蛋白质的性质变化，如糖基化的改变。免疫球蛋白的糖基化改变可能具有免疫调节的作用。

专栏 13.1　急性时相反应：血浆蛋白浓度的变化

正相急性时相反应	负相急性时相反应
C 反应蛋白（剧烈）、血清淀粉样蛋白 A（剧烈）、α₁ 酸性糖蛋白、α₁ 抗胰蛋白酶、α₁ 抗胸腺三肽、抗凝血酶Ⅲ、C3、C4 和 C9、C1 抑制剂、C4B 结合蛋白、铜蓝蛋白、因子 B、铁蛋白、纤维蛋白原、触珠蛋白、血凝素、脂多糖结合蛋白、甘露聚糖结合蛋白（凝集素）、纤溶酶原、降钙素原	白蛋白、载脂蛋白 A-Ⅰ、载脂蛋白 B、α₂-HS 糖蛋白、胰岛素样生长因子Ⅰ、前白蛋白、视黄醇结合蛋白、甲状腺素结合球蛋白、转铁蛋白

注：数据来源于 Craig WY, Ledue TB, Ritchie RF. Plasma proteins: clinical utility and interpretation. Scarborough, ME: Foundation for Blood Research, 2001; Gabay C, Kushner I. Acute-phase proteins and other systemic responses to inflammation. N Engl J Med 1999; 340: 448-454; and Vollmer T, Piper C, Kleesiek K, Dreier J. Lipopolysaccharide-binding protein: a new biomarker for infectious endocarditis? Clin Chem 2009; 55: 295-302。

■ 分析蛋白质的方法

总蛋白测定

血浆通常含有 6.5～8.5 g/dl 的蛋白质，血清则低 4% 左右。在某些方面，测定生物体液中的总蛋白比分析特定蛋白质更具有挑战性，因为生物液体中可变的蛋白质组分导致蛋白质混合物中碳水化合物组成、电荷和物理特征也发生相应改变。许多蛋白质分析方法对不同的蛋白质有不同的反应，当用于分析蛋白质组成不同的样品时会出现问题。除双缩脲法外，大多数方法尚不能完全对小肽组分以及完整的蛋白质进行检测，这可能成为肾衰竭检查中的一个重要问题，因为肾衰竭患者的多肽和小蛋白的累积增加。目前已开发了多种用于测定生物体液总蛋白的方法，这里介绍几个。

凯氏定氮法·该方法很少用于临床检测，但由于历史重要性，有时用作参考方法。在催化剂存在下，蛋白质氮用硫酸加热可以转化成铵离子，然后通过碱化、蒸馏、酸滴定或纳氏试剂进行测定。蛋白质约含有16%的氮，如果氨基酸组成异常且氮含量不同于16%时，蛋白质测定会出现错误；来自尿素和氨基酸的非蛋白氮也可被测量，因此需一个蛋白质沉淀的步骤。凯氏定氮法是最早用于可重复性总蛋白测定的方法，但它费时且不实用。该方法已用于为双缩脲法的标准物质进行赋值。

双缩脲法·在强碱性条件下，Cu^{2+} 与蛋白质中的肽键形成多价复合物，结合后 Cu^{2+} 的吸收光谱移向较短的波长，导致颜色从蓝色变为紫色，称为双缩脲反应，可以在540 nm处用分光光度法测定蛋白质的吸光度。540 nm处的吸光度变化也可由许多化合物结合 Cu^{2+} 离子引起，此类化合物可以与氨基、酰胺或羟基与 Cu^{2+} 结合形成5个或6个成员的环形螯合物，这些化合物包括丝氨酸、天冬酰胺、乙醇胺和TRIS缓冲剂等[169]；小化合物导致的光谱移位比蛋白质小。历史上，双缩脲法认为不与游离氨基酸和二肽发生反应，但某些氨基酸、氨基酸酰胺和二肽发生了吸光度的变化。双缩脲作用也被认为与所有蛋白质和长于2个氨基酸的多肽的反应相同，但随后发现与含有脯氨酸的多肽反应性降低。只要蛋白质不富含脯氨酸或没有非常不寻常的组分，当以经典的终点法进行双缩脲反应时，不同的蛋白质可能具有相似的反应性。也可以用双缩脲率进行分析，但应将其视为不同于终点分析法。Cu^{2+} 与小分子和含有结合位点的蛋白质的结合几乎是瞬间的，额外吸光度的改变取决于蛋白质展开速率和强碱性条件下额外的 Cu^{2+} 结合位点的暴露。

直接光学方法·在200～225 nm和270～290 nm之间的紫外线吸光度法可以用于蛋白质浓度的测定，通常用于色谱分离过程中肽和蛋白质的测定。280 nm处的吸光度主要取决于蛋白质中色氨酸和酪氨酸含量，该技术最适用于已知吸收率的纯化蛋白质的检测。对于复杂的混合物，色氨酸和酪氨酸含量的变化以及低分子量化合物（如游离氨基酸、尿酸和胆红素）的吸收会影响该方法的准确性和特异性。在200～225 nm范围内，肽键主要负责紫外线的吸收，蛋白质在这些较短波长下的吸收率是在280 nm下的10～30倍。尿素等许多低分子量化合物在波长低于220 nm时也有吸光度，因此用该方法精确测量蛋白质时可能需要在进行吸光度测量之前去除低分子量的分子。其他几种利用样品的红外或拉曼光谱分析的光学方法也提供了基于复杂光谱分析的总蛋白质测定方法。

染料结合法·染料结合法取决于染料与蛋白质结合时吸收光谱的变化。染料与不同蛋白质结合的差异性是该方法的弊端，用蛋白质混合物进行校准时尤其难以获得一致性结果；用纯化的蛋白质如白蛋白进行校准可能无法模拟与血清或血浆中蛋白质复杂混合物的结合。例如，考马斯亮蓝染料可以在酸性条件下与多肽链结合，导致在465 nm处的吸光度降低和在595 nm处的吸光度增加，使用该染料进行测定时，免疫球蛋白通常仅提供相当于白蛋白或转铁蛋白浓度60%的反应。有些染料在低蛋白质浓度下则具有良好的灵敏度，如邻苯三酚红已经成为分析尿液和脑脊液等蛋白质浓度较低的体液最常用的染料。

福林酚法·福林酚法的检出限比双缩脲法低约100倍[170]。该方法是将样品与碱性铜溶液混合形成铜-肽络合物，然后加入福林酚试剂；磷钨酸和磷钼酸通过酪氨酸和色氨酸残基被还原成钨蓝和钼蓝；在650 nm和750 nm之间测量产物的吸光度。蛋白质的反应性随酪氨酸和色氨酸的含量而变化。低分子量化合物，包括色氨酸和酪氨酸，以及诸如水杨酸盐、氯丙嗪、四环素和一些磺胺类药物等也会对该方法的测定产生干扰。分析具有高浓度酚类化合物的尿液等体液时，需要在测量蛋白质之前去除低分子量物质。

折射法·折射法是一种快速测定高浓度蛋白质的方法。当蛋白质浓度低于 3.5 g/dl 时，该方法准确度降低，其中盐、葡萄糖和其他低分子量化合物对折射率具有非常大的比例效应。在临床检测中，折射法常用来评估尿液样本中溶质的浓度，而非进行总蛋白质测定。

光散射法·许多不同的试剂被用于沉淀蛋白质进而进行免疫散射比浊法或免疫比浊法的测定，包括三氯乙酸、磺基水杨酸、苯乙酰氯和碱性条件下的苯扎氯铵盐。总蛋白测定的沉淀方法取决于形成均匀、不溶性蛋白质颗粒的悬浮液，该悬浮液可以散射入射光；在此沉淀反应中，白蛋白和球蛋白通常具有不同的反应性。

影响蛋白质浓度测定的因素·双缩脲法的校准通常使用牛或人白蛋白，具有特定白蛋白与球蛋白比例的蛋白质混合物通常推荐用其他方法进行校准。利用这些校准方案，从健康的非卧床成人获得的血浆总蛋白质浓度通常为 6.5～8.5 g/dl；由于在凝血过程中去除了纤维蛋白原和其他蛋白质，血清中蛋白质浓度通常降低约 0.3 g/dl。水摄入不足或水分流失过多，如严重呕吐、腹泻、艾迪生病或糖尿病酮症酸中毒时，血浆蛋白浓度升高，发生血液浓缩或高蛋白血症；在采血期间，站立（血管内容量减少）或止血带时间延长也会发生血液浓缩。水中毒或盐潴留综合征、大量静脉滴注期间及生理上假设卧位时，血浆蛋白浓度降低，发生血液稀释和相对低蛋白血症。卧位可使总蛋白质浓度降低 0.3～0.5 g/dl，许多蛋白质（包括白蛋白）降低可达 10%，反映了细胞外液从血管外到血管内的重新分布，从而较大范围稀释了较恒定的血浆蛋白量。

特定蛋白质的免疫化学技术

散射比浊法和浊度法可以通过平衡法或速率法来测量抗原抗体复合物的光散射量。通过溶液中的抗原抗体反应，常规散射比浊法或浊度法可达到约 10 mg/L 的检测限；将抗体与胶乳颗粒或其他材料结合可增强光散射强度，并可将检测限降低 10～100 倍，称为胶乳增强或粒子增强分析法。除非接近检测限，散射比浊法和浊度法的测定通常提供小于 5% 的变异系数（CV）。比浊法可以应用于大多数能够进行光度测定的自动化学分析仪，散射比浊法则需要能够测量与入射光成一定角度的光散射的仪器。

电泳

电泳可以通过电荷进行蛋白质的分离，从而用于评估不同蛋白质组分或血清和其他体液中特定组分的浓度，临床检测常用的电泳技术包括醋酸纤维素条带或琼脂糖凝胶上的非变性电泳、毛细管电泳（CE）、免疫固定电泳和"蛋白质印迹"分析。聚丙烯酰胺凝胶电泳分离技术在一维或二维蛋白质分离中的能力较强，常用于研究。

血清蛋白电泳·通常，血清而非血浆常用琼脂糖凝胶电泳进行蛋白质分离，以免在 β-γ 界面处形成纤维蛋白原带，图 13.6 示意了正常和病理标本的血清电泳图谱。分析通常在微碱性 pH（～8.6）条件下使用低离子强度缓冲液（0.05 mol/L）进行。对于琼脂糖凝胶电泳，常用的样品体积为 3～5 μl，CE 则需要更小体积的样品并可通过注射加样。琼脂糖凝胶电泳分离和处理的时间约为 1 h，CE 则为几分钟。大量的染料可以用于显示凝胶中的蛋白质，包括氨基黑、胭脂红、酸性紫和考马斯蓝；不同染料对蛋白质的检测水平和线性不同。只有少数最丰富的蛋白质可以显现，蛋白质染色带的强度通常与肽的质量有关；寡糖和脂类可能会降低而非增加带的强度，因此碳水化合物比例较高的糖蛋白（如 α_1 酸性糖蛋白）比白蛋白等非糖基化蛋白具有更低的检测效能。定量分析依赖于光密度测定，可提供不同组分的相对比例而非绝对量，单个组分的定量主要依赖于根据总蛋白质浓度计算后得出的结果。亲脂性染色剂，如苏丹黑，可以显示脂蛋白，如高密度脂蛋白（α_1 脂蛋白）、极低密度脂蛋白（前 β 区）、低密度脂蛋白（LDL，β 脂蛋白）或乳糜微粒（原始）。CE 利用小于 220 nm 波长的光吸收率来对通过单分子流动池的蛋白质进行检测，因为蛋白质在低紫外线区域的吸光度与质量的相关性更强，因此该方法提供了比染色强度更客观的蛋白质浓度评估方法。高浓度的小分子，如代谢物、造影剂或药物，也能产生吸收峰值，因此给尿液样本分析带来了一定的干扰。

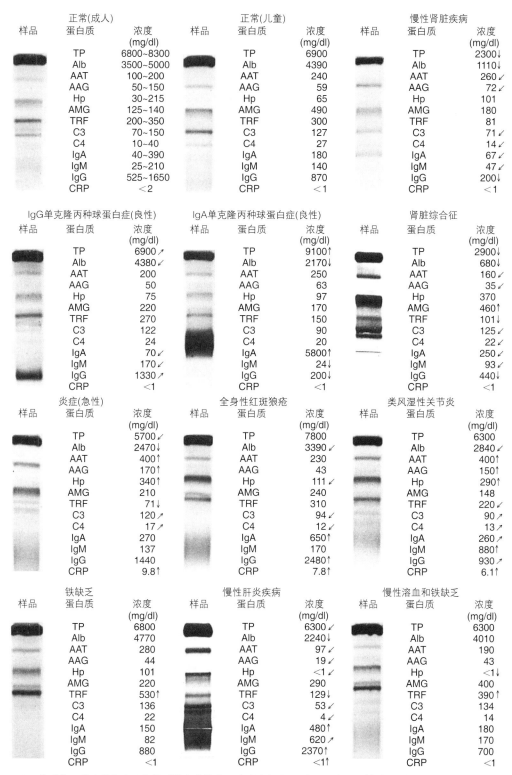

图13.6 典型的正常和某些病理条件下的电泳模式（琼脂糖凝胶）。向上和向下的箭头分别表示与参考带相比增加或减少；右箭头和左箭头分别表示从正常到增加或从正常到减少的变化趋势。AAG：α₁酸性糖蛋白；AAT：α₁抗胰蛋白酶；Alb：白蛋白；AMG：α₂巨球蛋白；C3：补体成分3；C4：补体成分4；CRP：C反应蛋白；Hp：结合珠蛋白；Ig：免疫球蛋白；TP：总蛋白浓度；TRF：转铁蛋白

临床上血清蛋白电泳主要用于单克隆免疫球蛋白（副蛋白）的检测，以帮助诊断和监测多发性骨髓瘤及相关疾病。大多数单克隆免疫球蛋白可在 β 区或 γ 区中观察到，单克隆组分的定量检测可用于疾病进展和治疗效果的监测。副蛋白需要利用如后所述的 IFE 等方法与其他各种来源的附加带或假副蛋白加以鉴别。未完全凝固的标本中含有纤维蛋白原；转铁蛋白、Hp 和 C3 等蛋白质的遗传或翻译后的变异体迁移的位置可能与平时不同；CRP 的大幅增加可造成在 β 区或 γ 区出现条带；单核细胞白血病中溶菌酶的增加可能在后 γ 区产生条带；溶血样本则可产生血红蛋白条带。

蛋白质电泳能为许多其他的临床疾病提供相关信息。α₁ 区域的变化通常与 AAT 相关，该区域减弱与 AAT 缺乏或蛋白质丢失性疾病有关；增强则与炎症有关。α₂ 区域的变化通常与 Hp 和 α₂ 巨球蛋白（AMG）的改变有关，Hp 的迁移随基因型改变而变化，Hp 在体内发生溶血时降低而当发生炎症时则增加；AMG 和高分子量形式的 Hp 在肾病综合征中增加，但大多数其他蛋白质组分则在该异常情况中降低。β 区中的条带与转铁蛋白、C3 和 LDL 相关，在碳水化合物缺乏显著时，转铁蛋白的迁移可以从 β₁ 区到 β₂ 区。β 区和 γ 带之间条带的增加，即所谓的 β 区和 γ 带的桥接，表明 IgA 增加，见于肝硬化、呼吸道或皮肤感染和类风湿性关节炎等情况下。最后，γ 区的增加或减少提示免疫球蛋白的变化，慢性感染或副蛋白时增加，许多免疫缺陷状态下则下降。多发性骨髓瘤可能抑制了扩增克隆以外的其他免疫球蛋白的产生，γ 区的减少则表明可能需要其他方法如 IFE 来对副蛋白进行检测。

免疫固定电泳（IFE）· 免疫固定电泳与血清蛋白电泳互相补充，主要使用特异性抗血清而非特异性染料对特定蛋白质进行检测。图 13.7 所示为 2 例单克隆丙种球蛋白病患者的 IFE 结果。凝胶的特定泳道上覆盖有针对 κ 和 λ 轻链或 γ、μ 和 α 免疫球蛋白重链的抗血清，通过调节抗体稀释度以达到与凝胶中分离的免疫球蛋白相近的等价性，从而在凝胶中形成可以沉淀的免疫复合物。凝胶中未沉淀的蛋白质可以通过清洗至较低的背景干扰，沉淀的蛋白质则被染色。与非均性多克隆免疫球蛋白相比，副蛋白可特征性地产生更尖锐的沉淀带；由于具有较低的背景和信号放大作用，IFE 检测副蛋白具有更高的灵敏度。此外，免疫固定电泳有助于识别副蛋白的免疫球蛋白类型，有时不止一个克隆可能被扩增，或者游离轻链可能与完整的免疫球蛋白一起出现；副蛋白偶尔可能是 IgD 或 IgE 类，此类副蛋白应通过抗血清对轻链进行检测，但也需要特异性 δ 或 ε 重链抗血清与游离轻链进行区分。高浓度的副蛋白可能会干扰固定（前带效应），需要对标本进行稀释以获得最佳的实验方案。对于高浓度的副蛋白测定，免疫球蛋白的定量分析可以确认不平衡产生的特定类别的免疫球蛋白，并且有助于通过样品的适当稀释进行免疫固定电泳检测。

毛细管电泳（CE）· 蛋白质的毛细管电泳通过电驱动或静水注射引入少量蛋白质，在高压下快速分解，依赖于小口径（10～100 μm）、20～200 cm 长的石英毛细管而进行区域内电泳，挑战性之一是如何避免蛋白质吸附到毛细管表面。CE 无需凝胶处理或染色，适用于自动化并提供快速分析。直接紫外检测提供的特异性与蛋白质染色略有不同，定量检测时比光密度测定法具有更好的重现性。CE 不能进行免疫固定电泳，使用特异性抗血清进行免疫吸收可以作为副蛋白鉴定的替代方法[171]。

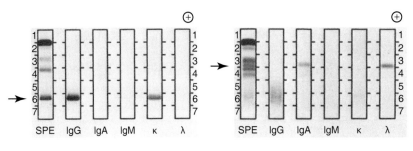

图13.7 免疫固定电泳（IFE）。左：带有免疫球蛋 G（IgG，κ）单克隆蛋白的患者样本；右：带有免疫球蛋白 A（IgA，λ）单克隆蛋白的患者样本。箭头指示单克隆蛋白的位置

免疫印迹 · 对于蛋白质印迹，凝胶上分离的蛋白质通过扩散或电印迹转移到由硝酸纤维素或聚偏氟乙烯制成的膜上，然后与偶联酶（可以作用于光度计测定、荧光或化学发光信号分子的酶类如过氧化物酶或碱性磷酸酶）的特异性抗体结合而被鉴定。

质谱 · 多种类型的质谱仪可以对蛋白质进行定性或定量分析。MS 的优点之一是能够在单次检测中分析大量组分，包括肽的快速序列分析。因此，MS 一直是蛋白质组学研究中分析能力较强的技术，被定义为研究生物体或生物体组分（如血浆）中完整蛋白质组的有效手段。多肽和蛋白质的电离可以通过电喷雾或基质辅助激光解析电离源（MALDI 源）质谱实现；与较大的完整蛋白质相比，电喷雾更适合分析小肽。电离后，蛋白质可以通过四极杆、离子阱、飞行时间和其他类型的质量分析仪进行分离。在质谱分离的两个阶段之间添加一个中间的裂解步骤的串联质谱法，如同对大多数小分子分析那样，对多肽的定量分析具有很高的灵敏度和特异性。

MS 定量分析的优点包括在无特异性抗体的情况下进行组分分析的能力，以及多重测量的能力。MS 可以提供如很难通过免疫分析、色谱或电泳技术进行评估的有关转录后修饰的信息，如鉴定前白蛋白和 CDT 的遗传变体。MS 的应用可增加蛋白质浓度测定的准确性，因此近年来已应用于血红蛋白 A_{1c}、胰岛素和 C 肽的标准化[172, 173]。此外，MS 还能区分因一个或两个氨基酸差别或翻译后修饰不同引起的长度不同的肽。故此，在临床检测中 MS 很可能在生物活性肽和肽组其他成分的分析方面获得更广泛的应用。

■ 其他体液中的蛋白质

所有生物体液中都存在复杂的蛋白质混合物；对多种其他种类标本，包括尿液、脑脊液、胸腔和腹腔液、羊水、唾液和粪便的分析，都是有一定诊断价值的。

唾液

唾液的蛋白质组成与血浆有很大的不同[174, 175]，随取样部位和方法不同而发生变化。除了含有众所周知的淀粉酶外，利用蛋白质组学方法还检测出唾液中含有数百种不同蛋白质的序列；参与宿主防御病原体的免疫球蛋白、溶菌酶和乳铁蛋白的蛋白质在唾液中含量特别丰富。目前，利用唾液蛋白质组来检测和表征龋齿、牙周病、头颈癌、糖尿病和囊性纤维化易感性的研究正在进展中。例如，与正常患者相比，Sjögren 综合征患者的 BMG 和其他炎症蛋白的浓度增加；在低丙种球蛋白血症的诊断中常包含唾液中分泌型 IgA 的检查。

脑脊液（CSF）

脑脊液是包围大脑和脊髓的细胞外液，总蛋白浓度通常比血浆低约 100 倍；而且由于大多数蛋白质无法通过血脑屏障，两者的蛋白质组成也不同。脑脊液检查常通过腰椎穿刺而获得。脑脊液由脉络丛、脑血管外壁和脑室壁分泌，充满脑室和脑池、浸泡脊髓，并通过蛛网膜绒毛重新吸收入血液中。脑脊液周转较快，平均每日交换 4 次左右。脑脊液中超过 80% 的蛋白质来源于血浆的超滤和胞饮作用；其余来自鞘内合成。脑室中脑脊液的蛋白质含量最低，大分子蛋白质的最小；随着脑脊液逐步向下传递到腰椎（通常在该部位采集标本）时，蛋白质浓度增加。

由于 CSF 主要是血浆的超滤液，低至中等分子量的血浆蛋白如前白蛋白、白蛋白和转铁蛋白在 CSF 中含量丰富。电泳分析中未见分子量大于 IgG 的蛋白质存在。正常血浆 /CSF 浓度梯度分别为前白蛋白（14）、白蛋白（240）、转铁蛋白（140）、IgG（800）和一些超过 1 000 的大分子量蛋白，如 IgA、AMG、纤维蛋白原、IgM 和 β 脂蛋白[176]。

正常脑脊液浓缩后的电泳图具有两个显著的特征，前白蛋白带及两个分为位于 β_1 和 β_2 的转铁蛋白带。如前所述，β_2 转铁蛋白由于糖基链缺乏末端唾液酸残基，电荷降低。β_2 转铁蛋白和另一种含量相对丰富的前列腺素 D 合成酶或 β 微量蛋白，常用来确定鼻腔或耳道的透明液体是否来源于脑脊液漏，即所谓的脑脊液鼻漏和耳漏。在具有先天性糖基化障碍的患者中，β_2 转铁蛋白在该方面的应用存在不足；前列腺素 D 合成酶是一种约 30 kDa 的蛋白质，与血清或血浆相比，在

CSF 中浓度相对富集，常通过肾小球滤过迅速清除。载脂蛋白 E 在 CSF 中也很丰富，在脂质转运中起主要作用，而含有脂蛋白的载脂蛋白 AI 和载脂蛋白 B100 在 CSF 中相对稀少。

血脑屏障或血脑脊液屏障限制了许多成分的交换，特别是蛋白质等大分子化合物。CSF 中总蛋白和特定蛋白的分析主要用于检测血脑脊液屏障的通透性、鞘内合成或神经和神经胶质组织中蛋白质释放的增加。病毒性脑膜炎、脑炎、颅内压升高、创伤和出血等疾病都可能损害血脑屏障，从而导致 CSF 蛋白的升高。与这些疾病相关的蛋白质浓度如表 13.7 所示。鞘内免疫球蛋白特别是 IgG 的合成增加主要发生在多发性硬化病等中枢神经系统脱髓鞘疾病的情况下。下一步将详细介绍潜在的可用于评估脑脊液蛋白质含量的方法。

脑脊液中的总蛋白·CSF 总蛋白浓度是血-脑脊液通透性的指标。CSF 的蛋白质浓度通常比血浆低 100 倍以上，因此测定 CSF 蛋白的方法也比血清或血浆总蛋白测定的方法需要更高的灵敏度或更多的样本体积。实际操作中，临床实验室常用的测定 CSF 总蛋白的方法包括：① 邻苯三酚红法；② 苯乙酰氯法；③ 反向双缩脲法；④ 双缩脲法。反向双缩脲法通过检测还原及与螯合染料络合形成双缩脲络合物后剩余的游离铜来对蛋白质浓度进行评估。分析人员可能只需对样本量做一些调整，通常采用相同的方法对脑脊液和尿蛋白进行检测。CSF 总蛋白的参考区间通常为 15～45 mg/dl。新生儿和健康老年人的总蛋白质浓度明显增高，在早产儿和足月新生儿的脑脊液中，可观察到浓度高达 400 mg/dl；足月新生儿在出生后的头几周，CSF 参考区间逐渐下降，4 个月后则接近成人水平[177]。

血脑屏障通透性·测定血脑屏障通透性比较特定的方法是检测 CSF 与血浆中白蛋白浓度的比值，即 CSF/ 血清白蛋白指数，通常计算 CSF 白蛋白（mg/dl）和血清白蛋白（g/L）比值然后乘以 1 000。CSF/ 血清白蛋白指数小于 9 表示血脑脊液屏障完整；9～14 表示轻度损伤，14～30 表示中度损伤，超过 30 表示严重损伤；该指数有助于校正血清白蛋白浓度的变化。

表 13.7　脑脊液总蛋白与各种疾病的关系

临床状态	外观和细胞量（×10⁶/L）	总蛋白（mg/dl）
正常状态下	无色透明；0～5 个淋巴细胞	15～45*
总蛋白增加（血液来源蛋白质）		
毛细血管通透性增加		
细菌性脑膜炎	浑浊，乳白色，脓性；通常 > 500 个多晶型	80～500
隐球菌性脑膜炎	透明或浑浊；50～150 个多晶型或淋巴细胞	25～200
钩端螺旋体脑膜炎	透明到轻微的薄雾；早期多晶型，随后 5～100 个淋巴细胞	50～100
病毒性脑膜炎	透明或微雾，无色；通常 ≤ 500 个淋巴细胞	30～100
脑炎	透明或微雾，无色；通常 ≤ 500 个淋巴细胞	15～100
脊髓灰质炎	无色透明；通常 ≤ 500 个淋巴细胞	10～300
脑肿瘤	通常透明；0～80 个淋巴细胞	15～200（通常正常）
通路阻塞		
脊髓肿瘤†	清澈，无色或黄色	100～2 000
出血		
脑出血	无色，黄色或血性；可见血细胞	30～150
局部产生免疫球蛋白		
神经梅毒	无色透明；10～100 个淋巴细胞	50～150
多发性硬化症‡	无色透明；0～10 个淋巴细胞	25～50
毛细血管通透性增加和局部产生免疫球蛋白		
结核性脑膜炎	无色，纤维蛋白凝块，或稍混浊；50～500 个淋巴细胞	50～300（偶尔 ≤ 1 000）
脑脓肿	清澈或轻微浑浊	20～120
脊髓造影术后（炎症反应）		轻微增加

注：* 早产儿：≤ 400 mg/dl；儿童：30～100 mg/dl；老年人：≤ 60 mg/dl。† Froin 综合征：腰椎液值远高于脑池液值。‡ 在神经系统的某些其他慢性炎症条件下也可出现类似的情况。

鞘内蛋白质合成 · 测定 CSF/ 血清免疫球蛋白的值和评估 CSF 电泳中寡克隆免疫球蛋白带均可作为鞘内免疫球蛋白合成的方法。至少 90% 的多发性硬化病例可以出现阳性结果，但其他中枢神经系统炎症性疾病中也可能出现免疫球蛋白和寡克隆免疫球蛋白的增加，如由细菌、病毒、真菌或寄生虫引起的感染，神经梅毒、亚急性硬化性全脑炎、急性炎症性脱髓鞘性多发性神经病（格林-巴利综合征）。70% 的多发性硬化病例中 CSF 白蛋白浓度在参考区间内，如果脑脊液总蛋白超过 100 mg/dl 或脑脊液白细胞计数大于 50/μl，则多发性硬化的可能性较小。血脑脊液屏障的通透性增加、IgG 的局部产生增加或两者皆有均可能导致 CSF IgG 浓度或 CSF/ 血清 IgG 的值增加。为了明确鞘内产物的特异性，需要对增加的通透性进行校正，利用脑脊液和血清白蛋白及 IgG 浓度进行校正的方式包括以下几种方式。

1. 测定 CSF IgG 和白蛋白的浓度，并计算 IgG/ 白蛋白，大于 0.27 表明合成增加；大约 70% 的多发性硬化症病例中，该比值超过 0.27。

$$比率 = \frac{IgG（CSF）（mg/dl）}{白蛋白（CSF）（mg/dl）}$$

2. 测定 CSF 和血清中 IgG 和白蛋白的浓度，并计算 CSF 免疫球蛋白指数。

$$指数 = \frac{IgG（CSF）（mg/dl）× 白蛋白（血清）（g/dl）}{白蛋白（CSF）（mg/dl）× IgG（血清）（g/dl）}$$

该指数参考区间为 0.30～0.70。大于 0.70 表明 IgG 合成增加；80% 以上的多发性硬化症病例中，该指数超过 0.70。该指数是现在常用的校正方法。

3. 采用 tourtellotte 公式评估鞘内 IgG 的合成率[178]。IgG 的合成速率（mg/d）等于：

$$5\,dl/d\left[\left\{IgG_{CSF} - \frac{IgG（血清）}{369}\right\} - \left\{\left(白蛋白_{CSF} - \frac{白蛋白（血清）}{230}\right) × \frac{0.43（IgG（血清））}{白蛋白（血清）}\right\}\right]$$

其中蛋白质浓度为 mg/dl；5 dl/d 为每日 CSF

产生量。第一个括号内的术语表示在脑脊液中发现的 IgG 与在血脑屏障完整的情况下预期的 IgG 之间的差异；第二个括号内的术语表示在白蛋白相同的情况下根据 0.43 的系数进行校正，该系数是在假设每摩尔通过血脑屏障的白蛋白中都含有 1 mol 的 IgG 的情况下，根据白蛋白与 IgG 的分子量之比而得；常数 369 和 230 分别源自正常血清与 CSF 的 IgG 和白蛋白比值。合成速率的参考区间为 0～3.3 mg/d；大多数多发性硬化症病例中可发现合成速率超过 8 mg/d。该公式不提供除 IgG 指数之外的其他临床信息；复杂的公式仅对血清和脑脊液 IgG 和白蛋白的结果进行重新排列，然后利用几个常数进行分析。

除白蛋白和 IgG 外，CSF 中其他蛋白质的浓度变化也有助于揭示某些疾病过程。例如，髓鞘碱性蛋白浓度升高可能提示多发性硬化症中髓鞘发生翻转[179]；许多其他蛋白质如 S100B 和神经元特异性烯醇化酶则是创伤性或缺血性脑损伤的潜在标志物[180]；当急性白血病和淋巴瘤累及中枢神经系统时，CSF 中 BMG 的浓度增加；tau 和 β 淀粉样蛋白亚型的浓度可用于阿尔茨海默病的诊断和预后[181]。

腹腔和胸腔积液

腹腔、胸腔或其他部位的积液在蛋白质的含量上差异很大。这些积液可能是血浆中低分子量蛋白质及少量大分子量蛋白质的超滤液（漏出液）；或者积液中蛋白质浓度可能与血浆水平相近，以及因应对局部炎症和血管渗透性增加而含有大量的大分子量蛋白质，如免疫球蛋白和 AMG（渗出液）。区别滤出液和渗出液有助于积液产生原因的诊断。充血性心力衰竭是引起胸腔漏出液的主要原因，渗出液则与感染、胸膜炎、肺栓塞和癌症有关[182]。Light 提出了胸腔积液的鉴别标准：① 胸腔积液蛋白与血清蛋白的比值大于 0.5；② 胸腔积液乳酸脱氢酶（LDH）与血清 LDH 活性比值大于 0.6；③ 胸腔积液总 LDH 大于 200 IU/L 可能是渗出过程所致[183]。大量白细胞、纤维蛋白颗粒或乳糜微粒可使胸膜液混浊。乳糜渗出液（含有乳糜微粒）是由与癌症、手术、创伤、结节病或其他原因导致的淋巴管阻塞所致[184]；而淋巴管，特别是胸导管主干，是乳糜微粒从肠到血液循环的主要途径。因此，乳糜微粒进入胸腔，在一定程度上与饮食中脂肪摄入进而产生乳糜微粒有关，禁食可降低乳糜渗出液中的脂肪含量。积液中的乳糜微粒可以通过静置后分离乳脂层或通过甘油三酯分析进行鉴定。对腹腔液而言，血清与腹腔积液白蛋白梯度（即血清和腹腔积液中白蛋白的差异）有助于区分由肝硬化（主要是肝硬化门静脉高压）和其他原因引起的积液。通常，血清与腹腔积液白蛋白梯度在门静脉高压中大于 1.1 g/dl，而其他原因引起的积液中则低于 1.1 g/dl[185]。

粪便材料

很少使用粪便材料进行蛋白质分析，但在某些特定的疾病状态下具有一定的指导意义。对粪便中的蛋白质含量进行评估有很多的局限性，粪便中蛋白质含量通常通过粪便重量进行归一化处理，因此水样大便通常会降低蛋白质浓度的估计值。此外，提取粪便中的蛋白质也取决于粪便的均一性和同质性，因此容易导致同一样本和不同样本之间存在相当大的变异。

胃肠道中的蛋白质丢失可以通过测定粪便的 AAT 来进行评估。不同时间排出的粪便中的 AAT 量是由血清 AAT 浓度决定的。因为血清 AAT 在严重的肠损伤或急性时相反应中容易发生变化，因此校正血清 AAT 浓度是非常有必要的。AAT 在下消化道中相对稳定，但在酸性 pH 下的胃中则被消化。因此，抑制胃酸分泌是使用粪便 AAT 作为衡量胃蛋白丢失性肠病所必需的[186]。此外，还可以通过注射放射性标记白蛋白后测定粪便的放射性来评估胃肠道蛋白的丢失。

炎症性肠病（IBD）包括克罗恩病和溃疡性结肠炎。虽然胃肠道组织学仍然是诊断的金标准，但许多粪便蛋白标志物已用于筛查及评估治疗效果。当发生 IBD 时，有炎症指标可能比血浆蛋白渗漏更有用。粪便中白细胞分泌的产物，如乳铁蛋白和钙卫蛋白，已用于评估 IBD 疾病的活动性[187]，乳铁蛋白对 IBD 的诊断灵敏度和特异性分别为 47%～92% 和 60%～100%，钙卫蛋白的灵敏度和特异性相似，分别为 61%～100% 和 72%～100%[188]。

外分泌性胰腺疾病可发生于多种病理情况下，包括慢性酒精中毒、糖尿病、HIV 感染、腹腔疾病和囊性纤维化。与给药后十二指肠取样的金标准相比，测定粪便中胰腺分泌物如弹性蛋白酶等为诊断胰腺功能不全提供了替代方法[189, 190]。例如，粪便中弹性蛋白酶浓度低于 100 μg/mg 粪便，表明存在严重的功能缺陷，其应用灵敏度为 72%～100%，特异性为 29%～96%[188]。

记忆要点

- 氨基酸既是蛋白质的组成部分，同时也是能量产生和其他重要生物分子的底物。
- 氨基酸平衡依赖于肠内摄取、一系列广泛的特异性转运及代谢系统。
- 由较大分子量的蛋白质前体衍生的一系列小肽系统参与控制多种生理过程，包括葡萄糖和电解质稳态（ACTH）、体液潴留（利钠肽、加压素）、铁代谢（铁调节蛋白）和血管紧张素（ET）。
- 蛋白质多样性源自线性氨基酸序列和一系列的翻译后修饰，包括酰化、异戊二烯化、磷酸化和糖基化。
- 当前人类蛋白质组包含超过 12 000 个组分。

（杨海鸥）

第14章·蛋白质组学

Andrew N. Hoofnagle and Cory Bystrom

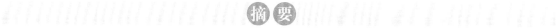

摘要

背景

传统意义上，临床蛋白质组学是应用一系列实验，检测单个样品中数百种或数千种蛋白质的丰度，以此发现有助于疾病诊断、预后或治疗监测的新型生物标志物。这些开发实验从最初的蛋白质电泳，特别是二维（2D）凝胶电泳，逐渐演变为高度依赖质谱（MS）的工作流程。通过使用针对蛋白质组学开发的工作流程，临床实验室通过免疫分析法对人类样本中的蛋白质进行定量分析，解决了许多与蛋白质检测相关的问题。这一技术正逐步改变临床研究，并有望显著改变患者护理过程中使用的蛋白质检测方法。

内容

本章首先从临床蛋白质组学的历史出发，着重强调血清和血浆蛋白的二维凝胶电泳技术。之后本章节阐述了基于质谱的蛋白质组学开发技术，包括数据依赖性采集技术和数据非依赖性采集技术。最后本章节讨论了靶向定量蛋白质组学技术，主要包括自下而上（bottom-up）和自上而下（top-down）两种方法，是免疫分析法和蛋白质印迹法的替代方法。本章节重点关注了肽的选择、变性和消化，肽和蛋白质的富集、内参和校准。

历史回顾

蛋白质组（proteome）这个词是由蛋白质（protein）和基因组（genome）两个词组合而来，于 1994 年由 Marc Wilkins 首次提出[1]。Wilkins 用这个术语来描述由基因组、细胞、组织或生物体表达的蛋白质的全部组分，蛋白质组学泛指上述蛋白质的综合鉴定和定量检测。如今，蛋白质组学包括分离化学、蛋白质微化学、生物信息学及质谱技术，作为应用于蛋白质特性、丰度、结构和功能的大规模研究的基本技术。

对蛋白质组分析，特别是人类蛋白质组的分析，是已完成的人类基因组图谱的逻辑延伸，从蛋白质组组成方面揭示了基因组蓝图。蛋白质组学在临床研究的前景愈发广阔，即不仅在血液中存在许多临床疾病相关的标志物，而且疾病相关的蛋白质丰度的变异也可以通过蛋白质组的比较

分析来量化。

■ 早期蛋白质组学

最早的对人类血清蛋白质组的研究要先于人类基因组图谱完成 24 年之久，人们使用二维凝胶电泳进行血清蛋白的高分辨率图像（图 14.1）[2]。这一技术首先通过第一维中的等电点和第二维中的分子质量来解析复杂的蛋白质库，之后对凝胶染色使结果可视化。二维凝胶电泳技术将样品中的蛋白质扩散成阵列，其中每个斑点都与一种蛋白质相关。应用这一技术可以显示出血清的复杂性，蛋白质阵列中显示了超过 300 个斑点，这些斑点被认为是由 75～100 种独特的蛋白质产生的，其中一些蛋白质可通过与纯化蛋白标准品的迁移对照，与免疫沉淀蛋白的比较或免疫印迹来鉴定。

尽管二维凝胶技术很强大，但直到 20 世纪

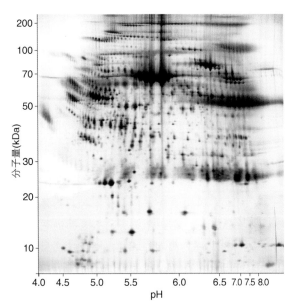

图 14.1　双向凝胶电泳。在用于探测蛋白质组的质谱方法出现之前，对蛋白质进行分析和定量的方法主要是二维聚丙烯酰胺凝胶电泳。首先基于等电点分离蛋白质（水平方向上），然后基于蛋白质分子大小（垂直方向上）分离蛋白质，经过这样分析后可以看到数百个斑点

90 年代初它才广泛用于蛋白质对比研究。蛋白质阵列中每个凝胶斑点的位置、强度和特性与对应蛋白质的生物学特点密切相关，但该方法缺乏针对单个斑点所含蛋白质进行快速鉴定的工具，因此限制了其发展。在以质谱技术为基础的分析工具出现之前，从分离出足够用于分析的蛋白质到最终鉴定出某个蛋白质，常常需要数周的工作。首先，在分离出单个蛋白质后，用胰蛋白酶对提取的蛋白质进行蛋白质水解，再使用制备型 HPLC 分离技术得到两种或多种肽[3]。然后使用 Edman 降解技术，获得短的 N 末端氨基酸的肽进行分析。最后，利用序列数据及近似分子量、等电点和任何其他可用数据，搜索可用数据库并推断蛋白质种类。

对蛋白质组的分析研究在 20 世纪 90 年代急剧加速，这主要是因为有一系列技术可以将蛋白质鉴定问题从艰巨的任务转变为可在 1～2 日完成的简单程序。首先，质谱技术不断改进，同时配备可进行温和电离［基质辅助激光解吸电离（MALDI）和电喷雾电离（ESI）］的仪器[4,5]，使得蛋白质组分析兼具成本效益高、半自动化、高

性能的优点，实验室可以很容易地收集可解释的质谱结果。其次，蛋白质微化学技术可以从单个凝胶斑点提取足够的样品，也有助于产生可解释的质谱结果。最后，高质量的基因组数据库和不断更新的统计算法可以将质谱数据与数据库条目进行比较，以空前的速度和准确度提供蛋白质鉴定结果[6,7]。这些技术合并为一个强大的分析平台，可以通过对二维凝胶成像结果中蛋白质斑点的含量和数量进行匹配，实现蛋白质鉴定和表达结果分析。许多公共二维凝胶数据库发布在万维网上，其中一些到现在仍然可用（例如，http://world-2dpage.expasy.org/list/）。

在 21 世纪 00 年代中期，随着二维凝胶和相关技术的进步，对复杂样品中数百个到数千个蛋白质斑点的可重复分辨率得以提高。在临床研究中，这些技术迅速扩展到更多的群体和更多的样本类型，包括组织[8,9]、血液[10,11]、眼泪[12]和尿液[13]等。通常在分析前分离所获得的代表健康或疾病状态的样本，通过二维电泳分离单个蛋白质组分，并对凝胶进行染色（图 14.1）。然后，利用成像技术对凝胶斑点进行对比分析，识别出不同强度或不同位置的共聚焦点。许多研究已经报道了与疾病相关的蛋白质丰度在统计学上存在显著差异，但是目前尚未对初步发现的一些生物标志物进行验证，这一方面存在巨大的临床研究前景。通常，蛋白生物标志物是已知的与许多疾病相关的急性时相反应蛋白，除此之外可能会鉴定出对该疾病没有明显生物学意义的高丰度蛋白，这可能是实验中的人为误差。蛋白质组学研究的深度和广度是有限的，而且无法进行充分的技术性和实验性重复来克服可变性，这使得许多基于凝胶的实验不能成功检测出生物标志物。

作为蛋白质组分析的工具，二维凝胶具有可变性强、工作量大及动态范围有限等缺点。由于生物样本具有巨大的蛋白质丰度范围（7～12 个数量级），使用仅可见 1～2 级蛋白质丰度的二维凝胶基本上是不可能对蛋白质组进行深度分析[14,15]。组织或血液样本未被分离的部分通常含有 10～20 种蛋白质，占样品总蛋白质含量的 80% 或更多[16]。因此，二维凝胶上可观察到的蛋白质组受

到严重限制。此外，将较大量的样品加载到二维凝胶上会导致分离过程中的扭曲，极大地降低重复性，并且可以污染大部分凝胶，导致高丰度蛋白质的弥散识别，甚至在凝胶上的非预期区域中也能识别丰富的蛋白质。

为了提高分析的深度，笔者开发了创造性的分离和去除策略来解决蛋白质丰度问题。这些方法致力于根据化学[17]、结构[18]或生物物理特征[19, 20]将蛋白质组分离成亚组分。免疫亲和技术[21]与半特异性化学亲和方法[22]也常用于去除高度丰富的蛋白质。这些方法是有效的，但增加了这一原本就极具挑战性的技术的成本、复杂性和可变性。虽然这个讨论是历史性的，但蛋白质组动态范围的挑战仍然是现代蛋白质组学工作流程中的一个考虑因素。

不久，科研人员们意识到复杂的蛋白质混合物可以直接电离并用 MALDI MS 进行分析，得到包含许多高质量和高丰度蛋白质的复杂光谱[23]。虽然分辨率比二维凝胶更有限（由于减少分离到单一质量的结果），但有人提出 MALDI 光谱可以替代二维凝胶，甚至少可以解决一些长期存在的影响凝胶分析的技术问题：体力消耗大和产量低。随着 MALDI 技术逐渐应用于生物标志物研发，可以努力攻克一系列较小的技术挑战，即样品制备。

■ 后二维凝胶时代生物标志物的研发

随着对复杂混合物进行 MALDI 分析的产量增加和精度提高，制造商开发出用于探索实验的试剂和仪器的集成系统。在单个光谱中，质谱仪在蛋白质丰度可观察动态范围方面受到与 ID 凝胶相似的限制，但其上游样品自动制备和直接在 MALDI 靶点上进行微量分离，以及"芯片"的商业化可行性，使得生物标志物开发在技术方面不再令人望而生畏[24, 25]。在这个工作流程中，没有充足的工作量可能不足以识别蛋白质的种类，但一些人认为，鉴别光谱中单个峰对应的蛋白质的种类并不重要；相反，蛋白质表达模式才是将表型与蛋白质相对丰度联系起来的生物标志物。有评论者指出，在诸如血清或血浆等复杂样本的蛋白谱中，一个峰不可能是单一蛋白质，而是由数十种（甚至数百种）蛋白质组成的，从而使得任

何特定蛋白峰的丰度变化无法与疾病过程中的生物学和生化改变建立联系[26]。高通量蛋白质组分析的出现使人们对生物标志物发现的思考从假设驱动转向假设生成。在前者，与疾病相关的生物化学途径受到严格检验，以将观察结果与生物学联系起来。在后者，不考虑生物学差异的样本的无偏差比较，被用于识别蛋白质丰度的假定差异。同时，该领域也采用了多蛋白生物标志物或多蛋白丰度变化这一极具前景的概念，即运用生物标志物提供重要的临床信息时，应该是结合而不是单独衡量。无偏差探索和降低严格性有望加速生物标志物的研发并为生物标志物验证提供支持。

鉴于显著的技术优势，并忽略可能的妥协，质谱分析适用于许多生化方法不易诊断的疾病或某些可从早期检测中受益的疾病[27, 28]。其在乳腺癌和前列腺癌的初步研究中是极具前景的，尤其是其中的一个研究结果，使临床和蛋白质组学研究界都对此极有兴趣。这项研究结果表明，几乎所有卵巢癌患者，即使是早期阶段患者，都能被准确诊断[29]。对这项研究结果进行验证时，研究人员进行了激烈的公开辩论，最终人们承认，该试验的显著临床实用性，仅仅是由于实验设计不当和对质谱数据与处理的根本误解而造成的假象[30, 31]。在这次事件之后，这一方法的生物标志物探索研究持续使用了几年，到 2007 年这种方法基本上被抛弃了。

早期蛋白质组学的关键之一是开发具有自动数据采集和处理的集成液相色谱串联质谱（LC-MS/MS）系统。Washburn 和 Yates 为蛋白质组分析开创了一种新方法，从根本上克服了二维凝胶的许多缺点[30-33]。首先用胰蛋白酶消化复杂的蛋白质混合物，然后用多维色谱法对肽进行分离，每一个分离物都被导入质谱仪。虽然蛋白质水解看起来使复杂的混合物变得更加复杂，但该技术高度自动化，易于扩展，并且可生成含有数千种蛋白质的蛋白质目录，相比于同等程度的二维凝胶分析，其所需的劳动力大大减小。虽然 LC-MS/MS 系统最初并不是为了进行定量分析而开发的，但这种技术的后续改进是当今大多数蛋白质组学开发实验的核心创新点。

生物标志物开发流程

蛋白质组学生物标志物开发的目标，是识别并证明一种蛋白质或蛋白质组合的临床实用性，即提供与疾病相关的有用的诊断或预后信息的能力[35-37]。实验工具和性能预期在该过程的每个步骤都会发生变化。在探索的最初阶段，许多样本在数千种蛋白质的水平上相互交错（图 14.2）。从分析前样品制备到完成数据分析，这一检测工作流程非常耗时，需要数小时到数日的时间来对每个待处理个体的标本进行数据收集。开发实验通常需要 1 个月或更长时间的不间断数据采集，这限制了开发实验的规模。收集原始数据后，将其压缩，将每个峰的质量、保留时间、强度和类型（如果可用）列出一个表格，然后对这些列表进行数学处理，以比对确定多个样本之间的共同特征，并对每个采集数据集之间的总体密度进行标准化。最后，比对特征列表，并生成在两种临床状态之间重复性好且显著性强的峰值列表。通常，这些开发实验会产生 10～100 个适合临床前研究评估的候选蛋白。研究者可以通过关注已知或假设的生物学相关性，选择使用其他数据来帮助完善这个列表。

在该流程的下一阶段，是对选定的候选蛋白的特定靶向分析，这是由通量更高、精确度更好的方法进行的，其目的是在一系列包含数百名患者样本的试点研究中，验证候选标记蛋白的潜在效用。这通常会将原始组蛋白质数量减少到 5～20 个。

迄今最被忽视的阶段是生物标志物开发的最后阶段，即对一个或一组被开发标志物进行分析和严格验证，以建立分析性能的方法。之后使用已验证的分析性能的方法，分析前瞻性和/或回顾性临床研究的数百至数千份样本，以确定生物标志物或生物标志物组具有实用性（或缺乏实用性）。完成这项工作后，成功的生物标志物或生物标志物组的检测将根据标准操作程序（SOP）中的要求进行描述，该标准操作程序包括分析前要求、预期用途的描述，以及由敏感度、特异性、阳性预测值和阴性预测值等参数描述的预期临床性能。

■ 开发实验

与第一次对二维凝胶的比较研究类似，目前开发蛋白质组学实验的目的是识别和量化复杂混合物中的所有蛋白质，以发现两种生物状态（如疾病和健康）之间相对丰度不同的蛋白生物标志物。开发流程从选择有用的样本开始。理想情况下，选择以相同方式收集、制备和储存临床相关样本，以及关于人口统计学和临床病史的信息档案。分析前步骤通常用于分离或以其他方式处理样品，以提高分析深度，从而更大程度上测量可

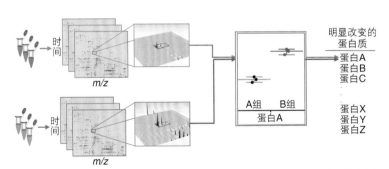

图14.2 蛋白质组学发现生物标志物的流程。为了发现潜在的新型蛋白质生物标志物，可以制备用于液相色谱-质谱技术（LC-MS）并代表完整蛋白质分析的样品。可以比较来自两种不同疾病状态的混合样本及其复孔或来自两种疾病状态的个体患者的非混合样本（例如，健康组与对照组对比）。来自质谱仪的信号被整合并在计算机中进行比较以鉴定疾病状态之间显著不同的蛋白质特征，然后可在随后的分析中进行识别，这种对完整蛋白质的分析仅限于小蛋白质。此外，可以通过使用蛋白质水解方法将样品制备成肽，然后通过串联液相色谱-质谱/质谱（LC-MS/MS）技术分析。使用这种方法，蛋白质被鉴定和量化，以发现病理生理状态之间不同的蛋白质（图片经授权许可引自 Tim Collier, PhD, 2015）

能因疾病状态而不同的蛋白质。随后，将样品从完整蛋白质消化成用于 LC-MS 或 LC-MS/MS 实验的复杂的多肽库，以提供可比较的数据集，进而鉴定样品之间的显著差异。

■ 分离要求

如前所述，生物标本具有巨大的复杂性，而蛋白质分解为肽又会增加其复杂性，并且质谱仪的工作周期有限，需要一次获得一个串联质谱（也称为指纹谱，后面将进一步描述），所以必须使用分离技术使质谱仪能够从复杂的混合物中特异性地检测和鉴定肽。

基于反相化学的高效液相色谱法（HPLC）已成为可直接与质谱仪连接的对肽和蛋白质进行分离的主要工具[38]。与其他分离技术相比，反相溶剂系统具有明显的优势，主要表现在与 LC-MS 的相容性好、不同尺寸的柱子和填充材料的商业化水平高，以及易于通过适度方法开发实现高分辨率分离。色谱法可以在 0.5 ml/min 或更低的流速范围内进行，此时灵敏度最高，但通量低。当流速在 1 ml/min 或更高的流速范围内时，通量高但灵敏度降低[39, 40]。毛细管电泳等替代分离技术已成功地与质谱仪联合[41]，并获得了高效率的分离，但其性能稳定性和将其开发为常规分离方法的过程的复杂性方面还面临一些挑战，限制了更广泛的利用。

■ 数据采集策略

生物标志物开发研究中的质谱实验通常使用以下 3 种数据收集策略之一进行：① 仅全扫描 LC-MS；② 数据依赖性 LC-MS/MS；③ 数据非依赖性 LC-MS/MS。每个工作流程都有不同的优点和缺点，实验室根据经验和特定的检测要求选择工作流程。

在全扫描采集实验中，高分辨率质谱仪在较宽的质谱-电荷（m/z）范围内连续采集光谱，并捕获在色谱图显影时呈现给质谱仪的所有离子的信号。对于色谱柱上洗脱的肽的鉴定，不需要串联质谱。相反，通过时间、强度和 m/z 三个维度收集质谱数据的高分辨率等值线图。如果在这种类型的开发实验中，两个临床相关组之间的峰值有些许差异，则需要第二轮分析来确定目标肽[42]。

数据依赖性采集（DDA）是一种算法引导的策略，它主要存在于宽 m/z 范围频谱或检测扫描中，用于实时识别后续 MS/MS 的候选峰值（图 14.3 和图 14.4A）。快速处理检测扫描，以生成一个 m/z 列表，每一个检测到的峰值按强度顺序排列。然后，该列表用于组装定向串联质谱分析实验的队列。再之后，仪器反复地对存储在队列中的每个前体离子执行选择和分段。为了防止仪器重复分析同一组高丰度前体，可以将特定的 m/z 值放置在排除列表上一段时间，从而防止在排除标准到期之前进一步分析。根据这一实验策略，最终的数据集包含有 m/z、强度、每个前体离子的保留时间和相关碎片数据的信息。

最后，数据独立采集（DIA）策略使用全扫描前体测量，然后在前体扫描的一个小窗口（如 5～20 Da）中对所有离子进行顺序分离/碎裂（MS/MS），直到覆盖初始全扫描的整个 m/z 范围（图 14.4 B）。在整个色谱过程中重复进行测量扫描和 MS/MS 扫描。与 DDA 相比，DIA 产物离子光谱是一种复合光谱，它包括所有在小窗口中分离出来的前体的碎片离子，而不像 DDA 中那样只分离出一个前体。为了解释这些数据，对前体和碎片离子数据进行深入的解析处理，以获得

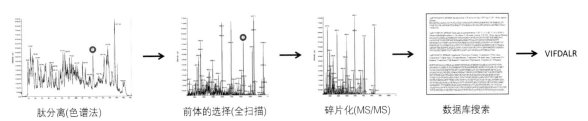

肽分离(色谱法)　　　前体的选择(全扫描)　　　碎片化(MS/MS)　　　数据库搜索　　→ VIFDALR

图14.3 数据依赖性采集。探索性的蛋白质组学实验中的肽鉴定通常使用软件驱动质谱仪选择待分裂的前体肽，当肽从色谱柱中洗脱时，质谱仪首先进行调查扫描以评估肽前体 m/z 及其丰度。在该理论实施案例中，在 105 min 进行测量扫描，并且选择最丰富的峰用于随后的串联质谱（MS/MS）分析，包括在第三泳道中片段化的特定肽。将得到的光谱与蛋白质的理论数据库进行比较，以使用各种统计方法从光谱中鉴定肽。VIFDALR 是被鉴定的示例肽片段（使用单字母氨基酸代码）

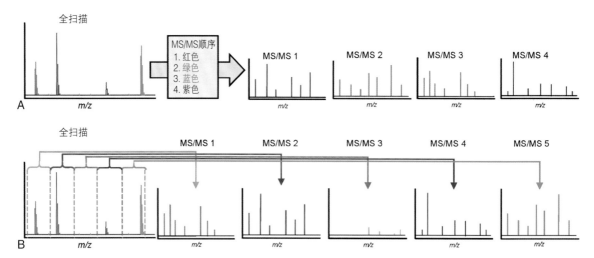

图 14.4 数据相依赖性采集（DDA）和数据独立采集（DIA）的比较。在 DDA 和 DIA 发现实验中，质谱仪检测从色谱柱洗脱的肽的高分辨率，高质量准确度调查扫描开始。A. 在 DDA 中，调查扫描用于构建前体列表（0.7～2.0 Da），将在质谱仪的后续步骤中通过串联质谱（MS/MS）进行碎片化 / 分析（通常从每个前体调查扫描中靶向 2～8 个片段）。在整个色谱运行中重复该前体 / 测量扫描和 MS/MS 步骤（通常为 7 Hz）的循环。B. 相反，在 DIA 中进行前驱体扫描后，*m/z* 范围的每个部分（通常为 400～1 000 Da）然后通过使用 10～20 Da 的窗口逐步穿过 *m/z* 范围进行采样，收集每个窗户中全部前体，并通过 MS/MS 对其进行片段化 / 分析。在整个色谱运行中重复该前体 / 测量扫描循环和 MS/MS 步骤（通常为 2 Hz）。提高 DIA 方法特异性的方法包括重叠窗口和 MS/MS 窗口的随机化（未示出）。对于这两种方法，使用软件进行显著的数据采集后分析以确定样品中肽的特性及其丰度（未显示）（图片经授权许可引自 Tim Collier, PhD, 2015）

每个前体肽的产生时间、*m/z* 和强度，以及从复合光谱推断出的碎片数据。

对于 DDA 和 DIA 实验，肽鉴定依赖于质谱仪在气相中产生碎片并生成产物离子光谱的能力，也称为 MS/MS 谱。这种分裂过程是把肽加速并使其与惰性气体碰撞而将能量传递给肽。一旦它处于更高的能量状态，肽将以热力学概率的方式分解成两个片段，最常见的是沿着酰胺主链在特定点上剪切，产生 b 离子和 y 离子，分别包含肽的氨基端和羧基端（图 14.5）。光谱峰之间的质量差异与肽中每个氨基酸的破碎相关，由此可得出构建肽的氨基酸序列。得到的产物离子光谱也称为指纹图谱，因为每个光谱都具有与特定肽相关的特征，无需通过人工检测导出氨基酸序列。利用软件算法实现了质谱与数据库中肽序列的匹配过程，这些数据库是计算机分析所有基因组数据中提取的理论蛋白质而产生的。某些情况下，各种来源的已验证的质谱数据库，包括代表数以亿计的质谱结果的公共储存库，补充了理论数据库。一些蛋白质和肽鉴定软件，如 Sequest[43]、MASCOT[7]、X!Tandem[44]、Andromeda[45] 和

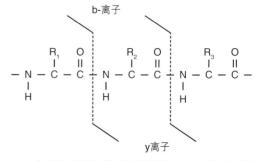

图 14.5 气相中肽的断裂。肽在质谱仪内的气相中被激发后被片段化。在用于靶向测定的三重四极杆质谱仪中分析的最常见的离子片段是 b 离子和 y 离子，其分别包括氨基和羧基末端。其他离子也会形成并且在其他类型的质量分析器（例如，a 离子、c 离子、x 离子和 z 离子）有可能更主要。肽的特征性片段化模式使得可以从指纹图谱中搜索数据以进行肽鉴定

OMSSA[46]，已经过严格评估，并在质谱研究中广泛使用。

在每一个实验工作流程中，同位素标签[47, 48] 和化学标签[49, 50] 也被用于同时对多个样品进行多重分析和/或提供一个参考，以对比实验样品类型（如疾病和健康），提高精度。例如，两个样本，一个来自患者，另一个来自健康人，在分析前的步骤（即样本蛋白水解后）进行化学标记。

在一个案例中，一个化学标签含有天然丰度的同位素，另一个富含重同位素。如果两个样品在标记后混合，它们将包含许多相同的肽，但由于化学标记的质量差异，不同样品中的每个肽将具有不同的质量。因为通过 LC-MS/MS 分析了病例和对照的混合物，所以在光谱中将出现成对的峰，每个峰代表相同的肽但质量略有不同，可以很容易地通过质谱仪分辨。这些策略可以在任何给定仪器上增加技术和实验重复的次数，并且还有助于比较数周或数月内获得的数据，因为仪器漂移可以使数据集的比较更加困难。

开发蛋白质组学数据的过程

在最终分析之前，需要对这些数据集进行后处理。首先，每个数据集的 *m/z* 前体、强度和持续时间都排列在三个维度检测，并配备应用软件工具。这些软件工具可用于调整实验数据，以纠正已知的实验假象，如持续时间的浮动。其次，数据标准化可以纠正强度差异，这些差异主要是样品制备效率和质谱仪的性能变化所造成的日间差异。第三，前体质量和相关碎片数据用于数据库搜索以识别可以组装产生蛋白质标志物的肽。适当的数据处理之后，数以千计的蛋白质的相对丰度和种类可以在一次探索实验中确定。这些步骤完成后，一系列生物统计学工具将会发挥作用，查找在病例和对照样品之间可观察到的丰度明显增加或减少的蛋白质。

虽然有商业软件包试图为这些多样化的工作流程提供全面的解决方案，许多学术和工业集团依然从定制、开源和商业软件包来构建数据处理流程。

变化和细节

最终选择的实验策略是由特定仪器的实用性决定的。每个反映数据深度与广度权衡的工作流程都有微妙的差异。例如，达到最高的精度需要全扫描实验，没有后续 MS/MS 分析进行蛋白质鉴定。这个方法有两个缺点：① 降低了低丰度峰方法的特异性，尤其是当多个肽洗脱物邻近时，很难选择哪个峰对应目的肽。② 随后的 MS/MS 分析有助于识别两个样本或两组样本之间峰的差异，在注射之间，它的保留时间可能会发生变化，这可能很难使得 MS/MS 数据分配给特定的目的高峰。DDA 提供肽和蛋白质鉴定，但高变异性可以减弱区分丰度差异的能力。DDA 变异性更大的原因是 MS/MS 采集峰值的自动化过程是随机的。具体来讲，如果同时存在丰度更高的肽洗脱物，可能不会选择目的肽做 MS/MS 分析。DIA 可以提供许多肽的相对丰度，但由于重叠峰的存在，特异性是一个问题。换句话说，与我们感兴趣的分析物共同洗脱下来的肽段，将被一同分解，由于其他肽段的存在，很难从现有信号里找出单一肽段的信号。总体而言，最近仪器的重大改进使蛋白质组学分析更加深入且更少折中，但限制依然存在，在单个 LC-MS 中详尽地审查蛋白质组的能力尚未实现。

这些方法的替代方案是使用靶向质谱实验发现蛋白质生物标志物[51, 52]。列出先前蛋白质组学实验或生物学探究中已经确定的目的蛋白质的数据，使用三重四极或四极的串联质谱（即 MS/MS）方法，可开发出高质量精度分析混合仪，用于检测样品中的特定肽并将其定量为色谱高峰地区。然后产生峰值区域以某种方式标准化，以提供目的肽的相对丰富（即代表总蛋白质组的子集）。这种类型的探索实验与完全定量实验不同，因它缺乏内部标准（IS）来控制样品制备、质谱仪性能及外部校准，因此无法控制日间消化可变性。质控材料也很缺乏，这些质控材料是临床实验室间分析质量纵向检测的基石。与 DDA 和 DIA 实验不同，特异性针对单个肽的指令，会限制运行过程中可以完成的观察对象的总量。虽然这种方法的精确度适合研究目的（CV < 25%），但在一次运行中蛋白质覆盖的广度仅限于几百种肽。

记忆要点 开发蛋白质组学

· 通常用于识别新的生物标志物。
· 与靶向定量方法相比，该方法缺乏特异性和精确度。
· 凝胶电泳是最早使用的检测蛋白质组的技术。
· MALDIetime-of-flight（TOF）MS 和 LC-MS/MS 代替二维凝胶。

■ 靶向定量实验

发现目的蛋白之后，靶向定量质谱方法可用于进行特定的精确检测。专为提高特异性和精确度而设的高通量检测，这提供了一种机制可通过上百组患者样本来检验或证实最初的蛋白质组学的发现。在这个阶段，很多候选项将被排除。在某些情况下，邻近统计学意义的蛋白质将不被纳入接下来的检测。其他情况下，一些蛋白质由于性能不佳（如稳定性、退化和修饰）而不适合进一步分析发展，它们将被移除。

稳态同位素稀释技术是一项成熟的技术，在它之后，我们通常使用三重四极仪进行靶向检测。在这个实验中，已知浓度的蛋白质分析校准材料与患者样本平行检测，检测过程中样品和校准品根据内部标准进行量化，得出确定含量。除了复合物中稳定的（非放射性）重同位素外，内部标准品在化学和结构上的与目的分析物完全相同。这个修饰仅改变肽的质量而不改变化学特性。样品和校准器是通过 MS 分析确定目的蛋白和内部标准的信号特异性强度，这个值被用于峰积比的测定（分析物峰面积 /IS 峰面积）。使用校准材料，通过峰积比和浓度可做出一条反应曲线，它可以通过标准回归技术拟合成一条线。从这个反应曲线及峰积比可确定未知样本中目的分析物的浓度。

进行验证和临床研究时，应该将 MS 方法与市场上可用的免疫检测方法相比较，以此评估是否选择 MS。已验证的敏感性和特异性良好的免疫分析方法可以缓解高通量 MS 的开发和验证压力，因为这个过程是很耗时的（花费 6～12 个月的开发时间进行低丰度蛋白质的高质量检测是很常见

的）。但是，开发实验经常检测出一些蛋白质，但市场上没有可用的经过验证的可靠的免疫学检测方法，在这种情况下，与开发可用的免疫学方法相比，使用 MS 可以显著缩短研究时间[35, 36]。即使有可用的商品化试剂盒，人们也越来越重视免疫检测提供的数据的巨大限制性[53]，包括商业研究级的酶联免疫吸附（ELISA）试剂盒缺乏质控，非特异性识别非靶蛋白，自身抗体和嗜异性抗体干扰，同一检测物之间一致性差，以及夹心测定试剂的饱和度差异造成假阴性等[54]。设计良好的质谱分析可以避免这些问题，使它成为一个极具吸引力的免疫检测替代品。

记忆要点 靶向蛋白质组学

· 质谱（MS）有时在开发实验中没有使用内部标准。
· 液相色谱（LC）前可能包括也可能不包括蛋白质水解。
· 如果没有严格的样品制备，LC-MS 或 LC-MS/MS 比 MALDI-TOF MS 更特异，更精确。

■ 自下而上和自上而下的实验

从前部分中，我们发现蛋白质通过两种不同的 MS 来量化。有些情况下，蛋白质的分子量足够低，不论在质谱仪中是否分解成气相，其完整状态都可以被检测到。这种定量方法被称为自上而下的蛋白质组学，与之相对的自下而上的蛋白质组学，是依赖于蛋白质水解并对替代的肽进行定量进而得出蛋白质浓度（图 14.6）。接下来的部分中，我们对这两种方法进行讨论。

自下而上靶向蛋白质组学

■ 工作流程概述

蛋白质定量是在精细优化的消化条件下，进行稳定的可重复的特异性肽释放，这个过程可能会由于探索实验中所用的条件不同而有区别。消化之前将蛋白质进行化学处理，使它们更易于被消化。这个过程通常包括变性、还原二硫键、还原半胱氨酸侧链烷基化，以防止二硫键重新生成。

处理好后，我们就可以用一种或多种不同的酶来消化样品中的蛋白质[55]。每个步骤都最优化，以期获得最大的特异性，而不是总蛋白产量。

消化之后，我们分离出样本中不需要的潜在的干扰物质，富集目的肽来提高检测的稳定性。其中的盐、糖和脂类可以通过广谱色谱技术（如固相萃取法）去除。如果目的肽的丰度非

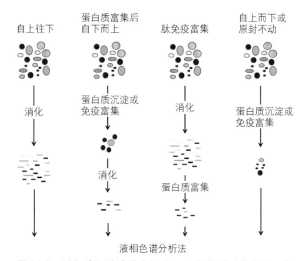

图14.6 蛋白质组学质谱分析（MS）的常用工作流程。自下而上的蛋白质组学分析纳入了蛋白质水解步骤并使用质谱仪检测过的肽作为样品中含有的蛋白质的替代品。在质谱分析蛋白之前，完整的或自上而下的蛋白质组学分析需要蛋白质富集（生物化学或免疫亲和途径）。内部标准（未注明）可以在消化之前或之后（最好是消化前）添加。完整的蛋白质内部标准品（未注明）最好在蛋白质富集前添加

常低，不能从其他干扰肽中检测出来，我们可以通过抗体来富集肽[56, 57]。在自下而上的检测开发过程中，肽会被选择、性能测试、优化、重新评估，必要时进行重新选择[58, 59]。这个循环可以不断重复，直到在合适的性能条件下，一组合适的肽被鉴定出来。肽一旦被鉴定出来，系统就会合成内部标准并且设计校准策略，这两者稍后会详细讨论。在完全确证之前，预验证实验会提供最初的基线，这条基线根据已建立好的指南［例如，液体色谱-质谱法（临床实验室标准协会，C62-A）］，构建保证确证实验成功的置信区间。这些预验证实验也在 C62-A 中描述并进行精密度、线性、分析灵敏度（即定量下限，测量间隔的下限）、稳定性和基质效应研究。已有相关文献描述过一组简单的实验[60]。

■ 肽的选择

自下而上检测的开发，首先选择蛋白质检测的替代品肽。蛋白质定量分析的理想的肽，是在人类蛋白质组中自由分布且具有独特性，具有良好的色谱和电离特性，缺乏潜在的复杂氨基酸残基或修饰，反应呈线性且精确，没有干扰，并与蛋白质中的其他肽相关联。满足前两个标准的肽

被称为蛋白质型肽[44]，在此基础上还符合其他标准则基本适合定量分析。

在检测过程中，难以预测肽是否会从蛋白质消化过程中很好地释放，以及是否有好的色谱或电离特征。开发实验期间收集的额外的数据，存在许多算法来计算已消化的蛋白质，并预测哪些肽将在一个特定的蛋白质组学实验中被发现[59, 61-65]。几个大型公共数据库编目肽已在 DDA 蛋白质组学实验中观察到[66]。这些资源提供光谱数据和观察频率的信息。最近，一个包含多种肽在标准状态下的基本检测特征信息的数据库（即定量、精确度、准确度的限制）已建立，并免费提供使用[65]。由于大量的潜在的肽可被用于构建分析、推断法则、确证数据，所以 MS 数据库和蛋白质序列数据库通常是结合在一起的。但是，有人使用了一种简化的方法，即运用基线评估所有的胰蛋白酶肽。这种方法以靶向的方式，仅依靠经验数据，就成功鉴定了胰蛋白酶肽的主要的肽[67]。

列表上的任何肽都可以基于特点和化学稳定性缩小范围。为了评估肽是否是独一无二的，并因此具有最佳的特异性潜力，目的肽的数据库搜索（如使用 BLAST 算法）与人类基因组进行比对，可以鉴定任何与所选择的序列相同的其他蛋白质[68]。通常，长度超过 6～8 的肽氨基酸在蛋白质组中具有最高的特异性。在自下而上的蛋白质组学中，一些氨基酸或氨基酸组合不是靶向肽的理想残基，因为分析前修饰或异质性差异可导致定量误差。这些氨基酸通常是反应性的：甲硫氨酸可以不可逆的氧化成亚砜形式；谷氨酰胺和天冬酰胺可以被去酰基。这两种修饰都会改变肽的含量，使它们在专为未修饰的形式而设计的系统中无法检测到。半胱氨酸在样品制备过程中经常发生烷基化，在含有半胱氨酸的肽的定量过程中，将假定化学剂量转换为化学修饰形式实际上是高度可变的。虽然存在反应性残留物不会使它们完全不适合使用，但在含有它们的候选肽的开发中确实需要特别注意。

候选肽列表可以进一步凭经验磨炼缩小。消化时间分隔，即将整个消化过程分割并进行分析，可以帮助识别从蛋白质中快速释放的肽，并

抵抗消化过程中非特异性的降解[67, 69, 70]。虽然这些都是用于自下而上测定的肽的理想的特征，但实际的切割和降解速率很大程度上取决于变性条件及用于消化的胰蛋白酶的数量和质量。肽释放（和降解）数量的精确度通过几个样本在几日内消化释放的肽来确定。线性评估可通过使用混合研究的不同浓度的内源蛋白质或具有相关无蛋白质基质的样品，以帮助识别具有干扰作用的肽和转换[58]。将纯化或重组蛋白掺入人基质也有助于线性评估。除了无干扰，当检测从多个个体中收集的样本时，用于定量蛋白质的稳定的肽通常与其他肽密切相关[71]。两种肽密切相关暗示它们是从类似目标蛋白中释放出来的，并且结合蛋白浓度预估（例如，平均）可以降低测量的可变性。当然，有些例子中只有一种有用的肽被释放出来，或者目的肽有特定的翻译后修饰或多态性[67, 72]。在这些情况下，色谱和质谱方法需要特别注意优化性能，因为没有其他肽可以比较。在这些情况下，检测过程中可能需要多种具有不同的切割特异性的替代蛋白酶。

■ 变性

蛋白质的二级、三级、四级结构特征对蛋白质消化有干扰，而离液剂、有机溶剂、洗脱剂可以将这种影响降到最小（表 14.1）。球蛋白"线性化"可以改善其对还原剂和烷化剂的反应性，并提高蛋白质消化的效率和程度。某些蛋白酶在这些条件下仍然可以保持活性，从而显著地提高消化效率。

尿素和胍等经典变性剂的使用浓度往往可以高达 8 M，其中尿素凭借对蛋白酶的抑制作用较小的特性应用更加广泛。三氟乙醇、乙腈、甲醇、乙醇等都有使蛋白质变性的特性，因此可以作为添加剂使用，最高浓度可以添加到 80%。3-（3-胆酰胺丙基）二甲基氨基-1-丙磺酸盐（CHAPS）及脱氧胆酸盐等常见的洗脱剂，具有极强的电离抑制性，所以应该避免在蛋白组学中使用它们。目前已经许多商业化的新型洗脱剂，这些新型洗脱剂在添加酸之后可以降解为无干扰的小分子。通常情况下，在消化环节使用的添加剂与 LC-MS/MS 分析是不相容的，因此需要通

表 14.1　用于自下而上的蛋白质组学实验的变性剂

试剂或设备	说　明
尿素	必须新鲜准备并在低温下使用，因为蛋白质和多肽具有氨甲酰化潜力
三氟乙醇	当用胰蛋白酶进行蛋白消化时，它必须稀释至浓度低于 5%
RapiGest，PPS	兼容性洗涤剂。酸性条件下水解。该产品保留在反相柱中，但通常在梯度最后被冲走
脱氧胆酸盐	阴离子，弱的洗涤剂。在 LC-MS 之前加酸沉淀，促进其清除
SDS（RIPA buffer）	强阴离子洗涤剂，非常强大的促溶的活性。在使用 LC-MS 之前需清除
丙磺酸	两性离子洗涤剂。< 1% 的浓度使用。保留在反相柱上，但通常在梯度最后被冲走
NP-40	非离子去污剂。< 1% 浓度使用。需要在 LC-MS 之前去除
氰化甲烷	使蛋白质变性，但是高浓度时会产生沉淀
加热	可以单独使用，或结合其他变性剂（尿素除外）使用

过固相萃取（SPE）或替代色谱步骤来进行稀释或去除。

■ 还原和烷基化

除蛋白质变性外，减少蛋白质二硫键也是蛋白质线性化的好方法，这主要是通过进一步结合蛋白复合体和解构靶蛋白来实现的。各实验室最常用的还原剂是 2-巯基乙醇、二硫苏糖醇（DTT）、三（2-羧乙基）磷化氢（TCEP），虽然这些还原剂都是有效的，但是其中 DTT 和 TCEP 在蛋白质组学中的应用最广泛。完全还原化每个样品二硫键所需的还原剂浓度可以根据样本溶液中的蛋白浓度来估算，一般在 5～50 mM。当使用尿素之外其他变性剂时，可以通过加热和搅拌来加速还原反应。

还原反应之后，游离的半胱氨酸硫醇基团可以被碘乙酰胺的烷基化所共价封闭，从而形成氨基甲酰基半胱氨酸。这种化学基团的修饰可以很容易被检测到，而且可阻断二硫键的重新生成，并且为每个半胱氨酸的质量添加了 57.03 Da（这是单一同位素的质量；因为碘乙酰胺中存在 ^{13}C，平均质量加成是 57.7 Da）。在多肽上添加

一个游离的氨基可以额外增加一个结合质子的位置，这有利于多肽的电离。如之前所述，该反应是可逆的，并且烷基化的半胱氨酸仍然对硫的氧化敏感，所以还原化之后烷基化的有效性应该根据经验进行评估。在选择参加反应的碘乙酰胺量时，必须牢记样品中反应性硫醇基团的数量受添加的 DTT 影响。3 倍量的碘乙酰胺（例如，加入 5 mM DTT 后添加 15 mM 碘乙酰胺）可以提供足够的烷基化试剂，与样品中的 DTT 和半胱氨酸反应。虽然碘乙酰胺对半胱氨酸有选择性，但是当体系中 pH 过高或存在大量其他物质时，除半胱氨酸以外的其他残基可以烷基化。在一些方案中，在烷基化之后添加另外的 DTT 以淬灭剩余的碘乙酰胺以防止不必要的副反应。在其他方案中，完全避免烷基化。

蛋白酶的选择与活性

在自下而上的蛋白质组学中，最常用的蛋白酶是胰蛋白酶，它可以将羧基末端切割成精氨酸和赖氨酸残基（但当脯氨酸毗邻羧基时除外）。胰蛋白酶已有多年研究历史，并很容易用较低的成本从牛、猪中提取或重组形式获取高纯度和性能良好的样品。这些准备工作可通过修饰和共价结合的形式进行，这可减少自溶，降低非特异性消化活性。胰蛋白酶通常释放长度适宜的适合质谱分析的肽。被释放的肽具有赖氨酸或精氨酸的羧基末端，在低 pH 值时（除氨基末端外）赋予肽带正电荷，延长片段。最后，胰蛋白酶是有限的二级结构特异性，意味着大多数赖氨酸或精氨酸将以类似的效率裂解。

消化的保真度是使复杂的分析物肽产量最大化和非目的肽最小化的关键。天然来源的胰蛋白酶经常含有微量的糜蛋白酶，它与胰蛋白酶相比有非常不同的蛋白质水解序列特异性。这种不良活性基本上可以通过对苯丙基氯甲基酮（TPCK）处理消除。虽然有很多进行较高纯度制备蛋白酶的制剂，但均有不同程度的非特异活性，尤其是当长时间孵育时，可以检测到目的肽的丢失和非特异性消化的出现[70]。

多种蛋白酶的使用可以促进消化。用 8 M 尿素处理样本，Lys-C（赖氨酸 C 末端裂解）活性

依然保存，并可优先进行局部降解。随后，可将消化液稀释至 1～4 M 尿素，并加入胰蛋白酶完成消化。

检测没有要求一定使用胰蛋白酶。我们可以选择其他在选择性和效率上合适的蛋白酶（表 14.2）。它们的使用有助于解决肽段长度不理想或很难观察到的特定的肽的问题[55]。然而，不太常见的蛋白酶可能有特定的限制，如实用性差，成本高和性能不可预期等。

表14.2 蛋白水解酶

酶	特异性	说明
胰蛋白酶	羧基端赖氨酸和精氨酸	可能含有污染酶（如糜蛋白酶）
LysC	羧基端赖氨酸	可与胰蛋白酶联合使用。尿素中活性大于 8 M
LysN	氨基端赖氨酸	相对比较新
AspN	氨基端天冬氨酸	选择性问题
GluC	羧基端谷氨酸	选择性问题
ArgC	羧基端精氨酸	不常用
糜蛋白酶	亲疏水残基	由于裂解特异性，不常用
泛素	亲疏水残基	不常用
胃蛋白酶	亲疏水残基	二级结构很重要；消化很复杂，有许多重叠的肽；通常不用于定量分析

优化消化

虽然优化消化是可取的，但蛋白质被完全水解为复杂混合物却很难实现。蛋白质的结构、序列、蛋白酶自溶、缓冲条件和产物抑制都可以抑制消化。鉴于以上导致不完全消化的因素，优化特定蛋白质的消化条件旨在满足分析性能指标[73]。在不同数量的变性剂、还原剂和烷基化试剂、胰蛋白酶、缓冲液、酶底比、温度、阳离子和阴离子添加剂，以及不同的孵育时间的条件下进行稳定性测试，就能识别出消化过程中最敏感的元素。消化进程曲线的使用和广泛优化已经产生了一系列的方案，能够在几分钟到几小时内高保真消化。

内部标准及多肽质量

在自下而上的蛋白质组学定量分析中，稳定的同位素标记内部标准被添加到样品中，以控

制系统性能（即自动进样器的进样量、色谱柱的保留特性、电喷雾的稳定性和质谱仪的敏感性）、离子抑制和逐渐增加的消化差异方面的变异。蛋白质组学实验中使用的 5 种内部标准包括：① 同位素标记肽序列与目标肽序列相同；② 同位素标记的肽，在肽的 C 和 N 端有额外的残基，在此过程中被分离消化，被称为翅肽[74]；③ 完整的重组同位素标记蛋白[75-78]；④ 同位素标记的串联肽，释放一个消化的目标肽的类似物[79]；⑤ 突变肽与目标肽序列相似但质量不同。

临床实验探究常应用同位素标记肽，当不需要对消化条件的可变性进行控制时，这种方法具有较好的应用性和可接收性。最近的实验表明，在消化前添加标记肽可有利于整体检测性能。通常，含碳 13（^{13}C）和氮 15（^{15}N）的氨基酸合并（通常为 Arg、Lys、Leu、Ile、Phe、Pro）用于肽合成。氘化的氨基酸和其他氨基酸也有标签形式，但因为成本较高或在色谱中有微小的浮动，它们都使用较少。翅肽以相似的方式合成，包括在每一个与原始序列一致的胰蛋白酶分析肽的末端加上一个氨基酸。重组蛋白表达系统是用来产生真的蛋白质或其他蛋白质的，这些蛋白质由特殊氨基酸串联肽标签标记，或者由 ^{15}N 替换所有 ^{14}N 和/或由 ^{13}C 替换所有 ^{12}C 的完全标记组成。合成肽、翅肽和标记蛋白都已应用于临床自下而上的蛋白质组学分析[72, 74, 77, 80-84]。突变肽通常认为是不可行的内部标准方法，因为它在色谱性质和鉴别干扰的可能性方面发生了变化。

在某种程度上，消化效率被认为是检测精度的关键因素，翅肽、连接肽和全同位素标记重组蛋白的检测效率能够如实地反映消化中的基质的重组蛋白的复杂性，这正在研究中。正如早期所述，消化效率上的细微差别与多肽结构是相关的，这点是众所周知的，任何内部标准的表现几乎不能与原生样本相同。

一旦选择内部标准，在生产期间就要有足够的质量保证，以确保内部标准蛋白质和肽的质量足够用于可靠的测量。每批内部标准品，4 个在使用前对内部标准的有用分析包括：① 氨基酸分析的实际内部标准品浓度；② 高效液相色谱法

结合紫外线（UV）检测多肽和蛋白质，或十二烷基硫酸钠聚丙烯酰胺凝胶电泳（SDS-PAGE）对蛋白质进行纯度估计；③ MALDI 质谱或 LC-MS/MS 分析确认序列；④ 用旧的和新的内部标准（N 由测定的精度决定）衡量患者样本蛋白质浓度的相关性。肽和蛋白质经常附着在储存容器上，聚集或沉淀，并被氧化（半胱氨酸、甲硫氨酸和色氨酸），脱酰胺（天冬酰胺和谷氨酰胺）或被光降解（色氨酸和苯丙氨酸），在低浓度条件下，这些问题可以加剧[84a]。为了帮助尽量减少这些问题，库存的内部标准品可以以高浓度的形式保持在适当的溶剂中，置于低于 60℃ 的充满高浓度惰性气体的琥珀瓶下。

■ 校准

有许多方法来校准自下而上定量蛋白质组学检测，包括：① 简单的计算内源蛋白质衍生肽的峰面积与内部标准肽的峰面积之比，乘以添加的内部标准品的浓度（浓度已知）；② 将含有肽类的校准材料加入消化基质中；③ 将纯化或重组制备的蛋白质校准材料加入相应的基质中；④ 已知浓度的天然人源样本（混合的或单一的）；⑤ 将人样本在相应基质中稀释。当然，也可以选择其他方法。

许多旨在发现疾病相关的新的蛋白质标志物的研究分析都使用第一和第二种选择，因为试剂容易获得。这些选择依赖于许多假设：消化完全；加入的肽和内部标准品是稳定的；校准基质和实验样本基质中的分析物是稳定的线性关系。这些方法不包括验证临床定量检测的必要对照，但是可用于生物标志物的验证性研究，因为验证性研究是将样本之间进行对比得出相对蛋白浓度。

根据蛋白质的不同，将纯化后的蛋白质混合到相应基质中，可用于自下而上的蛋白质组学检测的校准[77, 81, 85-88]。重要的是，纯化或重组蛋白必须正确折叠，并且它们的翻译后修饰也与实际样品中患者内源性蛋白的修饰十分相像，才能够在校准材料中得到同等的消化。对于其他蛋白质，如存在于大分子复合物中或与其他分子紧密结合的蛋白质，如果无法建立其天然结构，则很难设计生产有效的校准品[71]。在这些情况下，可

以使用已知数据的人样本。由加标蛋白或天然样品制成的校准品有助于提高日间[71, 73, 89]和实验室间[77]的精密度。重要的是，校准品和患者样品之间需要有相同的正确折叠和翻译后修饰，以及特征近似的基质，才能减少校准材料与患者样品间的差异。这有助于控制消化过程中的日间差异，也是最大的不精密度来源。

制备校准品需要设置浓度。理想的方法是在参考的检测程序下，与已被验证的或标准的参考材料进行对比，但这些资源并不适用于所有的目标蛋白质。当适用时，可以使用已验证的或标准的参考物质制备基质匹配的校准品。在缺乏参考材料的情况下，应该通过氨基酸分析、卡尔-费希尔分析（如果是结晶）、SDS-PAGE、HPLC-UV 和 LC-MS 等方法，对高纯度或重组蛋白进行特征分析，从而根据添加到空白基质中的蛋白质量来确定校正品的浓度。最后一种选择是使用免疫检测来确定浓度，但由于已知的批次间差异问题及常见的免疫分析性能问题，准确性可能会受到影响。

■ 蛋白质或肽富集

类似于组织蛋白质组学发现中遇到的问题，其中高丰度蛋白在可观察到的蛋白质组中占主导地位，使用自下而上蛋白质组学的蛋白质质谱测量，其灵敏性和选择性受到离子抑制和其他肽的干扰。一般来说，若 LC-MS/MS 检测前未富集蛋白质，在血清和血浆蛋白质中能可靠检测的最低丰度的蛋白质，其分子量在低微摩尔范围内[71, 72, 90, 91]。肽和小分子蛋白质的生物化学富集后可以增强对低纳摩尔范围下的检测敏感性[75-77, 92, 93]。抗体可用于在消化前富集蛋白质或消化后富集特定肽，这可使定量检测限低至皮摩尔水平[37, 74, 80, 81, 86, 94]。

蛋白质和肽的生化富集依赖于物理和化学性质的显著差异。有机溶剂或聚乙二醇可以使样品中小蛋白沉淀出来，留下较大蛋白质。任何形式的离子交换固相萃取（即，强和弱，阳离子和阴离子）都是基于样品中的电荷、pH、类型和浓度差异的粗分馏技术。而反相固相萃取可以通过疏水性实现蛋白质分离。最后，化学亲和技术，如固定化金属亲和层析（IMAC）可以选择性地富集酸性肽，尤其是磷酸化的酸性肽。使用非亲和方法，分离的精度是有限的，但是可以将目的蛋白质和肽富集 10 倍以上。相反，使用抗体或其他高选择性的化学亲和技术可实现 1 000～10 000 倍的富集。基于抗体的亲和技术效率更高的原因可能是它的选择性。尽管肽和蛋白质可以根据化学性质的差异（疏水 / 亲水、酸性 / 碱性）进行分离，但是抗体结合特定氨基酸序列的性质，使得样品中微量存在的目标分析物也可以进行选择性的纯化。无论是传统的免疫球蛋白还是免疫球蛋白片段[95]，抗体都可以固相的形式结合，是生物分析实验常用的方法。可以使用 96 孔板的单用途和多用途列，也可以使用贯穿列的内联流[88]。特别是，带有抗-抗体的顺磁性颗粒可以轻松实现结合、洗涤和洗脱步骤的自动化。单克隆抗体和多克隆抗体均已广泛使用，但是选择具有高亲和力的单克隆抗体成功率更高。

胰蛋白酶消化后对肽进行免疫亲和富集来定量蛋白质，这种方法的临床试验最佳实例之一就是肿瘤标志物甲状腺球蛋白。该蛋白质是医学实验中研究最多的生物标志物，在干扰样本特异性方面的研究尤其广泛，因为这种干扰使得免疫分析对相当多的患者毫无意义，因此这也是质谱（MS）的早期关注焦点。具体说来，在 25%～30% 的患者中，自身抗体可以掩盖抗体试剂的识别表位，导致假阴性结果。采用上述方法，可以用自下而上的靶向蛋白质组学方法，在家兔体内选择肽段并产生抗体，实现特定肽段的富集。由此产生的工作流程[81]和之后的重复[74, 80, 86]，为使用该技术的其他临床试验奠定了基础。其中一种用于检测甲状腺球蛋白的方法，实际上就是使用兔抗甲状腺球蛋白抗血清，将血清样本中所有需要分析的物质包裹起来，然后进行蛋白质沉淀、消化和特定肽的富集[74]。该方法考虑到了这种情况：许多患者血清样本中已经含有自身抗体，这些自身抗体包裹在目标分析物的表面，而甲状腺球蛋白与兔抗体的结合，使其更容易与大量蛋白质分离。

质谱仪与抗体富集步骤的结合可能是目前可用的、最灵敏和最特异的生物分子检测方法。尽管在免疫分析的二级检测中，一些抗体存在非特异性结合的重大问题，但是质谱仪只分析肽的质量和序列信息，因此任何肽或者蛋白质与抗体的非特异性结合都不会对该试验方法产生影响。

多重技术

在同一种测定方法中，定量许多分析物与从蛋白质中提取肽和小分子一样简单。与小分子相似，如果分析前制备技术可以类似地回收肽，那么许多蛋白质可以在单一试验中定量。多重分析的开发要复杂得多，需要注意前面提到的所有细节，以及试图优化互斥分析参数时可能出现的问题。然而，前面已经列举了一些例子说明了有无肽免疫亲和富集技术对多重蛋白质定量测定的区别[71, 73, 89, 94]。

多重分析的质量控制是非常复杂的，特别是当多个蛋白质的结果集中在一起时，除了标准的 Westgard 规则之外，还可涉及决策组或其他方法。例如，某肽的内部标准标峰面积可能低于确定的界值，但是此肽与来自同一蛋白质的另一个肽的肽信号比率可能落在已建立的可接受性标准平均值内。在方法开发和评估过程中应评估这些情况对该分析的准确度和精密度的影响。

多态性

遗传多态性可以改变目标蛋白质的氨基酸序列。在一些情况下，细胞定位、酶活性或结合亲和力的改变，都与疾病发生相关。因此，通过质谱分析鉴定蛋白质的多态性，可以弥补蛋白质浓度定量在疾病诊断方面的不足。自下而上蛋白质组学分析的一个例子是针对 α_1 抗胰蛋白酶开发的一种分析方法，它可以量化蛋白质浓度并识别重要的多态性[72]。在该测定中，蛋白质浓度通过肽 SASLHLPK 定量，通过监测肽 LQHLVNELTHDIITK 来检测 S 异构体（含有 E287V 突变）的含量，通过监测肽 AVLTIDKK 的含量来检测 Z 异构体（含有 E365K 突变）的含量。对大多数患者来说，在一种检测中就可以定量蛋白质浓度并识别异构体，这就消除了第二种基于凝胶的试验或基因试验的需求。

当它们对疾病的诊断不重要时，遗传多态性导致氨基酸变化会干扰蛋白质的定量。由于氨基酸替代或分裂位点消除产生新的肽，导致肽质量发生变

化，这将降低消化后可检测的肽的数量。因此，选择某肽进行蛋白质定量之前，还需要考虑数据库的常见多态性。此外，设计一种含有多个肽段的定量分析方法可以监测肽段的杂合丢失（两个肽段的比值在不同的样品之间应该是恒定的，当其中一个肽段存在多态性时，就会偏离正常值）。

色谱层析法

对于高通量靶向临床蛋白质组学，最常用到的是窄孔柱，其流速常在 $100 \sim 500 \, \mu l/min$。在这种流速下，具有最小化的循环注入时间，且操作稳定可行。与实验中常用的纳米低色谱分离和电离方法相比，灵敏度有所降低，但新的电离源和高效离子传输仪器设计提供了与纳米喷雾技术几乎同等的灵敏度。

总结

总之，肽免疫亲和试验的最佳工作流程是使用最优的消化方案，进行人样本的变性和消化，必要的话还包括还原和烷基化。内部标准品是在消化前加入的（注意，完整的蛋白质或翅肽片段可以使消化过程中出现的变异正常化，并被视为消化过程中肽的降解）。将与基质匹配的校准材料与患者样本平行处理，从而可以根据校准曲线计算蛋白质浓度，而不是简单的内源蛋白峰面积与内部标准品峰面积之比。内源蛋白质及基质匹配的质量控制材料共同构成整个过程的质量评估。单克隆抗体结合磁珠后与消化液一起孵育。使用磁体将珠子分离到容器的侧面，洗涤珠子，然后用酸（例如，5% 乙酸）洗脱肽。通过液相色谱-质谱联用/质谱（LC-MS/MS）释放的内源蛋白质和内部标准肽进行定量，并将峰面积与校准曲线进行比较以确定每个患者样品中的蛋白质浓度。

记忆要点 自下而上的定量分析

· 内标有助于控制肽释放、肽降解、样品处理、色谱仪和质谱仪性能的变化。

· 外部校准材料极大地减少了日间差异。

· 天然人样本可以减少实验室间的差异。

· 自下而上的定量分析在临床上用于疾病的检测和治疗。

自上而下的蛋白质组学

工作流程概述

在蛋白质组学中，依据目的肽或蛋白质在分析前是否被蛋白酶水解对样品进行性质分类。为简单起见，首先根据多肽分子量进行分类，小于 3 kDa 的是肽，3～35 kDa 是小分子蛋白质，大于 35 kDa 的是大分子蛋白质。自上而下的蛋白质组学分析方法是指将未消化的蛋白质引入质谱仪，通常使用高分辨率、高质量精度的仪器进行分析，不论样品是否分解破碎[96-99]。这与前面描述的自下而上蛋白质组学的方法是恰好相反的。临床蛋白质组学领域的最新发展就是完整蛋白质的高通量自动分析，而这些分析所需的高性能质谱仪相对于以前的技术有了显著的进步，在过去短短几年时间里高性能质谱仪迅速实现了商业性的广泛供应，目前的质谱仪都具有足够的分辨率、质量准确性和灵敏度。

分析完整蛋白质的一般方法与分析其他分子的方法没有区别。有了合适的内部标准品、校准材料、分离策略和高性能质谱仪，就可以实现定量分析。与多肽相似，蛋白质也可以通过碰撞诱导的解离或电子转移解离在气相中破碎，这两种方式都属于气相破碎。这些技术允许质谱分析类似于选择性反应监测，并检测前体片段对。该方案在理论上是准确的，但在实践中是非常具有挑战性的。首先，蛋白质进行电离时，它们采用的电荷态分布与基本氨基酸的数量大致相关。胰蛋白酶中 90% 的肽是 +2 价电荷状态，但是一个蛋白质可以将它的信号传递至 10 甚至更多电荷状态，这种情况下如果只选择一个电荷态进行分析，则会降低总信号。其次，大分子蛋白质在气相中的破碎往往很少产生碎片，而且灵敏度很低，常常使定量分析不够精确。在蛋白质破碎效率方面，电子捕获解离可能比碰撞诱导离解（即在三重四极杆仪器中使用的）有优势，但在定量分析方面，前者进行选择性反应监测方面在很大程度上仍处于实验阶段。对于不需要定量分析的蛋白质，如测定血红蛋白中与疾病相关的氨基酸多态性，自上而下分析可以清楚地识别与疾病相关的序列变化。这种方法的成功依赖于非常高丰度的蛋白质，而这些定量信息通常是无用的。

对于质谱分析，精确定量、高分辨率全扫描数据定量没有任何破碎的气相中的肽，并且该方法已应用于胰岛素和胰岛素样生长因子-1（IGF-1）。虽然这种类型的分析更易描述为完整蛋白分析，但由于该方法样品制备的过程与自上而下的蛋白质组学分析相似，因此它是自上而下的蛋白质组学分析的一种。这个工作流程是很吸引人的，因为它不需要对特定的肽进行消化或费力地生产、识别和验证。全扫描数据的收集还可以对光谱中原来没有分析的信号进行回顾性分析。但是缺点也很多，比如，由于多种电荷状态的存在导致潜在分析灵敏度降低，电离程度降低，并且分辨率也不及小分子和多肽的色谱分离。

完整蛋白质和完整肽的样品准备是相似的（例如，通过蛋白质沉淀去除大蛋白质），并且上文已经列举了一些小蛋白质富集和高分辨率质谱仪分析的实例，许多实验室也有相关信息。

特异性分析

选定的蛋白质前体产生的离子碎片具有高度特异性，但同时也缺乏选择性，而光谱提供的额外信息恰巧弥确保了测量的完整性。在自上而下的分析中，高质量精度和同位素比值信息可以用来获得对测量特异性的置信区间。虽然仅靠质量测定不能确定大分子蛋白质的分子式，但它对蛋白质组中可能产生观测信号的蛋白质的数量提供了实质性的限制。由于质量精度是分辨率的函数，高质量的光谱可以通过检查非常小的 *m/z* 范围来查询，从而降低任何共洗脱分子影响信号的可能性。此外，完整分析物的同位素比值是分子式的特征，可以通过预期比值的扰动来检测干扰信号的存在，类似于在选定的反应监测实验中使用碎片离子比值。

校准

自上而下的蛋白质检测的合适的校准品，必须是高度纯化的蛋白质，其与人目标蛋白质在化学和生物学性质上相差无几。校准蛋白既可以从混合的人样品中纯化获得，也可以通过异源表达和纯化获得。

目前，可供商业使用的直接从人基质纯化的蛋白质是非常有限的。一些组织，如国家生物标准和控制研究所，可以提供人源分离的校准蛋白质（例如，83/500 世界卫生组织胰岛素国际标准）。其他专门从事特定临床疾病的组织也是校准材料的来源。从非常复杂的基质中分离出大量低丰度蛋白质的困难，使得高纯度材料的商业化供应的前景十分具有挑战性。

重组 DNA 技术和相关蛋白质表达系统使蛋白质的商业应用更加广泛，并且相关技术可以通过互联网搜索获取。当然，对于一些没有商业普及的蛋白质还可以通过外包的方式获取。在使用这些蛋白质之前，必须仔细鉴定它们的特性，如正确折叠、翻译后修饰和纯度。描述样本中蛋白质定量信息的质量参数通常没有或严重不足，从而导致这些信息不足以允许其在临床检测中直接使用。因此，需要使用校准良好的和质量控制的氨基酸分析、卡尔费希尔分析、分光光度法和/或 LC-MS 分析进一步表征，以正确分配校准品浓度。

与自下而上的测定方法相比，自上而下的蛋白质测定的不同点在于校准品具有正确的二级和三级结构。α 螺旋、β 螺旋、蛋白质折叠和二硫键排列的微小变化会导致色谱表现的巨大变化。因此，如果从人样本中富集的某种蛋白质，在进行色谱分时可以保留二级和三级结构，那么用于校准的蛋白质也需要类似的性质。重组蛋白尚不能保证正确折叠和形成二硫键，在成功应用重组材料进行定量检测之前，有必要进行商业化的材料的结构研究。

■ 内部标准

通过同位素稀释对完整蛋白质进行定量分析，需要具有不同质量但结构完整的化学或同位素标记蛋白质。在细胞培养中用 ^{15}N 氯化铵作为唯一氮源时，^{15}N 可以在蛋白质表达过程中取代所有的 ^{14}N 原子，生成重标记蛋白。目前一部分蛋白质是商业化的（如 ApoA-Ⅰ、泛素和来自 Cambridge Isotopes 或 Sigma 的 IGF-1）。新的蛋白质也可以外包生产标记蛋白，但是价格昂贵。虽然化学和结构的一致性是内部标准的金标准，但对蛋白质的合理妥协已经成功地被市场适应了。具有高度相关氨基酸序列的同源蛋白已被使用；同样，具有保守氨基酸变化、插入或删除的重组蛋白也可以使用。然而，需要进行广泛验证，证明其与天然分析物具有相同的回收率、反应速率和色谱特性。

■ 蛋白质富集

在质谱分析之前，对蛋白质进行自上而下的蛋白质定量或者完整的质谱检测需要特别简化基质。对于一些肽和小蛋白质，在进行色谱测定之前，可以使用酸性溶剂或其他化学处理，将较大的蛋白质沉淀以达到简化基质的作用。另外，也可以使用免疫亲和法富集蛋白质，此方法富集所有含有相同抗原表位的蛋白质异构体。这意味着在一个测定中，所有具有相同的翻译后修饰的蛋白质都可以进行鉴定和量化。许多蛋白质已经应用了该技术，如载脂蛋白[106, 107]、血清淀粉样蛋白 A[108]、细胞信号分子[109]、胰岛素[110]、IGF-1[111] 和甲状旁腺激素[112]。

> **记忆要点** 自上而下的定量分析
>
> · 目前的方法依赖于高分辨率仪器来检测完整的肽和小分子蛋白质。
> · 在气相中碎裂大蛋白质仍处于实验阶段。
> · 内部标准品和校准材料必须正确折叠，并包含正确的翻译后修饰。
> · 自上而下的定量分析已经应用于临床的完整小分子蛋白质分析，包括胰岛素和 IGF-1。

分析前和其他技术考虑

■ 标本收集注意事项

获取高质量标本是生物标志物成功研发的关键。最容易获得的样本就是库存血清或血浆，但是这种样本有许多公认的缺陷，如缺乏收集协议和收集装置的 SOP（标准作业程序），血清凝固时间不明确，储存时间和温度的影响未知，反复冻融对稳定性的影响。人类蛋白质组组织、早期检测研究网络和临床蛋白质组肿瘤分析联盟已经就不同临床样本的标准作业程序发表了许多相关建议，为调查人员评估以前储存的标本或开始新的收集工作提供一个起点[113, 114]。

■ **尿液作为蛋白质组学检测的基质**

在许多疾病状态下，尿液是生物标志物研发和临床检测的理想基质。尿液通常比其他体液标本容易获取。肾小球滤过形成原尿，在集合管中进一步加工，最后终尿中含有大量的水、无机盐和小分子物质。每个人的水合作用和代谢状况不同，尿液浓缩程度和 pH 值差异也不同。除此之外，许多疾病可以导致血清蛋白释放入尿液中，这是使尿液成为有用标本的条件。尿液中成分的巨大变异性使其成为蛋白质组学实验的一个非常具有挑战性的基质。作为一种普遍的方法，在分析前，通常用超滤或者蛋白质沉淀法浓缩尿液。白蛋白和尿调节素（Tamm-Horsfall 蛋白）是尿液中丰度最高的蛋白质。为了减小试验干扰，一般会用免疫法将高丰度蛋白质去除，但同时也伴随着成本增加和目标蛋白被除去的风险。除了尿白蛋白和尿调节素之外[115, 116, 116a]，其他尿蛋白也值得深入研究。

■ **组织**

与传统标本类型相比，组织的临床蛋白质组学研究受到了一定的限制[117]。部分原因是将整个组织进行定量试验来诊断某一疾病是非常少见的。较常见的诊断方式是手术切除病变组织后，通过组织学和免疫组织化学检查，识别与疾病相关的形态学改变和细胞及组织[118-120]。为了将质谱与病理学家的显微镜分析结合起来，激光捕获显微切割技术已经用于分离选定的细胞群进行蛋白质组学分析[121]。

质谱应用于组织分析的一个难点是在使用显微镜之前如何保存和固定组织。福尔马林固定和石蜡包埋（FFPE）等技术在交联和深度脱水过程中会显著改变蛋白质的性质。这些过程产生的蛋白质对胰蛋白酶消化有很强的抵抗力，而且经过大量的修饰，这使得质谱分析变得很复杂[122]。据报道，利用化学方法分析 FFPE 组织，可以提高胰蛋白酶的消化效率，并且可以对肿瘤标志物进行定量分析。

目前已经有许多研究是关于如何在新鲜组织切片中应用 MALDI MS 技术。范德比尔特大学（Vanderbilt University）首创的方法，是将冰冻组织的薄片固定于载玻片上，并覆盖上基质，然后直接从组织表面收集质谱图像[123]。在分离技术没有成熟之前，组织图像往往以膜脂等丰度较高的细胞成分为主，随着分离技术的成熟，图像质量、分辨率也大幅提高，对代谢产物和蛋白质的研究也更加深入。组织成像技术在临床上的应用非常有前景[124, 125]，但并没有在疾病诊断方面产生影响，目前尚未被病理学界广泛采用。

■ **翻译后修饰**

本章此处为止，蛋白质和多肽的分析方法都是理想化的，仅针对单一、简单的蛋白质进行分析。然而，已知的生物蛋白相关的修饰的数量是极其庞大的，其中有一些蛋白质修饰已经研究的较为成熟，比如磷酸化和糖基化。翻译后修饰是调节蛋白质功能的关键步骤，蛋白质的异常修饰可能是疾病进程的核心，伴随着时间和丰度的变化。

毋庸置疑，质谱在翻译后修饰的鉴定和分析中发挥了至关重要的作用，选择的反应监测，连同化学合成的内部标准品和校验仪，将促进临床试验的快速发展，以检测和量化翻译后修饰蛋白质。这在理论上是正确的，但许多修饰具有高变异性和低化学剂量性，这使得检测技术面临巨大挑战。例如，某蛋白在血清中的浓度是 1 ng/ml，其中 0.1% 的蛋白质在正常状态下被磷酸化，而在病理状态下被磷酸化的比例为 0.05%。在这种情况下，研究的难点就是在极小的动态范围内测量细微的变化。

■ **稳定性**

对于任何检测，在分析前了解物质的稳定性是至关重要的。众所周知，标本中的蛋白质需要定量，为了保持稳定性，许多蛋白质必须仔细提取和加工[126, 127]，而剩余的蛋白质也因此变得更加稳定。实际上，广泛调查表明，在理想的储存条件下，很少有蛋白质发生显著变性[128, 129]。然而，对同一批临床标本进行质谱和免疫分析，两者的结果进行比较发现，质谱分析存在阳性偏倚[72]，这表明质谱可能检测到免疫分析法不能检测到的蛋白质碎片。因此，必须确保质谱检测的蛋白质不受样品加工和处理程序的影响。

除了蛋白质稳定性外，还要考虑肽的稳定性，尤其是自下而上的蛋白质组学方法。肽段经过消化后，由于其理化性质较差，常会发生聚集、氧化，吸附在吸液管和小瓶表面等现象，从而影响肽段的回收。因此，验证研究必须对肽的稳定性进行评估，包括在 LC-MS 分析期间和在自动取样器中孵育的相关评估。

■ 干扰因素

LC-MS 对临床蛋白质组学的干扰与小分子分析面临的挑战类似——信号抑制、信号增强和具有相同标志物（即具有相同阻滞时间和 m/z 前体的分子）的存在。信号抑制是盐、磷脂或其他非分析物与被分析物共洗脱并抑制电离的过程。信号抑制可以导致部分信号丢失，严重时会完全中断电离过程，造成信号的完全丢失。信号增强是一种相反效应，干扰导致观测到的信号增加。虽然完全消除信号抑制一直是研究的方向，但很难实现，因此必须评估信号抑制对试验的影响。使用共洗脱的同位素标记的内部标准品可以最大限度地减少这种影响。在抑制和增强的情况下，内部标准信号可用于校正适度的干扰，因为它与目的分析物信号保持一致。具有相同 m/z 值的物质也可以在没有信号的地方产生信号干扰正常检测。由于碰撞诱导分子解离破碎遵循热力学和动力学规律，所以在一定条件下，各种碎片离子的丰度相对保持不变。这一特性提供了使用片段离子比率来鉴定有关分子特性的额外信息。相互干扰的共洗脱化合物可以增加丰度从而干扰离子比，并识别其存在[58]。这些类型的干扰在临床蛋白质组学中并不少见，在复杂的消化过程中产生了大量的前体质量和片段离子质量几乎相

等的肽。只有对同位素比值进行常规检查才能确定这些干扰。

■ 设备

如何选择用于开发实验，随后的生物标志物检验和验证实验，以及临床应用的仪器，取决于仪器的用途（表 14.3）。对于开发实验，最理想的仪器就是以数据依赖的方式收集高分辨率前兆扫描和高速 MS/MS 破碎谱的仪器，包括 orbitrap 混合仪器和高性能 TOF 仪器。这些仪器可以提供足够优质的数据来完成高保真肽的鉴定和相对定量。

表14.3　质谱仪

仪　器	说　明
单四极	通常不用于临床实验室的肽分析
三重四极	非常常见的靶向仪器，特别是同位素稀释
离子阱	通常用于开发实验，但由于时间串联操作，定量性能受到限制
飞行时间	可用于内标的定量分析
离子轨道阱	新型高分辨率和高准确度的质谱仪，但和离子阱具有相同的局限性
Hybrid-orbitrap（如 LTQ Orbitrap、Thermo Fisher Scientific 和 Waltham Massachusetts）	通常用于开发试验，缺乏定量测定所需的精确度
高分辨率和高质量精度混合四极杆分析仪［如 Q-TOF 或 Q-Orbitrap（Thermo Fisher）］	三重四极杆仪器的新兴竞争者，可用于对完整蛋白质或肽的消化后定量分析

生物标志物验证和确认及开展临床试验中，常使用能够高速收集数据的 MS/MS 仪器。三重四极串联质谱仪是目前的理想应用，但是混合四极高分辨率和高质量精度的仪器正在成为替代品。

结　论

■ 目前临床蛋白质组学分析

尽管蛋白质组学已经有 20 多年的发展历程了，但单纯从蛋白质组学中发现临床生物标志物的数量

是很有限的。到目前为止，只有两个肺癌诊断标志物[130, 131]和一个卵巢癌标志物[132]是被广泛认可的。然而，许多参考实验室提供了许多由质谱测定的单

蛋白和多肽诊断标志物。这些标志物包括甲状腺球蛋白[74, 80-82, 84-87]、IGF-1[75, 76, 133]、血管紧张素 I（血浆肾素活性）[92]、胰岛素[134]、C 肽、PTHrP、α_1 抗胰蛋白酶、ADAMTS13[135]、淀粉样变[136] 和血红蛋白异构体等。尤其需要强调的是淀粉样变性检测，它是第一个在外科病理样本的常规临床评估中，使用蛋白质组型平台的检测方法。ADAMTS13 和血浆肾素活性测定用于检测内源性酶活性，IGF-1、胰岛素、C 肽和血红蛋白测定法都是自上而下的蛋白质组学方法的例子。因此，该检测列表包括几乎所有通过质谱定量蛋白质的工作流程，也说明了质谱进行蛋白质检测的多功能性。

■ **未来方向**

在未来几年，质谱分析将成为临床实验室中蛋白质和肽定量的主流方法。仪器的速度和灵敏度的提高将补足这项技术的特异性。临床检测极有可能超过现在应用的检测血液、尿液和组织中蛋白质的方法，替代许多免疫检测和免疫组化染色。免疫富集达到极低检测限的能力将有助于该技术在这些新领域的应用。数据处理软件的进步和将基质均匀地应用于组织样本的仪器的发展，也将有助于使 MALDI 成像更能被一般病理学实践所接受。蛋白质质谱技术在护理患者方面的实际应用无疑是令人兴奋的。

（王佳谊）